# 침술사고

리우위슈(劉玉書) 著
본사 편집부 譯

高麗手指鍼

## 머리 부위에서 침술사고를 일으킨 위치

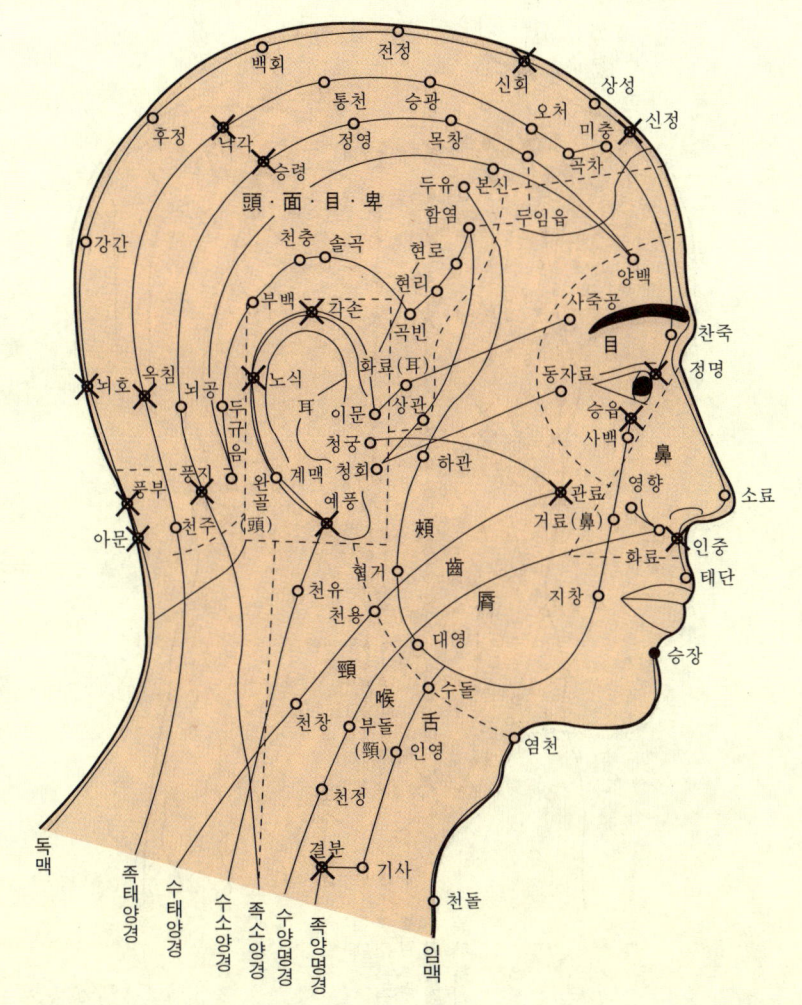

▲×표시는 침술사고를 일으킨 위치와 금침혈 — 뇌호·옥침·노식·풍부·풍지·아문·각손·낙각·승령·신회·신정·예풍·승읍·관료·정명·인중·결분이다.

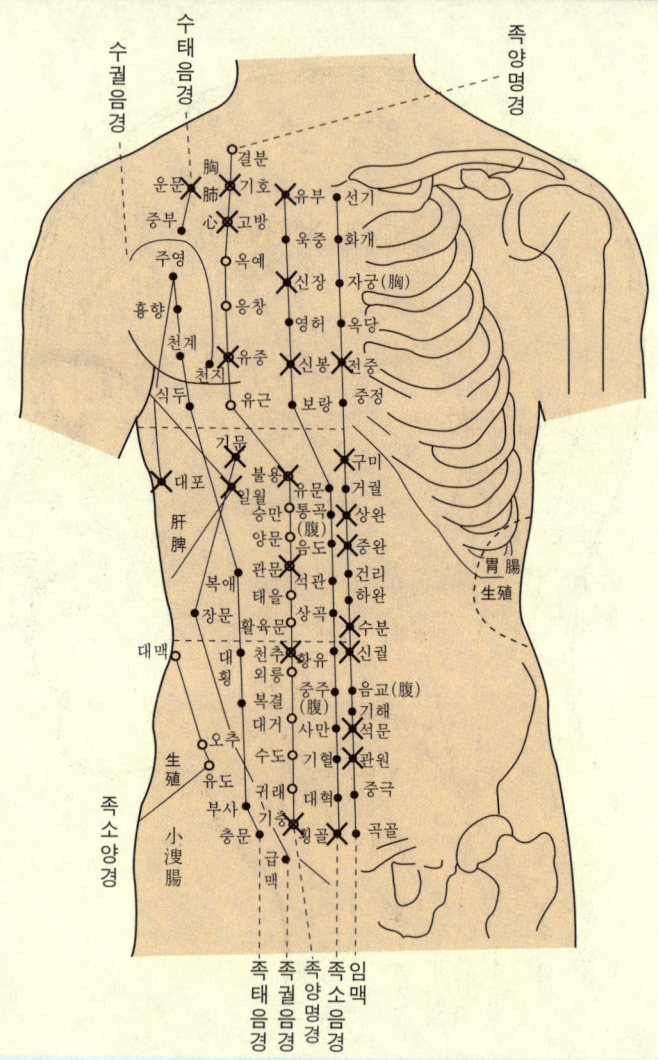

▲ ×표시는 침술사고를 일으킨 위치와 금침혈 — 운문·기호·유부·고방·신장·유중·신봉·전중·기문·대포·일월·불용·구미·상완·중완·관문·수분·천추·신궐·석문·관원·기충·횡골이다.

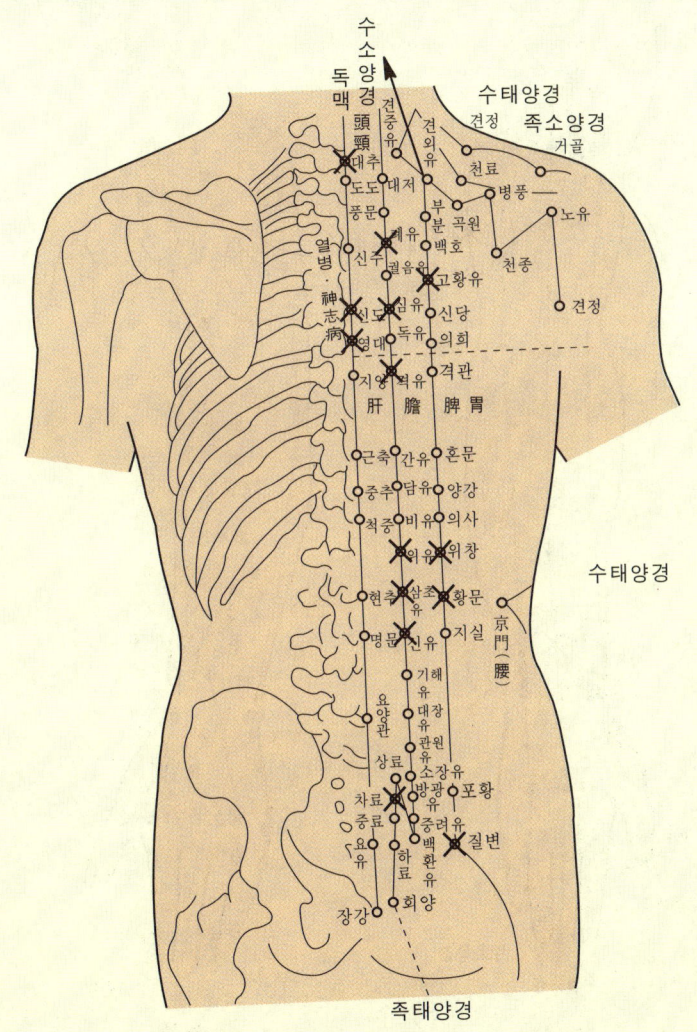

# 배요부(背腰部)에서 침술사고를 일으킨 위치

▲×표시는 침술사고를 일으킨 위치와 금침혈 — 대추·폐유·고황유·신도·심유·영대·격유·위유·위창·삼초유·황문·신유·차료·질변이다.

# 상지부(上肢部)에서 침술사고를 일으킨 위치

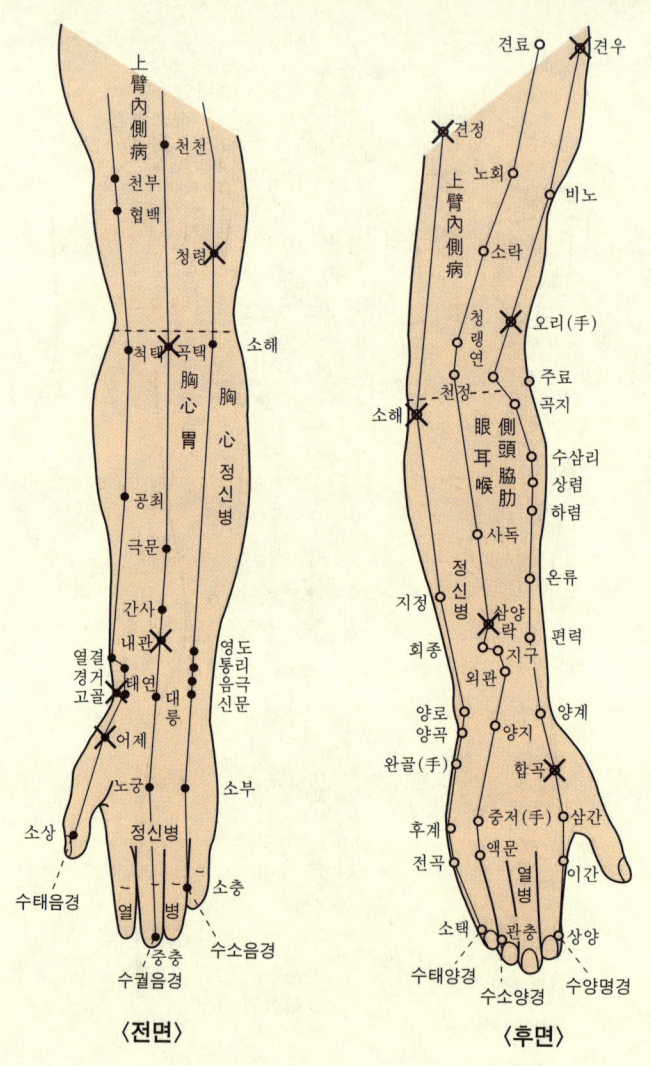

〈전면〉 〈후면〉

▲×표시는 침술사고를 일으킨 위치와 금침혈 — 청령·곡택·내관·고골·어제·견우·견정·오리·소해·삼양락·합곡이다.

# 하지부(下肢部)에서 침술사고를 일으킨 위치

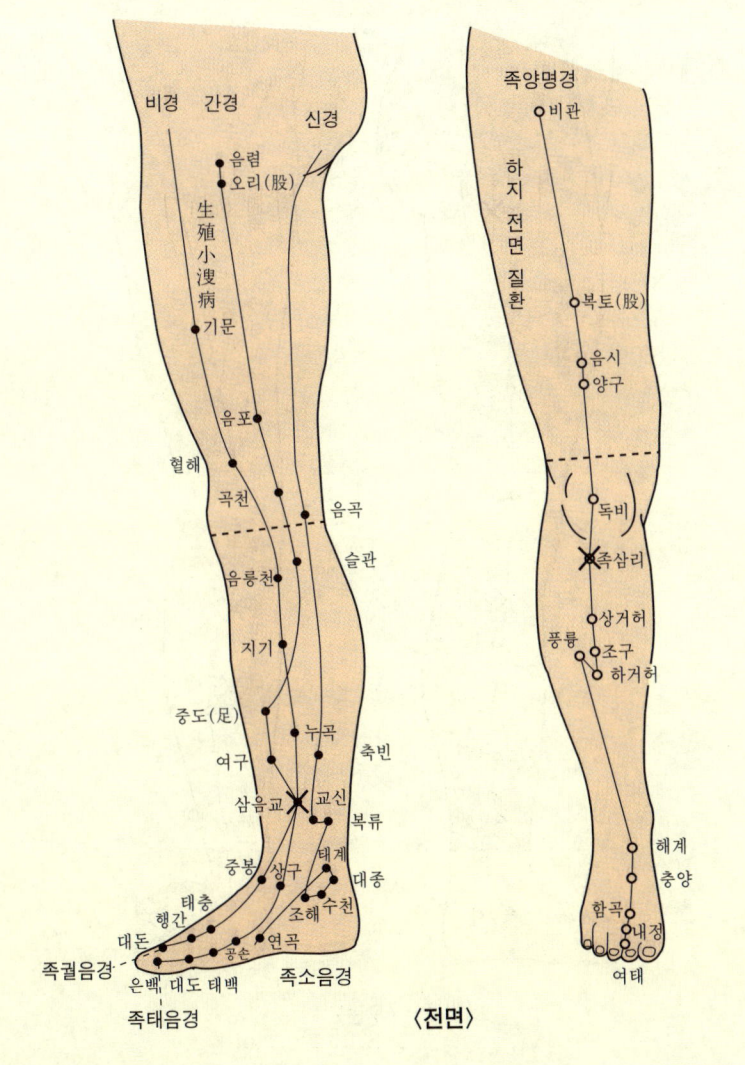

〈전면〉

▲ ×표시는 침술사고를 일으킨 위치와 금침혈 — 삼음교·족삼리이다.

## 하지부(下肢部)에서 침술사고를 일으킨 위치

족소양경
환도
하지 외측 질환
풍시
중독(股)
슬양관
양릉천 ✕
양교
외구
광명
양보
현종
구허
지오회
족임읍
족규음
협계

족태양경
승부
은문
하지 배면 질환
부극
위중
위양
합양
背腰臀
승근 ✕
하지 배면
승산 ✕
비양
부양
곤륜
신맥
지음
복삼
금문
경골(足)
속골(足)
통곡

〈후면〉

▲ ✕표시는 침술사고를 일으킨 위치와 금침혈 — 양릉천·승근·승산이다.

# 조장희 박사의 경락효과 논문 철회

## "과학적 입장에서 확인되는 것만 발표하는 것은 당연하다"
### - 경락과 경락이 아닌 곳이 차이없다는 실험 -

조장희 박사는 1998년 미국 국립과학원 회보(PNAS)에 발표했던 "fMRI를 이용한 침과 뇌 사이에 상응하는 관계에 대한 새로운 발견"이라는 논문에 대해서 경혈의 특수성이 없다는 결론에 도달해 논문을 자진 철회한다고 발표했다.

**보건신문 3**
**2006년 12월 4일**

## 침술효과 규명 논문철회 논란

### 조장희 박사 "과거 연구 오류 발견… 자진취소 당연"
### 한의학계 "충분한 근거 부족… 경솔한 행동" 맹비난

한방 치료에 사용되는 침술의 효과를 과학적으로 규명한 한 과학자가 '연구결과에 오류가 있다'며 자신의 저명 논문을 자진 철회(Retraction)해 '논문 베끼기'와 조작 등으로 얼룩진 국내 과학계에 귀감이 되고 있다.

지난달 27일 의학계에 따르면 문제의 논문은 가천의대 뇌과학 연구소 조장희 박사팀이 지난 98년 3월 미국 국립과학원보(PNAS)에 게재한 것으로, 이 논문은 "특정 침점(경혈)에 침을 놓으면 뇌 부위가 활성화된다"는 내용으로 '침술과 침점의 효과를 과학적으로 입증한 첫 연구성과'라는 주목을 받으면서 국내외 의 론에서 대서특필 됐었다.

이 논문에서 조 박사는 눈에 이상이 왔을 때 침을 놓는 위치인 발등 바깥쪽 침점들(BL60, BL65, BL66, BL67)을 자극하면 뇌의 시각피질이 빛으로 눈을 자극했을 때와 같은 반응을 보인다는 사실을 기능성자기공명장치 (fMRI)를 이용해 확인했다.

이 연구성과는 침술이 뇌와 관계없이 질병에 대한 치료효과를 내다는 그동안의 통념을 뒤엎은 최초 침점이 존재한다는 사실을 규명했다는 점에서 비상한 관심을 모았다.

하지만 조 박사는 이 논문이 나온 지 8년여 만인 지난 7월 논문을 공식 취소했다. 취소된 논문은 PNAS 7월호에 게재됐다. 취소 이유는 과거의 연구가 일부 잘못됐기 때문이라는 게 조 박사의 설명이다.

조 박사는 "당시 PNAS에 실린 논문은 특정 침점에 침을 놓아야 뇌 치료 효과가 있다는 내용이었지만 후속 연구에서 침점이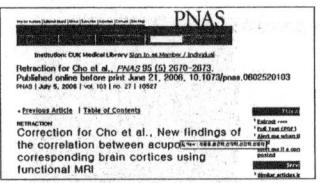

PNAS에 게재됐던 조장희 박사의 논문.

아닌 곳에 침을 놓아도 비슷한 효과를 내는 것으로 확인돼 논문을 취소한 것"이라며 "침은 특정 침점에 놓아야만 효과를 내기보다는 침의 강도와 주기, 빈도 등에 의해 효과가 결정되는 측면이 강하다"고 설명했다.

이에 따라 조 박사팀은 PNAS에 실린 논문을 취소하는 대신 스웨덴에서 발간되는 신경학 전문지 '악타 뉴롤로지카(Acta Neurologica Scandinavica)' 6월호에 그동안의 침술 연구를 집대성한 논문을 새로 게재했다.

조 박사는 "이번 논문 취소가 침술의 효과를 부정하는 것은 아닌 만큼 또 다른 논란은 없으리라 본다"며 "앞으로 침술의 효과를 과학적으로 규명하는 연구를 계속할 것"이라고 밝혔다.

그러나 조 박사의 PNAS 논문 철회됐다는 소식이 알려지자 한의학계가 조 박사에게 "경솔한 행위"라며 완쾌적으로 비난하고 나섰다. 대한한의사협회 (회장 김장현), 대한의사협회 (회장 이준무), 대한의료접형학회 (회장 임종화)는 지난달 29일 '최근의 조장희 박사 관련 기사에 대한 한의학계의 의견'이라

는 언론사 배포자료를 통해 "이번 조 박사의 PNAS 논문 철회와 대중매체에의 공식적 발표는 진실을 도외시한 매우 경솔한 행위"라고 주장했다.

한의학계는 자료에서 "이번 사건은 개인의 실험적 결과에 근거한 일개 연구논문의 단순 철회라는 의미 이상의 잘못된 영향을 한의학계에 줄 수 있다"면서 "대한민국 대표 과학자 중의 한 사람으로서 파급효과를 무시한 경솔한 행동이었다"고 반박했다.

한의학계는 또 "수천년을 내려온 한의학의 우수성, 특히 그 중심에 있는 침구경락학 이론의 근본을 충분한 근거 없이 부정하는 사회적 정서를 조장하는 행위"라면서 "1998년의 PNAS 논문내용과 이번 발표의 근거가 된 Acta Neurologica Scandinavica 게재논문은 실험내용이 다르며, 이번 결과가 PNAS 논문 철회의 직접적 근거가 될 수 없다"고 밝혔다.

이번 일로 의학계 내에서는 한의사들의 침술 효과에 대한 논란이 한층 거세질 것으로 보인다.

/ 노의근 기자

이에 대해 한의약계와 침구계에서는 조장희 박사에 대해 경솔하다는 등 맹비난을 하고 있다. 한의계나 침구학계에서는 침술의 경락을 과거 약 2000여 년 전부터 내려온 신비주의적이며 절대적인 것으로 믿고 시술을 하고 있으므로, 조장희 박사의 논문 철회가 큰 충격으로 받아들여졌을 것으로 보인다.

조장희 박사는 방광경락에 침 시술을 했을 때 뇌 영상에 변화가 생기자, 경락·경혈의 특수성을 인정하는 논문을 발표했었으나, 그 후 많은 실험을 거쳐서 경혈과 경혈이 아닌 곳에 자극을 주었을 때 뇌 영상에 차이가 나타나지 않는다는 것을 수차례에 걸쳐 확인한 것으로 알려졌고, 많은 모임에서 이러한 견해를 밝힌 것으로 알려져 있다.

조장희 박사는 과학자의 양심에 따라서 경혈과 경혈이 아닌 곳에 자극을 주어도 대뇌 영상에 큰 차이가 없다는 후속 연구를 과학자로서 올바로 밝힌 것으로서 높이 칭찬할 만하다.

현재 침구학에서는 경락을 많이 그려 놓고, 실제 있는 것처럼 사람들을 현혹시키고 있고, 많은 사람들이 그 실체 규명도 없이 믿고 이용하고 있다. 아직까지 경락·경혈은 어떤 형식으로든지 규명이 안 되고 있다. 과학적 규명이 없는 학설을 언제까지 믿고 이용할 것인가. 없는 것을 있는 것으로 믿게 하는 것은 학문이 아니고, 또한 과학이 아닌 것이다.

조장희 박사의 논문 철회는 당연한 것이고, 당연히 철회되어야 할 것을 철회한 것으로서 매우 잘한 일이다. 다만, 경락 중에서도 효과 부위(음양맥진법으로 경락을 실험하면 주관절과 완관절 사이와 목 부위, 장딴지 부위에서는 일부 반응이 인정됨)가 있는데, 그 부위까지 모두 실험을 했었으면 하는 아쉬움이 남는다.

## 중국식의 굵고 긴 침들

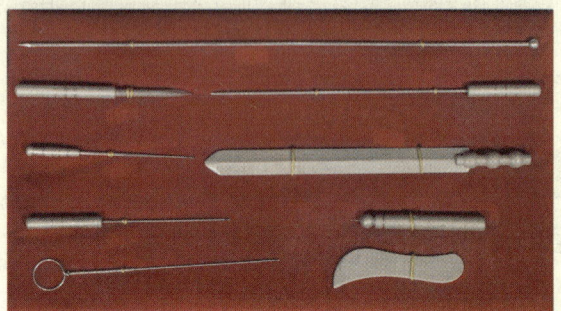

▲ 구침(九鍼)

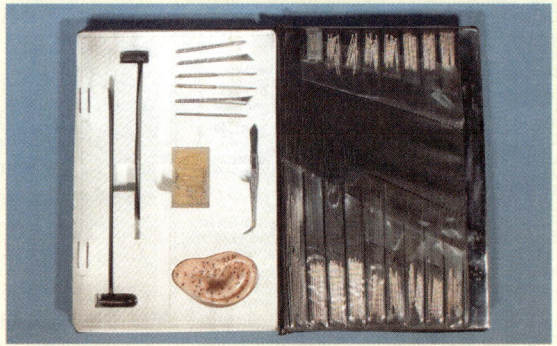

▲ 중국침 세트

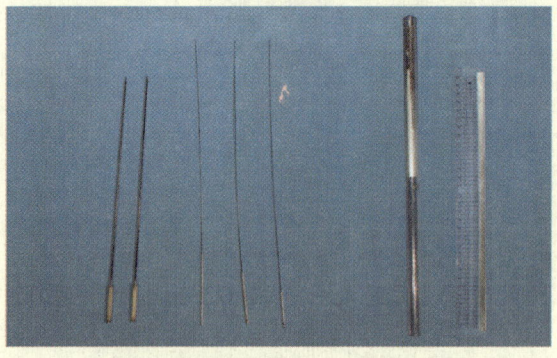

▲ 대침(大鍼)과 침통(30cm 자보다 길다)

# 한국어 번역판(韓國語 飜譯版) 서문(序文)

본서 『침술사고(鍼術事故)』의 원래 중국어 명칭은 침자사고(針刺事故)였다. 우리나라에서는 침자라는 말보다 침술이라는 말이 더욱 많이 알려져 있기 때문에 『침술사고』라고 제목을 붙였다.

중국에서는 청나라 말기(1822년경)부터 국민당 정부(1927~1949)까지 100여 년간 침술금지(중지)령이 내려졌었다. 아마도 위험한 사고, 사망 사건들이 많았고, 질병치료 효과가 크지 않았던 것으로 추측된다.

중국에서의 침술은 한동안 극빈층에서 응급처치로 명맥을 유지하다가 1970년경 닉슨 대통령이 중국을 방문했을 때 뉴욕 타임스의 제임스 레스턴 기자가 침술치료를 받고 미국에 침술을 소개하면서 전세계적으로 알려졌고, 중국에서도 침술연구를 새롭게 시작하여 많은 치료를 하게 된 것 같다.

그간에 침술치료로 사망, 각 장기와 기관의 손상, 각 신경의 손상으로 마비·불수 등 257례를 수록·해설하였고, 또한 침술치료의 효과사례를 수록했다(침 치료의 임상사례는 과장된 면이 많은 것 같다).

우리나라에서도 구한말에 부작용이 많은 한약의 사용과 서양의학의 도입으로 침술은 민간요법으로 삔 것, 급체, 토사곽란, 경기, 졸도, 인사불성에 이용을 해 왔었다. 일제 때는 일본인들의 침구사 제도를 들여와 침사(鍼士)·구사(灸士) 제도가 있었고, 현재에도 수십명의 침사·구사가 있다. 1962년 5·16 혁명이 일어나면서 보사부(당시 정희섭 장관)에서는 침구사 제도에서 배출 조항을 삭제했다. 민간에서 침술을 연구하려는 노력이 있는 가운데, 한의사들은 1990년경에 들어서야 침술연구를 조금씩 하면서 환자들에게 침 치료를 하고 있다.

근자에 들어와 서방세계에서는 침술연구와 함께 침술의 위험·부작용의 보고와 침술이 효과는 없다는 보고도 발표되고 있으며, 아직도 침술이론은 과학적으로 입증이 안 되고 있다.

근자에는 침술치료의 위험성과 효과의 한계성은 밝히지 않으면서 효과성만 강조되고 있는 실정이다.

　차제에 국민들은 침술의 위험성을 알고 침 치료를 받아야 하고, 침 시술자(침구사·한의사·침술연구가 등)들도 위험성을 알고 침 시술을 하는 것이 필요하다고 생각하여 본서를 1년 여에 걸쳐 번역·출판하게 된 것이다.

　침술이 진통효과가 우수하다고 하나, 침술보다 안전하고 부작용 없이 효과가 더 좋은 방법들이 대단히 많다. 구태여 위험하고 아픈 침 치료에 집착할 이유가 없다.

　이처럼 아프고 위험하며, 효과에 한계성이 있는 침술을 꼭 이용해야 하는지 심사숙고할 필요가 있다. 침 시술자들이 꼭 침 시술을 해야 한다면 본서를 충분히 연구하고서 시술하기 바란다.

　그리고 신체에 직접구의 뜸법(뜸쑥을 쌀알만하게 만들어 피부에 올려놓고 태우는 뜸은 통증과 화상을 입을 수 있다)은 교감신경을 항진(맥박·혈압·심장 압력 증가 — 부교감신경의 저하로 내분비기능의 감퇴현상)시키므로 주의해야 한다. 뜸을 뜨고 나면 다소 진정이 되나, 매일 계속 뜨므로 질병을 크게 악화시킬 수 있다.

　21세기 우주과학시대에 이처럼 위험하고 아프며, 부작용이 있을 수 있고, 과학성이 없는 방법으로 질병을 치료한다는 것은 놀라울 뿐이다.

　본서는 일본어판을 참고하여 번역하였다. 본서를 출간함에 있어서 정태린 편집국장의 노고가 컸다. 정 국장은 1984년에 입사하여 23년간 근무하면서 많은 책자의 교열을 담당해 왔다. 그동안의 노고에 깊은 감사를 드린다. 본서의 교열·편집을 맡은 김정숙 과장과 민현경 주임에게도 감사한다.

2007년　　8월

高麗手指鍼學會長
大韓瑞金療法學會長·手指鍼創始者　瑞岩 柳泰佑 識
名譽東洋醫學博士·東洋醫學博士

# 차 례

◆ 화보 ································································ 3
◆ 서문 ································································ 11

## 제1장 신경계

### 제1절 중추신경

1. 잘못된 침술의 사례 ········································· 40
   (1) 풍부를 자침하여 연수를 손상시켜 사망한 사례/ 40
   (2) 풍부혈을 자침하여 우측 소뇌반구를 손상시켜 사망한 사례/ 43
   (3) 풍부를 자침하여 지주막하출혈이 된 사례/ 44
   (4) 풍부를 자침하여 지주막하출혈이 된 사례/ 46
   (5) 풍부와 아문을 자침하여 연수를 손상하여 사망한 사례/ 47
   (6) 안면혈을 자침해 뇌간 출혈을 일으킨 사례/ 49
   (7) 안면2를 자침해 지주막하출혈이 된 사례/ 51
   (8) 풍지와 안면2를 자침해 연수를 손상하여 사망한 사례/ 52
   (9) 풍암을 자침하여 연수를 손상시켜 사망한 사례/ 53
   (10) 풍부와 대추를 자침해 편마비시킨 사례/ 55
   (11) 대추에 전기침을 놓아 척수를 손상하여 사망시킨 사례/ 57
   (12) 아문을 자침하여 사망한 사례/ 58
   (13) 아문을 자침하여 지주막하출혈을 일으킨 사례/ 60
   (14) 아문을 자침해 지주막하출혈을 일으킨 사례/ 61
   (15) 아문을 자침해 지주막하출혈을 일으킨 사례 III/ 61
   (16) 아문을 자침해 지주막하출혈을 일으킨 사례 IV/ 63
   (17) 아문을 자침해 지주막하출혈을 일으킨 사례 V/ 64
   (18) 아문과 풍지를 자침해 척수를 손상시켜 편마비된 사례/ 64

(19) 풍지와 아문에 전기침을 놓아 사망시킨 사례/ 66
(20) 풍지를 자침해 지주막하출혈을 일으킨 사례 I/ 66
(21) 풍지를 자침해 지주막하출혈을 일으킨 사례 II/ 68
(22) 풍지를 자침해 지주막하출혈을 일으킨 사례 III/ 69
(23) 풍지를 자침해 지주막하출혈을 일으킨 사례 IV/ 70
(24) 풍지를 자침해 지주막하출혈을 일으킨 사례 V/ 71
(25) 풍지를 자침해 지주막하출혈을 일으킨 사례 VI/ 72
(26) 풍지를 자침해 지주막하출혈을 일으킨 사례 VII/ 72
(27) 풍지를 자침해 지주막하출혈을 일으킨 사례 VIII/ 75
(28) 풍지를 자침해 지주막하출혈을 일으킨 사례 IX/ 76
(29) 예명을 자침해 지주막하출혈을 일으킨 사례/ 76
(30) 후경부의 혈을 자침하여 지주막하출혈을 일으킨 사례/ 78
(31) 배부의 혈을 자침하여 지주막하출혈을 일으킨 사례/ 80

2. 임상경험 ································································· 81
(1) 풍부를 주로 자침하여 가성 구마비를 치료한 사례/ 81
(2) 안면과 풍지 등의 혈위에 자침하여 불면을 치료한 증례/ 83
(3) 대추에 자침하여 전간을 치료한 증례/ 84
(4) 대추 등에 자침하여 기능성 근경련을 치료한 사례/ 86
(5) 아문에 자침하여 통합실조증을 치유한 사례/ 87
(6) 아문에 자침하여 돌연한 실어증 환자를 치유한 사례/ 89
(7) 아문의 침은 농아를 주치한 증례/ 90
(8) 풍지에 혈위주사하여 불면을 치료한 사례/ 91
(9) 당귀 주사액을 풍지에 주입하여 신경성 두통을 치료한 증례/ 92
(10) 풍지에 혈위주사로 혈관신경성 두통을 치료한 증례/ 93
(11) 풍지에 자침을 주로 하여 난치성의 혈관성 두통을 치료한 증례/ 93
(12) 풍지와 대추를 주로 자침하여 신경피부염을 치료한 증례/ 95
(13) 예명에 자침하여 약시를 치료한 증례/ 96

3. 정리 ································································· 97

## 제2절 말초신경

1. 잘못된 침술의 사례 ·································································· 105
   (1) 내관을 자침해 손을 쥐지 못하게 된 사례/ 105
   (2) 내관과 열결을 자침해 요골신경을 손상한 사례/ 106
   (3) 내관을 자침해 정중신경을 손상한 사례/ 107
   (4) 곡지에 혈위주사하여 요골신경을 손상한 사례/ 108
   (5) 족삼리를 자침해 비골신경을 손상한 사례/ 110
   (6) 족삼리에 혈위주사하여 심비골신경을 손상한 사례/ 111
   (7) 족삼리에 혈위주사하여 총비골신경을 손상한 사례/ 113
   (8) 약물의 혈위주사로 말초신경을 손상시킨 10례/ 113
   (9) 약물의 혈위주사에 의해 말초신경을 손상한 7례/ 116

2. 임상경험 ···································································· 118
   (1) 내관에 자침하여 36례의 부정맥을 치료한 증례/ 118
   (2) 내관혈에 자침하여 48례의 급성 설사를 치료한 증례/ 120
   (3) 내관에 자침하여 발작성 빈맥을 치료한 사례/ 121
   (4) 족삼리의 자침은 알레르기성 비염을 주치한 사례/ 122
   (5) 환도에 자침하여 외과의 동통을 치료한 증례/ 123
   (6) 환도에 혈위주사하여 이상근 증후군을 치료한 증례/ 124

3. 정리 ·································································· 125

# 제2장 호흡계

## 제1절 흉부에 있어서의 폐의 범위

1. 잘못된 침술의 사례 ·································································· 134
   (1) 신봉 등을 자침해 우측 기흉을 일으킨 사례/ 134
   (2) 신장혈을 자침해 좌측 기흉을 일으킨 사례/ 136
   (3) 신장 등을 자침해 좌측 기흉을 일으킨 사례/ 138

(4) 유부를 자침해 우측 수기흉을 일으킨 사례/ 140
　　(5) 첩근을 자침해 좌측의 수기흉을 일으킨 사례/ 141
　　(6) 대포를 자침해 좌측의 농기흉을 일으킨 사례/ 143
　　(7) 고방을 자침해 양측의 기흉과 경부의 기종을 일으켜 사망한 사례/ 145
　　(8) 흉부의 혈을 자침해 좌측의 기흉을 일으킨 사례/ 147
　　(9) 흉부의 혈을 자침해 좌측 기흉과 피하기종을 일으킨 사례/ 149
　　(10) 흉부와 배부의 혈위를 자침해 우측의 기흉을 일으킨 사례/ 149
 2. 임상경험 ································································· 151
　　(1) 유근 등의 혈에 자침하여 산후의 유선염을 치료한 사례/ 151
　　(2) 환부측 유방을 위자법으로 유선증식을 치료한 사례/ 152
　　(3) 유근 등의 혈에 자침하여 급성 유선염을 치료한 사례/ 153
　　(4) 유근·위유·비유·격유 등에 자침하여 핍유증을 치료한 사례/ 154
　　(5) 유근과 전중 등에 자침하여 산후의 핍유증을 치료한 사례/ 156
 3. 정리 ······································································· 157

## 제2절　배부에 있어서의 폐의 범위

1. 잘못된 침술의 사례 ················································· 161
　　(1) 폐유를 자침해 기흉을 일으켜 사망시킨 사례/ 161
　　(2) 폐유를 자침해 양측의 혈흉을 일으켜 사망한 사례/ 163
　　(3) 폐유에 자침하고 흡각을 추가하여 좌측 기흉을 일으킨 사례/ 164
　　(4) 풍문을 자침해 좌측의 기흉을 일으킨 사례/ 165
　　(5) 폐유를 자침해 기흉을 일으켜 사망한 사례/ 166
　　(6) 폐유 등을 자침해 좌측의 기흉을 일으킨 사례/ 167
　　(7) 풍문에서 폐유에 투과 자침하여 좌측의 기흉을 일으켜 사망한 사례/ 168
　　(8) 1~5의 협척혈, 그리고 풍문과 폐유를 자침해 좌측의 기흉을 일으킨 사례/ 169
　　(9) 풍문과 폐유 등을 자침해 좌측 기흉을 일으킨 사례/ 171
　　(10) 폐유와 심유를 자침해 우측의 기흉을 일으킨 사례/ 172
　　(11) 심유 등을 자침해 우측의 수기흉을 일으킨 사례/ 174

(12) 정천과 폐유를 자침해 우측 기흉을 일으켜 사망시킨 사례/ 175
(13) 정천을 자침해 좌측 기흉을 일으킨 사례/ 176
(14) 정천을 자침해 우측의 기흉을 일으킨 사례/ 177
(15) 고황을 자침해 좌측의 기흉을 일으켜 사망시킨 사례/ 178
(16) 고황을 자침해 좌측의 기흉을 일으킨 사례/ 180
(17) 폐유와 고황 등을 자침해 우측의 기흉을 일으켜 사망시킨 사례/ 182
(18) 폐유 부근의 혈을 자침해 좌측의 기흉을 일으킨 사례/ 184
(19) 격유 등을 자침해 우측의 기흉과 기종을 일으킨 사례/ 186
(20) 격유와 격관을 자침해 좌측의 기흉을 일으킨 사례/ 188
(21) 배부의 혈을 자침해 좌측의 기흉을 일으킨 사례/ 189
(22) 배부혈을 자침해 우측 혈흉을 일으킨 사례/ 190
(23) 배부의 혈을 자침해 혈흉을 일으킨 2사례/ 193
(24) 배부와 견부의 수혈을 자침해 기흉을 일으킨 사례/ 195
(25) 배부의 수혈을 자침해 기흉을 일으켜 사망시킨 사례/ 196

2. 임상경험 ·································································197
(1) 폐유 등에 자침하여 각혈을 치료한 사례/ 197
(2) 배부의 심유·비유·신유·폐유 등에 자침하여 바이러스성 심근염을
치료한 사례/ 198
(3) 심유 등에 자침하여 심방세동을 치료한 사례/ 199
(4) 심유 등에 자침하여 아담스 스톡스(Adams-Stokes) 증후군을 치료한
사례/ 201
(5) 격유와 간유에 자침하여 유선염을 치료한 사례/ 202
(6) 정천 등의 혈에 자침하여 천해의 병을 치료한 사례/ 203
(7) 격유혈에 블록 주사하여 관동맥에 의한 협심증 발작을 치료한 사례/ 204
(8) 폐유(肺兪) 등의 혈에 자침하여 경견완 증후군을 치료한 사례/ 205
(9) 격유와 위유에 자침하여 난치성 딸꾹질을 치료한 사례/ 206
(10) 풍문·폐유·궐음유 등에 자침하여 천식을 치료한 사례/ 206

3. 정리 ····································································208

## 제3절  경부와 견부에서의 폐의 범위

1. 잘못된 침술의 사례································212
   (1) 천돌을 자침해 우측의 기흉을 일으킨 사례/ 212
   (2) 천돌과 견정을 자침해 우측의 기흉을 일으켜 사망한 사례/ 214
   (3) 천돌과 기호를 자침해 양측의 기흉과 전신의 기종을 일으킨 사례/ 216
   (4) 기호 부근의 혈위를 자침해 기흉을 일으켜 사망시킨 사례/ 218
   (5) 신부돌을 자침해 우측의 기흉을 일으킨 2사례/ 220
   (6) 견정을 자침해 우측의 기흉을 일으킨 사례/ 222
   (7) 견정에 자침하여 좌측의 혈흉을 일으킨 사례 I/ 223
   (8) 견정 등을 자침하여 좌측 혈흉을 일으킨 사례 II/ 224
   (9) 견정 등에 자침하여 좌측 기흉을 일으킨 사례/ 225
   (10) 견정을 자침해 기흉을 일으킨 사례/ 226
   (11) 견정 등에 자침하여 좌측의 혈흉을 일으킨 사례/ 227
   (12) 견정에 자침하여 좌측 기흉을 일으킨 사례/ 228
   (13) 견정 등을 자침하여 좌측의 수기흉을 일으킨 사례/ 229
   (14) 견정 등을 자침해 좌측의 기흉을 일으킨 사례/ 231
   (15) 견봉 중심점을 자침해 양측에 기흉을 일으켜 사망시킨 사례/ 232
   (16) 견전 하방혈을 자침해 좌측의 혈기흉을 일으킨 사례/ 234
   (17) 경부와 견부의 혈을 자침해 좌측에 혈기흉을 일으킨 사례/ 235
   (18) 견부와 배부의 혈을 자침해 우측의 기흉을 일으킨 사례/ 236
   (19) 견부의 혈을 자침해 기흉을 일으켜 사망시킨 사례/ 237
   (20) 자침하여 기흉이 된 7례/ 238
   (21) 자침에 의한 기흉 6례/ 241
   (22) 자침에 의한 기흉 7례/ 242
   (23) 자침에 의한 기흉 5례/ 244
   (24) 견정을 심자하여 다량의 혈흉을 일으킨 사례/ 245

2. 임상경험 ································247
   (1) 견정 등에 자침하여 경추증을 치료한 사례/ 247

(2) 견정과 견외유 등에 자침하여 경견완 증후군을 치료한 사례/ 248
　(3) 천돌 등에 자침하여 천식을 치료한 사례/ 249
3. 정리 ································································250

## 제3장　순환계

1. 심장································································253
2. 비장································································254
3. 혈관································································254

### 제1절　심장질환

1. 잘못된 침술의 사례 ················································257
　(1) 구미(명치 끝부위)를 자침해 심장에 미쳐 사망시킨 사례 I/ 257
　(2) 구미를 자침해 심장에 미쳐 사망시킨 사례 II/ 261
　(3) 좌흉부의 혈위에 자침하여 심장을 자상해 사망시킨 3례/ 263
2. 임상경험 ··························································264
　(1) 구미의 피하에 치침하여 신경성 구토를 치료한 진료록/ 264
　(2) 구미와 3완(상완·중완·하완)에 자침하여 위축념을 치료한 사례/ 264
3. 정리 ································································266

### 제2절　비장질환

1. 잘못된 침술의 사례 ················································268
　(1) 양문 등을 자침해 비장을 자상하여 내출혈을 일으킨 사례/ 268
　(2) 좌상복부의 혈위를 자침해 비장 파열이 일어나 내출혈된 사례/ 272
　(3) 흉강천자에 의해 비장을 손상하여 내출혈된 사례/ 274
2. 임상경험 ··························································277
　(1) 장문과 기문에 침구하여 급성췌염을 치료한 진료록/ 277

(2) 장문과 기문 등에 자침하여 담낭염과 담석증을 치료한 진료록/ 278
3. 정리 ················································································278

## 제3절  혈관의 질환

1. 잘못된 침술의 사례·····························································280
   (1) 경부의 혈위를 자침해 상갑상선동맥을 자상하여 출혈한 사례/ 280
   (2) 경부의 혈위를 자침해 경동맥류가 일어난 사례/ 284
   (3) 혈영(경부의 혈관종)에 자침하여 출혈해 사망시킨 2사례/ 285
   (4) 유방이 빨갛게 부은 곳을 자침해 동맥을 찔러 파열되어 출혈한 사례/ 286
   (5) 장문을 자침해 늑간동맥이 파열하여 출혈한 사례/ 288
   (6) 중완에 자침하고 흡각을 추가해 복부에 혈종이 일어난 사례/ 290
   (7) 신낭 블록주사에 의해 복막후혈종을 일으킨 사례/ 291
   (8) 곡택을 점자하여 출혈이 너무 많아 반응이 일어난 2사례/ 292
   (9) 손바닥에 좌자해서 동정맥류가 된 사례/ 294
   (10) 클로르프로마진(chlorpromazine: 정신안정제의 하나)을 신문에
        주입하여 손가락이 괴사한 사례/ 296
   (11) 클로르프로마진을 요골동맥에 주입하여 반응이 일어난 사례/ 298
   (12) 질변과 환도를 자침해 상둔동맥이 파열하여 출혈한 사례/ 300
   (13) 클로로마이세틴을 혈위주사하여 사지 말단이 괴사한 3사례/ 304
   (14) 클로르프로마진을 전경골동맥에 주입하여 맥관염을 일으킨 사례/ 306
   (15) 천자침에 의한 매선요법은 신중하게 한 사례/ 308

2. 임상경험 ········································································309
   (1) 인영 등의 혈위에 자침하여 갑상선기능항진증을 치료한 진료록/ 309
   (2) 경부의 혈위를 자침해 급성인두염을 치료한 진료록/ 310
   (3) 유근 등에 자침하여 유선방 증식을 치료한 진료록/ 311
   (4) 기문 등에 혈위주사하여 만성간염을 치료한 진료록/ 311
   (5) 장문과 천추 등을 자침해 만성결장염을 치료한 진료록/ 312
   (6) 중완 등에 자침하여 급성위염을 치료한 진료록/ 313
   (7) 곡택을 점자하여 장감모를 치료한 진료록/ 314

(8) 곡택을 점자하여 기관지천식을 치료한 진료록/ 315
　(9) 열결과 후계에 자침하여 후경부의 통증을 치료한 진료록/ 315
　(10) 신문 등의 혈에 약물주사하여 발작성 동면을 치료한 진료록/ 317
　(11) 환도와 질변 등에 자침하여 좌골신경통을 치료한 진료록/ 317
　(12) 족삼리의 혈위주사로 만성동위염을 치료한 진료록/ 319
3. 정리 …………………………………………………………319

## 제4장　소화기계

### 제1절　위질환

1. 잘못된 침술의 사례 …………………………………………333
　(1) 중완을 자침해 위천공되어 복막염을 일으킨 사례/ 333
　(2) 상복부의 혈을 자침해 위천공과 복막염을 일으킨 사례/ 336
　(3) 복부를 자침해 유문경색 복막염을 일으킨 사례/ 337
2. 임상경험 ………………………………………………………339
　(1) 중완혈에 자침하여 위경련을 치료한 진료록/ 339
　(2) 중완혈에 자침하여 급성위염을 치료한 진료록/ 340
　(3) 관원과 천추에 자침하여 암의 화학요법에 의한 위장반응을 치료한 진료록/ 341
　(4) 중완과 기문 등의 혈위를 자침해 급성위염을 치료한 증례/ 342
　(5) 국부혈과 원도혈을 조합하여 위 및 십이지장궤양을 치료한 진료록/ 342
　(6) 복부의 장침 투침법으로 위하수 640례를 치료한 증례/ 343
3. 정리 …………………………………………………………345

### 제2절　장도질환

1. 잘못된 침술의 사례 …………………………………………349
　(1) 천추와 신궐을 자침해 장천공되고, 복막염을 일으킨 사례/ 349

(2) 관원과 천추에 화침하여 장천공이 일어난 사례/ 352
　　(3) 천추와 하완에 화침하여 장천공이 된 사례/ 354
　　(4) 복부의 혈위를 자침해 소장이 천공된 사례/ 355
　　(5) 복부의 복수개소에 자침하여 장천공에 의한 복막염이 일어난 사례/ 356
　　(6) 복부의 혈위를 자침해 장천공을 일으킨 사례/ 358
　　(7) 복부를 취혈하여 장관을 손상한 사례/ 359
　　(8) 복부의 혈위를 자침해 회장을 천공하여 복막염을 일으킨 사례/ 360
　　(9) 복부의 혈위를 자침해 장벽을 손상한 사례/ 362
　　(10) 복부의 아시혈을 자침해 장천공에 의한 복막염을 일으킨 사례/ 363
　　(11) 하복부의 혈위를 자침해 충수에 의한 화농성 복막염을 일으킨 사례/ 364
　　(12) 자침으로 장천공된 4례/ 365
　2. 임상경험 ································································367
　　(1) 천추와 신궐을 자침해 만성결장염을 치료한 증례/ 367
　　(2) 천추와 신궐을 자침하여 급성복통을 치료한 사례/ 368
　　(3) 복부의 혈위를 자침해 40례의 습관성 변비를 치료한 증례/ 369
　　(4) 중완과 천추 등에 자침해 설사를 치료한 증례/ 370
　　(5) 천추와 복결 등에 자침해 장폐색을 치료한 증례/ 370
　　(6) 복부의 혈위를 자침해 장중첩을 치료한 증례/ 371
　3. 정리 ·····································································372

## 제3절　간장질환

1. 잘못된 침술의 사례 ··························································374
　　(1) 구미 등에 자침해 간장을 자상하여 내출혈이 된 사례/ 374
　　(2) 양문을 자침해 간장을 자상하여 사망시킨 사례/ 376
　　(3) 상완을 자침해 간장을 자상하여 사망한 사례 Ⅰ/ 378
　　(4) 상완을 자침해 간장을 자상하여 사망한 사례 Ⅱ/ 379
2. 임상경험 ································································380
　　(1) 급성 황달성 간염 206례를 침술치료한 증례/ 380
　　(2) 급성 A형 간염 63례를 치료한 증례/ 382

3. 정리 ················································································383

### 제4절  담도질환

1. 잘못된 침술의 사례 ·······················································387
   (1) 기문 · 일월 · 불용을 자침해 담낭 천공을 일으킨 사례/ 387
   (2) 기문과 일월을 자침해 담낭 천공을 일으킨 사례/ 391
   (3) 양문 등에 자침해 담낭 천공된 사례/ 393
   (4) 우측 상복부의 혈위를 자침해 담낭을 관통한 사례/ 394

2. 임상경험 ·······································································396
   (1) 복부를 취혈하여 담낭염과 담석증을 치료한 증례/ 396
   (2) 복부의 혈위를 자침해 담도 회충증을 치료한 증례/ 397

3. 정리 ················································································398

## 제5장  비뇨 · 생식기계

### 제1절  신장질환

1. 잘못된 침술의 사례 ·······················································405
   (1) 요부의 혈을 자침해 신주위염을 일으킨 사례/ 405
   (2) 요부에 노보카인 블록 주사하여 혈뇨를 일으킨 사례/ 408
   (3) 요부에 노보카인 블록 주사하여 신장염을 일으킨 사례/ 409

2. 임상경험 ·······································································411
   (1) 삼초유 · 신유 · 방광유에 자침하여 허림을 치료한 사례/ 411
   (2) 위유혈에 혈위주사하여 급성위염을 치료한 사례/ 413
   (3) 신유와 요안혈에 혈위주사하여 요통을 치료한 사례/ 413
   (4) 신유혈에 혈위주사하여 생리통을 치료한 사례/ 414

3. 정리 ················································································415

## 제2절  난소와 자궁의 질환

1. 잘못된 침술의 사례 ·················································417
   (1) 복부의 혈위를 자침해 난소낭종 파열을 일으킨 사례/ 417
   (2) 임신부에게 인공기복을 하여 공기전색을 일으켜 사망한 사례/ 419
2. 임상경험 ·································································419
   (1) 관원과 자궁혈에 자침하여 징가(복부의 응어리)를 치료한 사례/ 419
   (2) 회음과 관원에 자침하여 음위를 치료한 사례/ 421
   (3) 관원·중극·수도혈에 자침하여 임증을 치료한 사례/ 423
3. 정리 ········································································424

# 제6장  시청각기

## 제1절  안부질환

1. 잘못된 침술의 사례 ·················································430
   (1) 정명 등을 자침해 안부의 혈종을 일으킨 사례/ 430
   (2) 정명을 자침해 좌안의 내안각이 감염된 사례/ 431
   (3) 정명과 구후를 자침해 안구 후부가 출혈한 사례/ 432
   (4) 승읍을 자침해 안후부가 출혈한 사례/ 434
   (5) 구후와 승읍을 자침해 안구 후부가 출혈한 사례/ 435
   (6) 구후를 자침해 국부의 혈종이 생긴 사례/ 437
2. 임상경험 ·································································439
   (1) 정명 등의 혈을 자침해 급성결막염을 치료한 사례/ 439
   (2) 정명의 자침을 주로 하여 2사례의 야맹증을 치유시킨 사례/ 440
   (3) 구후를 주혈로 2사례의 시신경 위축을 치료한 사례/ 441
   (4) 정명과 구후에 자침하여 근시를 치료한 사례/ 442
   (5) 정명과 승읍에 자침하여 영풍유루를 치유한 사례/ 443

3. 정리 ································································444

### 제2절 이부의 질환

1. 잘못된 침술의 사례 ················································445
   (1) 이침에 의해 이개(귓바퀴)의 화농성 연골막염을 일으킨 9례/ 445
2. 임상경험 ··························································448
   (1) 양쪽 귀의 신혈에 자침하여 5례의 만성신염을 치료한 증례/ 448
   (2) 이침으로 불면의 39례를 치료한 증례/ 449
   (3) 이침으로 생리통 40례를 치료한 증례/ 449
   (4) 이침으로 2례의 무월경증을 치유한 사례/ 450
   (5) 이침으로 86례의 유즙분비부족을 치료한 증례/ 450
   (6) 2례의 중증 근무력증을 이침으로 치료한 사례/ 451
   (7) 이혈자혈요법으로 급성결막염을 치료한 증례/ 452
   (8) 이침으로 14례의 심상성 우췌를 치료한 증례/ 452
3. 정리 ································································453

## 제7장 피부감염과 반흔구축

### 제1절 피부감염

1. 잘못된 침술의 사례 ················································457
   (1) 견부의 혈위를 자침해 화농성 관절염을 일으킨 사례/ 457
   (2) 소해를 자침해 척골신경염을 일으킨 사례/ 459
   (3) 수관절의 혈위를 자침해 골막염을 일으킨 사례/ 461
   (4) 사봉을 자침해 중지에 장애가 남은 사례/ 463
   (5) 아트로핀으로 족삼리를 블록 주사하여 가스괴저를 일으킨 사례/ 465
   (6) 차료를 자침해 농양이 일어난 사례/ 466
   (7) 복부의 혈위를 자침해 포충이 전이한 사례/ 467

(8) 자침에 의해 경막농양을 일으킨 사례/ 468

　(9) 바이러스성 간염/ 469

　(10) 골수염/ 470

　(11) 패혈증/ 470

　(12) 감염성 육아종/ 471

2. 임상경험 ································································472

　(1) 견국부를 취혈하여 50례의 견관절주위염을 치료한 증례/ 472

　(2) 척골신경마비의 침구치료시험/ 472

　(3) 손목의 아시혈에 자침하여 손목의 강글리온(결절종)을 치유한 증례/ 473

　(4) 사봉혈의 임상치료시험 2사례/ 474

　(5) 족삼리에 혈위주사한 5례의 치료시험/ 475

　(6) 차료·질변·소장유에 자침하여 6례의 요선부통을 치료한 증례/ 478

3. 정리 ····································································478

### 제2절　반흔구축

1. 잘못된 침술의 사례 ····················································480

　(1) 합곡을 자침해 손의 소근이 구축한 사례/ 480

　(2) 합곡에 혈위주사하여 손의 소근이 구축한 사례 I/ 482

　(3) 합곡에 혈위주사하여 손의 소근이 구축한 사례 II/ 483

　(4) 합곡에의 자침과 혈위주사에 의해 엄지 내전근이 구축한 사례/ 484

　(5) 승산을 자침해 장무지굴근과 장지굴근이 구축한 사례/ 485

　(6) 합곡에 혈위주사하여 손이 변형된 사례/ 487

　(7) 합곡혈에 혈위주사하여 손의 내전이 반흔구축한 사례/ 490

　(8) 합곡혈의 혈위주사로 손의 내전근이 구축하여 변형한 사례/ 491

　(9) 혈위에 약물주사하여 중대한 병발증을 일으킨 6례/ 493

2. 임상경험 ································································494

　(1) 합곡을 취혈하여 55례의 난산을 치료한 증례/ 494

　(2) 합곡을 주로 혈위주사하여 212사례의 치통을 치료한 증례/ 495

(3) 영향과 합곡혈에 혈위주사하여 비염을 치료한 증례/ 495
　　(4) 승산에서 조구에 투자하여 경항부의 불쾌감 12사례를 치료한 증례/ 496
　　(5) 합곡혈에 자침하여 중증의 유연을 치료한 진료록/ 497
3. 정리 ································································498

## 제8장 이상반응

### 제1절 질병으로 쇠약해져 돌연사

1. 중증 환자에게 자침하여 사망한 사례 ························501
　　(1) 장년의 허증으로 화를 낸 후 자침하여 급사한 사례/ 501
　　(2) 자침한 후에 뇌일혈을 일으켜 사망한 사례 I/ 502
　　(3) 자침한 후에 뇌일혈(뇌출혈)을 일으켜 사망한 사례 II/ 504
　　(4) 천돌을 자침해 질식하여 급사한 사례/ 506

2. 임상경험 ··························································508
　　(1) 고혈압증 203례를 침구치료한 임상 관찰/ 508
　　(2) 뇌혈전 형성에 의한 후유증의 전기침 치료 진료록/ 508
　　(3) 중풍(뇌졸중) 1례의 침술치료/ 509

3. 정리 ································································510

### 제2절 생각지 않은 침술사고

1. 잘못된 침술의 사례 ············································511
　　(1) 양릉천을 경자하여 피하출혈한 사례/ 511
　　(2) 태양혈에 전기침하여 대퇴골 경부를 골절한 사례/ 514
　　(3) 자침의 전기자극이 부적절했기 때문에 완관절이 불완전 탈구한 사례/ 516
　　(4) 내관을 자침해 갑자기 목소리가 나오지 않게 된 사례 I/ 518
　　(5) 내관을 자침해 갑자기 목소리가 나오지 않게 된 사례 II/ 519
　　(6) 인중을 자침해 미친 듯이 웃게 된 사례/ 520

(7) 임신기에 합곡 등을 자침해 유산한 사례/ 522
　　(8) 신유 · 대장유 · 삼음교를 자침해 과다 월경을 일으킨 3가지 사례/ 523
　　(9) 삼음교 등을 자침해 생리불순을 일으킨 사례/ 527

2. 임상경험 ·················································529
　　(1) 침구와 한방약을 병용하여 15례의 척추공동증을 치료한 증례/ 529
　　(2) 통합실조증의 전기침 치료/ 530
　　(3) 인중 등에 자침하여 1,000례의 삐끗한 허리를 치료한 증례/ 531
　　(4) 합곡 · 풍지 · 대추에 자침, 임상치료시험/ 532
　　(5) 생리통 2례의 침구치료/ 533
　　(6) 강박행위 6례의 침구치료/ 534

3. 정리 ·················································535

## 제3절  침술 후의 지각장애

1. 잘못된 침술의 사례 ·································536
　　(1) 자침에 의해 좌하반측의 지체가 통각상실한 사례/ 536
　　(2) 내관의 혈위주사에 의해 양손의 수대마비가 일어난 사례/ 538
　　(3) 내관혈에 혈위주사하여 오른손이 마비되어 부은 사례/ 540
　　(4) 배부의 혈위를 자침해 흉통을 일으킨 2사례/ 541
　　(5) 천추 등을 자침해 복부의 선통을 일으킨 3사례/ 542
　　(6) 합곡을 자극하여 대면적의 통각마비를 일으킨 사례/ 544

2. 임상경험 ·················································547
　　(1) 두침을 사용한 뇌졸중 및 후유증을 치료한 증례/ 547
　　(2) 내관혈에 침구와 혈위주사하여 딸꾹질과 구토 · 동빈맥을 치료한
　　　　 진료록/ 548
　　(3) 천돌혈에 자침하여 매핵기를 치료한 사례/ 549
　　(4) 천돌혈에 자침하여 임신구토를 치료한 사례/ 550
　　(5) 천추 등의 혈위에 자침하여 192사례의 급성 세균성 적리를 치료한
　　　　 증례/ 551

3. 정리 ·········································································552

## 제4절  절침

1. 잘못된 침술의 사례 ··················································553
　(1) 견우를 자침해 불의에 상지를 움직였기 때문에 일어난 절침례/ 553
　(2) 견우를 선택해 훈침하고 절침한 사례/ 555
　(3) 환도를 자침해 절침한 사례/ 556
　(4) 환도 등을 자침해 절침한 사례/ 558
　(5) 내슬안을 자침해 절침한 사례/ 559
　(6) 내외슬안을 자침해 만침한 사례/ 560
　(7) 족삼리를 자침해 절침한 사례/ 561
2. 임상경험 ·······························································562
　(1) 견우에서 극천을 투자하여 견관절주위염 40사례를 치료한 증례/ 562
　(2) 환도에 자침을 주로 하여 위증을 치료한 사례/ 563
　(3) 슬안과 족삼리에 자침하여 1례의 비증을 치유한 사례/ 564
3. 정리 ·········································································565

◆ 부  록
1. 본서에서 침술사고를 일으킨 혈위의 요지 ·······················571
2. 훈침·체침·절침 ·······················································580
3. 고대에 있어서의 침술사고례 ······································586
4. 『침구대성』의 금침혈가 ············································589
5. 『내경』의 자상에 관한 논술의 적요 ······························596
6. 역사상 침술치료의 흥망과 침술사고와의 관계 ···············617

◆ 번역판 후기 ·······························································628

# 제1장  신경계(神經系)

◆ 신경계의 해부부위(解剖部位)와 수혈(腧穴)의 관계에 대한 개념

　신경계란 뇌(腦)와 척수(脊髓) 등의 중추신경, 또는 일단(一端)이 중추신경(中樞神經)과 연결되고, 다른 일단이 각종 말초장치로 신체의 각 기관과 계(系)를 연락하는 말초신경을 포함하고 있다. 인체 내의 오장육부(五臟六腑) 및 사지백해(四肢百骸)는 신경계에 의해 조절·제어(制御)되어 영향(影響)·제약(制約)·협조(協調)하여 통일된 생리기능을 만들고 있다. 즉 신경계는 인체의 완전한 대립물의 통일체이다. 그리고 중추신경이든 말초신경이든 상해(傷害)를 받으면 그 신경지배구역(神經支配區域)의 지각(知覺)과 운동에 장애가 발생하여 다양한 증상을 일으킨다.

　중추신경은 뇌와 척수로 구성되고, 뇌는 두개강내(頭蓋腔內)에 있으며, 척수는 척주관내(脊柱管內)에 있다. 뇌와 척수는 외측이 3층의 막(膜)으로 덮여 있다. 최외층(最外層)의 막(膜)은 강인(强靭)하고, 뇌를 둘러싼 부분을 뇌경막(腦硬膜), 척수를 둘러싸고 있는 부분을 척수경막(脊髓硬膜)이라 한다. 최내층(最內層)의 막은 부드럽고, 뇌와 척수에 부착되어 혈관이 풍부하게 있다. 뇌에 밀착되어 있는 막을 뇌연막(腦軟膜)이라 부르며, 척수에 밀착되어 있는 막을 척수연막(脊髓

軟膜)이라 부른다. 경막과 연막의 사이에 있는 투명한 얇은 막을 지주막(蜘蛛膜)이라 부른다.

뇌(腦)는 두개강내(頭蓋腔內)에 있으며, 대뇌(大腦)·간뇌(間腦)·소뇌(小腦)·중뇌(中腦)·교(橋)·연수(延髓) 등 6개의 부분으로 구성되어 뒤의 3개 부분을 합쳐 뇌간(腦幹)이라 부르고 있다. 뇌의 표면은 울퉁불퉁하지만, 그것이 두개골의 기복(起伏)과 일치(一致)하여 양자(兩者)는 붙어 있으며, 거의 틈이 없고 신전성(伸展性)도 없다. 그래서 뇌척수액의 순환장애나 두개내 출혈 등에 의해 두개(頭蓋)의 내용물이 증가하면 뇌실질(腦實質)이 압박되어 심한 증상이 일어나 사망(死亡)으로 이어지는 경우도 있다. 뇌의 하단(下端)은 후두골 대공(後頭骨 大孔)을 경계로 아래를 향해 척수로 이행(移行)한다.

척수(脊髓)는 척주관내(脊柱管內)에 있으며, 밖은 피막(被膜)으로 둘러싸여 척주(脊柱)의 만곡(彎曲)과 일치하고 있다. 척수의 상단은 후두골 대공과 수평으로 연수(延髓)와 연결되고, 하단은 제1요추(腰椎)의 하연(下緣)과 수평이며, 아래를 향해 가늘고 긴 종사(終絲)로 되어 미골(尾骨) 배면의 골막(骨膜)에서 멈추어 있다.

두개골과 척주관으로 보호되어 있기 때문에 보통의 침술요법(鍼術療法)으로는 뇌와 척수를 손상하는 일은 있을 수 없지만, 위험성이 있는 혈위(穴位)에서 취혈방법이 잘못되면 뇌와 척수를 손상할 수도 있다. 예를 들어 풍부(風府)와 풍지(風池) 등에서 잘못하면 후두골 대공(大孔)을 통해 두개강(頭蓋腔)으로 들어가 연수(延髓)와 교(橋)를 손상할지도 모른다. 소아의 대천문(大泉門)에서 잘못하면 대뇌를 손상할지도 모른다. 대추(大椎)와 도도(陶道) 등에서 잘못하면 척수를 손상할지도 모른다. 손상되면 곧바로 심한 반응이 일어나 생명을 위협할지도 모른다. 본서에 수록된 사례를 보면 풍부(風府)·풍지(風池)·아문(瘂門)·안면(安眠)·풍암(風岩) 등에서 자입(刺入)이 너

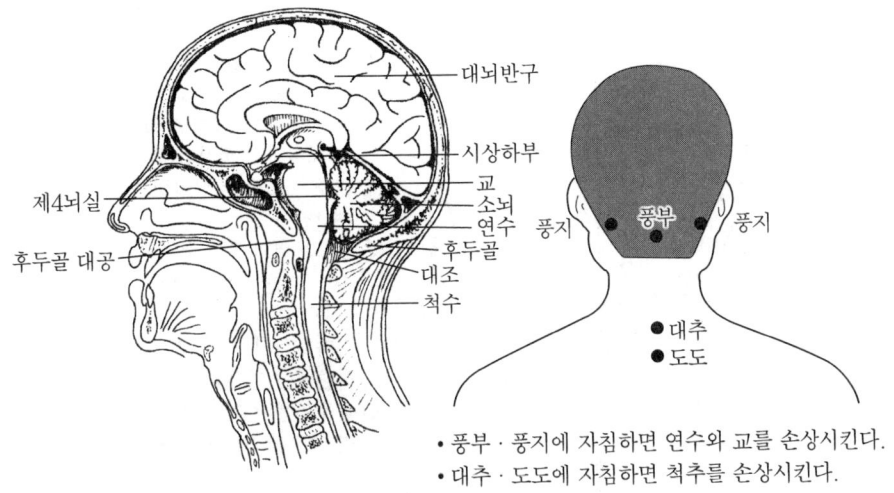

• 풍부 · 풍지에 자침하면 연수와 교를 손상시킨다.
• 대추 · 도도에 자침하면 척추를 손상시킨다.

〈뇌정중 시상(矢狀) 단면도〉

무 깊거나 자극이 강렬하기 때문에 연수(延髓)나 교(橋) 부분을 파괴하고 있다. 또한 아문(啞門) · 대추(大椎) · 예명(翳明)과 아시혈(阿是穴) 등에서 침끝이 척주관내로 들어가 척수를 손상하여 지주막하출혈(蜘蛛膜下出血)을 일으킨 예도 있다.

말초신경에는 뇌신경(腦神經: 뇌에 연결되는 부분)과 척수신경(脊髓神經: 척수에 연결되는 부분)이 있다. 그것을 분포하는 대상에 따라 구분하면 체성신경(體性神經: 체표와 골격근에 분포한다)과 내장신경(內臟神經: 내장과 혈관, 선체에 분포한다)으로 분류할 수 있는데, 그 중에 내장운동신경(內臟運動神經)을 자율신경이라고도 부른다. 뇌신경(腦神經)에는 12대(對)가 있으며, 두개강내(頭蓋腔內)에서 두개골의 공(孔)과 열(裂) · 관(管)에서 나온다. 그것이 후신경(嗅神經) · 시신경(視神經) · 동안신경(動眼神經) · 활차신경(滑車神經) · 삼차신경(三叉神經) · 외전신경(外轉神經) · 안면신경(顔面神經) · 내이신경(內

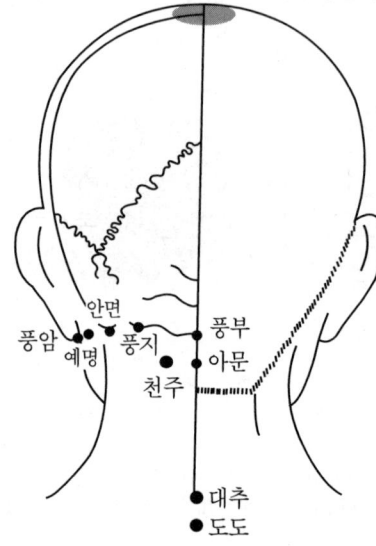

① 풍부·풍지를 심자하거나 강자극 하면 연수와 교를 손상시킨다.
② 소아의 대천문(숨구멍)을 자입하면 대뇌를 손상시킨다.
③ 대추·도도를 심자하면 척추를 손상한다.
④ 뒷목부위의 혈들에 심자하면 연수와 교를 손상시킨다.
⑤ 아문·대추·예명을 심자하거나 강자극하면 척추 손상과 지주막 하출혈이 있다.
⑥ 후두부를 심자하거나 잘못 놓으면 연수를 손상시킨다.

〈후두부 위험 혈도〉

耳神經)·설인신경(舌咽神經)·미주신경(迷走神經)·부신경(副神經)·설하신경(舌下神經)이다. 뇌신경의 구성은 척수신경(脊髓神經)에 비교하면 복잡하고 체간(體幹)과 내장의 지각선유(知覺線維) 및 골격근(骨格筋)과 평활근(平滑筋)을 지배하는 운동선유(運動線維)뿐만 아니라, 오관(五官) 등 특수한 감각기관과 연락하는 지각선유도 포함되어 있다. 척수신경은 31대(對)가 있으며, 경신경(頸神經) 8대, 흉신경(胸神經) 12대, 요신경(腰神經) 5대, 선골신경(仙骨神經) 5대, 미골신경(尾骨神經) 1대(對)로 구성되어 있다. 각각 1대의 척수신경은 전근(前根)과 후근(後根)이 추간공(椎間孔)의 부분에서 하나로 되어 있다. 전근 신경선유(前根 神經線維)의 기능은 운동성으로 후근 신경선유(後根 神經線維)의 기능은 지각성(知覺性)이기 때문에 전근과 후근이 하나로 된 척수신경은 혼합신경이다. 올바른 자침방법은 경락을 소통시켜 기혈을 조정하여 질병을 고치는 것이지만, 침술을 잘못하면 말초신경을 손상하여 일련의 병변(病變)을 일으킨다.

본 장(章)에 수록한 자입의 잘못으로 말초신경을 손상한 사례에는 내관(內關)에 자침하여 정중신경(正中神經)을 손상한 것, 내관과 열결(列缺)에 자침하여 요골신경(橈骨神經)을 손상한 것, 곡지혈(曲池穴)에 혈위주사(穴位注射)하여 요골신경을 손상한 것, 족삼리(足三里)에 혈위주사하여 심비골신경(深腓骨神經)과 총비골신경(總腓骨神經)을 손상한 것 등, 많은 보고(報告)는 약물의 혈위주사에 의해 일어난 말초신경의 손상이다.

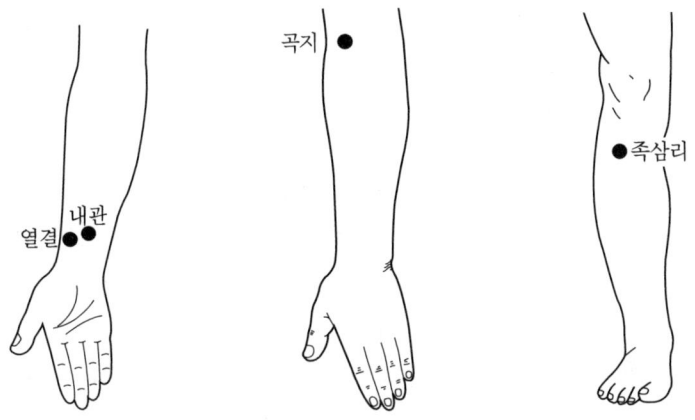

- 열결·내관 - 요골신경 손상
- 곡지 - 요골신경 손상
- 족삼리 - 심비골신경·총비골신경 손상

정리하면 혈위(穴位)에 따라서는 자입(刺入)방법을 잘못하면 뇌와 척수, 말초신경을 손상할 가능성이 있다. 풍부와 아문에서는 침끝을 조금 위로 향하면 후두골(後頭骨)의 대공(大孔)으로 들어가 연수(延髓)를 손상한다. 경외기혈(經外奇穴)에서는 중접(中接: 풍부와 외후두 융기의 사이), 명당(明堂: 아문과 풍부 사이), 양혈(陽穴: 후경부 후정중선의 발제를 들어가되 1.7촌에서 좌측으로 5푼. 즉, 풍부의 바로 위 7

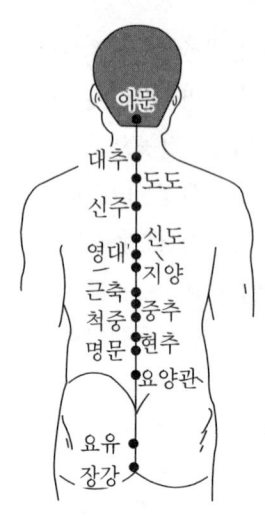

독맥혈을 올바르게 자입하지 않으면 척수가 손상된다.

푼에서 좌로 5푼), 음혈(陰穴: 후경부 후정중선의 발제로 들어가되 1.7촌에서 우로 5푼. 즉 풍부의 바로 위 7푼에서 우로 5푼) 등이 있으며, 시술자가 지식이 없고, 침을 자입할 수 있는 범위를 모르면 후두골의 대공(大孔)에 침을 놓아 연수를 손상하기 쉽다. 또한 도도(陶道) · 신주(身柱) · 영대(靈臺) · 지양(至陽) · 근축(筋縮) · 중추(中樞) · 척중(脊中) 그리고 경외기혈(經外奇穴)의 육혈(衄血: 아문 아래 5푼), 숭골(崇骨: 제6경추와 제7경추 사이), 배부(背部)의 오주(五柱) · 구연환(九連環) · 양반(陽斑) · 양추(陽樞) 등, 모두 올바르게 자입하지 않으면 척수를 손상할 위험이 있다. 신경은 망(網)과 같이 밀집되어 뻗어 있고, 신체 중에 분포되어 있기 때문에 말초신경을 손상하기 쉬운 수혈(腧穴)은 더욱 많아진다. 신경간(神經幹)에 따라서는 침술 후에 이상한 감각이 나타나거나, 심할 경우 기능장애를 일으켜 근육이 위축되거나, 지체(肢體)를 움직일 수 없게 된다. 어떤 종류의 약물을 혈위주사하느냐에 따라 손상은 더욱 분명해 있어, 예를 들면 앞팔과 손의 경혈인 척택(尺澤), 그리고 경외기혈인 주유(肘兪) · 음지(陰池) · 고골(高骨) 등

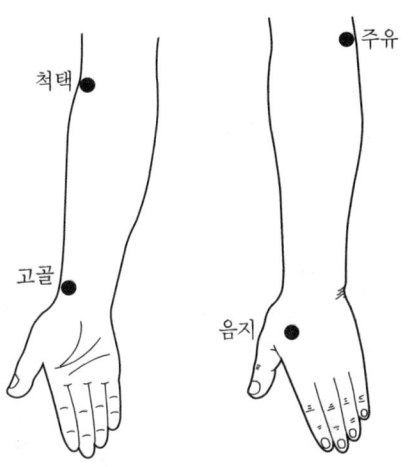

척택 등에 자침하면 요골신경을 손상시킨다(손가락의 신전장애, 엄지의 외전장애).

은 요골신경을 손상하여 손가락의 신전(伸展)장애가 일어나기 쉬우며, 특히 엄지의 외전(外轉)이 장애된다. 곡택과 경외기혈인 중요(中橈)·비간(臂間)·금문(金門)·검거(劍巨) 등은 정중신경(正中神經)을 손상하여 손가락의 굴곡, 엄지의 굴곡과 신전(伸展)이 장애된다.

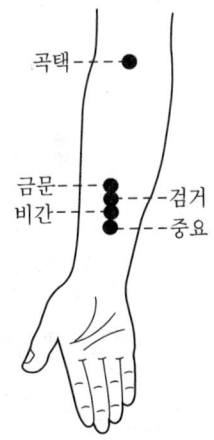

곡택에 자침하면 정중신경을 손상시킨다(손가락의 굴곡, 엄지의 굴곡과 신전장애).

소택(少澤)·후계(後谿)·완골(腕骨)·신문(神門), 그리고 경외기혈(經外奇穴)인 택전(澤田) 등은 척골신경(尺骨神經)을 손상하여 독수리 부리와 발톱처럼 날카롭게 되기 쉽다.

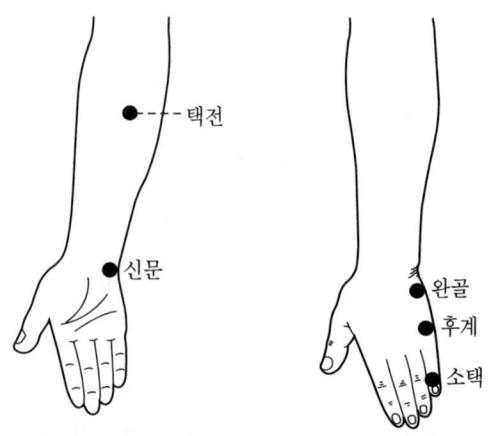

척골신경을 손상하여 손가락이 독수리 부리와 발톱처럼 날카롭게 된다.

하퇴(下腿)나 족부(足部)의 경혈에서는 삼음교(三陰交)·상구(商丘)·지기(地機), 그리고 경외기혈인 상계(上溪)·지건(地健) 등은 경골신경(脛骨神經)을 손상하기 쉽다. 하거허(下巨墟)·풍륭(豊隆), 그

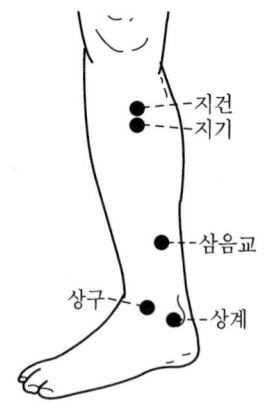

경골신경을 손상시킨다.

리고 경외기혈의 이중(理中)·대구(大丘) 등은 비골신경(腓骨神經)을 손상하기 쉽고, 하퇴부의 마비와 무거운 통증, 다리의 하수(下垂)와 내반(內反) 등이 나타난다.

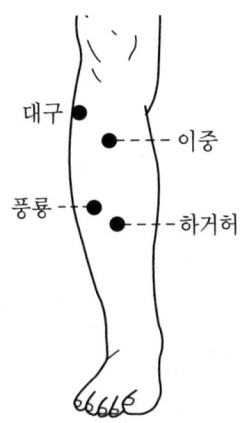

비골신경 손상, 하퇴부 마비, 무거운 통증, 다리의 하수와 내반 등이 나타난다.

신경계는 전신에 뻗어 있으나, 그 분포는 규칙성이 있으며, 일단 손상되면 그 대응(對應)부분의 구조가 변화하거나 기능장애가 되기도 한다. 따라서 시술자는 해부지식을 숙지(熟知)하고, 침술조작의 기능에 숙달하여 책임있는 태도로 치료하지 않으면 신경을 자상(刺傷)할 지도 모른다.

# 제1절 중추신경(中樞神經)

## 1. 잘못된 침술의 사례

(1) 풍부(風府)를 자침하여 연수(延髓)를 손상시켜 사망한 사례

환자: 남성, 19세. 정신병이 생긴 지 수년.

최근에 침술치료를 받게 되어, 6회째의 침술로 풍부(風府)에 자침한 지 2일째로 환자는 두통과 열이 나 물도 토하고, 누워서 일어나지도 못하고, 식사도 못하게 되었다. 5일째에 언어장애와 연하(嚥下)곤란, 사지(四肢)의 마비, 요저류(尿貯溜) 등이 나타났다. 다음날 검사에서는 의식이 분명하고, 발음은 비음(鼻音)을 띠고, 목에서 담명(痰鳴)이 나고, 동공(瞳孔)이 축소되어 있었다. 혈압은 13.3/7.9kPa(99.8/59.3mmHg. kPa×7.5≒mmHg), 맥박 40회/분, 호흡 10회/분으로 사지는 마비되어 있고, 심부반사(深部反射) 소실(消失), 병리반사는 없었다. 연수손상(延髓 損傷)에 의한 마비로 진단되었다. 침술하고 8일째는 혼수상태로 입에서 하얀 거품을 토하여 동공이 산대(散大)하고, 호흡곤란을 일으키고, 맥박은 160회/분이었다. 구급치료를 했지만 효과 없이 사망했다.

사체 해부(死體 解剖): 뇌연막(腦軟膜)이 충혈되고, 연수의 외관(外觀)은 굵고 둥글게 되어 있으며, 추체(錐體)와 올리브핵(核)의 경계(境界)가 없어져 있었다.

절단면(切斷面): 연수(延髓)의 상단(上端)에서 하단(下端)까지 길이 4cm의 출혈(出血)부분이 있고, 올리브핵 아래의 상부 절단면에는 추체와 올리브핵 아래에 출혈이 보이며, 좌측은 약간 커다란 직경 0.6cm의 출혈부위이고, 우측은 좀 작게 약 0.2cm의 출혈부위였다.

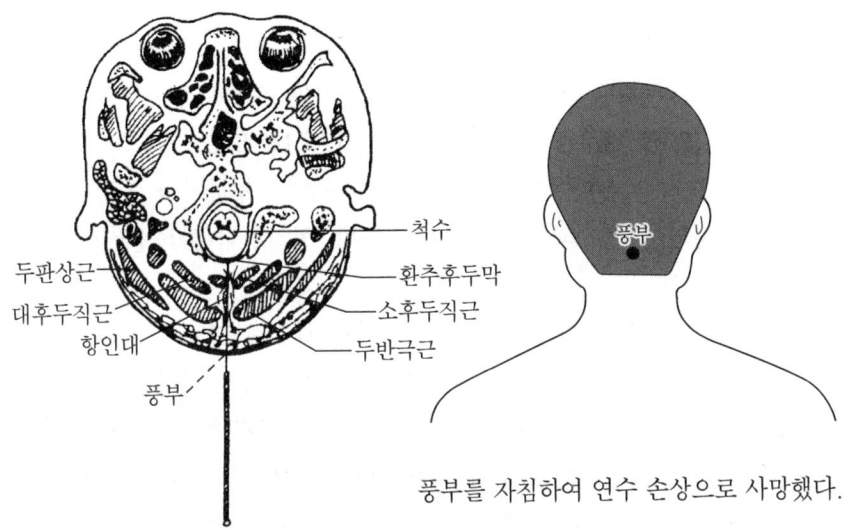

〈풍부혈의 자입 수평단면도〉

풍부를 자침하여 연수 손상으로 사망했다.

올리브핵 아래의 하부 절단면에는 4군데에 출혈이 있으며… 연수 중심부의 단면(斷面)에서는 출혈부위가 최대 1.2cm×1cm로 복측(腹側) 올리브핵에 접근해 있다. 연수의 하부 절단면은 출혈부위가 0.2cm×0.3cm로 서서히 작아지고 있었다.

병리해부의 결과: ① 연수(延髓) 출혈부위(침술에 의한 것)가 생명중추를 손상하여…. ② 풍부(風府)는 독맥(督脈)의 혈로 족태양방광경과 독맥, 양유맥(陽維脈)의 교회혈(交會穴)이다. 풍부는 후경부(後頸部)의 상방에 위치하고, 발제(髮際)를 1촌 들어간 대근내(大筋內)의 볼록 들어간 곳 안에 있다.

국부(局部) 해부에서는 후두골과 제1경추 사이에 있으며, 좌우의 승모근의 중앙에 있다. 후두동맥의 분지(分枝)가 있고, 제3후두신경(後頭神經)과 대후두신경(大後頭神經)이 분포하며, 심부(深部)의 척주관내에는 연수가 있다.

 침법과 주치(主治): 의자에 앉히고, 후경부의 정중선 상부에서 발제(髮際)를 들어간 곳이다. 손끝으로 밀어올리면 후두골에서 멈추는데, 그 손끝이 멈춘 곳이 풍부(風府)이다. 직자(直刺) 또는 아래로 향해서 0.5~1촌을 자입한다. 전간(癲癎)·광증(狂證)·두통이나 후경부(後頸部)의 경색(梗塞), 뇌졸중에 의한 편마비, 설완불어(舌緩不語) 등을 치료할 수 있다.

 중국의학에서는 난치병과 만성병을 풍부혈(風府穴)로 치료한 증례(症例)가 많이 있지만, 깊이 자침하면 중대한 결과를 가져올 수도 있다는 것도 지적해 두지 않으면 안 된다. 『침구대전(鍼灸大全)·석홍부(席弘賦)』에 "풍부의 자침이 가장 어렵고, 시간을 들여 깊이를 잰다"고 되어 있다. 연수(延髓)의 하한(下限)은 후두골 대공(大孔)과 수평으로 있으며, 풍부혈의 자입이 너무 깊으면 대후두공(大後頭孔)을 통과해 연수를 자상(刺傷)한다.

 황 씨(黃 氏)의 보고(報告)는 풍부에 자침하여 대후두공을 통과하여 연수를 자상했기 때문에 사망했다.

 풍부혈(風府穴)에는 깊이 자침할 수 없을 뿐이며, 자입할 수 없는 것은 아니다. 만옥벽(万玉碧) 씨 등의 보고에 따르면, X선 촬영으로 120사례의 건강한 사람과, 37사례의 사체(死體)에 자침하여 풍부의 안전도를 관찰한 결과 1촌이 안전한 깊이로, 1.5촌은 위험성이 있으며, 2촌은 위험한 깊이였다.

—『중의 잡지(中醫 雜誌)』1961; (1) :30)

(2) 풍부혈(風府穴)을 자침하여 우측 소뇌반구(小腦半球)를
    손상시켜 사망한 사례

　환자: 남성, 16세.

　통합실조증(統合失調症)이 된 지 2년이 되고, 여러 가지 치료를 했지만 낫지 않아서 침술치료를 시도했다. 입원하여 매일 1회의 침술치료를 했다. 그러다 풍부혈을 깊게 자입하여 강하게 사법(瀉法)한 결과, 환자의 호흡이 곧바로 멎었다. 카페인을 주사하고, 인공호흡기를 삽관(揷管)하여 몇 분 후에 호흡이 회복되었지만, 아직 의식이 돌아오지 않아 탈수(脫水) 치료를 했다. 오후가 되자 호흡부전(呼吸不全)이 되었다. 입회(立會)진찰 후에 긴급하게 개두(開頭)하여 조사해 보니, 뇌압이 이상하게 높고, 경막(硬膜) 아래의 우측 소뇌(小腦) 표면에 5ml의 혈종(血腫)이 암적색이 되어 있었으며, 희미하게 국부에 침술의 흔적이 보였다. 우측 소뇌반구는 심한 충혈과 수종(水腫)이 있었다. 수종을 빼내자 자발성(自發性) 호흡이 회복되었지만, 수술 중에 급성 뇌헤르니아를 병발(倂發)했기 때문에 우측 소뇌반구 외측의 뇌조직을 절제(切除)하고 감압(減壓)하여 닫았다. 이어서 탈수와 호흡 흥분약을 사용했지만 효과없이 다음날 아침 사망했다.

　　─ 유신기(劉信基)『신경정신병 잡지(神經精神病 雜誌)』1981; 7 (5) :317

　풍부혈(風府穴)에 자입을 너무 깊게 하면 후두골 대공(後頭骨 大孔)을 통과하여 소뇌(小腦)를 자상(刺傷)하여 심각한 결과를 가져오므로, 이 혈위는 안이하게 사용해서는 안 되며, 매일 자침해서도 안 된다는 것을 나타내고 있다. 이 환자는 아직 청소년이었으므로 매일 풍부에 1회 자침하여 강한 사법(瀉法)을 사용했기 때문에 심하게 손상되어 버렸다. 더욱이 만성병이지만, 건강인이었다고 하더라도 견디기 힘들다고 생각된다. 이 수혈(腧穴)을 택할 때, 어느 정도의 침구이론과 인체

해부의 지식이 없으면 제멋대로의 침술이 되어 버린다. 이 시술자는 풍부혈에 대한 지식이 없이 시용(試用)하고 있는 것으로 보아 초심자의 연습단계라고 판단된다. 중국에서는 "갓 태어난 송아지는 범 무서운 줄 모른다"고 하는데, 그 혈위가 무서운 줄 모르고 조금도 무서워하지 않았다. 매일 1회 자침하는 것 뿐만 아니라, 심자(深刺)하고 강한 사법(瀉法)을 썼기 때문에 의료사고가 일어나는 것이 당연하다.

### (3) 풍부(風府)를 자침하여 지주막하출혈이 된 사례

환자: 여성, 35세.

장기간의 신경쇠약으로 진료소에서 침술치료를 받았다. 긴 호침(毫鍼)을 후경부의 풍부혈에 침술했다. 최초의 자입으로 곧바로 왼쪽 어깨에서 좌상지(左上肢)를 향해 전기 쇼크와 같은 감각이 생기고, 이와 함께 사지가 연약해져 힘이 들어가지 않고, 눈앞이 깜깜해지고, 심한 오심(惡心)·구토와 함께 배변감(排便感)이 있으며, 두통이 점점 심해졌다. 자침하고 2시간 후 구급으로 우리 병원에 입원하여 응급치료를 받았다.

신체검사: 의식은 분명하고, 고통스러운 표정으로 후경부(後頸部)가 경직되어 있지만, 뇌신경은 정상이었다. 우측 상지의 근력(筋力)이 약하고, 심부(深部)반사는 저하되어 있지만, 지각(知覺) 검사는 정상이다. 요추천자(腰椎穿刺): 압력은 정상이고, 피가 섞인 뇌척수액(腦脊髓液: 血性髓液)으로 적혈구 5만/㎕, 수액단백 90mg/dl이었다. 침술에 의한 지주막하출혈로 진단하였다.

치료: 진정·진통·지혈, 신경을 회복시키는 약 등을 투여하고, 침상에서 안정시키자 증상이 없어졌다.

— 유종혜(劉宗惠) 등 『인민군의(人民軍醫)』 1984; (12):51

유(劉) 씨가 보고한 예(例)는 장기간에 걸친 신경쇠약에 긴 호침을 풍부에 자입하였다. 『영추(靈樞)·관침(官鍼)』에서는 "병이 작은데 큰 침을 사용하면 기(氣)가 너무 많이 나와 병이 반드시 나빠지고 병에 맞추어 침을 사용하라"고 경고하고 있다. 자입한 후에 특히 풍부혈에 자입한 후에 촉전감(觸電感)이 있으면 이미 침끝이 수막(髓膜)에 닿았다는 것이므로, 곧바로 침을 후퇴시키거나, 발침하지 않으면 국부(局部)에 중대한 손상을 가져온다. 이러한 환자는 연수부(延髓部)의 혈관을 자상(刺傷)하여 지주막하출혈이 일어난 것이기 때문에 이렇게 진행도 빠르다. 다행히 처치가 빨랐기 때문에 회복했다. 『침구갑을경(鍼灸甲乙經)』에는 중부(中府)를 '금불가구(禁不可灸)'라 쓰여 있으며, 『성제총록(聖濟總錄)』에도 "침은 1촌 이하를 넘으면 사람을 벙어리(啞)로 만든다"고 하였다. 전부 경고(警告)의 문구이며, 이 혈은 보통과 다르다.

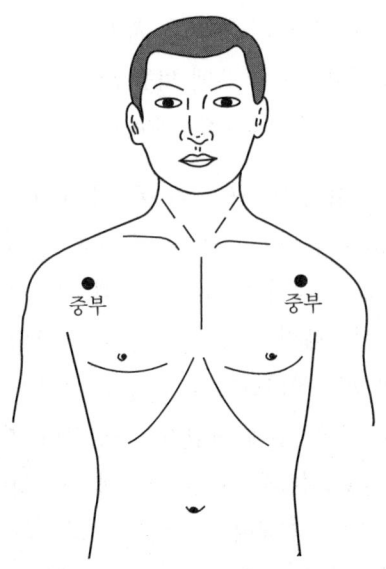

중부(中府)는 금불가구(禁不可灸)이다.

(4) 풍부(風府)를 자침하여 지주막하출혈이 된 사례

환자: 남성, 36세.

머리가 어지럽고 두통 때문에 침술치료를 받았다. 후두골 아래에서 상경부(上頸部)에 호침으로 자입하고, 염침(捻鍼)하고 있자, 환자가 갑자기 '머리가 띵했다'고 말하자마자, 심한 두통이 시작되어, 이 통증이 배골(背骨)을 따라 하행했다. 이때 바로 침을 발침했지만 두통은 계속 심해졌다. 모르핀 1병을 주사했지만 두통은 멈추지 않고, 그날 밤 오심(惡心) 구토를 하였으며, 다음날 우리 병원에서 진찰받았다. 외래로 요추천자(腰椎穿刺)를 했더니 혈성수액(血性髓液)이었으므로 지주막하출혈로 입원하였다.

신체검사: 의식은 분명하고, 혈압은 17.9/12.0kPa였다. 후경부가 경직되고, 케르니히 징후는 양성이고, 그 외에는 이상이 없었다.

치료: 침상에서 안정을 취하고, 진정·진통·지혈, 정기적인 두개내압강하(頭蓋內壓降下) 등의 처리를 하자, 자각증상과 징후가 서서히 가벼워지고, 소실되어 수일 후에 퇴원했다.

— 육빈여(陸彬如)『하남적각의생 잡지(河南赤脚醫生 雜誌)』1980; (12) : 17

육 씨(陸 氏)의 보고에 의하면, 이 예(例)에서는 후두골 아래에서 상경추부(上頸椎部)에서 자입하고, 자입한 후 염전수법(捻轉手法)을 사용하여 국부(局部)를 강하게 자극했기 때문에 환자는 머리가 띵하고 심하게 아프기 시작했다. 모르핀을 사용해 보았지만 통증은 멈추지 않고, 상당히 위험한 상태였지만, 다행히 처치가 빨랐기 때문에 병의 진행이 억제되어 수일 후에 퇴원할 수 있었다.『소문(素問)·자금론(刺禁論)』에 "두중(頭中)의 뇌호(腦戶)에 자침하여 뇌에 들어가면 곧 죽는다"고 되어 있다. 후세에는『소문』의 뇌호를 실은 풍부혈(風府穴)이라고 하는 사람이 있는데, 그것은 풍부라면 뇌내(腦內)에 도달하기 때문이다. 『유경도익(類經圖翼)』에는 "첫째 발제상(髮際上) 2촌(寸)"이라고 하였다. 맥임생(麥林生) 씨는 1963년의 제3기 『중의 잡지』에 "뇌호(腦戶)는 외후두 융기(外後頭 隆起)의 아래에 있으며, 이곳에 깊이 자침하여 연수(延髓)를 손상할 수도 있다"고 발표하였다. 이 예(例)에서는 후두골(喉頭骨) 아래에서 상경추부(上頸椎部)를 택하고 있는데, 이것은 풍부 혹은 그 상하(上下)에 있으며, 지주막하출혈을 일으킨다.

### (5) 풍부(風府)와 아문(啞門)을 자침하여 연수(延髓)를 손상시켜 사망한 사례

환자: 여성, 22세.

신경병으로 위생소(衛生所)에서 침구치료를 받았다. 풍부와 아문에 자입했을 때, 머리를 숙인 채 앉은 자세에서 환자가 갑자기 강직성(强直性) 경련을 일으켜 일어서자 곧바로 의식을 잃어 호흡곤란을 일으켜 20분 후에 우리 병원에 응급으로 왔다.

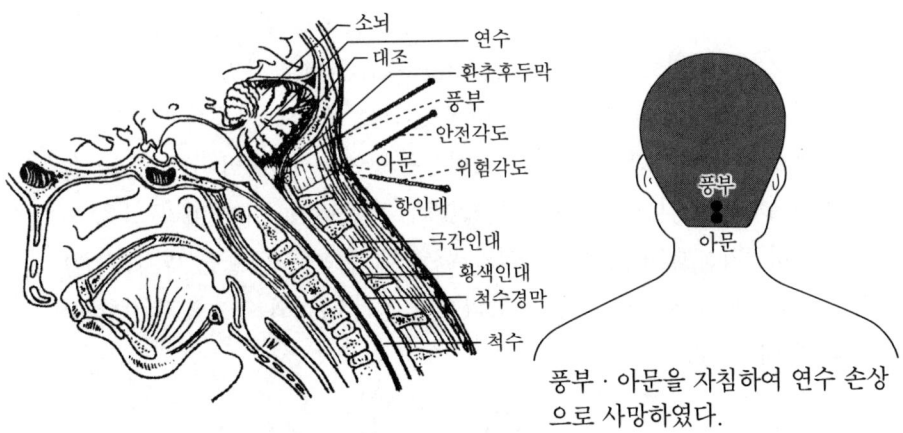

풍부·아문을 자침하여 연수 손상으로 사망하였다.

〈풍부·아문혈의 자입 시상 단면도(矢狀 斷面圖)〉

구급실의 검사: 호흡과 심장은 이미 정지되어 있었다. 곧바로 인공호흡과 기관내에 관(管)을 넣고, 체외(體外)에서의 심장 마사지를 했지만, 구급치료 후 2시간 만에 사망했다.

사망 후의 요추천자(腰椎穿刺): 혈성수액(血性髓液)으로 적혈구가 20/㎕가 포함되어 있었다.

원주(原註): 이 예(例)는 장침(長鍼)을 후경부(後頸部)의 풍부와 아문에 자입했으나, 침공(鍼孔)의 위치에서 보면 조금 위쪽에 있으며, 환자는 머리를 숙이고 앉았을 때, 머리의 위치가 안정되지 않았고, 너무 깊이 자입하여 두개내(頭蓋內)에 들어가 연수(延髓)와 중요한 혈관을 손상시켰다. 특히 심부(深部)에 자입한 후 환자가 강직성의 경련을 일으키며 일어섰기 때문에 두개내의 연수가 손상되어 사망했다.

— 유종혜(劉宗惠) 등 『인민군의(人民軍醫)』1984; (12) :51

보고(報告) 중에 "장침(長鍼)을 후경부의 풍부와 아문에 자입했는데, 침공(鍼孔)의 위치에서 보면 조금 위쪽"으로 "머리의 위치가 안정되지 않았고, 너무 깊이 자입하였다"라고 하므로, 분명히 취혈과 침술법이 잘못되어 있다. 풍부의 자입이 너무 깊으면 반드시 연수를 손상하므로, 이 환자는 강직성 경련을 일으키고 곧바로 사망했다.

풍부혈에 장침을 사용한 것은 잘못이다. 문헌의 기록에 의하면 이 혈은 3~5푼(分)만 자입할 수 있다. 옛 선인(先人)들이 구침(九鍼)을 제정(制定)한 것도 변증시치(辨證施治) 때문이며, 이에 따라 침을 선택한다. 가운백(柯韻伯)은 "의자(醫者)에게 눈이 없으면 병자(病者)는 죽는다"고 하였다. 즉, 눈이 없으면 침의 깊이와 각도를 측정할 수 없기 때문이다.

### (6) 안면혈(安眠穴)을 자침해 뇌간(腦幹) 출혈을 일으킨 사례

환자: 남성, 21세.

불면증으로 입원했다. 위생원(衛生員)이 안면혈에 자침했는데, 자입(刺入)이 너무 깊은데다가 염전(捻轉)을 추가했기 때문에 자침 후에 두통이 생기고 몇 번이나 구토를 하며, 정신이상이 나타났다. 검사했더니 후경부가 강직되어 한쪽의 근력(筋力)이 약해져 운동제한이 있으며, 다른 한쪽은 때때로 실룩거렸다. 입회(立會)한 진찰에 의해 두개내 혈종(頭蓋內 血腫)으로 진단되었다. 곧바로 개두수술(開頭手術)을 하자, 뇌간출혈이 발견되고 연수 밑에 대추 크기의 진구성 혈종(陳舊性 血腫)이 압박하고 있었다. 병소(病巢)를 깨끗이 하여 목숨을 건졌지만, 후유증(불안정 보행 등)이 남았다.

— 시영강(施永康)『인민군의(人民軍醫)』1979; (7) :78

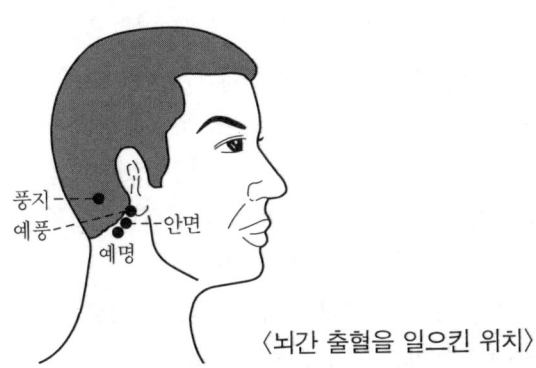

〈뇌간 출혈을 일으킨 위치〉

안면혈(安眠穴)은 경외기혈(經外奇穴)이기 때문에 고서(古書)의 기록은 없다. 최근 각지(各地)의 보고에 의하면 임상에서 발견된 '동명이혈(同名異穴)'의 안면은 4개다. 그 위치는 전부(全部) 후경부의 양쪽에 있으며, 거의 풍지(風池)와 예풍(翳風)·예명(翳明) 등과 인접해 있다.

시(施) 씨가 보고한 증성(曾姓) 사례에서는 안면혈의 정확한 위치에 대해 자세하게 설명되어 있지 않지만, 개두수술(開頭手術)에 의해 뇌간(腦幹)과 연수(延髓) 밑에서 혈종(血腫)이 발견되었다. 아마도 취혈과 침술법이 잘못되어 침끝이 대후두공(大後頭孔)에 들어가 혈관을 자상(刺傷)하여 사고로 이어졌다. 대담하게 개두하여 곧바로 병소(病巢)를 깨끗이 했기 때문에 환자는 목숨을 건졌다.

문헌을 보면 안면(安眠)이라고 명명된 혈위(穴位)는 4개가 있다. 첫번째는 전 위생부(후생성에 해당) 중의연구원이 만든 『침구학간편(鍼灸學簡編)』으로 안면혈은 후경상부(後頸上部)에 있으며, 예풍혈(翳風穴)과 풍지혈(風池穴)을 이은 선(線)의 중심점(中心點)이다. 침은 0.5~1촌 자입한다. 주치(主治)는 불면·두통·현기증 등, 두번째와 세번째는 『상용 신의료법 수책(常用 新醫療法 手冊)』에 기재된 '안면$_1$과 안면$_2$'이다. 안면$_1$은 측두부(側頭部)에서 흉쇄유돌근의 정지부(停止部)에 있으며, 유양돌기 밑에 있는 들어간 부분 앞 0.5촌의 부위로 이것도 예풍과 예명의 사이에 있다. 침은 1.5~2촌 자입한다, 주치는 불면·편두통·통합실조증 등이다. 안면$_2$는 측두부에서 후두부에 있는 근육융기(筋肉隆起) 바깥쪽의 들어간 부분과 흉쇄유돌근 정지부에 있는 유양돌기 밑의 들어간 부분을 연결한 선(線)의 중심점으로, 이것도 풍지혈과 예명혈을 연결한 중심점에 있다. 침은 0.5~1촌 자입하고, 주치는 불면과 심계(心悸) 등이다. 네번째는 『침구경외기혈도보·속집(鍼灸經外奇穴圖譜·續集)』이 중국인민해방군 제60 야전병원의 소개를 인용한 것으로 안면$_3$의 혈위(穴位)는 예명(翳明) 밑 1촌, 침법은 경추방향을 향하여 2.5~3촌에 자입한다. 이 4개의 안면혈은 그 위치에서 숙고하여 자입방향과 깊이를 잘못하면 연수나 척수를 손상할 가능성이 있으나, 본 사례의 사고(事故)로 충분히 이해했을 것으로 생각한다.

안면혈에의 직자(直刺)는 2촌 이내로 침끝은 수평이 올바르며, 약간 위로 향하면 연수를 손상하기 쉽다. 자입은 깊을수록 좋다고 생각하는 사람도 있지만, 그것은 현실과 다르다. 『영추(靈樞)·관침(官鍼)』에도 "병소(病巢)가 얕은데 자입이 깊으면 좋은 피부를 손상해 피부가 궤양(潰瘍)으로 된다. 병소(病巢)가 깊은데 자입이 얕으면 병기(病氣)가 사(瀉)해지지 않고 농(膿)이 생긴다"고 한다. 근거가 없으면 침술로도 사고를 일으킨다.

(7) 안면(安眠)2를 자침해 지주막하출혈이 된 사례

환자: 남성, 32세.

불면과 두통 때문에 4회째 침술치료를 했다(4촌의 호침을 안면2에 자침). 심부(深部)에 자입했을 때, 갑자기 전신이 마비되어 "전기(電氣)쇼크와 같은 느낌"과 후두부통(後頭部痛)이 있었다. 이어서 구토가 시작되고, 두통이 심해져서 후경부(後頸部)가 심하게 아프기 시작했다. 과거에 비슷한 발작은 없었다.

검사: 혈압 17.3/12.0kPa이고, 의식은 분명하다. 백혈구는 11,000/㎣, 호중구(好中球) 84%이다. 입원하고 5일째부터 미열(37.3~37.8℃)이 시작되고 목에 저항이 있다. 케르니히(kernig) 징후는 양성이다. 요추를 천자(穿刺)했더니 수액(髓液)의 초압(初壓)은 7,845Pa로 오렌지색, 백혈구 12/㎣, 적혈구 1,400/㎕(대부분은 오래된 것)이었다. 침상에 누워 안정을 취하고, 진정·진통·지혈 및 두개내압(頭蓋內壓) 강하 등의 처리를 하고, 20일 가까이 되어 징후와 증상이 없어져 퇴원했다.

— 왕존우(王尊禹), 진원혜(陳遠惠)『신경정신병 잡지』1979; (6) :319

안면2는 후경부에서 풍지(風池)와 예명(翳明)을 이은 선(線)의 중점(中點)인데, 일반적으로 0.5~1촌의 자입(刺入)이라면 위험은 없다. 이 예(例)에서는 자침한 후 환자는 전신이 마비되어 촉전감(觸電感) 있었기 때문에 이미 침끝이 신경간(神經幹), 혹은 뇌·척수부에 달하고 있다는 것을 말하고 있다. 이때 시술자는 곧바로 침을 후퇴시켜야 하며, 제삽염전(提揷捻轉) 등을 해서는 안 된다. 이 예는 자입깊이와 수법(手法)에 대해서 설명하고 있지 않지만, 발생한 증상을 보면 이미 적절한 자입범위를 넘어서 있으며, 지주막하출혈을 일으켰다.

(8) 풍지(風池)와 안면2를 자침해 연수를 손상하여 사망한 사례

환자: 남성, 16세.

두통·현기증·불면 때문에 풍지(風池)와 안면(安眠)2에 자침했다. 자침 후에 환자는 두통이 심해졌고, 구토를 하여 의식이 분명하지 않게 되었다. 약 3시간 후에 무호흡이었고, 얼마되지 않아 회복했다. 우리 병원에 구급으로 와 후두개와 혈종(喉頭蓋窩 血腫)이 의심되어, 곧바로 후두개와 개두수술(開頭手術)을 했다. 시술 중에 연수(延髓) 우측에 콩알만한 혈괴(血塊)가 압박하고 있었기 때문에 혈괴를 깨끗이 제거하여 감압(減壓)하였다. 시술 후에도 호흡은 회복되지 않고, 구급(救急)의료의 보람도 없이 사망했다.

— 정육기(丁育基)『적각의생 잡지(赤脚醫生 雜誌)』1980; (1) :10

풍지는 뇌공(腦空) 아래 발제(髮際)의 함중(陷中)에 있다. 해부 위치는 후두골 아래로 흉쇄유돌근과 승모근이 정지하는 사이의 들어간 곳이다. 이 혈과 예명(翳名)을 이은 선(線)의 중점(中點)이 안면2이다. 양혈 모두 자침을 잘못하면 대후두공(大後頭孔)에 들어가 연수를 손상한다.

이 예(例)는 풍지와 안면2를 침술로 깊이 닿지 않았지만, 개두(開頭)한 소견(所見)인 연수(延髓) 우측에 콩알만한 혈괴(血塊)가 있어 그것이 압박하고 있었기 때문에 양혈(兩穴) 모두 1.5촌 이상, 혹은 더욱 깊게 자입했음을 알 수 있다. 연수는 사람의 생명중추이며, 자상(刺傷)에 의한 출혈로 압박된 것이 첫번째이다. 자상에 의한 강렬한 반응이 연수마비를 일으킨 것이 두번째이다. 따라서 연수를 손상하여 사망한 원인은 침술이라는 것에 의심할 여지는 없다. 그래서 경부(頸部)에 침술할 때는 너무 깊지 않게, 너무 강하게 자극하지 않도록 고려해야 한다.

(9) 풍암(風岩)을 자침하여 연수를 손상시켜 사망한 사례

환자: 남성, 27세.

정신이상으로 병원에서 통합실조증(統合失調症)으로 진단받았다. 간호사가 풍암(風岩)과 합곡(合谷)에 침구(鍼灸)치료를 하자, 곧 환자는 두통·권태감·불쾌감을 호소하고, 호흡부전(呼吸不全)이 되어 의식이 몽롱해졌다. 곧바로 깊은 혼수상태가 되어 호흡이 일시적으로 멎었다. 그래서 구급치료를 했지만 효과 없이 사망했다.

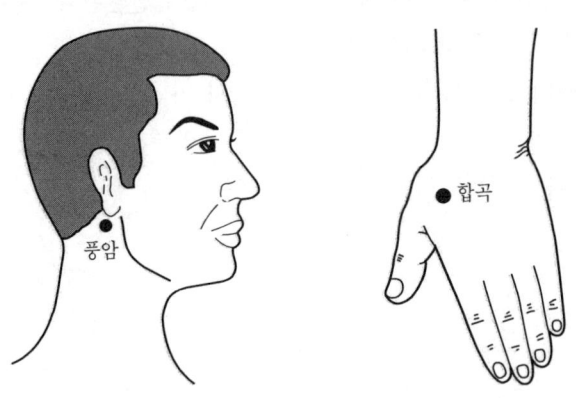

풍암과 합곡에 자침하여 호흡부전과 의식이 몽롱해졌다.

사후(死後)의 천자(穿刺)에서는 진구성(陳旧性) 혈성수액(血性髓液)이었다. 사체 해부의 소견으로는 연수교부(延髓橋部)에 4cm×3cm×3cm의 혈종(血腫)이 있으며, 침이 통과한 부분을 따라 진구성 혈흔(血痕)이 있고, 이것이 혈종(血腫)까지 도달해 있었기 때문에 사인(死因)은 침술에 의한 것이라고 실증되었다.

— 시영강(施永康)『인민군의(人民軍醫)』1979; (7) :78

이 예(例)에서는 풍암(風岩)에 합곡(合谷)을 배혈(配穴)했다고 하는데, 침술법과 자입깊이에 대해서는 다루고 있지 않다. 하지만 침술 후에 발생한 일련의 불량(不良)반응에서 합곡과 관계가 없다는 것을 알 수 있다. 주요 원인은 풍암혈로 침끝을 약간 안쪽 위로 향했기 때문에 후두골 대공(後頭骨 大孔)으로 들어가 연수(延髓)와 교(橋)의 혈관을 손상한 것이다. 그것이 요추천자(腰椎穿刺)와 사체 해부에 의해 증명되었다.

풍암은 경외기혈(經外奇穴)로 측경삼각부(側頸三角部)에 위치하며, 흉쇄유돌근의 뒤 끝에서 이수(耳垂)와 후발제 정중앙점을 이은 선의 중심점에서 조금 앞 0.5촌이다. 침은 0.2~0.6촌 자입한다. 득기(得氣)하면 수축해서 부석부석해진 감각이 어깨에 전달된다. 매회 한쪽에 침술로 좌우 균형을 맞춘다. 정신병을 주로 치료한다.

시(施) 씨의 보고(報告)를 보아 안전한지 아닌지는 수혈(腧穴)의 위치뿐만 아니라, 같은 혈위에서도 침술이 올바른지 잘못되었는지에 따라 다른 결과가 나타난다는 것을 인식하여야 한다.

(10) 풍부(風府)와 대추(大椎)를 자침해 편마비시킨 사례

환자: 남성, 26세.

정신이상이 된 지 4개월이 되었고, 청년기 통합실조증(統合失調症)으로 진단되어 침술치료를 받았다. 6회째 자침에서 풍부(風府)와 대추(大椎)에 강하게 자침한 후, 환자의 사지(四肢)에 이완성(弛緩性) 마비가 나타나 무력해지고, 우측 상지(上肢)의 심부반사(深部反射)가 줄어서 약해지고, 다른 삼지(三肢)는 심부반사가 항진하여 양발 크로느스가 분명해지고, 복벽반사(腹壁反射)와 정소거근반사(精巢擧筋反射)가 소실되고, 제1흉추에서 아래의 심부(深部)와 천부 지각(淺部 知覺: 온각과 촉각)이 둔해지고, 오후가 되면 요저류(尿貯溜)가 되었다. 관찰을 계속해서 아무 특별한 처치는 하지 않았다. 병상(病狀)은 서서히 호전되어 20일 후에는 지팡이를 의지하여 걸을 수 있게 되었으며, 56일 후에는 정상으로 회복되었다.

— 진종순(陳鐘舜)『중의 잡지(中醫 雜誌)』1956; (12) :649

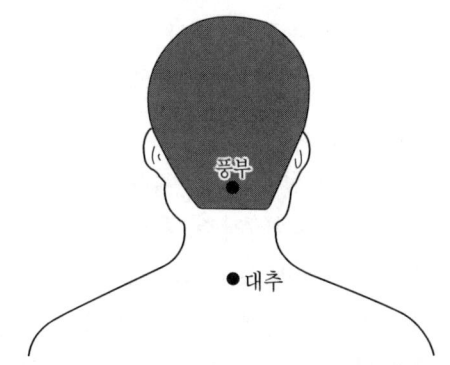

풍부·대추를 강자극하여 편마비가 발생하였다.

이 예(例)에서는 풍부(風府)와 대추(大椎)에 자침하고, 자입깊이에 대해서는 언급하지 않았지만, 강한 자극에 의해 손상(損傷)되었다고 설

명하고 있다. 풍부혈에 자입하여 마비시킨 사례는 설명했으므로, 대추에 대해 설명한다.

대추(大椎)는 제7경추와 제1흉추 극돌기(棘突起) 사이에 위치하고, 심부(深部)의 척주관내에는 척수(脊髓)가 있다. 대추(大椎)는 독맥경혈이지만, 수족의 삼양경(三陽經)과 독맥의 교회혈(交會穴)이기도 하며, 중점혈(重點穴)의 하나이다. 혈위(穴位)의 심부(深部)에 척수가 있기 때문에 너무 깊은 자입은 위험하여 부드러운 수법(手法)을 사용한다. 침술이 너무 깊으면 침끝은 척수에 닿아, 곧바로 환자에게 전기(電氣)쇼크와 같은 감각이 사지 말단(四肢 末端)에 방사(放射)된다. 이때 곧바로 침을 후퇴시켜 강한 자극을 하지 않으면 사고는 피할 수 있다. 보고(報告)에 의하면 대추에 침술로 적절한 처치를 하지 않으면 척수혈관을 자상하여 출혈과 혈종(血腫)에 의한 압박증상이 나타난다. 그리고 지주막하출혈이 일어나면 환자에게 마비와 요저류(尿貯溜) 등 중대한 증상이 발생한다. 대부분의 환자는 단기간에 회복하지만, 그 중에는 치료되기 어려운 편마비와 파행(跛行)이 남는 환자도 있다.

대추를 침술로 일어난 지주막하출혈에는 출혈상황과 임상증상에 따라 진통이나 지혈을 하고, 요저류(尿貯溜)가 있으면 도뇨(導尿) 등의 대증요법(對症療法)을 한다.

대추혈의 올바른 침술법은 정좌(正坐) 자세로 머리를 똑바로 하거나 조금 앞으로 숙인다. 시술자는 제7경추(頸椎) 아래, 즉 제1흉추(胸椎) 상방의 들어간 부분을 정확하게 촉지(觸知)한다. 그리고 직자침(直刺鍼)이라면 0.5촌 자입하고, 가볍게 운침(運鍼)한다. 두통과 발열·오한이라면 침끝을 약간 위로 향해 0.7촌 정도 자입한다. 요통과 다리가 무거울 때는 침끝을 조금 아래로 향해서 0.7촌 정도 자입한다. 이 혈위는 민감하기 때문에 침감(鍼感)이 상하로 감전(感傳)하는 경우가 많지만, 이것은 이상(異常)반응이 아니므로 운침을 정지할 필요는 없다.

### (11) 대추(大椎)에 전기침(電氣鍼)을 놓아 척수(脊髓)를 손상하여 사망시킨 사례

환자: 여성, 30세.

정신병에 걸린 지 7년이 되었고, 입원치료 중에 있다. 7회째 대추(大椎)에 전기침하여(다른 한쪽은 부위가 불명), 0~3mA로, 3~4분 정도 통전(通電)하였지만, 반응이 없어 잠시 중지하였다. 그 후 전류를 6~7mA로 늘려, 리드미컬하게 4~5회 자극하면서 다시 3~4분 정도 통전하였다. 그러자 갑자기 환자의 사지(四肢)가 이완성(弛緩性) 마비가 되어 치아노제를 일으켰기 때문에 바로 침을 뺐다. 곧바로 응급치료를 했지만 효과없이 사망했다.

사체 해부: 뇌척수의 배면(背面) 정중(正中)에 작은 침구멍을 발견했지만 출혈은 없었고, 국부의 척수 외관(外觀)에도 다른 이상은 발견되지 않았다.

— 유신기(劉信基)『신경정신병 잡지(神經精神病 雜誌)』1981; (5) :317

대추(大椎)에의 자입이 너무 깊거나 수법(手法)이 너무 강하면 환자에게 두통·오심·구토·마비·요저류(尿貯溜) 등, 중대한 반응을 나

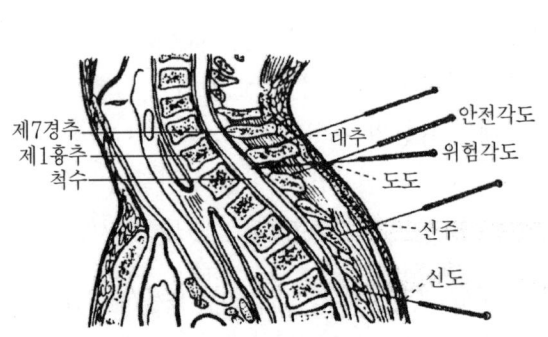

〈대추·도도·신주·신도 4혈의 자입 시상 단면도〉

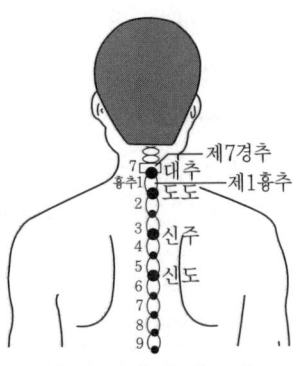

대추에 전기침 치료 후 척수 손상으로 사망했다.

타내는 것은 말할 것도 없다. 이 예(例)에서는 대추(大椎)를 침술로 1회째 통전(通電)에서는 조용해서 이상반응은 없었다. 이것은 자극량의 허용범위였다는 것을 나타내고 있다. 그러나 2회째의 통전에서는 전류량을 올려 리드미컬하게 4~5회 자극하였다. 그러한 강렬한 자극이 환자의 허용 레벨을 초과해 척수조직을 파괴하여 정상적인 생리기능에 미쳐 연수마비(延髓麻痺)를 일으켜 사망했다.

이 예에서는 풍부(風府)와 아문(啞門)에 자침을 잘못하면 연수를 손상할 뿐만 아니라, 다른 독맥혈에도 자극이 너무 강하면 안 되며, 특히 두부(頭部)와 경부(頸部)에 가까운 모든 혈(穴)에서는 신중하지 않으면 안 된다는 것을 말하고 있다. 독맥에 속하지 않는 풍지(風池)와 안면(安眠) 등에서도 잘못 자침하면 중대한 사고로 이어진다. 침술할 때는 안전을 고려하여 사고의 발생을 끊는다.

### (12) 아문(啞門)을 자침하여 사망한 사례

환자: 남성, 40세.

양쪽 귀가 난청이 되어, 신경성 난청으로 진단되었다. 병원에서 침술치료를 받았는데, 4회째에 아문혈(啞門穴)을 택했을 때, 바로 불쾌감을 느끼고, 이어서 두통이 시작되었지만, 아직 참을 만했다. 계속해서 환자는 보리를 수확하거나 철을 단련(鍛鍊)하는 등, 그래서 이틀은 일을 했지만, 3일째에 두통이 심해졌다. 구토와 함께 안면이 창백해져, 바로 진료를 받았지만 그 때는 보통의 처치만 했다. 다음날 아침에 급진(急診)하여 뇌출혈의 구급치료를 했지만 효과 없이 사망했다.

— 시영강(施永康)『인민군의(人民軍醫)』 1979; (7) :78

아문(啞門)은 설근(舌根)·설염(舌厭)·설횡(舌橫)·음문(瘖門) 등 별명(別名)이 있으며, 후경부(後頸部)에서 발제(髮際)를 0.5촌 들어간 곳의 중앙에 있다. 제1경추와 제2경추 사이, 양승모근(兩僧帽

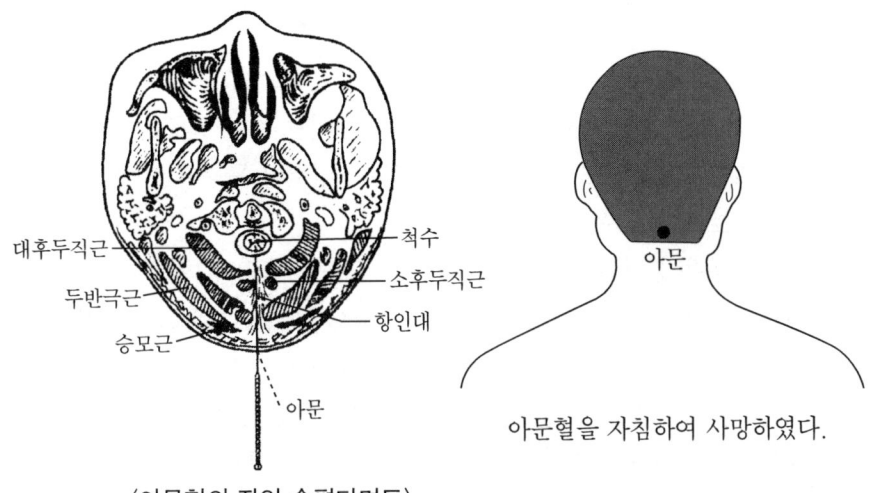

〈아문혈의 자입 수평단면도〉

아문혈을 자침하여 사망하였다.

筋)의 중앙에 있으며, 후두동맥의 분지(分枝)가 있고, 제3후두신경이 분포하고 있으며, 심부(深部)의 척주관내(脊柱管內)에는 척수(脊髓)가 있다. 이 혈위의 침감(鍼感)은 국부(局部)가 부석부석 부어서 나른하지만, 깊게 자입하여 척주관내의 척수에 닿으면 촉전감(觸電感)이 사지(四肢)에 퍼진다. 이 혈에는 깊이 자입하지 않는 편이 좋으며, 특히 침끝을 위로 향해 깊게 자입하면 연수(延髓)를 자상(刺傷)하여 사고로 이어진다. 침을 자입하여 운침할 때는 주의하고, 제삽(提揷)이나 염전(捻轉)하거나 침으로 들쑤시지 않는다. 만약 전기가 통하는 느낌이 들 때는 바로 침을 후퇴시키거나 뺀다. 침술한 후에 환자가 두통이나, 오심(惡心)을 호소하면 침상에 누워 쉬게 한다.

이 예(例)에서는 최초에는 뇌와 척수에 침술했지만, 심한 손상은 없었다. 하지만 환자를 쉬게 하지 않고, 오히려 이틀이나 심한 노동을 하게 했기 때문에 상처가 퍼지고, 출혈이 많아져 중요한 부위를 압박하여 사망했다.

### (13) 아문(啞門)을 자침하여 지주막하출혈을 일으킨 사례

환자: 여성, 35세.

히스테리 발작. 아문혈에 자침한 후, 바로 환자는 경부(頸部)가 부석 부석 부어서 거북함을 느끼고, 약 1시간 후에 강렬한 두통이 시작되어 여러 번 구토를 해서 우리 병원에 왔다.

검사: 의식은 분명하며, 혈압은 18.5/13.3kPa, 맥박 72회/분, 호흡 28회/분이었다. 요추천자(腰椎穿刺)로는 혈성수액(血性髓液)으로 수액의 압력은 2353.68Pa으로 외상성 지주막하출혈로 진단되었다.

환자는 침상에 누워 12일간의 대증(對症)치료를 받았으며, 요추를 천자(穿刺)하여 수액이 옅은 황색으로 투명해지고, 압력도 1274.9Pa가 되었다. 16일 만에 퇴원했다.

— 정육기(丁育基)『적각의생 잡지(赤脚醫生 雜誌)』1980; (1) : 10

중국의학에서는 아문(啞門)에 깊이 자침하면 안 된다고 나와 있다. 『침구갑을경(鍼灸甲乙經)』은 0.4촌, 『침구동인수혈도감(鍼灸銅人腧穴圖鑑)』은 침 0.3촌, 사자(斜刺)라면 0.8촌이라고 되어 있지만, 현대의 침구문헌의 대부분은 0.3~0.5촌이라고 기재되어 있다. 최근에는 "아문은 금침(禁鍼)구역인데 용감하게 대들어", 1~2촌으로 깊게 자침한다고 주장하는 사람도 있지만, 아문에 의한 사고도 자주 발생하고 있으므로, 역시 아문혈을 자침할 때는 충분히 주의하고, 가벼운 마음으로 깊게 자침해서는 안 된다. 히스테리 등의 일반질환에서는 이러한 혈위(穴位)를 그다지 사용하지 않는 편이 좋다.

### (14) 아문(啞門)을 자침해 지주막하출혈을 일으킨 사례

환자: 남성, 24세.

농아(聾啞)이기 때문에 병원에서 침술치료를 받아, 아문혈(啞門穴)에 자침한 후 두통이 나서 불쾌감이 들었다. 1시간이 지나자 분명하게 두통이 심해지고, 오심과 구토가 나 병원에서 재진(再診)하였다. 스트렙토마이신 치료를 한 후 집에 돌아가서 안정하라는 말을 들었다. 2일 후에 병상(病狀)이 심해져 식사도 할 수 없게 되어 입원했다.

검사: 농아(聾啞)이지만 의식은 분명하고, 괴로운 표정을 지으며, 후경부(後頸部)는 굳어 있었다. 체온 37.2℃, 혈압 16.0/10.7kPa, 케르니히 징후는 양성이었다. 요추천자(腰椎穿刺)로 뇌척수액의 압력은 22255.6Pa로 혈성수액(血性髓液). 지주막하출혈로 진단되었다.

치료: 침상에서 안정을 취하고, 진정·지통(止痛), 두개내압(頭蓋內壓) 강하, 항감염(抗感染) 등의 처리를 하자, 증상이 서서히 사라지고 치유되어 퇴원했다.

— 육빈여(陸彬如)『하남적각의생 잡지(河南赤脚醫生 雜誌』1980; (12): 17

아문혈에 자침한 후 반응이 나타나면, 우선 뇌척수의 손상을 생각하지 않으면 안 된다. 이 예에서는 자침한 후 두통이 나 불쾌해지고, 점점 심해졌지만, 의자(醫者)는 스트렙토마이신을 주고 "집에 돌아가 쉬라"는 말뿐이었다. 이것은 잘못이다.

### (15) 아문(啞門)을 자침해 지주막하출혈을 일으킨 사례 III

환자: 여성, 15세.

농아(聾啞)로 말을 하지 못해 치료를 하러 왔다. 의자(醫者)는 3촌의 장침(長針)을 아문혈에 자침하여 강하게 자극했기 때문에 침의 반응은 컸다. 그날 오후 환자는 현기증과 두통이 생기고, 날이 갈수록 심해졌으며, 이윽고는 오심(惡心)과 구토로 입원했다.

검사: 체온 37.4℃, 맥박 80회/분, 혈압 14.7/10.7kPa이고, 의식은 분명하고, 검사에도 협력하였다. 목에 저항이 있고, 아킬레스건 반사는 항진되어 있으며, 복벽반사는 비교적 예민하고, 케르니히 징후는 양성으로, 그 밖에는 병리반사가 없었다. 요추천자(腰椎穿刺)로는 수액(髓液)이 핑크빛으로 압력은 1451Pa였다. 혈액상태: 백혈구 1만/㎣, 호중구(好中球) 85%, 임파구 12%, 단구(單球) 3%이다. 지주막하출혈이라 진단받았다.

치료: 침상에서 안정을 취하고, 살틴산 칼바조크롬, 비타민K, 페니실린, 스트렙토마이신 등을 주사하여 18일 후에 증상이 전부 사라져 퇴원했다.

— 사정수(史正修)『인민군의(人民軍醫)』1981; (8) :60

중국의학의 『내경(內經)』에는 구침(九鍼)이 기재되어 혈위와 질병에 따라 다른 침을 사용하고 있었다. 이 원칙을 지키지 않은 것이 사고발생의 원인에 하나이다. 보통 장침은 환도(環跳) 등과 같이 근육의 두터운 혈에 사용한다. 이 예(例)와 같이 3촌의 장침을 아문에 사용하는 것은 무모(無謀)하다. 『소문(素問)· 자요론(刺要論)』에 "맥을 자침할 때는 근육을 상처입히지 않고, 근육을 자침할 때는 뼈를 상처입히지 않고, 뼈를 자침할 때는 골수(骨髓)를 상처입히지 않는다. 골수를 상처입히면 골수가 나날이 약해지고, 몸이 무거워져 움직이고 싶지 않게 된다"고 나와 있다. 이것은 자침의 깊이에는 정도(程度)가 있으며, 깊이 자입할 곳에서 얕게 자침하면 병이 낫지 않고, 얕게 자입할 곳에서 깊게 자침하면 사(邪)를 도와서 진행시켜, 정기(正氣)를 손상하여 사람을 해하게 된다. 시술자는 이를 마음에 새겨 두지 않으면 안 된다.

### (16) 아문(啞門)을 자침해 지주막하출혈을 일으킨 사례 Ⅳ

환자: 여성, 11세.

완전히 귀가 들리지 않게 되어 입원하여 침술치료를 받았다. 3회째에 아문(啞門)에 자침한 후 환자는 초조해 하고 안정하지 못했으며, 참기 어려운 두통이 생기고 얼굴이 창백해지고, 식은땀을 많이 흘리며 구토를 하였다. 그날 밤에 항배부(項背部)가 경직되고, 케르니히 징후와 블루진스키 징후는 양성이다.

요추천자의 소견: 혈성수액으로 압력은 2157.5Pa. 핸디반응(handi反應)은 (3+). 적혈구 24만/㎕. 외상성(外傷性) 지주막하출혈로 진단하였다. 지혈·진정·항감염(抗感染) 등의 치료를 하고, 증상은 서서히 호전되어 1주일 만에 퇴원하였다.

― 소연(蘇淵) 등 『상해침구 잡지(上海鍼灸 雜誌)』 1985; (3) :32

아문(啞門)에 자침한 농아(聾啞)의 치료에서 시술자는 한 사람 한 사람의 상태에 근거하여 침술에 의해 나타난 반응을 신중하게 고려하지 않으면 안 된다. 환자는 11세 농아로 세상 일을 잘 알지 못하며, 침술을 두려워하여 몸이 굳어지고, 침술해도 느낌을 말하지 못하며, 자극의 정도를 어떻게 표현해야 할지 모르기 때문에 시술자는 침술의 반응이 약하다고 생각해, 전(前) 2회의 자침에서도 불량(不良)반응이 일어나지 않았기 때문에 대담하게 깊이 자침하였다. 환자가 분명히 초조해하고 안정하지 못하며, 얼굴이 창백해지고 식은땀을 흘리며, 오심·구토하기 시작했을 때 겨우 침술에 잘못이 있었다는 것을 알았지만, 그때는 이미 늦었다.

아문을 자침할 때는 반드시 주의하여 어린이나 노인, 만성질환이나 허약체질이라면 얕게 자침하고, 가볍고 부드러운 수법(手法)으로 운침(運鍼)하여 제삽염전(提揷捻轉)은 하지 않고, 통전(通電)하지 않으면 위험한 사고는 일어나지 않는다.

### (17) 아문(啞門)을 자침해 지주막하출혈을 일으킨 사례 V

환자: 남성, 27세.

음주를 한 후 분명하게 말하지 못하게 되고, 연하(嚥下) 곤란으로 병원에서 치료하였다. 아문을 자침한 후 환자는 경부(頸部)에 불쾌감이 있었고, 두통과 오심, 토(吐)할 것 같아서 바로 침을 빼고, 우리 병원으로 왔다.

검사: 혈압 20.0/10.7kPa, 체온 36℃. 의식은 분명하지만, 발음이 분명하지 않다. 물을 마시면 목이 메고, 후경부(後頸部)가 굳어져 있다. 케르니히 징후(徵候)는 음성(陰性)이다.

요추천자(腰椎穿刺): 혈성수액(血性髓液)으로 압력은 1765Pa였다.

임상진단(臨床診斷): ① 지주막하출혈, ② 란도리·기란·발레 증후군, 안정(安靜)시켜 지혈(止血)과 호르몬요법(療法)으로 치료하여 20일 후에 완쾌되어 퇴원하였다.

— 찰평(札平) 등 『길림의학(吉林醫學)』 1983; (3) :45

이 사례에서는 음주 후에 말을 분명하게 하지 못하게 되었기 때문에 먼저 메틸알코올에 의한 급성 알코올중독이 아닌지 의심하지 않으면 안 된다. 아문을 택할 때는 정확한 침술방향과 깊이를 파악하지 않으면 안 되는데, 이 예(例)는 분명히 너무 깊게 자입해서 일어난 것이다. 이 안에서 시술자는 교훈을 배워야 할 것이다.

### (18) 아문(啞門)과 풍지(風池)를 자침해 척수(脊髓)를 손상시켜 편마비(片痲痺)된 사례

환자: 남성, 60세.

좌측 안면부의 난치성 체크에 의해 위생소에서 침치료를 받았다. 처음부터 2회는 호침으로 문제의 반응은 일어나지 않았지만, 3회째에 와이어로 자작(自作)한 굵은 침으로 후경부의 아문(啞門)과 풍지(風池)에 자침하였다. 환자에게 머리를 숙이게 한 앉은 자세에서 심부(深部)에 자입했을 때, 갑자기 환자는 전신에 전기쇼크가 일어난 듯이 마비되는 듯한 통증과 사지(四肢)가 연약해지는 무력감을 느끼고, 이어서 두통·오심·구토가 서서히 심해져 분명했던 의식이 희미해지게 되었다. 자침하고 5시간 후에 우리 병원에 입원했다.

검사: 환자는 정신이 혼미하고, 후경부(後頸部)는 강직되고, 사지는 이완성 마비, 생명 징후는 안정되어 있지만, 심부반사(深部反射)는 모두 저하되어 있으며, 병리반사는 없었다. 요추천자로는 초기 압력(壓力)이 1,177Pa, 수액(髓液)은 새빨갛고, 적혈구 195만/㎕, 단백 51.15mg/dl을 포함하였다.

2주 후의 요추천자: 수액은 무색 투명하고, 적혈구는 변화없었으며, 단백(蛋白) 6mg/dl였다.

치료: 느슨한 치료 20일 만에 의식은 회복되었고, 두통은 사라졌으며, 지체(肢體)의 기능도 개선되어 완쾌되었으므로 퇴원하였다.

— 유종혜(劉宗惠) 등『인민군의(人民軍醫)』1984; (12):51

아문(啞門)과 풍지(風池)는 깊게 자침하여 강하게 자극해서는 안 된다. 그것은 가까이에 연수(延髓)와 척수(脊髓)가 있기 때문이다. 유(劉) 씨가 보고한 예(例)는 환자가 2회의 치료를 받아도 불쾌감이 없었다. 그래서 시술자는 얕게 자침한 수법(手法)이 약하기 때문이라고 착각하여 직접 만든 굵은 침으로 자극을 강하게 해서 뇌척수(腦脊髓)를 손상시켰다. 자입할 때는 환자에게 감각을 물어봐야 하며, 만약 촉전감(觸電感)이 있으면, 그것은 침끝이 뇌(腦)나 수막(髓膜), 혹은 커다란 신경간(神經幹)에 닿아 있다는 것을 나타내므로, 바로 침을 후퇴시키지 않으면 침 아래의 조직을 심각하게 손상한다.

(19) 풍지(風池)와 아문(啞門)에 전기침(電氣鍼)을 놓아
    사망시킨 사례

환자: 여성, 23세.

조형 통합실조증(躁型 統合失調症) 때문에 전기침(電氣鍼) 치료를 받았다. 1회째는 풍지와 아문 등을 침술로 효과가 좋았다. 하루 걸러 좌측 풍지와 아문에 전기침을 했지만, 조증상(躁症狀)은 치료되지 않았다. 가족이 다시 자침을 요구하여 약 10여 분 후에 다시 풍지와 아문에 침술로 통전(通電)했는데, 환자는 안면이 창백해지고 호흡이 정지되었다. 곧바로 구급조치하여 5분 후에 호흡은 회복되었지만 의식은 돌아오지 않았다. 5일째에 병상(病狀)이 악화되어 사망한 후 요추를 천자했더니 혈성수액(血性髓液)이었다.

— 시영강(施永康)『인민군의(人民軍醫)』1979; (7) :78

풍지(風池)와 아문(啞門)의 자침에서는 역시 너무 깊이 자입하지 않도록, 그리고 너무 강한 자극을 피하여 사고를 일으키지 않도록 할 필요가 있다. 이 예에서는 풍지와 아문의 요혈을 취하고, 통전하여 강하게 자극하고 있는데, 보통의 환자라면 견디지 못한다. 이 시술자는 침술의 치료법은 알고 있지만, 침이 사람을 상해(傷害)시킬 가능성이 있다는 것을 모르고, 치료원칙도 어기고 환자의 가족이 말하는대로 따랐기 때문에, 불과 10여 분 후에 두번째 자침을 해 환자에게 강자극을 주어 뇌척수(腦脊髓)를 파괴했기 때문에 사망했다.

(20) 풍지(風池)를 자침해 지주막하출혈을 일으킨 사례 I

환자: 남성, 22세.

두통 때문에 침술치료를 했다. 풍지혈(風池穴)을 침술로 깊이 자침했더니, 환자는 갑자기 후두통을 호소하고, 그것이 머리 전체와 후경

통(後頸痛)으로 퍼져 배골(背骨)을 끌어당기는 듯한 느낌과 구토를 동반하였다. 두통이 서서히 심해져 두부(頭部)를 움직일 수 없게 되어 3일 후에 입원했다.

검사: 의식은 분명하고, 경부(頸部)의 강직과 케르니히 징후가 양성인 것 이외에 이상은 없었다. 요추를 천자(穿刺)한 수액압(髓液壓)은 1029.7~1422.0Pa, 백혈구 7~10/㎣, 적혈구 2.56~1.8만/㎕였다. 진정·진통·지혈 및 두개내압 강하 등으로 처리하여, 2개월 후에 정상으로 회복되었다.

— 사정수(史正修)『인민군의(人民軍醫)』1979; (6):319

풍지(風池)는 족소양담경(足少陽膽經)의 혈이지만, 수족(手足)의 소양(少陽)과 양유맥(陽維脈)의 교회혈(交會穴)이기도 하다. 혈위는 뇌공(腦空) 아래의 머리 끝에 있다.

국부(局部) 해부는 후두골(後頭骨) 아래 끝에서 흉쇄유돌근과 승모근(僧帽筋)이 정지하는 사이에 있으며, 이것은 후두삼각(後頭三角)의

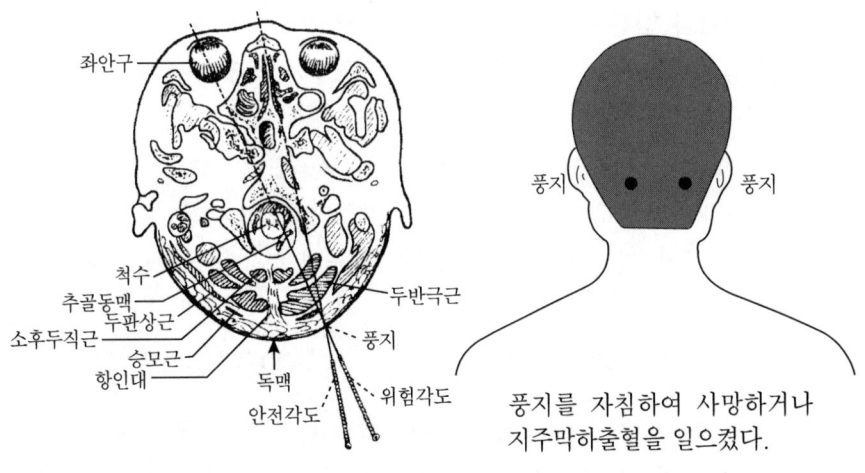

〈풍지혈의 자입 수평단면도〉

풍지를 자침하여 사망하거나 지주막하출혈을 일으켰다.

정점(頂點)이다. 후두동맥(後頭動脈)과 후두정맥(後頭靜脈), 소후두신경(小後頭神經)과 대후두신경(大後頭神經)이 분포한다.

침법과 주치: 뇌공혈(腦空穴) 바로 아래를 손가락으로 눌러 후두골 아래에 들어간 곳이 풍지(風池)이다. 후경근(後頸筋)의 외측 들어간 곳에 해당한다. 침은 0.5~0.8촌에 자입한다. 두통과 편두통, 경항부(頸項部)의 강직, 눈꼬리가 붉어져 아프고, 눈부심으로 눈물이 나고, 코피가 나고, 갑자기 귀가 멍하다, 허리·등·어깨의 통증, 뇌졸중으로 말을 하지 못한다, 열병으로 땀이 나오지 않는 것 등을 주로 치료한다.

이 예도 풍지의 자입이 너무 깊어 환자는 갑자기 후두통을 일으키고, 이어서 일련의 반응이 나타났는데, 이것은 뇌척수(腦脊髓)를 손상했다는 것을 의미한다.

### (21) 풍지(風池)를 자침해 지주막하출혈을 일으킨 사례 Ⅱ

환자: 여성, 19세.

양눈의 시력이 나빠졌기 때문에 진찰하러 왔다. 양쪽의 풍지혈에 자침하고 1시간 후 심한 두통, 울렁거림, 구토 등을 일으켜 입원치료하였다.

급성증상의 모습으로 호흡은 26회/분, 후경부(後頸部)가 강직되고, 케르니히(kernig) 징후는 양성. 백혈구 13600/㎟, 호중구 87%, 임파구 13%. 요단백(+), 요당(2+). 요추천자(腰椎穿刺: 혈성수액, 압력 2,569.4kPa, 적혈구 2.69만/㎕. 외상성 지주막하출혈로 진단되었다. 지혈약, 항생물질, 진정제 등으로 치료하고, 서서히 호전되어 20일 만에 퇴원했다.

— 유생상(劉生祥)『산서의약 잡지(山西醫藥 雜誌)』1980; (6) :53

이 예(例)에서는 양쪽의 풍지에 자침했지만, 자입방향과 깊이를 잘못했기 때문에 침끝이 대후두공(大後頭孔)으로 들어가 연수(延髓)의 소혈관(小血管)을 상처입혀 지주막하강(蜘蛛膜下腔)이 출혈한 것이다. 그래서 1시간 후에 일련의 뇌막자극 징후가 나타났다. 정확한 진단과 신속한 치료로 병상(病狀)은 치료되고 건강해졌다.

풍지혈(風池穴)을 택할 때는 두 가지 문제를 고려하지 않으면 안 된다. 하나는 위치의 문제인데, 옛날부터 통일된 견해는 없다.『침구갑을경(鍼灸甲乙經)』은 "관자놀이 뒤에서 머리카락 끝의 들어간 곳"이라 하며,『명당(明堂)』은 "풍부의 반대편에 있다. 그 외측 각각 2촌"이라 쓰여 있으며,『절충(折衷)』은 "독맥음문(督脈瘖門)의 입구 구석, 발제(髮際)"로 나와 있다. 일본의 야마자키(山崎宇治) 씨는 "유양돌기(乳樣突起)의 후방(後方)"이라 하였고, 야마모토(山本) 씨는 "유양돌기의 맨앞과 후경부 정중앙의 중간"이라고 하였다. 혈위의 위치가 통일되어 있지 않기 때문에 사고가 일어나는 것을 알아야 한다.

본서(本書)에서는 "뇌공(腦空) 아래 머리카락 끝 들어간 곳"으로 하고 있다.

다음으로 자입방향과 깊이의 문제이다. 승담안(承淡安) 씨는 풍지(風池)는 맞은편의 안와(眼窩)를 향하여 자입한다고 주장하였으며,『침구학』은 맞은편의 이수(耳垂)를 향해서 자입한다고 하였다. 정확하게는 침끝은 코끝을 향해야 하며, 0.5~0.8촌만 자입한다.

(22) 풍지(風池)를 자침해 지주막하출혈을 일으킨 사례 III

환자: 남성, 17세.

환자는 현기증과 두통이 10일 이상 계속되어, 이 마을의 위생실에서 침술치료를 받았다. 그러자 바로 현기증이 나 쓰러졌으며, 후경부(後頸部)가 아프고 구토를 했다. 집에서 여러 날 치료했지만, 두통과 분출구토(噴出嘔吐)가 멈추지 않았기 때문에 병원으로 이송되어 진찰치료를 했다. 요추천자(腰椎穿刺)로 혈성수액이었기 때문에 우리 병원(病院)으로 옮겼다. 환자는 매년 여름이 되면 현기증과 두통이 시작된다.

신체검사: 의식은 분명하며, 혈압은 16.0/9.3kPa, 후경부는 강직(强直)되고, 케르니히 징후는 양성이고, 다른 이상은 없었다. 입원하여 침상(寢牀)에서 안정을 취하고, 진정·진통, 지혈, 두개내압(頭蓋內壓) 강하 등의 치료를 하여, 대부분 증상이 사라졌으므로 약을 가지고 돌아가 치료했다.

— 육빈여(陸彬如)『하남적각의생 잡지(河南赤脚醫生 雜誌)』1980; (12) :17

현기증과 두통이 10일 이상 계속되고 있지만, 이것은 가볍고 얕은 증상이므로, 태양(太陽)·두유(頭維)·합곡(合谷) 등을 침술로 보통의 치료를 해야 한다. 시술자는 풍지만을 자입이 너무 깊어 자극도 너무 강했기 때문에 바로 실신(失神)했다. 이것은 가벼운 병에 무거운 치료를 하는 전형적인 잘못된 치료이다.

### (23) 풍지(風池)를 자침해 지주막하출혈을 일으킨 사례 Ⅳ

환자: 남성, 23세.

두통이 20일 이상 계속되어 가벼워졌다 무거워졌다 하고, 약을 먹어도 주사를 놓아도 좋아지지 않았기 때문에, 위생실에서 양쪽의 풍지에 침술치료를 하였다. 자침 후에 후경부의 아픔을 느끼고, 머리를 돌릴 수 없게 되어, 잠시 후 의식을 잃었으며, 이어서 심한 구토를 하였다. 병원에서 5일 정도 치료했지만, 두통과 구토가 멈추지 않고 발열도 있었으므로 우리 병원에 왔다. 입원해서 보니 환자가 회복되고 있는 것을 알았고, 검사했더니 후경부가 경직되고, 케르니히 징후는 양성이고, 다른 이상은 없었다. 며칠 후의 요추천자(腰椎穿刺)로는 수액(髓液)이 담황색이고, 백혈구 11/㎣, 적혈구는 세지 않았으며, 다른 이상은 없었다. 입원하고 미열이 4일간 계속되었지만, 그 후는 체온이 서서히 내려가 정상이 되었다. 침상에서 안정하고, 진정·진통, 항감염(抗感染) 등의 치료를 하여 증상은 서서히 사라져 입원 14일 만에 퇴원했다.
　　— 육빈여(陸彬如)『하남적각의생 잡지(河南赤脚醫生 雜誌)』1980;(12):17

침술 후의 징후와 검사에서 침술에 의한 것이라고 알았지만, 그다지 심한 손상은 없었으므로, 적절한 치료를 해서 회복되었다.

### (24) 풍지(風池)를 자침해 지주막하출혈을 일으킨 사례 V

환자: 남성, 20세.

신경성 두통 때문에 풍지혈(風池穴)에 자침했는데, 갑자기 두통이 심해져 입원하였다.

검사: 의식은 분명하고, 체온은 36.3℃, 맥박 60회/분, 혈압 17.3/10.7kPa, 안저(眼底)는 정상이고, 뇌신경의 지각·운동반사는 정상이며, 병리반사는 없었다. 케르니히 징후는 양성이고, 경부(頸部)에 저항이 있었다. 요추천자(腰椎穿刺)로 수액은 핑크색이고, 압력은 1,765Pa였다.

진단: 지주막하출혈로 진단되었다.

입원 후에 침상에서 안정을 취하고, 살틴산 칼바조크롬, 비타민K, 색밀통(索密痛: 아미노피린 0.15g, 페나세친 0.15g, 페노발비탈 0.015g, 카페인 0.05g) 등의 약물치료를 하여 두통은 서서히 호전되고, 목의 경직도 경감되었지만, 양쪽의 케르니히 징후는 양성이다. 7일 후에 요추천자했는데, 수액은 옅은 황색(黃色)으로 투명하고, 압력은 1,275Pa였다. 13일 후에 뇌막 자극증상은 사라지고 치유되어 퇴원했다.　　— 사정수(史正修)『인민군의(人民軍醫)』1981;(8):60

가벼운 손상으로 대증요법에 의해 만족할 수 있는 효과를 얻었다.

(25) 풍지(風池)를 자침해 지주막하출혈을 일으킨 사례 Ⅵ

환자: 여성, 30세.

신경성 두통으로 풍지혈(風池穴)에 자침했다. 바로 심한 두통과 울렁거림, 구토를 하여 입원했다. 요추천자(腰椎穿刺)로는 수액(髓液)이 핑크색이고, 압력은 1,471Pa였다.

입원검사: 의식은 분명하고, 체온은 36.4℃, 맥박 60회/분, 혈압 14.7/8.0kPa이다. 목이 약간 강직되어 있고, 케르니히 징후는 양성으로 뇌신경의 지각과 운동반사에는 이상이 없으며, 병리반사는 없었다. 지주막하출혈로 진단되었다.

침상에 누워 안정을 취하고 대증요법을 행했다. 7일 후에 요추천자를 했더니, 수액(髓液)은 담황색으로 투명하고, 압력은 1,275kPa였다. 21일 후에 치유되어 퇴원하였다.

— 사정수(史正修)『인민군의(人民軍醫)』1981; (8) :60

이 사례에서는 풍지의 취혈법이 잘못되었거나 자입이 너무 깊었기 때문에 지주막하출혈이 일어나 두통이 심해졌다. 대증치료와 적절한 간호를 하면 보통은 회복된다.

(26) 풍지를 자침해 지주막하출혈을 일으킨 사례 Ⅶ

환자: 남성, 30세.

7년의 통합실조증(統合失調症)으로 오랫동안 치료하고 있지만 낫지 않았다. 공장의 진료소에서 침술치료를 받았다. 양쪽의 풍지를 자침해 뒤쪽 정중앙선을 향해 사침(斜鍼)으로 자입하고 있었더니, 환자가 우측의 침을 깊이 자입한 것을 몰랐다. 30분 후에 우측 풍지(風池)의 침을 빼려고 할 때, 환자는 소리를 지르며 오른쪽 눈에서 번쩍거렸다고 호소했다. 1시간 정도 빈번하게 구토하고 딸꾹질을 하였다. 그날 밤에 혼수상태가 되어 우리 병원으로 옮겨져 긴급수술을 받았다. 경부(頸部)의 정중앙을 절개하여 환추 추궁판(環椎 椎弓板)을 감압(減壓)하고, 경막(硬膜)을 절개했더니 소뇌연수조(小腦延髓糟) 지주막의 우측 상방(上方)에 작은 구멍이 생겨, 그 곳에서 혈성수액(血性髓液)이 밖으로 흐르고 있었다. 지주막을 절개해 보았더니, 안에 2ml의 혈종(血腫)이 있었고, 색은 깨끗했지만 응고되어 연수(延髓)를 압박하고 있고, 소뇌도 수종(水腫)이 되어 있었다. 혈종(血腫)을 깨끗이 하고, 경막에 고무배액관(排液管)을 넣고 닫았다. 600ml 수혈하였다. 수술 후는 항생물질 · 탈수제 · 호르몬 · 지혈제 등으로 치료하고, 며칠 후에 정신증상이 호전되어 얼마간 치료를 계속하고 퇴원했다.

— 유신기(劉信基)『신경정신병 잡지(神經精神病 雜誌)』1981; 7 (5) :317

　시술자의 경험이 적으면 풍지를 택하는 일을 적게 하거나, 택하지 말고 다른 혈위를 쓰는 것이 현명하다. 그것은 풍지혈의 내측 상방에는 연수(延髓)가 있기 때문에 자입방향을 파악하지 않으면 침끝이 대후두공(大後頭孔)으로 들어가 연수를 자상(刺傷)할 수 있다(침끝을 조금 아래로 향해서 자입하면 좋다).
　풍지혈(風池穴)을 택할 때의 주의점은 다음과 같다.
　① 심도(深度): 풍지혈의 심도는 옛날부터 정설(定說)이 없다.『명당(明堂)』에는 침 0.3촌,『소문(素問) · 기부(氣府)』에는 침 0.4촌,『동인(銅人)』에는 침 0.7촌,『갑을경(甲乙經)』에는 침 0.3촌으로 기재(記載)되어 있으며, 근대의 저작(著作)에는 0.5~0.8촌으로 기재된 것이 많다. 필자는 깊어도 1촌을 넘지 않는 편이 좋다고 생각한다.
　② 취혈과 자침법:『침구대성(鍼灸大成)』은 "귀 뒤에서 관자놀이의 뒤쪽. 뇌공(腦空) 아래에서 발제(髮際)의 들어간 곳. 이 곳을 누르면 귓속이 당긴다"고 나와 있다. 현대의 저명한 침구학자인 승담안(承淡

安)은 1955년판의 『중국침구학』에는 "좌측 풍지(風池)는 맞은편 전면의 우측 안와(眼窩)를 향해 자입한다. 우측 풍지(風池)는 맞은편 좌측 안와(眼窩)를 향한다"고 나와 있다. 남경중의학원(南京中醫學院) 주편(主編)인 1979년판『침구학』에는 "약간 침을 아래로 내려 코끝을 향해 사자(斜刺)로 0.8~1.2촌 혹은 평자(平刺: 횡자)로 풍부혈(風府穴)을 향해 투침(透鍼)한다"고 나와 있으며, 그리고 "심부(深部)의 중앙은 연수(延髓)이므로, 반드시 자입의 각도와 심도를 파악하지 않으면 안 된다"고 하는데, 이 취혈이라면 타당하다. 누백층(樓百層) 씨는『요령중의 잡지(遼寧中醫 雜誌)』(1985. 1)에서 "침끝은 교차(交差)시켜 관골(顴骨)을 향해 서서히 자입한다. 즉 환자의 좌측 풍지혈에 자침하면 침끝은 우측의 관골을 향한다. 1.2~1.5촌 정도 자입한다"고 설명하고 있다. 상해중의학원 침구교연조편(組編)의『경락수혈교정(經絡腧穴敎程)·수혈분책(腧穴分冊)』에서는 "풍지혈… 자침의 깊이와 방향을 파악하는 데 주의한다. 최근에는 코끝을 향해 0.5~1.5촌 정도 자입한다고 주장하는 사람이 있다. 반대편의 안와(眼窩)에 깊이 자침해서는 안 된다. 그렇게 하면 추골동맥과 연수(延髓)를 자상(刺傷)한다"고 경고하고 있다. 양원덕(楊元德) 씨는『요령중의 잡지(遼寧中醫 雜誌)』(1985. 4)에 "같은쪽의 협골(頰骨)이나 안와를 향한다. 즉 좌측 풍지(風池)를 자침할 때는 좌측 협골(頰骨)이나 좌측 안와(眼窩)를 향한다. 반드시 반대쪽을 향해서는 안 된다"고 나와 있다.

풍지혈의 정확한 위치와 취혈법은 먼저 뇌공(腦空)을 살펴보고 그것을 바탕으로 하여 손가락으로 아래를 따라 후두골(後頭骨) 아래의 들어간 곳이 그 혈이다. 거의 풍부(風府)와 수평한 위치에 있다. 그래서 자입할 때는 침끝을 조금 아래로 향하지 않으면 안 되며, 침끝을 위로 향하거나, 조작할 때 침끝을 반대쪽의 안와와 관골(顴骨)을 향해서는 안 된다. 가장 안전한 것은 코끝을 향해 0.8~1촌 자입하는 방법이다.

### (27) 풍지(風池)를 자침해 지주막하출혈을 일으킨 사례 Ⅷ

환자: 여성, 30세.

환자는 눈꺼풀 경련으로 침치료를 하였다. 풍지를 1.6촌 자입했을 때, 환자는 참을 수 없는 통증을 호소하고, 이어서 구토가 시작되어 바로 침을 빼고, 우리 병원으로 왔다.

검사: 혈압 16.0/10.7kPa, 체온 37.4℃. 의식은 분명하고, 후경부가 경직되어 케르니히 징후(kernig 徵候)는 양성이다. 자침하고 4시간 후에 요추를 천자(穿刺)했더니 혈성수액(血性髓液)이고, 압력은 2,550Pa였다.

임상진단: 지주막하출혈로 진단되었다. 진정·진통·지혈의 치료를 하여 14일 만에 치유되었다.

— 포예평(包禮平) 등 『길림의학(吉林醫學)』1983; (3) :45

눈꺼풀[眼瞼]의 경련은 원래 큰 병은 아니다. 보통은 환부 국부(局部)의 수혈이나, 합곡(合谷)을 택하면 효과가 있다. 그러나 이 사례에서는 풍지에 깊이 자침하였다. 이것은 작은 병을 크게 보고 시술한 치료원칙 위반이다. 풍지혈은 보통 0.5~0.8촌 정도 자입하지만, 이 예에서는 1.6촌 자입하고 있다. 결과는 "병은 얕지만 침은 깊으므로, 살을 내상(內傷)했다"고 하는 중대한 사고가 되었다.

### (28) 풍지를 자침해 지주막하출혈을 일으킨 사례 Ⅸ

환자: 여성, 40세.

두통 때문에 2일 전에 위생소에 갔다. 풍지를 택해 침을 자입하자, 심한 두통과 빈번한 구토가 시작되어 입원치료했다.

검사: 혈압 18.7/10.7kPa, 체온 36.4℃. 의식은 분명하고, 후경부는 강직되고, 케르니히 징후(kernig 徵候)는 (±)였다. 요추를 천자했더니 혈성수액이고, 압력은 2,059Pa였다.

임상진단: 지주막하출혈로 진단되어 안정을 취하고, 지혈·진통의 치료를 하고 19일 만에 치유되었다.

— 포예평(包禮平) 등 『길림의학(吉林醫學)』 1983; (3) :45

보통의 두통에서는 풍지와 같은 요혈은 취하지 않는 편이 좋다. 두통에는 두유(頭維)·상성(上星)·태양(太陽)·합곡(合谷) 등에서 1~2혈을 선택하면 좋으며, 풍지(風池)나 아문(啞門)과 같은 요혈에는 자침하지 않도록 한다. 이 예(例)에서는 자입깊이에 대해 다루고 있는데, 일어난 결과에서 알 수 있듯이, 자입이 너무 깊어서 일어난 사고이다.

### (29) 예명(翳明)을 자침해 지주막하출혈을 일으킨 사례

환자: 남성, 25세.

불면과 두통 때문에 우측 예명혈(翳明穴)에 자침했다. 심부(深部)에 자입했을 때, 전신이 마비되고 전기 쇼크감(感)과 뇌의 발열, 머리가 멍하거나 두통이 일어나 전신이 나른해져서 울렁거림과 구토가 나며, 후두통이 서서히 심해져 구토가 멈추지 않게 되었다. 과거에 비슷한 발작은 일어난 적은 없다.

검사: 의식은 분명하고, 고통스런 표정이다. 혈압은 17.3/10.7kPa

였다. 임상검사로 백혈구 13,800/㎣, 호중구(好中球) 83%였다. 요추천자를 했더니 수액의 압력계가 1,765Pa일 때 계측(計測)을 중지했다. 백혈구 12/㎣, 적혈구 23,500/㎕였다. 침상에서 안정을 시키고, 진정·진통·지혈 및 두개내압(頭蓋內壓) 강하의 처치를 하고, 2주일 후에 증상이 사라져 퇴원했다.

— 왕존우(王尊禹) 등『신경정신병 잡지(神經精神病 雜誌)』1979; (6) :319

이 예(例)에서는 우측의 예명혈(翳明穴)을 택했다고만 되어 있고, 깊이는 닿지 않았다. 그러나 환자의 반응을 분석하면, 적어도 3촌은 들어가 있다. 왜냐하면 예명은 측두부(側頭部)에 위치하며, 자침했을 때 침끝이 경추 외측의 극돌기 사이에서 척주관(脊柱管)으로 들어가 척수(脊髓)를 손상하고 있기 때문이다.

학금개(郝金凱) 씨의『침구경외기혈도보(鍼灸經外奇穴圖譜)』에 예명(翳明)은 "측두부에 위치하며, 흉쇄유돌근의 정지부(停止部)로 유양돌기 아래의 들어간 곳"이라고 나와 있다. 취혈은 머리를 낮게 숙이

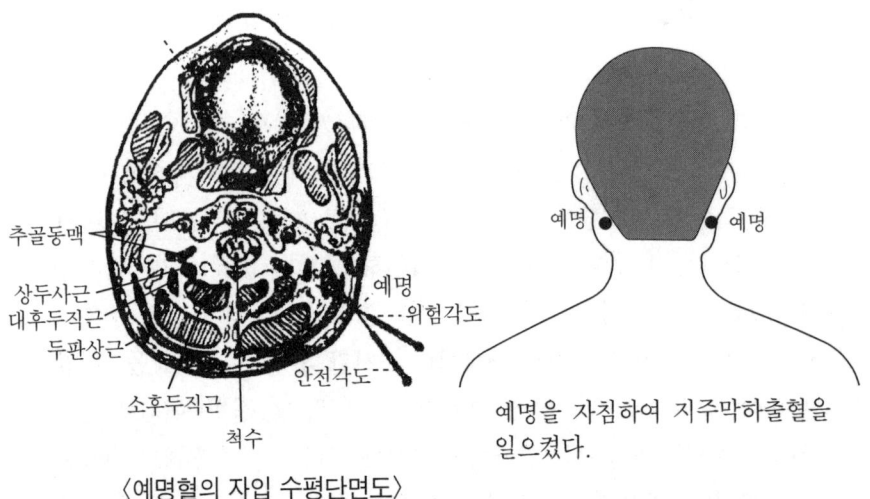

〈예명혈의 자입 수평단면도〉

예명을 자침하여 지주막하출혈을 일으켰다.

고, 보통 양측을 택한다. 이수(耳垂) 뒤에서 튀어나온 뼈의 아래 방향으로 이수와 수평이 되어 있으며, 누르면 나른한 통증이 있다. 천유혈(天牖穴)에서 약 1촌 떨어져 있다"고 한다. 그리고 침은 0.7~1.5촌, 염침법(捻鍼法)으로 귀 뒤를 향해 사자(斜刺)로 자입한다. 0.5~0.6촌 정도 자입했을 때, 환자에게 마비감이 있는지 물어본다. 만약 있다면, 그와 동시에 눈이 맑아졌다는 느낌이 들며, 사물이 확실하게 보인다. 30분 치침(置鍼)했다가 뺀다. 만약 감각이 없으면 다시 0.2~0.3촌 정도 염침(捻鍼)으로 자입한다. 역시 효과가 없으면 중강도(中强度) 자극법으로 바꾸어 은근한 작탁술(雀啄術)을 행한 후 침을 0.3~0.4촌 정도 올리고, 다시 염침으로 자입한다. 이것을 2~3회 반복한다. 그래도 효과가 없으면 침을 피부까지 후퇴시켜 피하(皮下)에서 약간 방향을 바꾸어 염침한다. 강하게 자극해서는 안 된다는 주장도 하고 있다.

(30) 후경부(後頸部)의 혈을 자침하여 지주막하출혈을 일으킨 사례

환자: 남성, 57세.

우측의 안면경련이 2년간 계속되어 외래(外來)로 침술치료를 받는다. 2회째에 후경부의 혈위를 택했다. 앉은 자세로 깊게 자침했을 때, 전기쇼크와 같은 느낌이 한순간 환자의 두부(頭部)에서 오른쪽 다리로 전해졌다. 4~5분 정도 치침(置鍼)하고 발침(拔鍼)하자, 환자는 현기증과 울렁거림을 느껴 1시간 후에 증상이 악화되어 심한 두통이 시작되고, 이어서 2번 정도 구토했다. 3시간 후에 두통을 참을 수 없게 되어, 구급으로 혈압을 쟀더니 25.3/14.7kPa, 심박수 60회/분이었다. 고혈압과 두통으로 진단되어 검사를 기다렸다. 오후에도 2회 정도 구토했다. 다음날은 두통과 후경부의 경직이 확실하게 심해져 목

도 돌리지 못하게 되었다. 3일째에 입원했다.

검사: 체온은 37.3℃로 후경부가 경직되고, 케르니히 징후(kernig 徵候)와 블루진스키 징후(brudzinski 徵候)가 양성이다. 슬개건(膝蓋腱)반사는 감약(減弱)하였다.

임상검사: 백혈구 14,000/㎣, 호중구(好中球) 90%였다. 요추천자를 했더니 혈성수액으로 압력은 2,942Pa 이상이고, 침술에 의한 지주막하출혈로 진단하였다.

만니톨(mannitol), 포도당액, 항생물질, 그리고 한방약인 안궁우황환(安宮牛黃丸) 등을 사용하여 치료했다. 입원하고 5일째에 증상은 경감되고, 3주일 만에 두통이 완전히 없어져 퇴원했다.

— 진옥진(陳玉珍) 등 『산서중의(山西中醫)』 1985; (1) :47

항배부(項背部)의 수혈(腧穴)에 깊이 자침하여 환자에게 전기쇼크와 같은 느낌이 있으면 침끝이 척수에 닿아 있으므로, 바로 침을 후퇴시키지 않으면 안 된다. 5분이나 치침(置鍼)하고 있었기 때문에 분명하게 국부의 손상을 증대(增大)시키고, 두통과 구토 등의 증상이 나타났다. 다양한 검사의 결과, 지주막하출혈이 증명되었다. 현대의학과 한방약을 병용(倂用)으로 치료하여 치유되어 퇴원했다. 이것은 후경부의 수혈(腧穴), 특히 뒤쪽 정중앙선에 가까운 수혈에서는 자입의 방향과 심도(深度)에 주의하지 않으면 안 된다는 교훈이다. 침끝을 절대로 추골극돌기(椎骨棘突起)의 간극(間隙)으로 향해서는 안 되며, 또한 너무 깊어도 안 된다. 침끝이 두개강(頭蓋腔)과 척주관(脊柱管)에 닿아서는 안 된다.

### (31) 배부(背部)의 혈을 자침하여 지주막하출혈을 일으킨 사례

환자: 남성, 15세.

만성기관지염으로 상배부(上背部)의 척추 사이에 자침하고, 발침(拔鍼)한 후 혈위(穴位)에 5분 정도 화관(火罐: 吸玉)했지만, 환자는 배부에 불쾌감이 있었다. 그날 밤 양쪽 다리가 마비되어 운동제한이 있으며, 후배부(後背部)와 후경부가 통증이 오기 시작하여(두통은 없음), 그날 심야에 구급으로 입원했다.

검사: 양쪽 하지의 불완전 마비로 심부 감각(深部 感覺)이 감퇴하고, 슬개건반사(膝蓋腱反射)는 정상이다.

병리반사: 호프만 징후(Hoffmann 徵候)가 음성, 바빈스키 징후(Babinski 徵候)가 양성, 후경부의 경직이 양성이다. 요추천자(腰椎穿刺)로는 혈성수액, 압력 2696.93Pa로 지주막하출혈로 진단되었다.

3일의 치료로 거의 환자는 회복되었지만, 목의 경직은 남아 있어 목을 돌리면 조금 아프다. 혼자서 걸을 수 있고, 대소변도 정상이다. 1개월 후에 치유되어 후유증도 없다.

— 양원덕(楊元德) 등 『요령중의 잡지(遼寧中醫 雜誌)』 1985; (8) :37

15세의 소년인데 신체도 야위어, 자침을 주의했으면 척수(脊髓)를 손상하는 일도 없었다. 이 예(例)에서는 분명하게 침끝이 수막(髓膜)에 닿았으며, 발침한 후에도 같은 부위에 화관(火罐)하였으므로, 찌르고 흡입시킨 것으로 인해 생긴 상처가 넓어져 지주막하출혈을 일으켰다. 옛 선인들은 "배부(背部)는 떡과 같이 얇다"고 부디 깊게 침술하지 않도록 권하고 있다.

배부의 수혈(腧穴)에 자침할 때는 다음 두 가지에 주의하지 않으면 안 된다. 하나는 척주관(脊柱管)에 자입하여 척수를 손상시켜 지주막하출혈 등을 일으키는 것, 다른 하나는 흉강(胸腔)에 자침하여 폐를 손상시켜 기흉(氣胸)을 일으키는 것이다. 요부(腰部)에서는 자침이 잘못되면 신장(腎臟)을 손상시키거나, 다른 복강내 장기(간장이나 비장, 장 등)를 상처입히는 것이다. 즉 깊게 자침하면 효과가 올라가는 것이 아니라, 장점과 단점을 알고, 정확하게 취혈하여 적절한 수법(手法)을 사용하지 않으면 이상적인 효과를 올릴 수 없다.

## 2. 임상경험

### (1) 풍부(風府)를 주로 자침하여 가성 구마비(假性 球痲痺)를 치료한 사례

환자: 남성, 73세. 1996년 7월 24일 초진(初診).

갑자기 10일 전에 발병하여 삼키기가 어려워(연하 곤란) 식사를 못하고, 물을 마시면 목이 막혀 기침이 나온다. 병원에서 CT검사 결과, 교경색(橋梗塞)으로 진단되어 현대의학의 치료를 받아 조금 호전되었지만, 역시 삼키기 어려워 먹을 수가 없다. 그때의 진단은 야위었으나 의식은 분명하고, 말은 할 수 있었다. 비강영양(鼻腔榮養)을 하였으며, 생리반사(生理反射)는 있고, 병리반사는 없었다. 교경색에 의한 가성 구마비(假性 球痲痺)라 진단되었다. 풍부(風府)를 주로 하여 대추(大椎)·염천(廉泉)·내관(內關)·통리(通里)·족삼리(足三里) 등을 배혈(配穴)하여 자침하고, 평보평사법(平補平瀉法)을 한 후 30분 치침(置鍼)했다. 6회의 자침에 의해 연하 곤란(嚥下 困難)은 호전되어 죽을 먹을 수 있게 되었다. 이어서 6회의 자침으로 연하 곤란은 없어지고, 물을 마셔도 기침을 하지 않게 되었으며, 보통으로 먹을 수 있게 되었다. 그리고 치료효과를 안정시키기 위해 6회의 치료를 하여, 6개월간의 추적조사에서는 치료효과가 계속되고 있다.

풍부(風府)는 독맥혈(督脈穴)로 심부(深部)에 연수(延髓)가 있기 때문에 위험혈로 인정되고, 침술사고도 많이 일어나고 있다. 아문(啞門)과 동일하게 옛날에는 금혈(禁穴)로 되어 있다.

『영추(靈樞)·해론(海論)』에 "뇌는 수(髓)의 바다(海)이다. 그 수혈(腧穴)… (중략) … 아래는 풍부(風府)가 있다"고 하였다. 임상에 의하면 뇌에 관계된 질환에 효과가 있으며, 풍부에 자침하면 이상적(理想的)인 효과를 얻을 수 있다. 이 예(例)에서는 병상(病狀)이 중했지만, 풍부를 주혈(主穴)로 하여 합리적으로 다른 혈을 배혈(配穴)하여 적절한 자입심도(刺入深度)와 운침수법(運鍼手法)으로 18회로 치유되었다.

옛부터 풍부의 자침은 많은 중증질환에 뛰어난 효과가 있다고 인정되어, 이를 사용하여 이(李) 씨는 허혈성 뇌증후군(虛血性 腦症候群) 125례를 치료했는데, 치유와 임상치유는 70.4%, 유효율은 99.2%에 달했다.『산서중의(山西中醫)』(1988;4 (3) :37). 이정명(李定明) 등은 급성기(병력 10일 이내)의 뇌출혈에 대해서 비교연구했는데, 풍부(風府)와 아문(啞門)의 자침을 주로 한 관찰군(觀察群)에서는 치유와 임상치유가 50%에 달하며, 현저한 효과 33.6%로 사망은 불과 17.4%였다. 이에 비해 전통침법을 채용하여 이 양혈(兩穴)에 자침하지 않은 대조군(對照群)에서는 치유와 임상치유가 19.6%, 현저한 효과 17.4%로 무효와 사망은 52.1%였다. 두 개의 군(群)을 통계처리하면 상당히 의미있는 차이가 있다(P<0.005).

—『중의 잡지(中醫 雜誌)』(1988;29 (5) :30

풍부혈(風府穴)의 자침은 치료효과가 분명하지만, 자침의 난이도(難易度)가 상당히 높고, 『석홍부(席弘賦)』에는 "종래부터 풍부는 가장 자침이 어렵고, 시간을 들여 깊음과 얕음을 측정한다"고 되어 있다. 수법(手法)은 하루 이틀에 파악할 수 없다. 침이 너무 얕으면 기(氣)를 얻을 수 없으므로 치료효과는 없고, 자침이 너무 깊거나 잘못하면 사고로 연결된다. 그래서 초심자는 너무 초조해 하지 말고, 이 혈(穴)을 갑자기 사용하지 말고, 손 느낌을 반복하여 익히고, 순차적으로 진행해 이 혈을 서서히 제패(制覇)해 가는 것이 중요하다.

### (2) 안면(安眠)과 풍지(風池) 등의 혈위에 자침하여 불면(不眠)을 치료한 증례

211례의 불면증을 침술치료했다. 남 155례·여 56례, 최연소 16세·최고령 63세이다.

원인: 빈혈 3례, 고혈압 10례, 관동맥(冠動脈)질환 11례, 저혈압 14례, 약을 장기간 복용하여 불면이 되고, 약을 중지한 후도 낫지 않는 것 18례, 그 밖에 만성질환을 장기간 치료하여 치료되지 않아 일어난 것 39례, 신경조절기능이 실조(失調)되거나 정신적인 원인으로 일어난 것 116례였다. 중증자(하룻밤 동안 자지 못하거나, 언제나 수면이 2~4시간. 또한 증상이 중한 것 등) 58례, 중등도 증자(매일밤 4~6시간의 수면이거나, 하룻밤 2~3시간밖에 자지 못하는 경우가 자주 있으며, 수반증상이 동반) 122례, 경증자(매일밤 5~7시간은 자지만 수면의 질이 나쁘다. 혹은 하룻밤 3~5시간밖에 자지 못하는 경우도 있으며, 수면부족의 느낌이 든다) 31례.

안면(安眠)·풍지(風池)·백회(百會)·인당(印堂) 등에서 2~3혈을 침술로 가볍게 염전(捻轉)해서 오랫동안 치침(置鍼)한다. 보통 1~2시간은 치침한다. 저녁이 되고 나서 매일 1회 치료하여 5~10회의 치료를 계속하여 한 쿠르(kur: 특정치료기간)로 한다.

치료결과: 경증 31례 중 정상적인 수면을 회복한 경우가 22례, 현저한 효과 4례, 호전 2례, 개선되지 않거나 재발한 경우 3례. 중등도(中等度) 122례에서는 정상으로 회복한 경우 71례, 현저한 효과 15

례, 호전 18례, 무효 18례. 중증자(重症者) 58례 중 정상으로 회복한 경우 19례, 현저한 효과 21례, 호전 8례, 무효 10례. 전체의 치유율은 53%, 전체의 유효율은 85.3%이었다. 211례 중 가장 치료횟수가 적었던 것은 4회, 최다는 49회, 평균 8.9회였다.

불면증에는 일반적으로 안면(安眠)과 풍지(風池) 등의 혈위(穴位)가 많이 사용되지만, 시술자의 조작이 잘못되면 뇌간(腦幹)과 지주막하(蜘蛛膜下)에 출혈시켜 사고로 이어지는 예가 상당히 많다.

안면혈(安眠穴)에는 안면$_1$혈과 안면$_2$혈 등 4혈이 있으며, 전부 풍지의 곁에 있고, 신경쇠약과 불면·두통을 치료하는 요혈이다. 일반적으로 1촌 정도의 직자(直刺)지만, 자침이 너무 깊고 수법(手法)이 너무 강하면 심부(深部)의 연수(延髓)를 상처입히기 쉽다. 이 예(例)에서는 안면·풍지·백회 등을 주로 하여 211례의 불면환자를 치료했는데, 조작방법이 정확하여 제대로 치료하였기 때문에 53%의 치유율을 얻을 수 있었고, 유효율은 85.3%의 좋은 성적이었다.

### (3) 대추(大椎)에 자침하여 전간(癲癎)을 치료한 증례

이 증상의 95례(例)는 신경과에서 원발성 전간(原發性 癲癎)이라고 진단되었다.

발작의 상태: 매일 발작(1~16회)이 일어나는 사람 27례(例), 매주 1회 발작이 일어나는 사람 28례, 매월 1회 발작이 일어나는 사람 30례, 2~3개월에 1번 발작이 일어나는 사람 8례, 4~6개월에 1번 발작이 일어나는 사람 2례.

치료방법: 26호(號) 2촌(寸)의 호침(毫鍼)을 대추혈(大椎穴)에 절피(切皮)하고 약 30도로 위를 향해서 사자(斜刺)로 1.5촌 정도 자입한다. 만약 환자에게 촉전감(觸電感)이 있고, 그것이 지체(肢體)에 전해지면 곧바로 발침(拔鍼)하고, 제삽(提揷)을 반복하지 않도록 한다.

격일로 1회 자침하고, 10회를 1단계로 하며, 각 단계가 끝나면 7일 쉬고, 다시 자침을 계속한다. 일반적으로 3~4단계는 필요하다.

치료효과 기준은 현저한 효과: 자침한 후 6개월 이상은 발작이 일어나지 않거나, 발작의 횟수가 분명하게 줄었다(75% 이상 감소), 발작이 계속되는 시간이 분명하게 짧아졌다.

진보(進步): 자침 후는 발작횟수가 감소했다(25% 이상 감소), 혹은 지속되는 시간이 단축되었다.

무효: 치료한 전후이므로 그다지 변화가 없거나, 치료과정에서 한 번 호전되었으나, 재발되어 치료 전의 상태로 돌아갔다. 치료의 결과는 다음 표와 같다.

〈전간(癲癇) 95례(例)의 침술치료 효과표〉

| 발작의 유형 | 현저한 효과 | 호전 | 무효 | 합계 |
|---|---|---|---|---|
| 대발작 | 9 | 18 | 17 | 44 |
| 소발작 | 4 | 14 | 3 | 21 |
| 혼합발작 | 8 | 8 | 3 | 19 |
| 부분발작 | 2 | 3 | 3 | 8 |
| 정신운동발작 | 1 | 2 | 0 | 3 |
| 증례수 | 24 | 45 | 26 | 95 |
| 퍼센트(%) | 25.2 | 47.4 | 27.4 | 100.0 |

대추(大椎)는 독맥경혈(督脈經穴)로 수족(手足)의 삼양경(三陽經)은 모두 이곳에서 만나기 때문에 '제양(諸陽)의 회(匯)'라고 한다. 대추에 자침하면 독맥의 경기(經氣)를 자극하여 전신(全身)의 양기(陽氣)를 조정하여 경락을 소통시켜 기혈(氣血)을 부드럽게 통하게 하므로, 특히 전간(癲癇)의 치료에 뛰어난 효과가 있다. 대추혈의 심부(深

部)에는 척수가 있어 옛날부터 신중하게 자침해야 하는 혈로 여겨지고 있다. 일반적으로는 위로 향해 0.5~1촌에 사자(斜刺)하고, 직자(直刺)하거나 깊게 자침하면 안 되는 것으로 여겨지고 있다. 그러나 대추혈(大椎穴)의 자침에는 촉전감(觸電感)이 지체(肢體)로 감전(感傳)되지 않으면 만족한 효과를 얻을 수 없다. 단, 국부(局部)에 부석부석한 통증과 같은 침감(鍼感)이 있을 뿐이고, 전기쇼크와 같은 느낌이 없으면 효과가 나쁜 경우가 많다. 그래서 이 혈의 자침에서는 깊이를 파악하기 어렵고, 성공과 실패가 종이 한 장 차이이다.

그래서 이 혈에 침술로 자주 사고를 일으키는 사람이 있거나, 아무 효과를 보지 못하는 사람이 있는 이유이다.

최근에 대추혈에는 2촌 깊이로 자입한다고 주장하는 사람이 있다. 그러나 각도와 수법, 자입과 발침 등에서는 주도(周到)하고 신중하게 주의 깊게 하라고 말하고 있다. 그에 따르면 "위로 향해 약 30도로 사자(斜刺)하고, 1.5촌 정도 자입한다. 그리고 환자에게 촉전감이 있고 지체에 전달되면 바로 발침한다. 결코 제삽(提揷)하지 않는다"고 한다. 각도, 깊이, 치침(置鍼)시간, 수법 등을 정확하게 하면 뛰어난 효과가 있다.

### (4) 대추(大椎) 등에 자침하여 기능성 근경련(筋痙攣)을 치료한 사례

환자: 남성, 35세.

회계(會計) 일을 한 지 10년이 되었다. 2년 전, 언젠가 기장(記帳)할 때 오른손이 떨리는 것을 발견하고, 그것이 서서히 심해졌다. 그러나 오른손으로 다른 세밀한 일을 해도 떨리지는 않았다. 그런 지 수개월간은 펜을 쥐면 바로 오른손이 떨려 글씨를 쓰지 못했다. 병원의 신경과에서 '서경(書痙)'이라고 진단되어 약물치료를 했지만 효과가 없었다. 이미 일을 그만둔 지 3개월 정도 됐지만, 증상은 점점 심해지고 있었다.

치료: 호침(毫鍼)을 대추(大椎)·견우(肩髃)·곡지(曲池)·외관(外關)·신문(神門)·합곡(合谷)·양릉천(陽陵泉)에 자입하여 보법(補法)한 후 10여 분 치침(置鍼)하고, 격일(隔日)로 1회씩 치료하였다. 동시에 이혈(耳穴)치료도 병용하여 10회를 1단계로 하였다. 5단계의 치료를 끝낸 후 쓰는 훈련을 시작하자, 증상이 사라졌고 글씨를 잘 쓸 수 있게 되었다. 6개월의 추적조사로는 재발하지 않았다.

기능성 근경련(筋痙攣)은 흔히 있는 질환이며, 대추(大椎)·곡지(曲池)·풍지(風池) 등의 혈에 자침하여 뛰어난 효과가 있으며, 일반적으로는 경자극(輕刺戟)으로 보법(補法)한다. 그러나 이 질병으로 시술자의 수법(手法)이 잘못되어 혈(穴) 아래의 뇌간(腦幹)과 척수(脊髓)를 상처입힌다는 교훈은 수없이 많다. 여기에 있는 자료에서 보면 대추에 자침하여 상처입히거나 사망시킨 사례에서는 모두 강자극의 수법을 사용하고 있다. 이 예(例)에서는 경자극(輕刺戟)의 보법으로 좋은 효과를 올리고 있다.

### (5) 아문(瘂門)에 자침하여 통합실조증(統合失調症)을 치유한 사례

환자: 여성, 26세.

통합실조증(統合失調症)을 보름 정도 앓고, 한방약과 약물치료를 했지만 효과가 없었다. 그때의 진단은 이유도 없이 울거나 웃고, 말을 멈추지 않고, 가끔 화내고, 때로는 노래하고, 때로는 미친 듯이 웃었다. 밤에는 잠자지 않고, 의식은 희미하며, 안절부절 불안해 하고, 얼굴이 붉어져 호흡은 거칠었다. 가족에게 환자의 머리와 전신을 잡게 하고, 먼저 아문(瘂門)을 1촌 정도 자입하자, 환자는 큰 소리를 질렀다. 다시 0.5촌 정도 자입하자, 난폭함과 소란스러움이 멈추고, 전신이 이완

(弛緩)되어 힘이 빠져 있다. 곧바로 침을 피하(皮下)까지 빼고 환자를 부르자, 의식은 분명해져 있으나, 지쳐서 힘이 들어가지 않고, 전신이 아프고, 상당히 졸리다고 하였다. 혈압 16/10kPa, 맥박 96회/분, 호흡은 리드미컬(rhythmical)하다. 2시간 정도 숙면하고 돌아갔다. 다음날도 환자는 피로감이 있지만, 이미 일어나 자침했을 때는 전기(電氣)를 만진 것 같았고, 세면기의 냉수를 머리에 뒤집어쓴 듯하고, 전신과 다리가 차게 느껴졌지만, 바로 머리는 분명해진 것 같다고 말한다. 이어서 아문(啞門)을 택해서 삼음교(三陰交)와 신문(神門) 등을 배혈(配穴)해서 매일 1회 치료하고, 전부 3회 치료해서 치유하였다. 3년의 추적조사에서는 아직 재발은 없었다.

아문(啞門)은 독맥혈(督脈穴)로 『침구갑을경』에는 '후발제(後髮際)에서의 움푹한 가운데'라고 나와 있으며, 심부(深部)는 연수(延髓)에 가깝고, 옛날에는 금침구혈(禁鍼灸穴)로 여기고 있었다. 어쩔 수 없는 사정이 아니라면, 보통은 이 혈을 사용하지 않는다. 가령 사용한다고 하더라도, 직자(直刺)이거나 아래로 향한 사자(斜刺)로 0.5촌 많아야 1촌만 자입할 뿐, 결코 위를 향하거나 심자(深刺)하지 않는다. 더욱이 금구혈(禁灸穴)이다.

이 예(例)에서는 난치성의 중증 환자이므로 장기간 시술해도 치료되지 않았다. 시술자는 먼저 아문을 1.5촌 정도 자침했다. 그러자 환자는 곧바로 외침을 멈추고, 전신이 이완(弛緩)되었다. 이것을 본 시술자는 훈침(暈鍼)했다고 생각하고, 바로 발침(拔鍼)하고 보니 생각지 않은 효과가 있었다.

금혈(禁穴)의 특징은 이 예를 보아 알 수 있듯이, 위험과 성공이 근접해 있다. 이 예의 환자로 만약 시술자가 적당히 하여 자입이 빨랐거나, 반응이 늦어 발침을 늦게 했다면, 혹은 큰 효과를 얻기 위해 계속해서 깊게 자침했으면, 아마도 사고가 일어나 일생 후회하게 된다. 하지만 과거의 교훈을 받아들여 안전하고 확실하게 하기 위해 조금밖에 자입하지 않는다면 확실한 효과를 얻을 수 있었을까? 그러나 이 혈(穴)에 대해서는 특히 경험부족의 초심자에게는 역시 메뉴얼대로 조작(操作)을 하는 편이 좋다.

### (6) 아문(啞門)에 자침하여 돌연(突然)한 실어증(失語症) 환자를 치유한 사례

환자: 여성, 42세.

가족의 호소로는 가정 내에서 다툼이 있었고, 다음날은 환자가 가슴이 쑤시듯이 아팠다. 목구멍을 무엇인가가 막고 있는 듯하고, 헉헉하고 호흡하며 말을 못하게 되었다. 입원한 지 3일이 되었지만, 효과가 없었기 때문에 침치료를 원했다. 그때의 진찰은 얼굴이 붉고 호흡이 빠르며, 가슴을 두드리고 머리카락을 쥐어뜯으며, 많이 안절부절하고, 목구멍이 막혀서 괴롭다는 것을 손짓으로 나타냈다. 현삭맥(弦數脈)이고, 혀끝은 붉고, 설태(舌苔)는 약간 황색이었다. 궐음유(厥陰兪)·간유(肝兪)·외관(外關)·태충(太衝)·삼음교(三陰交)·염천(廉泉) 등을 매일 1회 자침하였다. 침술은 우선 사법(瀉法)한 후 평보평사(平補平瀉)하였다. 2일이 지나자, 목구멍의 막힘이 조금 좋아졌다고 손으로 표현하지만, 역시 말은 못하였다. 자료를 살펴보니, 아문혈(啞門穴)에는 규락(竅絡)을 통하게 하여 설완불어(舌緩不語)를 치료한다는 것을 알았다. 그래서 아문을 주혈(主穴)로 해서 삼음교(三陰交)·관충(關衝)·내관(內關) 등을 자침하자, 환자는 심하게 기침을 하고, 그래서 말을 할 수 있게 되었다. 1년의 추적조사로는 재발하지 않았다.

폭음(暴瘖)은 정신적인 상처나 자극이 너무 강한 것과 관계 있다. 그래서 청심개규(淸心開竅)와 활담강탁(豁痰降濁)이 주요한 치료가 된다. 시술자는 먼저 다른 혈에 자침하여 2일 치료했지만, 확실한 효과가 없었다. 초조해서 자료를 찾아 보고 갑자기 알았다. 아문은 농아(聾啞) 치료의 특효혈이며, 특히 폭음과 설강불어(舌强不語: 혀가 굳어 말을 못하는 병)에는 비할 것이 없다. 이 시술자는 경험이 풍부하고 수법(手法)도 적절하고, 배혈(配穴)도 교묘했기 때문에 1회의 자침만으로 난치병이 사라졌다. 금혈(禁穴)의 미묘함이 여기서는 유감없이 발휘되었다.

### (7) 아문(啞門)의 침은 농아(聾啞)를 주치(主治)한 증례

아문(啞門)·풍지(風池)·청궁(聽宮)·청회(聽會)·예풍(翳風)을 택해 빠르게 직자(直刺)로 자입하여 제삽수법(提揷手法)으로 강자극의 사법을 주로 하고 치침(置鍼)하지 않는다. 매일 혹은 격일로 1회 치료하고, 30회를 1단계로 한다.

301례에 침술한 중에 남성 181례, 여성 120례이다. 발병 연령이 5세 이하는 88.7%이다. 그 중에 선천성과 원인불명의 환자가 20.3%를 차지하고, 고열의 경련을 일으킨 환자가 42.9%(103례), 뇌막염에 의한 환자가 21.7%(52례), 홍역(紅疫)으로 발생된 환자가 12.9%(31례), 그리고 몇 명은 다른 질환으로 일어난 환자였다. 1단계를 치료하여 현저한 효과가 있었던 경우는 92례로 30.6%, 호전(好轉) 163례로 54.1%를 차지하여 유효율(有效率)은 84.7%였다. 일반적으로 연령이 젊고, 병력(病歷)이 짧을수록 치료효과가 높다.

아문에 자침한 농아의 치료는 옛부터 기록되어 있다. 원조(元朝)의 『옥룡가(玉龍歌)』에는 "가끔씩 실음(失音), 언어난(語言難). 아문일혈(啞門一穴), 양근(兩筋) 사이. 얕은 침으로 알고 깊게 자침하지 말라, 언어음화(言語音和)하여 이전과 같이 안정된다"고 하였다. 즉, 아문혈은 농아의 치료에 불가결한 주혈(主穴)임과 동시에, 아문의 생리적 부위는 특수하다는 것을 주의하고, 자침에서는 반드시 자침 깊이에 신경을 쓰고, 이치(理致)에 맞는 조작을 하면 언어음화 이전과 같이 안정되는 효과가 있다고 한다. 그러나 초심자나 경험이 없는 사람은 역시 신중하게 아문을 사용하도록 하고, 특히 자입깊이와 조작방법에 주의한다.

### (8) 풍지(風池)에 혈위주사(穴位注射)하여 불면(不眠)을 치료한 사례

페노바르비탈 나트륨(phenobarbital natrium) 0.01g을 생리식염수나 5% 포도당액 2ml에 추가해 한쪽의 풍지혈(風池穴)을 수면 전(前)에 주사(注射)한다. 매일밤 1회, 5회를 1단계로 한다. 1단계의 치료가 끝나면 5~7일 정도 쉬고, 다시 2단계를 시작하는데, 생리식염수와 5% 포도당액만을 주입해도 좋다.

78례(例)의 불면증 환자를 치료했는데, 1단계로 대부분 정상적인 수면으로 회복한 사람이 52례이며, 이 중에 많은 환자는 주사하고 30분이나 1시간 후에 잠이 든다. 2단계의 치유와 효과는 64례(例)로 호전 6례, 개선없음 8례였다. 총 유효율은 89.7%, 효과 이상은 82%였다.

풍지(風池)는 불면증 치료의 상용혈(常用穴)이다. 이 증례에서는 풍지혈(風池穴)에 혈위주사(穴位住射)하여 뛰어난 효과가 있었다. 단, 주의가 필요한 것은 풍지혈에 혈위주사할 때는 환자의 잠잘 때의 습관에 따라서 옆으로 누운 자세로 하여 환자의 취침(就寢) 전에 주입(注入)한다. 그리고 용량은 너무 많지 않고, 수법도 가볍게 한다. 풍지혈에 주입하면 바로 환자가 잠에 드는 경우가 많다.

### (9) 당귀(當歸) 주사액을 풍지(風池)에 주입(注入)하여 신경성 두통을 치료한 증례

본군(本群)의 두통 환자는 전부 50례(例)이다. 이 중 대후두신경통(大後頭神經痛)은 42례, 소후두신경통은 8례이다. 양쪽이 아픈 경우 4례, 한쪽만 아픈 경우 46례이다. 독감에 이어 생긴 사람 38례, 설사에 이어 생긴 사람 1례, 말라리아에 이어 생긴 사람 1례, 확실한 요인이 없는 사람 7례, 증후성(종양에 의한) 3례. 병력(病歷)은 반일(半日)~6개월. 풍지혈만 침술로 치료하였다. 일반적으로 3~7회 정도 치료하여 대부분 치유됐다(최초의 치료 1~3분에 즉효가 있으며, 통증은 7~8시간 멈추었다. 1회째의 치료가 끝나면 대부분 통증이 멈추고, 수반증상도 없어졌다) 10례로 20%, 통증이 확실하게 경감했다 32례로 64%, 조금 호전됐다 8례로 16%라는 결과였다.

풍지는 족소양경(足少陽經)과 양유맥(陽維脈)의 교회혈(交會穴)로 흉쇄유돌근(胸鎖乳突筋)과 승모근(僧帽筋) 사이에 위치하며, 심부(深部)에는 연수(延髓)가 있다. 이 혈로 조작을 잘못하면 사고가 일어나기 쉽기 때문에 옛부터 의사에게 중시(重視)되고 있다.

본군의 증례(症例)에서는 풍지만을 한방약의 전통적 제재(製劑)인 당귀 주사액을 사용하여 혈위주사했으며, 국부에의 침자극과 약이 대후두신경과 소후두신경에 직접 작용하므로, 효과가 있는 것은 당연하다.

※ 번역 출판사 주(註)
　당귀는 방향성이 강하고 쓴맛이 있어서 '아리스톨로킥산(Aristolochic acid)'이라는 발암물질이 있으므로 함부로 사용해서는 안 된다.

### (10) 풍지(風池)에 혈위주사(穴位注射)로 혈관신경성(血管神經性) 두통을 치료한 증례

풍지(風池)·태양(太陽)·아시혈(阿是穴)·합곡(合谷)을 주혈(主穴)로 하여 천마(天麻) 주사액(1ml 중에 한방약 6g을 포함)을 사용하여 1~3혈에 1ml씩 약액(藥液)을 주사하고, 이것을 매일 혹은 격일(隔日)로 1회 행한다. 35례를 10회씩 주사하여 6개월간의 임상관찰을 계속했는데, 치유〔증상이 사라지고, 신경계의 검사도 음성, 레오엔세팔로 그래피(rheo encepalo grapy: 뇌혈류도)가 정상, 재발 없음〕 25례, 호전(두통이 경감했거나 발작횟수가 감소하고, 레오 엔세팔로 그래피가 개선) 7례였다.

혈위(穴位)에 약물을 주사하는 방법은 최근 수십 년에 나타난 치료법이다. 약물과 침술의 장점을 유기적으로 조합함으로써 효과를 높이기 위해 시술자가 즐겨 사용하는 방법이다.

풍지혈은 옛부터 금침혈(禁鍼穴)이며, 경험이 적은 시술자는 연구하려고 하지 않고, 조잡하게 하는 것은 사고를 일으키기 쉽다. 이 증례에서는 이 혈에 약물주사를 하고 있는데, 자침법·깊이·시간·용량 등의 면에서 노력해서 정밀하게 하고 있으므로, 뛰어난 치료효과도 놀랄 만하다.

### (11) 풍지에 자침을 주로 하여 난치성의 혈관성(血管性) 두통을 치료한 증례

본군(本群)의 혈관성 두통례는 병력(病歷)이 최장 15년, 최단 2년이다. 과거에 약물치료를 했지만, 일시적으로 완해(緩解)되었을 뿐이다. 진찰 전에 전원(全員)이 신경과에서 뇌파, 뇌혈류도(腦血流圖) 등을 상세하게 검사하였다. 그 내역은 남성 4명, 여성 16명이고, 연령은 20~40세가 많다. 과로(過勞)에 의해 유발된 것 12례, 감정자극에 의해 유발된 것 8례, 부석부석한 통증 6례, 찌르는 듯한 통증 6례, 욱신욱신한 통증 8례였다. 자침은 풍지(風池)와 합곡(合谷)을 주로 하며, 전두통(前頭痛)에는 인당(印堂), 후두통(後頭痛)에는 후계(後谿), 신체가 허(虛)하면 족삼리(足三里)를 추가한다. 변증논치(辨證論治)의 원칙에 근거하여 각각에 보사수법(補瀉手法)을 행한다. 먼저 주혈(主穴)에 자침하고, 다음에 배혈(配穴)에 자침한다. 침술한 후에는 제삽염전수법(提揷捻轉手法)으로 국부(局部)에 나른함·무거움·부석부석함 등의 감각을 발생시킨다. 5분마다 1회 염전(捻轉)하고, 20분 치침(置鍼)하고, 매주 2회 치료한다. 침술의 치료 횟수는 3~20회이다. 결과는 치유 3례, 현저한 효과 8례, 호전 5례, 무효 4례로 총 유효율은 80%였다.

머리는 제양(諸陽)이 모이는 곳이다. 『소문(素問)·방성쇠론(方盛衰論)』에는 "기(氣)가 올라갔다 내려가지 않으면 두통과 전간(癲癎)이 되고, 양기(陽氣)가 반대로 불순(不順)해져 두통이 발생한다"고 정리하고 있다. 발병 원인에서 보면, 대부분 풍(風)과 화(火)가 모든 양경(陽經)에 머물러, 그것이 경맥(經脈)을 따라 올라가 쌓여서 사라지지 않기 때문에 정기(正氣)와 싸워 발생한다. 이 질병은 급성으로 발병하며, 풍(風)이 갑자기 닥치듯이 기세(氣勢)가 강하고, 화(火)가 활활 타듯이, 많은 환자에게는 현맥(弦脈)이 나타나고, 혀가 빨갛기 때문에 중의학(中醫學)에서는 '두풍(頭風)'에 속한다. 풍(風)을 재우고 화(火)를 분산하여 낙맥(絡脈)을 통하게 하여 통증을 멎게 하는 치료를 한다. 족소양담경(足少陽膽經)은 "눈꼬리에서 일어나 올라가, 머리끝에 달하고…" 따라서, 이 경(經)의 혈(穴)인 풍지를 주혈(主穴)로 하면 간양(肝陽)을 진정시켜 풍(風)을 멈추게 하므로 효과가 있다.

의성(醫聖)인 장중경(張仲景)은 풍지(風池)에 자침하여 표증(表證)을 치료하고 있다. 예를 들어『상한론(傷寒論)』제9조에 "태양병(太

陽病)은 최초에 계지탕(桂枝湯)을 마시게 한다. 반대로 심해져 낫지 않는 사람에게는 우선 풍지(風池)와 풍부(風府)를 자침하고, 다음에 계지탕(桂枝湯)을 마시게 하면 치유된다"고 나와 있다. 태양경(太陽經)이 풍사(風邪)에 맞은 것은 풍사가 상부(上部)에서 심(甚)해지므로 한 번으로는 좋아지지 않고, 오히려 몸서리쳐지게 된다. 풍지와 풍부에 자침함으로써, 사(邪)의 대반(大半)이 사라져 낫기 쉬워지며, 그리고 나서 계지탕을 사용하면 효과가 있다. 장중경은 약과 침을 동시에 사용하고 있는데, 원칙을 응용한 융통성이 있는 치료수단은 우리들에게 참고가 된다.

### (12) 풍지(風池)와 대추(大椎)를 주로 자침하여 신경피부염(神經皮膚炎)을 치료한 증례

본군(本群)은 68례의 신경피부염 환자이다. 내용인 즉 남성 59례, 여성 9례이고, 최연소 16세, 최연장 57세이다. 병력(病歷)은 최단(最短) 3주일, 최장(最長) 30년이다. 피부의 손상부분은 경부(頸部)가 많다. 그 중 약물의 복용과 외용(外用)하여 치료하고 있는 것은 52례, 국소(局所) 블록은 25례, 척추방요부(脊椎傍腰部) 교감신경절(交感神經節) 블록 1례, X선 조사(照射) 치료 28례, 적외선 치료 7례, 한방약 치료 2례였다. 치료하여 효과가 없었거나, 효과가 있어도 재발하고 있었기 때문에 본군의 증례는 전원(全員)이 완고(頑固)하고 난치(難治)이다. 풍지(風池)·대추(大椎)·곡지(曲池)·합곡(合谷)·위중(委中)·혈해(血海)·족삼리(足三里)를 자침하고 평보평사법(平補平瀉法)하여 침감(鍼感)이 있으면 발침한다. 격일로 1회 치료하고, 동시에 손상된 피부부분은 위자(圍刺)나 봉구(棒灸)한다. 결과는 치유 24례, 유효 40례로 총 유효율은 94.21%였다. 그 중 30례를 추적조사했는데, 재발한 환자는 7례로 재발률은 23.33%였다.

신경피부염은 완고하여 낫기 어렵고 재발하기 쉬운 질병이므로, 다른 방법으로는 효과가 없고, 원래대로 돌아가는 경우가 많다. 이 시술자는 경락학설(經絡學說)에 따라 대담하게 대추(大椎)와 풍지(風池)를 침술로 전신치료와 국부치료를 병용(倂用)하여 침(鍼)과 구(灸)를 조합하여 만족할 수 있는 효과를 얻었다. 그 유효율(有效率)의 높이와 재발률(再發率)의 낮음은 칭찬할 만하다.

※ 번역 출판사 주(註)
　신체에 뜸 · 봉구(棒灸)는 음양맥상을 악화시킬 수 있으므로 특히 주의해야 한다.

### (13) 예명(翳明)에 자침하여 약시(弱視)를 치료한 증례

주혈(主穴): 예명(翳明), 배혈(配穴): 찬죽(攢竹) · 사죽공(絲竹空).

주혈은 1촌의 호침을 수직으로 염전(捻轉)하면서 자입하여 약하게 자극하고, 약간 부은 듯하면 염전을 멈추었다. 두 가지의 배혈은 횡자(橫刺)하였다. 30분 치침(置鍼)하고, 치침 사이에 1회 염침(捻鍼)하였다. 매일 1회 자침하고 5회를 1단계로 하였다.

자침으로 132례의 약시(弱視)를 치료했지만, 전원(全員)이 중학생으로 연령은 13~17세이다. 211개의 눈에 자침한 결과, 단기(短期) 치료효과는 시력이 정상으로 회복한 눈은 98개로 46.5%, 시력이 좋아진 눈은 89개로 42.2%, 변화 없음은 24개로 11.4%였고, 자침하여 시력이 나빠진 경우는 없었다.

자침 후 6개월~1년 정도 60례, 안구 109개를 추적조사했다. 그 중 자침 후의 시력을 유지하고 있었던 것은 87개로 79.8%, 유지하고 있지 않지만 자침 전의 시력보다 좋아진 것은 5개로 4.6%, 자침 전의 시력보다 나빠진 것은 1개로 0.9%를 차지하고 있었다. 자침했을 때, 약간 마비감이 같은 쪽의 안부(眼部)에 방산(放散)된 것이 효과가 좋았다.

예명(翳明)은 경외기혈(經外奇穴)로 측두부(側頭部)에 위치하고 심부(深部)에는 뇌간(腦幹)이 있으므로, 0.5~1촌의 직자(直刺)로 약자극한다. 이 혈은 눈질환에 우수하다. 이 증례의 시술자는 병기(病機), 과학적인 선혈(選穴), 원칙적인 자침조작을 지키고 있었으므로, 약시(弱視)의 침술치료로 효과가 있는 것은 당연하다.

## 3. 정리

(1) 강평(講評)

난치병에 항배부(項背部)의 혈위(穴位)를 자침하면 다른 혈위에서는 얻을 수 없는 효과가 있는 경우가 많으므로, 이 혈(穴)을 마스터하는 것이 어렵지만, 그 커다란 매력은 무수한 시술자들을 빠져들게 한다. 여기서 서술했듯이 많은 성공(成功)이 있었지만, 수없이 비통(悲痛)한 교훈도 있었으므로, 이 혈위를 사용할 때는 신중하면서도 신중하게 하지 않으면 안 된다는 것을 명시(明示)하고 있다.

이러한 특효혈은 풍부(風府)·풍지(風池)·아문(啞門)·대추(大椎)·안면(安眠)·예명(翳明) 등은 전부 후경부(後頸部)에 있으며, 그 심부(深部)에는 뇌간(腦幹), 즉 연수(延髓)나 교(橋)가 있다. 이러한 수혈(腧穴)은 심도와 수법 등을 마스터하기 어렵고, 자입이 너무 얕으면 전부 효과가 없거나, 너무 깊으면 심부(深部)의 뇌간을 손상하여 중대한 의료사고를 일으킨다. 성공과 실패는 종이 한 장 차이이며, 앞에서 열거한 잘못된 침술의 사례와 치료례가 그것을 나타내고 있다.

침술로 실패한 원인은 다음과 같다.

가장 중요한 것은 의료간호의 소홀이다. 의료에 몸을 담고 있는 사람에게 책임감이 약하고, 적당히 일을 하고, 쓸데없는 일을 하기 때문에 사고가 일어난다. 예를 들면 아문혈(啞門穴)에 잘못된 자침을 하여 지주막하출혈이 일어났는데, 재진(再診)으로 의사는 스트렙토마이신을 주고 환자를 안정하도록 하는 것밖에 하지 않았기 때문에 2일이나 처치가 늦어 질병이 진행되었다. 또한 아문에 자침한 후 환자는 두통이 생겨 불쾌감이 생겼는데, 의사는 아무 처치도 하지 않고, 환자가 2일이나 중노동하여 병상이 악화되었기 때문에 다시 치료를 받으러 왔음에도 불구하고, 그것도 보통으로 처치를 해 다음날 아침에 구급치료를 했지만 사망했다. 이것은 모두 의료간호가 잘못된 자침 때문에 실수에 실수를 거듭했다. 또한 정신병 환자의 풍지혈(風池穴)에 자침한 예에서도 치침(置鍼) 중에 치료자가 방치해 두었기 때문에 환자가 자신이 침을 깊게 자입하여 지주막하출혈을 일으켰다. 이러한 사고는 만약 치료자가 책임있는 태도로 환자를 세밀하게 관찰했으면 방지하거나 경감할 수 있는 것이다.

다음에는 자침이 너무 깊다는 것이다. 『영추(靈樞)·관침(官鍼)』에는 "질병은 얕은데 침이 깊으면 안에서 살을 손상시키고 피부에 궤양이 생기며, 병은 깊은데 침이 얕으면 병은 사(瀉)해지지 않고 오히려 대농(大膿)이 된다"고 나와 있다. 자침은 생명과 관련된 것이기 때문에 신중하지 않을 수 없다. 그러나 속효성을 바라고 깊게 침술로 강자극하는 등, 잘못된 조작을 하는 사람도 있다. 예를 들어 풍부혈(風府穴)에 장침(長鍼)을 사용하여 촉전감(觸電感)이 있었는데도 불구하고 침을 빼지 않고, 결과적으로 지주막하출혈을 일으키거나, 3촌의 장침을 아문혈에 사용하거나, 4촌의 장침을 안면(安眠)2혈에 사용하여 지주막하출혈을 일으키고 있다. 더욱이 풍암(風岩)을 자침하여 연수(延髓)를 자상(刺傷)하거나 하는 사례에서 자입의 깊이가 한계를 넘어섰다는 것을 알 수 있다.

세번째는 자극량(刺戟量)이다. 『영추(靈樞)·근결(根結)』에는 "침의 포인트는 음(陰)과 양(陽)을 조절하는 데 있다고 알려져… 따라서 상공(上工)은 기(氣)를 평형(平衡)하게 하고, 중공(中工)은 맥(脈)을 어지럽히고, 하공(下工)은 기를 끊어 생명을 위험하게 한다. 그래서 하공은 신중하라"고 바로잡아 주고 있다. 침술수법의 경중완급(輕重緩急)은 질병에 따라 정한다. 특히 후경부의 여러 혈에 시술할 때는 가볍고 느리게 조작하는 것이 당연하다. 그러나 자극량과 치료효과는 비례(比例)한다고 생각하는 사람이 있어, 과잉자극으로 사고를 유발하게 된다. 예를 들면 풍부(風府)와 대추(大椎)에 강자극하여 환자를 이완성(弛緩性) 마비가 되게 하거나, 풍부와 아문(啞門)의 자침에서는 머리를 숙이고 앉아 있는 환자가 너무 강한 자극 때문에 강직성 경련을 일으켜 벌떡 일어나, 바로 의식을 잃고 사망하거나, 대추에 전기침(電氣鍼)으로 치료를 끝내고 바로 다시 자침하여 그것도 전기량을 늘렸기 때문에 환자의 힘이 갑자기 빠져 치아노제(zyanose)를 일으킨 끝에 구급치료도 효과없이 사망시키거나, 아문과 풍지를 자침하여 최초는 효과가 있었지만, 재진(再診)으로 이전의 양혈(兩穴)을 침술로 통전(通電)해도 효과가 없었기 때문에 환자의 내성(耐性)을 고려하지 않고 10분 후에 다시 통전하고, 통전하자 바로 환자의 호흡이 정지되어 구급치료를 했지만 효과없이 사망시키고 있다.

『소문(素問)·자금론(刺禁論)』에는 "장(臟)에는 급소(急所)가 있다. 그것을 알지 않으면 안 된다"고 적고 있다. 혈(穴)에도 마찬가지로 급소가 있다는 것을 알지 않으면 안 된다. 후경부(後頸部)의 모든 혈은 질병과 환자에 따라 취혈하는 것이므로, 자침하지 않아도 어떻게 될 것 같으면 자침하지 않는 편이 좋으며, 절대로 무모하게 자침해서는 안 된다. "과감하게 수혈(腧穴)의 금구(禁區)에 도전한다"고 기술이 좋다는 것을 나타내고자 풍부와 아문에 자입할 때, 잘못하면 신중함이 결여되어 심부(深部)의 연수(延髓)와 교(橋), 척수(脊髓) 등을 자상(刺傷)하여 중대한 상해사고를 일으킨다.

### (2) 구급(救急)치료의 방법

 자입(刺入)에서 신중함이 결여되어 있기 때문에 연수(延髓)와 교(橋)·척수(脊髓) 등을 자상하면 지주막하출혈과 관계되는 조직의 출혈·상해를 일으키고, 심한 두통·구토·의식 상실·뇌막자극 징후 등이 나타난다. 이러한 징후가 나타나면 당황하지 말고 신속하게 진단하여 바로 처치하지 않으면 안 된다.

◆ 구급처치

 ① 고혈압의 처치: 뇌조직(腦組織)을 자상(刺傷)하여 출혈하면 혈압이 높아지는 경우가 많다. 그래서 바로 혈압을 내리지 않으면 안 되지만, 그 강하(降下)가 너무 빠르거나 너무 낮으면 안 된다. 일반적으로 출혈 전의 수준까지 내려서는 안 된다.

 ② 두개내압(頭蓋內壓)을 강하(降下): 뇌출혈을 하면 뇌수종(腦水腫)이 일어나 서서히 심해진다. 두개내압의 강하에는 20% 만니톨(mannitol)이나 25% 소르비톨(sorbitol)을 체중 1kg당 1~2g, 6~8시간에 1회 정맥에 점적(點滴)하는 것이 보통이다. 1일 3회의 호르몬의 점적이나 근육주사를 병용(併用)해도 좋다.

 ③ 지혈제(止血劑)와 응혈약(凝血藥): 지주막하출혈에 사용한다.

 ④ 외과 수술: 극히 위험한 병상(病狀)의 급성 뇌출혈에는 개두수술(開頭手術)도 고려하여 환자의 목숨을 구하거나, 후유증을 경감시킨다.

◆ 일반적 처치

 ① 안정하고 침상에서 쉰다.

 그러나 48시간 이상의 혼수(昏睡)가 계속되고 있으면 정기적으로 누운 자세를 고쳐주거나, 손발을 움직여 준다.

 ② 호흡 기도(呼吸 氣道)의 소통을 확보한다.

환자에게 담(痰)이 많으면 뽑아내고, 필요하면 기관(氣管)을 절개한다. 코 자입관과 산소마스크, 인공호흡기나 가압산소흡입 등으로 산소를 흡입하여 혈중(血中)의 산소함량을 올린다. 단, 산소흡입의 기간이 긴 환자에게는 혼합산소와 간헐적인 산소흡입으로 한다.

③ 수전해질(水電解質)의 균형을 유지한다.

급성 혼수환자에게는 금식(禁食)하고, 적당량을 정맥에서 보액(補液)한다. 2일 후에도 의식이 돌아오지 않으면 비강영양(鼻腔榮養)을 한다. 출혈이 심한 환자에게는 액체의 섭취량을 제한한다.

④ 감염병발증(感染倂發症)을 예방한다.

폐의 감염을 발견하면 바로 항생물질로 치료한다.

이것은 뇌조직 손상의 출혈(出血)에 대한 구급치료를 간단하게 소개한 것인데, 언제나 판에 박힌 듯이 정해진 방법이다. 하지만 임상에서는 동일한 질병이라도 환자에 따라 증상이 다르듯이, 동일혈위(同一穴位)에 자침해도 자상(刺傷)한 증상은 사람에 따라 다르다. 따라서 임기응변으로 융통성을 살리는 것이 중요하며, 정해진 방법을 고집할 필요는 없다. 그때의 상황에 따라 그에 적합한 방법을 사용함으로써 환자를 구하고, 가능한 한 불필요한 손실을 줄이도록 한다.

### (3) 예방조치

시술자는 질병을 치료하여 인명을 구하는 것이 본무(本務)이지만, 치료의 성공을 보증(保證)하는 중요한 열쇠는 안전이다. 따라서 시술자가 인체 해부의 지식, 변증시침(辨證施鍼), 정확한 취혈, 적절한 자입심도(刺入深度), 이유 있는 수법(手法) 등을 숙지(熟知)하고, 강한 책임을 느끼면서 한 사람 한 사람의 환자를 접하면 사고는 미연에 방지된다. 특히 특수한 혈위(穴位)에는 신중해지고, 환자의 개인차와 나이, 체질을 전체적으로 고려한다. 후경부(後頸部)에 있는 풍부(風府)·아문(瘂門)·풍지(風池) 등에서는 부위나 자입방향·깊이·수법 등을 제대로 마스터한다.

　이들 3혈의 정위(定位)와 자입방향에 대해서는 최근에 건강인과 사체(死體)를 측량하거나, 임상의 실제와 결부(結付)시켜 고대(古代)부터 전해진 것을 현대에 참조(參照)하여 안전하고 효과적인 의견들이 정리되어 있다. 예를 들어 풍부혈의 정확한 취혈법은 후경부에서 발제(髮際)로 들어가 1촌이며, 거의 후두골과 제1경추 사이에 해당된다. 현대의 전문가들은 환자를 의자에 앉히고, 머리를 숙이게 하여 침끝을 코끝으로 향하게 자입하는 것이 직자(直刺)하는 것보다 안전하다고 인정하고 있지만, 침끝을 입이나 귓불을 향해서 자입하는 편이 코끝을 향하는 것보다 안전하며, 직자는 위험성이 있다. 아문(瘂門)의 자침법도 풍부(風府)와 동일하다. 풍부에 관해서는 전문가의 의견은 크게 나뉘어져 있다.

　예를 들어『침구대성』의 '옥룡가(玉龍歌)'는 "풍지는 1.5촌 자입하여 풍부혈에 투자(透刺)한다. 이 혈은 반드시 횡자(橫刺)의 방법으로 투자한다"고 하며, 편정두풍(偏正頭風)의 치료에 사용한다. 승담안(承淡安) 씨는 "좌측 풍지(風池)는 침끝을 우측 안와(眼窩)를 향해서 자입한다. 우측 풍부(風府)는 좌측 안와(眼窩)를 향하여 자입한다"고 말하고 있다. 1979년 남경중의학원(南京中醫學院) 주편(主編)의『침구학』은 "풍지(風池)는 침끝을 조금 아래로 향하고, 코끝을 향해 0.8~1.2촌 정도 사자(斜刺)하거나, 풍부(風府)에 평자(平刺)로 투자(透鍼)한다"고 하였다. 누백층(樓百層) 씨는 "침끝은 반대편의 관골(顴骨)을 향해서 서서히 자입한다. 즉 환자의 좌측 풍지혈이라면 침끝을 우측의 관골을 향해서 1.2~1.5촌의 깊이로 자입한다"고 한다. 상해중의학원편(上海中醫學院編)의『경락수혈학교정(經絡腧穴學敎程)·수혈분책(腧

穴分冊)』에는 "풍지혈… 최근에는 코끝의 방향으로 0.5~1.5촌 자입하고 반대측의 안와(眼窩) 방향으로 깊게 자침해서는 안 된다"고 주장하고 있다. "추골동맥과 연수(延髓)를 자상(刺傷)하지 않기 위해서이다"라고 나와 있다. 양원덕(楊元德) 씨는 "같은 쪽의 관골(顴骨)이나 안와를 향한다. 즉, 좌측 풍지(風池)라면 좌측의 관골이나 안와를 향해 자입한다. 반대측을 향해 자입해서는 안 된다"고 주장하고 있다.

양(楊) 씨의 견해는 분명히 안전하다. 만약 침끝을 반대측의 안와와 귓불, 관골을 향하면 침끝은 동맥을 향하게 되며, 대후두공(大後頭孔)에서 두개내(頭蓋內)로 침끝이 진입하여 연수(延髓)를 자상(刺傷)하므로 위험하다.

풍부(風府)·아문(啞門)·풍지(風池)의 3혈에 대한 자침심도(深度)에 관해서는 옛날부터 여러 설(說)이 있어 일정(一定)하지 않다. 예를 들어 풍부와 아문의 양혈은 고서(古書)에는 0.3~0.4촌이라고 주장하고 있다. 『침구갑을경(鍼灸甲乙經)』에는 양혈 모두 "침 0.4촌"이라고 하며, 『침구동인수혈도경(鍼灸銅人腧穴圖經)』에는 "아문에 침 0.3촌, 사자(斜刺)라면 0.8촌"이라고 한다. 『성제총록(聖濟總錄)』만이 "풍부혈(風府穴)은 1촌까지 자입할 수 있다"고 말하고 있다. 1950년대에는 "과감하게 아문(啞門)의 금구(禁區)에 도전한다"고 주장하는 사람이 나타나 결과를 두려워하지 않고 풍부와 아문을 택했다. 그들은 서서히 깊게 하여 1촌에서 2촌으로, 그리고 3촌 이상이나 자입했기 때문에 이에 따라 자주 사고가 일어났다. 예를 들어 진종순(陳鐘舜)은 풍부혈에 2.5~3.0촌(6.5~7.5cm)의 깊이로 10례(例)를 자침하고 있다. 그리고 자침 전과 자침 후의 수액(髓液)을 비교했는데, 그 중 8례는 수액의 색이 변화하고, 척수(脊髓)기능에도 다양한 장애가 나타났고, 완전마비나 불완전마비가 일어나 천부(淺部)와 심부(深部)의 지각(知覺)이 둔해지거나 소실했다. 이러한 척수 쇼크현상은 서서히 회복되지만,

일반적으로 1개월 정도는 침상에서 안정을 취한 후 지팡이를 잡고 걸을 수 있게 되고, 파행(跛行)은 3개월에서 6개월 정도 계속된다. 만약 근육이 위축되면 1년 후가 아니면 안정하게 걸을 수 없다. 그러한 보고(報告)에서 깊은 자침의 위험성을 알 수 있다.

— 『중의 잡지(中醫 雜誌)』 1956; (12) :649)

만맥생(万麥生) 씨는 풍부혈에 자침하고, X선 촬영에 의해 건강인 120례와 사체(死體) 37례를 측량하였다. 그리고 동신촌(同身寸)으로 1촌 이내라면 안전하지만, 1.5촌으로는 사고로 이어질 가능성이 있었으며, 2촌은 위험심도라고 결론지었다. — 『중의 잡지』 1963; (3) :24)

이정명(李定明) 씨는 관찰과 과학통계에 의해 만약 침구경전(鍼灸經典)의 저작(著作) 및 현대침구 교재가 주장하는 대로 풍부혈(風府穴)은 0.5촌~1촌, 아문혈(啞門穴)은 1~2촌(전부 동신촌으로 계산)만 자입했다고 하면 97.3%의 환자는 기(氣)를 얻을 수 없다고 생각하고 있다. 『영추·구침십이원(靈樞·九鍼十二原)』에는 '자지요(刺之要), 기지이유효(氣至而有效)' 라고 있으므로, 기(氣)를 얻을 수 없으면 효과도 없다. 동일한 환자로 이 양혈(兩穴)에 자침하여 기를 얻을 수 있는 심도(深度)는 일반적으로 풍부를 아문보다 조금 깊게 하지 않으면 안 된다는 것을 그는 발견했다. 이 양혈에 자침하여 임상심도(臨床深度)에 달하면, 대부분의 환자가 기를 얻을 수 있다. 임상심도로는 환추횡인대(環椎橫靭帶)와 황색인대(黃色靭帶)를 통과할 일이 없으므로 안전하다. 소수의 사람에게서 기를 얻을 수 없으면 천천히 자입하는 것이 좋지만, 위험심도에 달해도 기를 얻지 못하면 그 이상의 자입은 그만두고, 약간의 제삽수법(提挿手法)으로 최기(催氣)한다(염전법은 사용하지 않는다).

— 『상해침구 잡지(上海鍼灸 雜誌)』 1991 ;10 (4) :29

이러한 혈위(穴位)에서는 정위(定位)와 자입방향, 자입심도, 조작 방법을 마스터하고, 시술자는 결코 혼자 하지 말고, 신중하게 섬세할 것에 주의하며, 한 사람 한 사람의 환자에게 책임있는 태도로 대응하면 안전하고 확실한 치료가 보증(保證)된다. (白恒慧)

# 제2절 말초신경(末梢神經)

## 1. 잘못된 침술의 사례

(1) 내관(內關)을 자침해 손을 쥐지 못하게 된 사례

어느 성인 여성에게 자침했다. 내관혈(內關穴)을 운침(運鍼)을 하고 있는데 환자가 촉전감(觸電感)을 호소했다. 다시 침감(鍼感)을 강하게 하기 위해 염전(捻轉)을 계속해 환자가 참을 수 없으면 멈추었다. 그 이후 팔 내측이 붉게 붓고, 발열과 통증, 손을 쥐는 기능의 장애가 남았다. 아마도 혈관과 정중신경(正中神經)을 손상했기 때문일 것이다. ― 엽정광(葉廷珖)『감숙의약(甘肅醫藥)』1983; (增刊) :44

내관혈(內關穴)은 수궐음심포경(手厥陰心包經)의 경혈이며, 나뉘어서 수소양삼초경(手少陽三焦經)으로 뻗어 팔맥(八脈) 교회혈(交會穴)의 하나로 음유맥(陰維脈)으로 통하고 있다. 손바닥에서 손목을 지나 2촌의 양 근육 사이, 즉 요측(橈側) 수근굴근건(手根屈筋腱)과 장장근건(長掌筋腱) 사이에 있으며, 내부(內部)에는 천지굴근(淺指屈筋), 그 심부(深部)에는 심지굴근(深指屈筋)이 있고, 전골간동맥(前骨間動脈)과 전완정중피정맥(前腕正中皮靜脈), 정중신경(正中神經)이 지나고 있다.

이 예(例)에서는 내관에 자침하여 정중신경을 손상했기 때문에 손을 쥐는 기능이 장애가 되었다. 내관혈은 0.5촌이 표준이며, 굵은 침으로 깊게 자침해서는 안 된다.

(2) 내관(內關)과 열결(列缺)을 자침해 요골신경(橈骨神經)을 손상한 사례

환자: 남성, 40세.

간염(肝炎)으로 병원에서 침술치료를 받고 있었다. 내관(內關)과 열결(列缺)에 자침하자, 곧바로 마비되는 듯이 약간 부어올라 전기(電氣) 느낌이 있으며, 어깨에서 엄지손가락까지 전해졌다. 그 후 1개월 이상 엄지손가락과 둘째손가락에 무겁게 마비되는 듯한 감각이 남았다.

검사: 엄지손가락의 외전(外轉)과 상지(上肢)를 드는 기능이 거북하고, 피부의 통각(痛覺)과 촉각을 잊어버렸다. 핫백(hot bag), 전기치료, 비타민B 등의 복용으로 서서히 호전되어 퇴원했다.

— 성지방(成志芳) 등 『강소중의(江蘇中醫)』 1963; (10) : 24

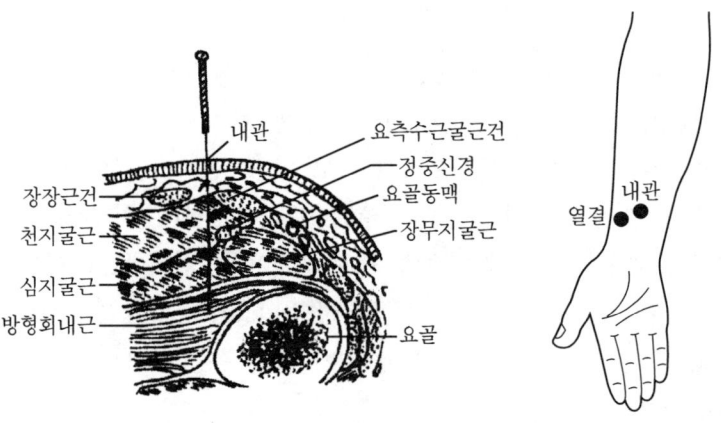

〈내관혈의 자입 수평단면도〉    요골신경의 손상으로 손을 쥐지 못할 수 있다.

열결(列缺)은 수태음폐경(手太陰肺經)의 혈이다. 혈위(穴位)는 완관절 횡문(腕關節 橫紋)의 위 1.5촌에 있으며, 손을 기울여 취한다.

국부(局部) 해부: 요골경상돌기(橈骨莖狀突起)의 상방으로 완요골근건(腕橈骨筋腱)과 장무지 외전근건(長拇指 外轉筋腱)의 사이에 있다. 요측피정맥(橈側皮靜脈)과 요골정맥(橈骨靜脈), 요골정맥(橈骨靜脈) 등의 분지(分枝)가 있으며, 외측 전완피신경(外側 前腕皮神經)과 요골신경천지(橈骨神經淺枝)의 혼합지(混合枝)가 분포한다.

자침법과 주치(主治): 환자에게 첫째 손가락과 둘째 손가락을 펴게 하여 첫째 손가락과 둘째 손가락을 겹쳐서 교차하여 둘째 손가락을 뻗으면 위가 된 둘째 손가락이 요골경상돌기(橈骨莖狀突起)에 해당한다. 이 둘째 손가락의 끝이 닿는 움푹한 곳이 열결(列缺)이다. 그곳에 0.2~0.3촌 정도 자입한다. 편두통·기침·목구멍 부종·반신불수·구안와사, 손과 팔의 통증을 치료한다.

이 예(例)에서는 내관과 열결을 택했는데, 첫째 손가락의 외전(外轉)과 상지(上肢)의 드는 기능이 나빠지고, 피부의 지각(知覺)이 장애가 되어서 열결을 자침해서 요골신경이 손상된 것을 알 수 있다. 핫백과 전기치료에 의해 손상된 조직이 완해(緩解)되고 회복되어 치유되었다.

(3) 내관(內關)을 자침해 정중신경(正中神經)을 손상한 사례

환자: 남성, 34세.

만성위장염으로 의사가 강자극으로 우측 내관(內關)에 심하게 자침했다. 곧바로 환자는 전기(電氣)쇼크와 같은 느낌이 상하(上下)로 방산(放散)된 듯이 느꼈으나, 그것을 시술자는 기(氣)를 얻었다고 오인하여 강자극을 계속해서 침술부위에 작열감(灼熱感)이 발생하고, 그것이 정중신경(正中神經)을 따라 전도(傳導)하였다. 재진(再診)으로 환자는 침공(鍼孔)의 부분이 아프고 마비되어 손목과 첫째 손가락이 운동제한되었다고 호소했다.

분석하면, 이 예(例)는 침술이 너무 심했기 때문에 정중신경을 손상한 것이다. 만약 시술자가 천천히 운침(運鍼)했으면, 혹은 경미한 촉전감(觸電感)이 신경을 따라 방산되었을 때, 침을 피하(皮下)까지 빼서 자극방향과 각도를 정정(訂正)했으면 손상을 피했거나 경미한 손상으로 끝났을 것이다.

― 장작현(蔣作賢)『협서중의학원학보(狹西中醫學院學報』 1988; (1) :26

보고(報告) 내에 있는 분석은 참고할 가치가 있다.

### (4) 곡지(曲池)에 혈위주사하여 요골신경을 손상한 사례

환자: 남성, 22세.

개고기를 먹은 후에 현기증・오심(惡心)・구토・복통이 시작되고, 두드러기가 났다. 검사했더니, 체온은 39.2℃, 심박수(心搏數) 110회/분, 혈압 14.7/10.7kPa였다. 알레르기 반응성의 두드러기로 진단했다. 클로르프로마진(chlorpromazine) 25mg을 곡지(曲池)에 혈위주사(穴位注射)하고, 프레드니손(prednisone: 부신피질호르몬제) 10mg을 복용했다. 다음날은 치유됐지만, 완관절은 연약무력(軟弱無力)해져서 오른손을 올리지 못하게 되었다. 상완이두근(上腕二頭筋)과 상완삼두근(上腕三頭筋)의 반사는 있고(下垂手 3+), 요골신경(橈骨神經)의 지배구역에서 통증감각이 둔해져 있다. 혈위주사에 의한 우측 요골신경의 손상으로 진단되었다. 중국의대(中國醫大)에 옮겨져 침구와 전기치료 등의 종합치료를 6개월하여 요골신경의 기능은 거의 회복되었다. ― 위경란(衛慶蘭)『요령중급의간(遼寧中級醫刊)』1978; (6) :28

곡지(曲池)는 양택(陽澤)이나 귀신(鬼臣)이라고도 부른다. 수양명대장경(手陽明大腸經)의 혈로 대장맥(大腸脈)이 들어가는 곳의 합혈(合穴)이다. 혈위는 팔꿈치의 외보골(外輔骨: 橈骨)과 주골(肘骨)의

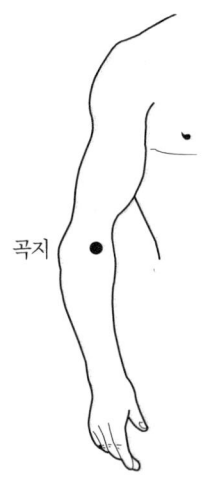

곡지에 혈위주사하여 요골신경을 손상하였다.

중간에 있다. 팔꿈치를 굽히면 생기는 주와 횡문(肘窩 橫紋)의 요측단(橈側端)의 움푹한 곳을 취혈한다. 거의 척택(尺澤: 수태음폐경)과 상완골 외측 상과(上顆)를 연결한 선(線)의 중간에 해당한다.

국부(局部) 해부: 완요골근(腕橈骨筋)의 요측(橈側)으로 장요측수근신근(長橈側手根伸筋)의 기시부(起始部)에 있고, 요측반회동맥(橈側反回動脈)의 분지(分枝)가 있고, 외측 전완피신경(前腕皮神經)이 분포하며, 내측의 심층(深層)에는 요골신경간(橈骨神經幹)이 있다.

침법과 주치: 양 팔꿈치를 굽혀 손을 맞잡는 자세로 주와 횡문(肘窩 橫紋)의 끝에서 주관절부(肘關節部)를 택한다. 침이라면 0.8~1.5촌 자입한다. 목구멍의 통증, 손과 팔의 종통(腫痛), 근육의 무력, 반신불수, 상한(傷寒)의 여열(余熱)이 내려가지 않는 것을 치료한다.

이 예(例)에서는 클로르프로마진(chlorpromazine)을 곡지(曲池)에 혈위주사했지만, 부주의하여 요골신경(橈骨神經)을 자상(刺傷)하여 완관절(腕關節)이 무력해지고, 오른팔이 무력해져 올릴 수 없는 등의 증상이 나타났다. 신경을 자상(刺傷)했을 때의 치료에는 핫백과 원단(遠端) 혈위에 침술, 이학요법(理學療法) 등의 종합요법을 한다. 치료하지 않아도 자연치유된 증례도 보고되고 있으나, 수개월에서 1년 이상 지나지 않으면 회복되지 않았던 예도 보고되어 있다. 이것은 환부의 회복속도가 손상(損傷) 정도와 치료개시의 속도와 관계가 있는 가능성을 나타내고 있다.

### (5) 족삼리(足三里)를 자침해 비골신경(腓骨神經)을 손상한 사례

환자: 남아, 1세.

부정기적인 발열이 3개월간 계속되었기 때문에 입원했다. 흉부의 X선 촬영으로 아급성(亞急性) 혈행성(血行性) 파종형(播種型) 폐결핵(肺結核)으로 진단되었다. 항생물질·한방약·침구·호르몬·혈위주사 등으로 치료하여 뛰어난 효과를 얻을 수 있었다. 그러나 우측 하지(下肢)의 족삼리(足三里)에 침구(鍼灸) 치료한 3일째에 오른발이 늘어지고, 다리관절이 종창(腫脹)된 것을 알았다. 핫백·침구·안마·비타민B 등으로 치료하여 서서히 호전됐다.

— 성지방(成志芳) 등 『강소중의(江蘇中醫)』 1963; (10) :24

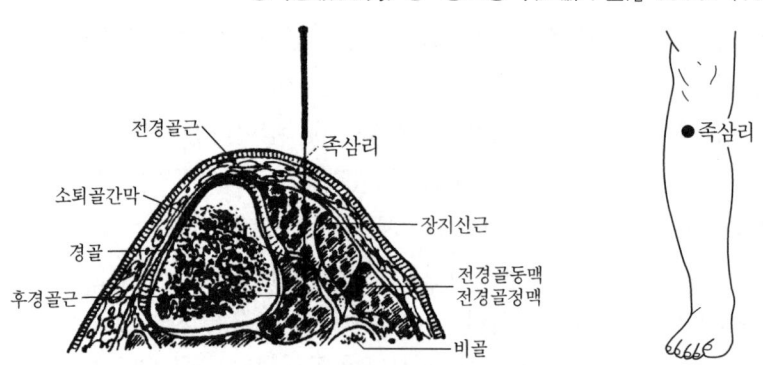

〈족삼리의 자입 수평단면도〉

족삼리에 침구(鍼灸) 치료 3일째 오른발이 늘어지고, 다리관절에 종창이 되었다

※ 번역 출판사 주(註): 족삼리에 침술도 위험하나 뜸법은 더더욱 위험하고 조심해야 한다.

유유아(乳幼兒)의 피부는 부드럽기 때문에 족삼리혈(足三里穴)에의 자입이 너무 깊거나 수법(手法)이 너무 강하면 비골신경(腓骨神經)을 손상하여 다리가 늘어진다.

족삼리(足三里)는 외슬안(外膝眼) 아래 3촌, 행골(胻骨: 정강이뼈) 외측으로 대근(大筋)의 내측에 있다.

해부: 경비관절(脛腓關節)의 하방(下方)으로 전경골근(前脛骨筋)과 장지신근(長指伸筋)의 사이에 있고, 전경골동맥(前脛骨動脈)과 정맥(靜脈)이 지나가며, 심층(深層)에는 비골신경(腓骨神經)이 있다. 족삼리(足三里)에 잘못된 침술을 하면 발뒤꿈치가 땅에 닿지 않게 된다.

(6) 족삼리(足三里)에 혈위주사하여 심비골신경(深腓骨神經)을 손상한 사례

환자(성별의 기재 없음): 14세.

주증상: 고열이 6일간 계속되어, 그날 밤 구급으로 입원했다. 체온은 39.2℃였다. 폐의 감염으로 진단되었다(폐의 X선 사진으로 증명). 아미노피린(aminopyrine) 2ml을 주사했지만, 30분이 지나도 열은 내려가지 않았다. 그래서 환자의 우측 족삼리(足三里)에 반량(半量)의 동비합제(冬非合劑: 클로르프로마진 25mg과 프로메타진 25mg)를 주입했다. 10분 후에 아이는 잠이 들고, 체온도 36.2℃로 내려갔다.

2일째에 환자의 보행이 불안정하게 되어 있는 것을 발견했다. 오른발이 늘어지고, 경도(輕度)로 내반(內反)하고 있다.

검사: 오른발과 족지(足趾)가 배굴(背屈)되지 않고(指伸筋과 전경골근의 마비), 저굴(底屈)은 양호하였다. 하퇴(下腿) 전부 외측면(前部 外側面)과 발등의 온각(溫覺)·촉각(觸覺)·통각(痛覺)이 약해져 있다. 혈위주사에 의한 우측 심비골신경(深腓骨神經)의 손상이라 진단되었다. 침구, 혈위안마(穴位按摩), 아데노신3린산(adenosine三燐

酸)과 코엔자임A의 주사 등을 2개월간 치료하여 정상으로 걸을 수 있게 되었다. — 원가명(袁家明)『요령의약(遼寧醫藥)』1977; (6) :23

족삼리(足三里)에의 약물주사는 대단히 널리 행해져 치료할 수 있는 질병도 많다. 그러나 주사가 잘못되거나 약물량이 많거나, 약물농도가 너무 높으면 의료사고가 일어난다. 이 예(例)에서는 취혈이 정확하지 않은 것과, 약물량의 잘못과 관계가 있다. 이 혈(穴)에서는 심부(深部)에 심비골신경(深腓骨神經)이 있으며, 이것을 손상하면 경골(脛骨) 전면(前面)의 모든 근육에 마비가 일어나 다리가 늘어지지만, 다리의 저굴(底屈)은 영향받지 않는다. 그 때문에 보행이 불안정해지거나, 심하면 파행(跛行)한다. 혈위(穴位)주사에 사용하는 약물은 흡수되기 쉽고, 자극성이 약하고, 저농도(低濃度)로 중성(中性)에 가까운 pH의 약물이 적당하다. 침술로 체침(滯鍼)하거나, 환자에게 촉전감(觸電感)이 있을 때는 약물의 주입을 멈추고 침을 빼 다른 방향으로 자입하면 국부의 신경과 혈관을 손상시키지 않는다.

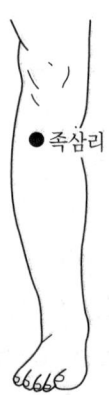

족삼리에 자극하여 심비골신경이 손상되면 경골 전면 근육마비, 보행의 불안정으로 심하면 절름발이 된다.

(7) 족삼리(足三里)에 혈위주사하여 총비골신경(總腓骨神經)을 손상한 사례

환자: 이모(李某), 23세.

심한 복통으로 1982년 4월 3일에 입원치료했다. 회충증(回蟲症)에 의한 급성장염(急性腸炎)이라 진단되었다. 1982년『호남의약 잡지(湖南醫藥 雜誌)』제1기(期)에 양쪽의 족삼리와 중완(中脘)에 80mg의 비타민K3을 주사한 보고(報告)가 있다. 주사하자 복통은 사라졌지만, 밤 12시가 되자 총비골신경(總腓骨神經)의 손상증상이 나타났다. 다리의 늘어짐, 내반(內反), 족배(足背)의 지각감퇴 등이 있으며, 혈위주사(穴位注射)한 부위의 지각(知覺)이 상실되고, 보행곤란이 되었다. 수개월의 치료에 의해 증상은 호전되었지만 치유는 되지 않았다.

— 팽상화(彭相華)『강서중의약(江西中醫藥)』1984; (3) :33

총비골신경(總腓骨神經)은 좌골신경(坐骨神經)의 분지(分枝)의 하나이다. 이 신경은 좌골신경에서 나온 후 슬와(膝窩)의 외측벽(外側壁)을 따라 비골두(腓骨頭) 아래에 이르며, 장비골근(長腓骨筋)을 뚫고 심비골신경(深腓骨神經)과 천비골신경(淺腓骨神經)으로 갈라진다. 총비골신경이 손상되면 다리와 발뒤꿈치의 배굴(背屈)을 못하며, 다리는 늘어져 내반(內反)하였다. 이 예(例)는 취혈(取穴)을 너무 상단에 했으며, 자침이 너무 깊었다.

(8) 약물의 혈위주사로 말초신경을 손상시킨 10례

이것은 요퇴통(腰腿痛: 좌골신경통) 때문에 환도(環跳) 등을 메타놀프로카인과 메타놀포도당의 혼합액을 주사하여 각 1례(例)의 우측 좌골신경, 총비골신경, 좌측 경골신경(3례)을 손상(損傷)시킨 것으로 주입하여 바로 국부(局部)가 붓고, 통증과 신경손상의 증상이 나타나 근육의 위축이 남았다. 턱 관절염과 삼차신경통(三叉神經痛) 때문에

아시혈(阿是穴)과 하관혈(下關穴)에 에타놀과 초산 히드로콜치존을 주사하여 안면신경을 손상한 2례(例)는 주입하고 바로 말초성(末梢性) 안면신경마비(顔面神經痲痹)의 증상이 나타났다. 발열과 복통 때문에 곡지(曲池)와 족삼리(足三里)에 슬피린과 원타민을 주입하여 우측 요골신경과 총비골신경을 1례씩(2례) 손상시킨 것은 주입하고 바로 국부가 아프고, 오른손가락을 펴지 못하고 엄지손가락의 외전(外轉)을 할 수 없는 것과 전경골근(前脛骨筋)이 위축되어 다리가 늘어진 것이다. 척골신경염(尺骨神經炎), 왼손목 염좌(捻挫), 편도염(扁挑炎) 때문에 아시혈(阿是穴)과 양측 합곡혈(合谷穴)에 알코올과 페니실린을 주입하여 요골신경, 우측 척골신경, 왼손 척골신경과 정중신경을 각 1례씩(합계 3례) 손상시켜 그 신경분포구역의 근육위축과 부분적 기능장애를 남겼다.

치료방법과 결과: 알코올의 혈위주사로 아시혈(阿是穴)·환도(環跳)·하관(下關) 등에 주입하여 말초신경을 손상한 6례는 침구(鍼灸), 비타민B12와 취화수소산(臭化水素酸) 가란타민의 근육주사, 혈관확장제(血管擴張劑)와 비타민B류의 경구투여에 의해 3~11개월

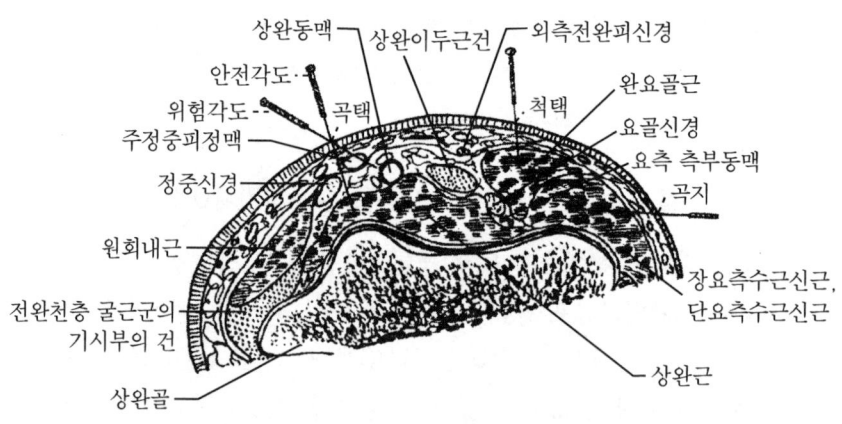

〈곡택·척택·곡지 3혈의 자입 수평단면도〉

치료했지만 무효였다. 슬피린을 곡지(曲池)에 주입한 1례에서는 거의 위와 같은 치료를 18개월 했지만 무효였다. 양쪽의 합곡(合谷)에 페니실린을 주입한 것과 족삼리에 비타민을 주입한 2례에서는 침구를 주로 하여 혈관확장제와 비타민B류의 경구투여에 의해 개선됐다. 취화수소산 가란타민을 턱관절의 아시혈에 주입하고, 안면신경을 손상한 1례에서는 침구와 한방약의 온습포로 3개월에 치유하였다.

— 하장안(賀長晏)『신의학(新醫學)』1984; (7) :365

하(賀) 씨가 보고(報告)한 10례(例)의 환자는 사용한 약물도 취혈도 다르며, 일어난 반응에도 차이가 있었다. 본군(本群)의 10례에서는 분명하게 곡지혈(曲池穴)에의 부주의로 요골신경을 손상하고, 환도혈(環跳穴)에의 부주의로 좌골신경을 손상하였으며, 족삼리(足三里)에의 부주의로 총비골신경을 손상시켰고, 합곡혈(合谷穴)에의 부주의로 요골신경(橈骨神經)을 손상시켰다. 몇 가지의 약물은 신경간(神經幹) 주위(周圍)에의 주입(注入)으로 신경선유(神經線維)를 손상시키고, 상응하는 부위의 자극증상과 근육위축(筋肉萎縮)을 일으켰다. 알코올의 혈위주사는 일반적으로 삼차신경절(三叉神經節)의 지각지(知覺枝) 블록에 의해 삼차신경통을 치료하지만, 최초에 프로카인을 주입하여 위치를 확정한 후 0.5~1ml 정도 주입한다. 알코올 주사로 말초신경을 손상한 것은 치료해도 단기간에는 회복하기 어렵다.

약물의 혈위주사에서는 주의하지 않으면 안 되는 다양한 증상을 일으킬 뿐만 아니라 치료해도 낫기 어렵다. 본군의 환자에게는 다양한 방법으로 종합치료를 해 보았지만, 치유된 것은 1례뿐이었다.

### (9) 약물의 혈위주사(穴位注射)에 의해 말초신경을 손상한 7례

우리가 최근 치료한 7례(例)는 혈위주사에 의해 신경을 손상한 것이다(신경과에서 진단받고, 우리 과에 옮겨 왔다).

사지(四肢)의 혈위(穴位)에서는 아래에 얕은 층(層)의 신경이 지나고 있으므로, 부주의하게 자침하면 신경을 자상(刺傷)한다. 그러나 오랜 기간에 걸쳐 임상으로 사용되고 있는 침(鍼)·결찰(結紮)·탄발(彈撥) 등의 방법으로 치료해도 대부분은 신경에 대해 강자극을 일으키므로, 말초신경을 손상하여 마비되는 경우는 거의 없다. 커다란 주사침을 사용하여 신경에 거듭 제삽(提揷)하면 신경을 손상하지만, 그러한 경우는 그다지 없다. 침술과 트랜지스터 펄스 치료기를 사용한 전기침 치료의 경험에 의하면, 예를 들어 신경선유(神經線維)를 자입 통과했다 해도, 그 순간에 강한 반응을 일으킬 뿐, 신경손상(神經損傷)의 후유증이 남는 환자는 없었다. 본군(本群)에서는 혈위주사의 자극이지만, 침술의 기계자극은 일반 침술치료와 동일하지만, 약물자극은 본래 특유한 것이다. 따라서 이 부류가 신경을 손상한 원인은 주사침의 기계자극이 아니라, 약물선택의 잘못에 있다고 생각한다.

7례(例)에서 사용된 약물은 전부 임상에서는 상용되는 것이지만, 국부(局部)의 자극성이 강하다. 국부 조직에 대한 자극성이 강한 이유로서 세 가지 요인이 관련되어 있다고 생각한다. 첫째는 약물과 용제(溶劑)의 자극성이 너무 강하다. 둘째는 약물의 pH와 체액(體液)의 pH가 너무 다르다. 셋째는 약물농도가 너무 높거나 너무 낮다. 그 결과로서 조직의 단백질을 변성(變性)시킨다. 그 밖에는 파나딘 주사액의 주요성분은 이종단백(異種蛋白)이므로 알레르기 반응이 일어나기 쉽다. 한방약 주사액은 상술(上述)한 원인 이외에 유기물(有機物)이 포함되어 있는 것과 관계가 있다. 예를 들어 석상백(石上柏) 주사액은 다량의 유기산(有機

⟨7례의 신경손상 상황의 상세(詳細)⟩

| 번호 | 혈위치료의 이유 | 주입한 약물 | 주사부위 | 손상신경 |
|---|---|---|---|---|
| 1 | 계절성 피부염 | 히드로콜치존 (알코올용액) | 좌곡지 | 좌요골신경 |
| 2 | 감모에 의한 발열 | 슬피린 | 우곡지 | 우요골신경 |
| 3 | 고열의 검사대기 | 통심령(주성분은 살친산과 슬피린) | 좌곡지 | 좌요골신경 |
| 4 | 고혈압 | 윈타민 | 양곡지 | 우요골신경 |
| 5 | 불면 | 윈타민 | 좌내관 | 좌정중신경 |
| 6 | 식도암 | 석상백(한방약) | 양내관 | 양정중신경 |
| 7 | 편도염의 고열 | 파나딘(panadin) | 좌합곡 | 정중신경(좌모구부의 근육위축) |

酸)을 포함하고 있기 때문에 근육주사를 할 때 강렬한 자극성이 있다.

이 사례에서는 약물 자체에 상술한 세 가지의 원인이 있으며, 거기에 신경간(神經幹)과 말초선유를 자입 통과한 것이 겹쳐 손상한 것이라고 생각되지만, 새로운 검토가 필요하다.

혈위(穴位)주사에 의한 불량(不良) 자극을 피하기 위해 되도록이면 자극성이 약한 약물을 사용해야 하며, 그 pH도 중성(中性)에 가까운 것이 좋고, 약액(藥液)농도와 조직액(組織液)의 침투압이 가까운 것이 좋다. 약액농도가 너무 높으면 주사용 증류수(蒸溜水)로 희석(希釋)하면 좋고, 농도가 너무 낮으면 생리식염수로 농도를 올린다(생리식염수를 추가할 때는 배합금기에 주의한다).

주사한 후 신경손상이 일어나면, 곧(24시간 이내에) 적절한 처치를 취해 혈액순환을 개선시켜 약물의 흡수를 촉진해야 한다고 우리들은 생각하고 있다. 예를 들어 국부의 온열치료, 직류(直流) 전기에 의한 요오드 이온 도입(導入)과 모동청(毛冬靑: 한방약)을 도입한 치료를 한다. 이 때 이미 강렬한 자극을 받은 지체(肢體)에 다시 강자극(예를 들면 혈위주사나 강한 전기자극 등)을 더해서는 안 된다. 국부에 온열치료를 할 때는 주사의 가까운 부분에 지각장애가 없는지 주의하고 화상을 입지 않도록 한다. 신경손상의 후기(後期)에는 주로 신경의 재생(再生)을 촉진하고, 생리기능을 회복시키기 위해 직류 전기에 의한 요오드 이온 도입(導入), 통전(通電)운동, 의료체조, 침구 등의 치료를 사용해도 좋다.

— 진종순(陳鐘舜)『중의 잡지(中醫 雜誌)』1973; (6) :297

이 7례는 각각 약물을 곡지(曲池) · 내관(內關) · 합곡(合谷) 등에 혈위주사하여 요골신경(橈骨神經) 혹은 정중신경(正中神經)을 손상시켜 전완(前腕)과 손, 손가락의 기능장애를 일으켰다. 침술이든 약물의 혈위주사이든 환자의 건강을 회복시키려는 것이므로, 치료방법과 취혈에 신중을 기하지 않으면 안 된다. 특히 어린이에 대한 치료는 안전에 주의해야만 한다. 이 경험은 참고가 된다.

## 2. 임상경험

### (1) 내관(內關)에 자침하여 36례의 부정맥을 치료한 증례

내관혈(內關穴)을 주혈(主穴)로 하여 각각 심기허(心氣虛)에는 신문(神門), 심기음양허(心氣陰兩虛)에는 궐음유(厥陰兪)와 한쪽의 삼음교(三陰交), 심비양허(心脾兩虛)에는 비유(脾兪)와 족삼리(足三里)를 추가한다. 침술은 일반적으로 중등도(中等度)의 자극량으로 한다. 내관혈은 염전보법(捻轉補法)을 사용하여 5~10분마다 운침(運鍼)하고, 침감(鍼感)을 위로 향해서 방산(放散)시켜 흉부(胸部)에 달하게 하면 20~30분 정도 치침(置鍼)한다. 매일 또는 격일로 1회 치료하여 10회를 1단계로 한다. 2단계의 치료가 끝나면 심전도(心電圖) 검사를 한다.

자료: 연령은 20~58세로 중년의 여성이 많다. 병력(病歷)은 1~4년. 원인(原因)은 심근염(心筋炎) 30례, 고혈압성 심질환 3례, 폐성심(肺性心) 3례. 심전도에 의한 분석으로는 빈발성(頻發性) 심방빈박(心房頻搏) 24례, 빈발성 심실성 빈박 6례, 빈발성 방실접합부(房室接合部) 빈박 6례였다.

결과: 2단계 치료한 결과 현저효 21례, 유효 12례, 무효 3례로 유효율은 91.7%였다.

내관(內關)은 수궐음심포경(手厥陰心包經)의 수혈(腧穴)이지만, 낙혈(絡穴)이기도 하며, 팔맥 교회혈(八脈 交會穴)의 하나이기도 하여 음유맥(陰維脈)과 임맥(任脈)에도 통하고 있다. 이 임상응용은 상당히 넓고, 위통(胃痛)과 구토의 특효혈이며, 심흉(心胸)질환(심계ㆍ심통ㆍ부정맥 등)을 치료하기 위한 주혈(主穴)이기도 하다. 청열진정(淸熱鎭靜), 서격이기(舒膈理氣), 활혈화어(活血化瘀), 영심안신(寧心安神)의 효능이 있다. 현대의학의 연구에서는 내관의 자침에 의한 맥박은 상대적인 특이성과 쌍방향의 양성 조절작용(良性 調節作用)이 있다고 한다. 이 혈위의 특징을 파악하여 이를 주혈(主穴)로 하여 운침수법, 시간, 심도, 힘조절 등에 신경을 쓰면 뛰어난 치료효과를 얻을 수 있다.

또한 내관은 혈중 아밀라아제(SOU) 산생(産生)에 대해서 개인에 따라 다른 영향을 준다. 자침해도 정상인은 변화하지 않지만, 급성 췌염(膵炎) 환자에 대해서는 혈중 아밀라아제를 빠르게 하강(下降)시킨다. 이것도 또한 내관혈의 특징의 하나이다.

### (2) 내관혈(內關穴)에 자침하여 48례의 급성 설사를 치료한 증례

한쪽의 내관(좌우 어느 쪽도 좋다)을 택해 피부를 소독한 후, 0.5~1촌 호침을 직자(直刺)하고 30분 치침(置鍼)한다.

본군(本群) 48례의 급성 설사 환자는 남성 28례, 여성 20례였다. 연령은 15~60세이고, 위생불량한 것을 먹은 사람 37례, 확실한 원인이 없는 사람 11례였다.

결과: 치유 36례인데 그들은 1회로 나았다. 완해(緩解) 9례, 무효 3례.

내관은 수궐음경혈(手厥陰經穴)이지만, 수궐음심포경(手厥陰心包經)은 가슴에서 배에 이르고, 계속해서 상초(上焦) · 중초(中焦) · 하초(下焦)로 연결되며, 그리고 손바닥 안의 지맥(支脈)은 노궁(勞宮)에서 나뉘어져 약지(藥指)를 따라 말단(관충)으로 가 수소양삼초경(手少陽三焦經)으로 이어지는 순행(循行)을 하고 있다. 『금침왕락정(金鍼王樂亭)』에도 "내관은 심포락(心包絡)의 혈인데 나뉘어져 삼초(三焦)를 지나며, 삼초의 기(氣: 기의 흐름)를 조리(調理)한다"고 하였다. 따라서 내관혈에 자침한 것은 삼초의 기(氣) 흐름을 조정하고, 비(脾)의 기를 올라가게 하여 위(胃)의 기를 내려가게 하여 기의 흐름을 조화시켜 설사를 멈추게 하려는 것이었다.

내관(內關)의 한 혈에 자침하여 설사를 멈추게 했다는 보고(報告)는 임상에서는 적다. 이 시술자는 중의학의 정체(整體)관념을 기본으로 '경락수혈(經絡腧穴)의 원리'를 응용하여 독창적인 생각으로 내관만을 선혈(選穴)하여 한 번의 침으로 나았다. 보고 배울 만한 가치가 있다.

### (3) 내관(內關)에 자침하여 발작성 빈맥(頻脈)을 치료한 사례

환자: 여성, 18세.

1995년 12월 23일 밤 8시, 갑자기 심장이 뛰어 병원에 가 심전도에 의해 빈맥(頻脈)이라 진단되어 프로프라놀롤(propranolol: 부정맥 등의 치료제) 100mg을 마시고, 지아제팜 10mg을 정맥(靜脈)주사했지만 효과가 없었다. 바로 다른 병원으로 옮겨 세지라니드 0.4mg을 정맥주사했지만 효과가 없었다. 그리고 다음날 아침 6시경, 우리 병원의 구급센터에서 급진(急診)했다.

주증상은 동계(動悸), 10시간에 걸치는 공포감에서 잠을 자지 못했다. 맥박은 160회/분이었다. 바로 좌측 내관혈에 염침(捻鍼)하면서 직자(直刺)하자 30초 후에 맥박이 78회/분으로 내려갔다. 15분 정도 치침(置鍼)하여 발침(拔鍼)하고, 심전도(心電圖)를 보니 정상(正常)이 되었다. 1개월의 추적조사로는 재발이 없었다.

한쪽의 내관혈(內關穴)에 수직으로 염침(捻鍼)하면서 0.8~1촌 정도 자침하여 맥박이 80회/분 정도로 내려가면 염전(捻轉)을 멈추고, 그대로 15분 치침하는 방법으로 34례의 발작성 빈맥을 치료하였다〈상실성(上室性) 14례, 심방성(心房性) 11례, 발작성(發作性) 9례로 8례는 오른발 블록이 합병(合倂)되어 있었다〉.

※번역 출판사 주(註): 내관을 1촌까지 자침하는 것은 위험할 수 있으므로 모든 독자들은 주의해야 한다.

그 결과는 저효(著效) 33례, 유효 1례로 유효율은 100%였다. 효과가 나타날 때까지의 시간은 30초~3분 사이였다.

내관(內關)은 심포경혈(心包經穴)로 맥박에 대해 특이한 조절작용이 있다. 관련된 자료에 의하면 내관혈에의 자침은 빈맥(頻脈)에 대해서 뿐만 아니라, 관동맥협심증(冠動脈狹心症) 환자에게도 우수한 효과가 있다. 자침에 의해 구출시간(驅出時間)이 길어지고, 박출량(搏

出量)이 증가하여 심근(心筋)의 산소 소비량이 저하되고, 심장의 수축성이 강해지며, 전부하(前負荷)가 저하되어 좌심실(左心室)의 순응성(順應性)이 개선된다. 그에 따라 협심증 발작의 통증이 완해됨과 동시에, 관동맥(冠動脈) 환자의 심근기능도 개선된다.

(4) 족삼리(足三里)의 자침은 알레르기성 비염(鼻炎)을 주치한 사례

환자: 오모(伍某), 33세. 1991년 12월 14일 초진.
1988년에 미국의 시카고대학에서 박사과정에 있을 때, 기후환경의 변화에 의해 다년성 알레르기성 비염(鼻炎)에 걸렸다. 1991년에 귀국했지만 역시 병상(病狀)은 개선되지 않았다. 매일 오전 7~10시는 재채기로 다량의 콧물이 나오고, 코가 가렵고, 코가 막히고, 전신의 권태감, 소식(小食)으로 변이 묽어지고, 혀의 색깔은 흐리고, 설태(舌苔)가 적고, 맥은 침세(沈細)하였다. 폐비신허(肺脾腎虛)이다. 최초에 양쪽의 족삼리(足三里)를 자침하고 보법(補法)하자, 바로 코가 통하게 되어 코막힘이 없어지고, 콧물도 서서히 멎었다. 그래서 양쪽의 삼음교·족오리(足五里)·상성(上星)을 자침했다. 매회 30분 치침하고 매일 1회 치료한다. 3회 계속하자 증상이 사라졌다고 보고되었다. 1997년 미국에서 전화가 와 알레르기성 비염이 나은 후에 재발하지 않았다고 알려 왔다.

이 시술자는 증상을 바탕으로 배혈(配穴)을 가감(加減)하여 36례(例)의 알레르기성 비염을 치료했다. 그 결과는 치유 10례, 현저효 12례, 호전 9례, 무효 5례였다. 침술치료는 1~3단계가 많았다(3회를 1단계로 한다).

족삼리(足三里)는 족양명위경(足陽明胃經)의 합혈(合穴)로 강장(强壯)의 요혈(要穴)이기도 하며, 허손(虛損)을 보강하여 정기(正氣)

를 돕고, 정(正)을 부조(扶助)하여 원기를 배양하며, 신체의 면역력과 질병에 대한 저항력을 향상시키는 작용이 있다. 시술자는 "인체의 경락분포는 서로 연결되어 있고, 경락계(經絡系) 안을 경기(經氣)가 순환하고 있으며, 신체의 조화와 균형을 유지한다"고 생각하고 있다. 코와 약간 떨어진 족삼리를 주혈(主穴)로 하여 알레르기성 비염을 치료하여 우수한 치료효과를 얻을 수 있었다.

### (5) 환도(環跳)에 자침하여 외과(外踝)의 동통(疼痛)을 치료한 증례

본군(本群) 환자 50례(例)는 연령 15~78세이고, 병력(病歷)은 3~10년 정도이다. 그 중 외상성(外傷性) 동통〈국부가 빨갛게 붓고, 구허(丘墟)의 압통이 확실하다〉40례, 원인이 없는 동통(구허의 압통만 확실하게 있다) 10례였다.

환부측의 환도혈(環跳穴)만 택한다. 환자는 옆으로 누워서 무릎을 굽힌 자세가 되어 3~5촌의 호침으로 강자극하고, 치침(置鍼)은 하지 않는다. 침감(鍼感)이 바깥쪽 복숭아뼈〔外踝〕나 족저(足底)부위에 전달되면 좋다.

결과는 50례(例) 전원이 치유되었다(임상증상과 소견은 완전히 소실). 그 중에서 1회로 치유된 것은 35례, 2회로 치유된 것은 10례, 3회로 치유된 것은 5례였다.

외과(外踝)의 통증에서는 거의 구허혈(丘墟穴)의 주위에 통증이 나타난다. 구허와 환도(環跳)는 모두 족소양담경(足少陽膽經)의 경혈이다. 저자(著者)는 "경락이 통하는 부위는 주치(主治)가 미치는 범위이다"라는 이론에 근거하여 환도만을 침술로 강자극하고, 될 수 있는 한 침감이 병변(病變)부위에 도달하도록 하면 손으로 잡힐 듯이 분명하게 반응하고, 약간의 치료만으로 놀라운 효과가 있었다.

송대(宋代)는 마단양(馬丹陽) 씨의 『십이혈 주치 잡병가(十二穴 主

治 雜病歌)』에는 "환도(環跳)는 대전자(大轉子)에 있으며, 옆으로 누운 자세로 무릎을 굽히고 취한다. 허리가 끊어질 듯 무리해서는 안 된다. 냉풍(冷風)과 습비(濕痺)로 허리와 다리가 아프며, 신체를 비틀면 울 것만 같다. 만약 침구(鍼灸)를 하면 곧바로 병은 사라진다"고 한다. 즉, 환도는 요슬(腰膝)의 위비동통(痿痺疼痛)을 치료하는 요혈로 그것만 택하거나 배혈(配穴)하면 만족스러운 효과가 있다. 단, 침술조작에서는 국부의 조직이 두텁기 때문에 안전성을 무시하고 좌골신경을 상처입히지 않도록 한다.

### (6) 환도(環跳)에 혈위주사하여 이상근(梨狀筋) 증후군을 치료한 증례

약물처방: ① 2% 리드카인 5ml, 0.5% 염산(鹽酸) 부피바카인, 0.9% 생리식염수(生理食鹽水) 10~15ml, 프레드니조론 20~50mg. ② 비타민B1 200mg, 비타민 B12 1,000μg.

조작방법: 환자는 아픈 쪽을 위로 향해 옆으로 누운 자세가 되어 무릎을 굽히고, 환도혈(環跳穴)을 취혈하면 7호 요추천자침(腰椎穿刺鍼)을 수직으로 자입하여 침감(鍼感)을 살펴보거나, 좌골(坐骨) 위에 자입하여 조금 후퇴시켜 피스톤을 빼고, 피가 역류(逆流)하지 않으면 약물을 천천히 주입한다. 발병한 지 1주일 이내라면 ①의 약물을 1주일 이상 지났으면 ①에 ②를 추가한다. 3일에 1회 치료하고, 2회의 치료가 끝나면 매주 1회 치료한다.

치료결과: 40례(例)의 환자는 모두 한쪽이 아프다. 발병한 지 1주일 이내인 경우 31례, 1주일 이상인 경우 9례였다. 증상이 사라지고, 기능이 회복된 경우를 치유의 기준으로 하였다. 결과는 1회로 치유된 경우 3례, 2회가 14례, 3회가 12례, 4회가 5례, 5회가 4례로 합계 38례로 5회의 치료에서의 치유율은 95%였다.

환도혈(環跳穴)은 족소양담경(足少陽膽經)에 속한다. 이 혈에 자침하면 풍습(風濕)을 몰아내고, 허리와 엉덩이에 이로우며, 경락을 통하게 하여 어혈(瘀血)을 없애 통증을 멈추게 하는 효과가 있으며, 하지의 위비동통(痿痺疼痛)을 치료하기 위한 상용혈(常用穴)이다. 이 혈은 연조직(軟組織)이 두터우므로, 2~3촌에 직자(直刺)할 필요가 있지만, 더욱 깊게 자입하지 않으면 효과가 없는 경우도 있다. 그래서 두터운 연조직만을 보고, 심부(深部)에 좌골신경이 있는 것을 신경쓰지 않고, 운침(運鍼)시에 효과만을 생각하고 한 번에 깊게 자침하면 효과가 나타나기는 커녕 신경을 상처입히는 사고가 난다. 특히 최근에는 혈위주사(穴位注射)에 즉효가 있고 효과가 오래 지속되기 때문에 중국의학계에서 유행하고 있지만, 그것에 의한 위해(危害)도 크다는 것이 상식으로 되어 있다.

이 시술자는 환도혈을 자침해 이상근증후군(梨狀筋症候群: 둔부에 통증이 있어, 그것이 대퇴 후측과 하퇴로 퍼진다)을 치료하고 있다. 현대의학의 마취약의 힘을 빌려 중서결합(中西結合)에 의해 서로 장점을 이끌어내, 더욱 가벼운 수법으로 자침하여 확실한 무균(無菌)조작에 의해 95%의 치유율이 있었다는 것은 당연한 것이다.

## 3. 정리

(1) 강평(講評)

신경은 전신에 거미줄처럼 퍼져 있다. 침술의 이론적 기초는 경락학설(經絡學說)이다. 관련된 자료에 의하면 경락학설과 신경계(神經系)에는 다양한 관련이 있는데, 몇 개의 상용혈과 특효혈은 심부(深部)를 신경이 지나는 경우가 많고, 임상에서의 사용빈도도 높다. 그러한 수혈(腧穴)은 지체(肢體)에 있어 안전한 것이지만, 시술자의 수법에 의하기 때문에 신경을 자상(刺傷)하는 사례가 계속 발생하고 있다. 따라서 내관(內關)과 족삼리(足三里), 환도(環跳) 등 지체의 혈위(穴位)는 마음대로 자침해도 안전한 혈위라고는 할 수 없으므로 주의해야만 한다.

말초신경을 자상(刺傷)하는 원인의 대부분은 수법(手法)이 부적절하거나, 혈위(穴位)주사하는 약물량이 너무 많은 것과 관련이 있다.

① 자극량: 지체(肢體)의 혈위는 자침해도 안전하다고 생각하고 효과를 구해, 때때로 매뉴얼(manual)에 정해진 조작(造作) 이상의 일을 하여 너무 강하게 자극하기 때문에 신경을 손상하여 불량한 결과를 불러온다. 예를 들어 내관혈(內關穴)을 침술조작하고 있을 때, 환자가 촉전감(觸電感)을 호소했지만, 그에 불구하고 시술자는 침감(鍼感)을 강하게 하려고 염전(捻轉)을 계속하여 환자가 참을 수 없게 되어 중지하였다. 그 결과는 정중신경(正中神經)을 자상(刺傷)하여 환자의 전완(前腕)이 붉게 부어 아프고, 악력(握力) 등의 기능이 장애되었다. 또한 강한 수법으로 우측 내관혈(內關穴)을 자극하여 환자는 침술부위에 촉전감이 있고, 그것이 상하(上下)로 퍼졌다. 그것은 기(氣)를 얻은 것으로 착각하고 강자극을 계속해 환자의 정중신경(正中神經)을 심하게 상처입혔다.

이 두 가지 사례에서 알 수 있듯이, 천천히 자입하여 적정한 수법을 사용하여 적정한 때에 멈추면 신경을 상처입히지 않고 끝났을 것이다. 빨리 치료하여 자신의 치료기술을 과시하려고 하는 어리석은 심리가 시술자의 판단을 잘못하여 환자가 전기를 만진 듯한 충격이 있다고 말하는데도, 남이 뭐라 말해도 나는 나라는 마음으로 강자극을 계속했기 때문에 침술사고(鍼術事故)가 일어나는 것이 당연하다.

② 약물의 혈위주사: 이것은 최근에 나타난 치료방법으로 현대의학의 약물과 주사를 중의학의 경락수혈원리(經絡腧穴原理)와 만난 중서합작(中西合作)의 치료이다.

이 방법은 조작이 간단하고 치료효과도 좋기 때문에 많은 의사가 좋아하고 있다. 사고가 일어난 사례의 통계에 의하면 약물의 혈위주사에 의해 신경을 자상(刺傷)하는 원인은 대부분 약물과 관련이 있다. 첫번째로 약물과 용제(溶劑)의 자극량이 너무 강한 경우, 두번째로 약물의 pH가 체액(體液)의 pH와 현저하게 다른 경우, 세번째로 약물의 농도가 너무 강하거나 약한 경우 등이다. 따라서 약물혈위주사법을 배운 적이 없거나, 치료실습을 하기 전에는 신중하게 사용하는 편이 타당하다.

### (2) 구급치료의 방법

신경을 자상(刺傷)한 환자로 중증이라면 안정하게 하고, 진통제와 비타민B류, 혹은 글루코콜치코인 등으로 치료한다. 또한 한방약이나 침구(鍼灸), 흡옥(吸玉), 국부(局部)의 온열요법이나 파라핀욕(浴), 전기치료 등도 좋다.

약물주사에 의해 신경이 손상되었을 때는 곧바로 처치하지 않으면 안 된다. 국부의 온열요법과 직류(直流)전기를 사용한 요오드 이온 도입법(導入法)으로 치료하여 혈액순환을 개선하고 약물의 흡수를 촉진한다. 후기(後期)에는 신경을 재생시켜 생리기능의 회복을 촉진하기 위해 침구와 약물, 통전운동(通電運動) 등의 치료를 병용한다.

정도가 가벼우면 치료에 의해 단기간에 회복하지만, 중증은 수개월에서 1년 이상 걸려 서서히 회복한다. 환부의 회복속도는 손상(損傷) 정도와 치료받기까지의 기간과 관련이 있다고 생각된다.

### (3) 예방조치

침술치료(鍼術治療)에서는 항상 강한 책임감을 가지고 해부(解剖)에 대한 것을 잘 생각하고 자입한다. 표면의 혈위(穴位)만을 보고 내부에 대한 것을 알지 못해서는 안 된다. 그리고 이상한 감각이 있으면 바로 발침(拔鍼)하여 원인을 분석하고, 다음의 처치를 결정한다. 이미 촉전감(觸電感)이 있으면 그 이상의 자입과 염전(捻轉)을 하지 말고, 천천히 발침(拔鍼)한다. 혈위주사의 약물은 용량과 농도를 신중하게 결정하고, 강한 자극성이 있거나 고농도의 약물은 사용하지 않도록 한다. 시술자가 신중하고 주의하면 지체(肢體)의 신경손상 등은 안전하게 피할 수 있다. (白恒慧 鄧培德).

◆ **부기(附記)**: 고전에서의 발췌(拔萃)

신경계는 중국의학에서는 뇌(腦)·수(髓)·심(心)·간(肝) 등의 기능의 일부분에 속한다. 『영추(靈樞)·해론(海論)』에 "뇌는 수(髓)의 바다로 그 범위는 위로는 백회(百會), 아래로는 풍부(風府)"라고 하였고, 『소문(素問)·오장생성(五臟生成)』에서 "수(髓)는 전부 뇌에 속한다"고 하였다. 신경계는 신체의 중심적인 위치에 있으며, 모든 기관과 조직을 연결하고 있기 때문에 중국의학에서는 심(心)의 기능에 해당한다. 『영추(靈樞)·사객(邪客)』은 "심(心)에는 오장육부(五臟六腑)의 대주(大主)이며, 정신이 머무는 곳"이라고 하며, 『소문(素問)·영란비전(靈蘭秘典)』에서는 "심(心)은 군주(君主)의 관(官)이며, 신명(神明)이 나온다"고 하였다.

『소문·맥요정미(脈要精微)』에서 "머리는 정명(精明)의 부(府)로 머리를 숙이고 눈이 들어가 있는 것은 정신을 빼앗겨서 이다"라고 나와 있다. 『영추·오륭진액별(五癃津液別)』에는 "음양불화(陰陽不和)

하면 정액(精液)이 넘쳐 하부의 음(陰)으로 흘러 수액(髓液)이 줄고, 아래에서 너무 흐르면 허(虛)하다. 허하게 되면 요배(腰背)가 아파서 정강이가 나른해진다"고 하였다. 『소문·지진요대론(至眞要大論)』에는 "모든 풍(風)의 도현(掉眩)은 모두 간(肝)에 속한다"고 한다. 『유경치재(類經治裁)』에서 "바람은 나무에 근거하고 있다. 나무가 울적하면 바람으로 변해 현(眩)으로 되고, 훈(暈)으로 되고, 혀가 마비되고, 이명(耳鳴)으로 되고, 경련(痙攣)되고, 마비되고, 유중(類中: 뇌졸중류)으로 된다. 이것들은 간풍(肝風)이 진동시킨 것이다"라고 하였다. 이것들이 정(正)과 반(反)의 양면에서 뇌(腦)·수(髓)·심(心)·간(肝)과 신경계의 관계를 설명하고 있다. 뇌·수·심·간이 손상되면 신경계의 증상으로 나타나는데, 침술로 손상된 경우도 예외는 아니다.

뇌(腦)는 고급신경의 중추(中樞)부위이므로, 중국의학에서는 뇌를 자상(刺傷)하면 생명에 위험하다고 기재되어 있다. 예를 들어 『소문·자금론(刺禁論)』에는 "머리를 찔러서 뇌호(腦戶)로 들어가, 뇌에 닿으면 곧바로 죽는다"고 하였다. 뇌호는 일설(一說)로는 후두골(後頭骨) 상부(上部)에 있는데, 후두골의 하부(下部)라고 하는 사람도 있다. 맥림생(麥林生) 씨는 "송대(宋代)의 왕유일(王惟一)이 도골(跳骨)을 '침골(枕骨)'이라 바꾸고, '금불가침(禁不可鍼)'이라고 말하고 있다. 근대의 침구가들은 해부적인 면에서 뇌호(腦戶)에 자침해도 뇌 등에 들어가지 않는다고 한다. 두개골(頭蓋骨)은 두껍기 때문에 들어가더라도 통과하지 않는다고 생각하고 있다.

장개빈(張介賓)의 『유경도익(類經圖翼)』, 진혜주(陳惠疇)의 『경맥도고(經脈圖考)』, 양화정(楊華亭)의 『침구도고(鍼灸圖考)』에서는 "뇌호를 후두융기(喉頭隆起) 하방의 움푹 들어간 곳이라고 하며, 이곳을 자침하면 연수(延髓)를 자상(刺傷)할 수도 있다"고 말하고 있다. 맥

(麥) 씨의 의견에도 분명히 도리(道理)가 있다. 수혈(腧穴)의 명칭은 과거와 크게 바뀌었으며, 후두골 아래를 깊게 자침하면 침끝이 대후두공(大後頭孔)으로 들어가 연수(延髓)를 자상한 사례도 보고되고 있다.

『소문 · 자금론(素問 · 刺禁論)』에는 "배골(背骨) 사이의 골수(骨髓)를 자침하면 구루병(곱사등)이 된다"고 했으며, 왕빙(王氷)은 "구루(佝僂)란 신체가 병이 들어 앞으로 꼬부라진 생태이다"라고 해석하고 있다. 독맥(督脈)의 대추(大椎)나 도도(陶道)에서 그 밑의 수혈(腧穴)에 부적절한 자입(刺入)으로 척수를 손상하면 허리나 등이 굽어져서 편마비(片痲痺)나 사지(四肢)가 움직일 수 없게 된다. 또는 무릎을 찔러 액(液)이 나오면 절뚝발이 된다"고 말하고 있다. 이것은 하지(下肢)의 근건(筋腱)과 신경 등을 자상(刺傷)하여 파행(跛行)하게 된 것이다.

『편작심서(扁鵲心書)』에는 "풍부혈(風府穴)의 자입으로 발생하는 실신(失神)의 예방법(豫防法)이 쓰여 있다. 거기에는 한 사람이 두풍(頭風)으로 현훈(眩暈) 구토하여 며칠 동안이나 식사를 못한다. 내가 풍부혈에서 좌측 귀쪽으로 3촌을 자입하고, 13회 호흡을 멈추게 했더니, 환자는 머리 속이 마비되면서 열나는 것처럼 느껴졌다. 그때 숨을 쉬게 하면서 발침하였다. 그러나 이 혈(穴)에 자입하면 금방 사람은 혼도(昏倒)한다. 그 방법은 좌측 귀 옆으로 침을 자입한다. 그러나 이렇게 하면 대근(大筋)을 손상하지 않으므로 현훈(眩暈)하지 않는다"고 한다.

원문(原文)의 '상대근(傷大筋)'이란 연수(延髓)를 자상(刺傷)한다는 것이며, 그래서 혼도(昏倒)한다. 그가 말하는 "좌측 귀를 향해 옆 아래로 자침한다"에서는 절대로 대후두공(大後頭孔)에 자입하는 일 없이 연수를 손상하는 일도 없다. 이것은 풍부의 자침법이 잘못되어 사고(事故)가 일어나는 원인을 '대근(大筋: 연수)'을 자침했기 때문이라고 선인(先人)들이 생각하고 있었다는 것을 설명하고 있다.

# 제2장  호흡계(呼吸系)

  옛 선인들은 "폐(肺)는 매달려 있는 종(鐘)과 같다"고 말하고 있다. 폐는 흉강내(胸腔內)의 좌우에 하나씩 있으며, 가늘고 길게 상하의 2개로 나뉘어져 있다. 우폐(右肺)는 두텁고 짧으며, 상·중·하 3개로 나뉘어져 있다. 그 상부를 폐첨(肺尖)이라 부르며, 흉곽상구(胸廓上口)에서 목(頸)의 근부(根部)에 진입하여 쇄골(鎖骨)의 내측에서 2~3cm 튀어나와 있다. 하부는 폐저(肺底)라 부르며, 횡격막의 위에 있다. 양폐(兩肺) 모두 3면(面)과 3연(緣)으로 나뉘어져 있다.
  외측면은 부풀어 흉곽과 붙어 있기 때문에 늑골면(肋骨面)이라 부른다. 하면(下面)은 횡격막을 향해 조금 위로 향하고 움푹하므로 횡격면[폐저]이라 부른다. 내측면은 종격(縱隔)에 면하고 있으므로 종격면(縱隔面)이라고 부른다.
  폐의 전연(前緣)과 하연(下緣)은 예리하고 후연(後緣)은 완만하다. 좌폐(左肺)의 전하부(前下部)에는 심장 절제 흔적이 있다. 종격면 중앙의 내측에 움푹한 곳을 폐문(肺門)이라고 하며, 신경과 혈관·임파관·기관지가 출입하는 부위이다. 기관(氣管)의 위는 후두(喉頭)와 연결되어 있고, 후두에서 아래로 향하여 흉강으로 들어가, 흉골각(胸骨角) 평면으로 좌우의 기관지로 나뉜다. 좌 기관지는 2개로 나뉘어지고, 우 기관지는 3개로 나뉘어 각 폐엽(肺葉)으로 들어간다. 기관지는 나뉘어지면서 가늘어지고, 마지막에는 폐포(肺胞)와 연결되는데, 폐포는 가스를 교환하는 장소이다. 폐의 표면은 한층의 얇고 미끈미끈한 장막(漿膜)에 덮여 있는데, 이를 흉막(胸膜)이라고 부른다. 흉막은 장측(臟側)과 벽측(壁側)으로 나뉘며, 양층 사이에 잠재적인 틈이 있는데, 이를 흉막강(胸膜腔)이라 부른다. 흉막강내(胸膜腔內)에 소량의 장액(漿液)이 있어 호흡에 의한 폐와의 마찰을 감소시킨다.

　심장의 위치를 제외하고, 거의 폐는 흉강(胸腔)을 채우고 있으나, 흉벽(胸壁)은 얇기 때문에 자침에는 충분하게 주의하지 않으면 안 된다. 만약 폐를 자상(刺傷)하면 폐내의 기체(氣體)가 흉막강에 흘러 기흉(氣胸)이 일어난다. 기체가 침공(鍼孔)에서 피하(皮下)로 흐르면 피하기종(皮下氣腫)이 되며, 동시에 액체가 흉막강으로 유입되면 장액성 기흉(수기흉)이 된다. 자침하여 혈관을 파열함과 동시에 혈액이 흉막강에 유입되면 혈기흉(血氣胸)이 된다. 그리고 감염에 의해 화농(化膿)하면 농기흉(膿氣胸)이 된다. 그 결과는 심한 것으로 사망하는 경우도 있다.

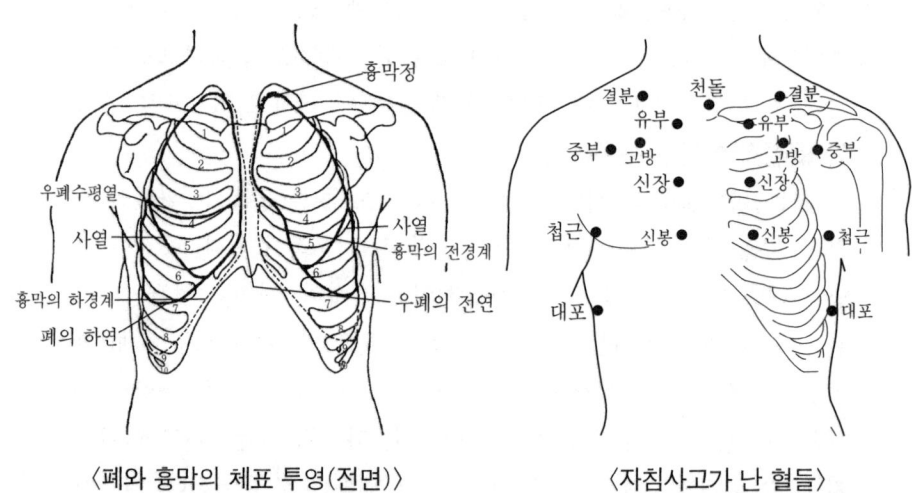

〈폐와 흉막의 체표 투영(전면)〉　　〈자침사고가 난 혈들〉

자침의 잘못으로 기흉을 일으킬 가능성이 있는 수혈(腧穴)은 주로 흉부(胸部)·배부(背部)·견부(肩部)·경부(頸部)에 분포하고 있다.

본서에서 모은 사례에서 사고를 일으킨 혈위는 흉부에서는 신장(神藏)·신봉(神封)·유부(兪府)·첩근(輒筋)·대포(大包)·고방(庫房)·중부(中府) 등이 있으며, 배부에서는 폐유(肺兪)·풍문(風門)·심유(心兪)·고황(膏肓)·비유(脾兪)·협척혈(夾脊穴)·정천(定喘)·격관(膈關)·격유(膈兪)·대저(大杼) 등이 있고, 경견부(頸肩部)에서는 천돌(天突)·기호(氣戶)·신부돌(新扶突)·결분(缺盆)·견정(肩井)·견정(肩貞)·견봉중점(肩峰中點) 등이 있다.

사례에서는 기흉(氣胸)·수기흉(水氣胸)·혈기흉(血氣胸)과 한쪽의 농기흉(膿氣胸) 등을 포함하고 있다. 그리고 발생한 침술사고의 사례에서는 기흉의 비율이 가장 많다.

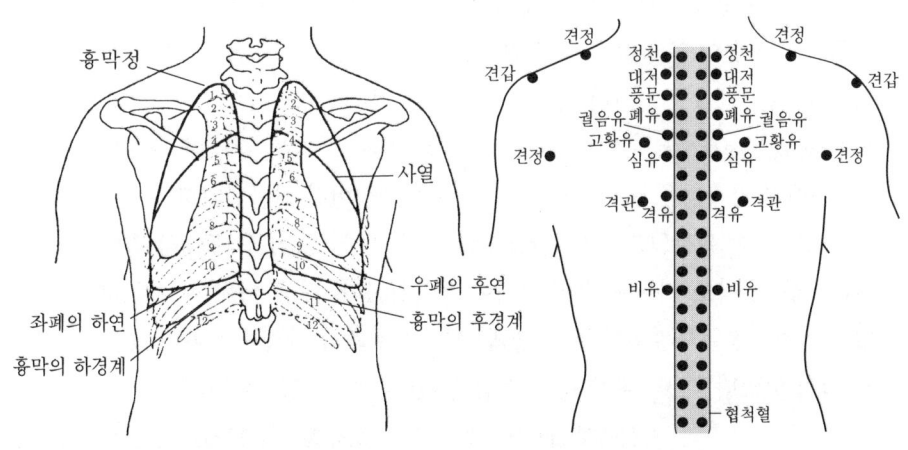

〈폐와 흉막의 체표 투영(후면)〉  〈침술사고가 난 혈들〉
협척혈은 척추 측방 5푼 되는 위치 모두임.

# 제1절 흉부(胸部)에 있어서의 폐의 범위

## 1. 잘못된 침술의 사례

(1) 신봉(神封) 등을 자침해 우측 기흉(氣胸)을 일으킨 사례

환자: 남성, 43세.

한기(寒氣)가 들어 발열하고, 전신에 불쾌감이 있은 지 4일째 의무실에서 침술치료를 받았는데, 합곡(合谷)·유문(幽門)·신봉(神封: 우측 흉골선과 쇄골 중심선 사이. 제5늑골 사이에 깊이 약 3~4cm 자입)을 취혈하였다. 그날 밤부터 기침이 나오고 우측 흉내(胸內)에 찌르는 듯한 통증을 느끼고, 점점 심해져 한밤중에는 숨이 끊어질 듯 기침을 했다. 다음날 아침 페니실린을 40만 단위로 주사하였지만, 흉통(胸痛)이 심해 우리 병원에 왔다.

검사: 체온은 37.1℃, 맥박 86회/분, 호흡 28회/분, 우폐(右肺)를 타진하자 호흡음이 분명히 약해져 있지만, 좌폐(左肺)는 정상이었다. 임상 검사에서는 백혈구 12,000/mm³, 호중구(好中球) 80%, 임파구 20%, 혈침(血沈) 8mm/h 미만이었다. X선 검사에서 우폐는 한면이 새까맣고, 우폐의 압축률은 50%였다. 우측 기흉(氣胸)이라 진단되었다.

치료: 우측 흉강(胸腔)을 천자(穿刺)하여 기체(氣體)를 600ml 흡인(吸引)하자, 바로 거칠은 숨과 기침이 가벼워졌다. 대증(對症)치료를 하고 2일째에 흉부(胸部)를 투시(透視)했더니 우폐의 압축률은 10~20%로 되어 있었다. 10일 후에 흉부 촬영을 했더니 폐는 정상이었다.

— 심덕배(沈德培)『침구 잡지(鍼灸 雜誌)』1966; (2) :41

신봉혈(神封穴)은 영허(靈墟) 아래 1.6촌의 움푹한 곳에 있으며, 가슴의 정중선에서 2촌씩 떨어져 있다. 국부(局部) 해부에서는 혈위

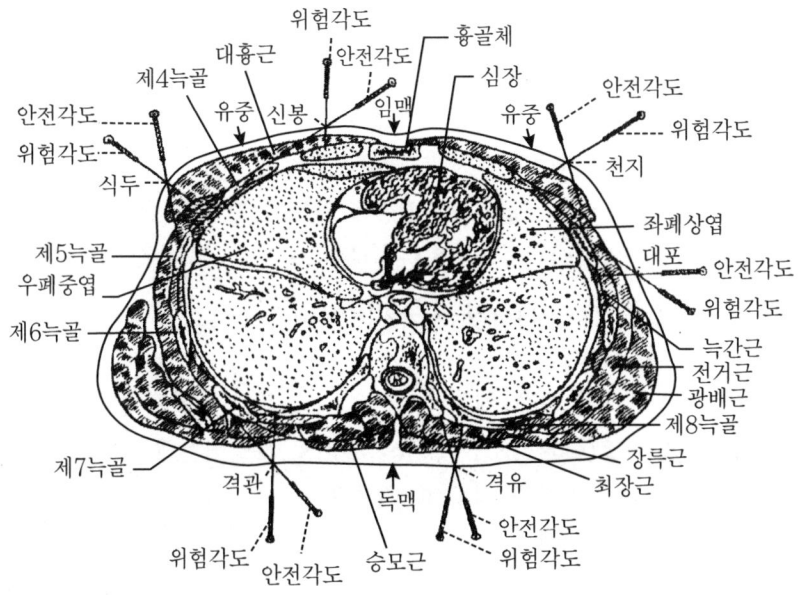

〈신봉 · 유중 · 천지 · 식두 · 대포 · 격관 · 격유 7혈의 자입 수평단면도〉

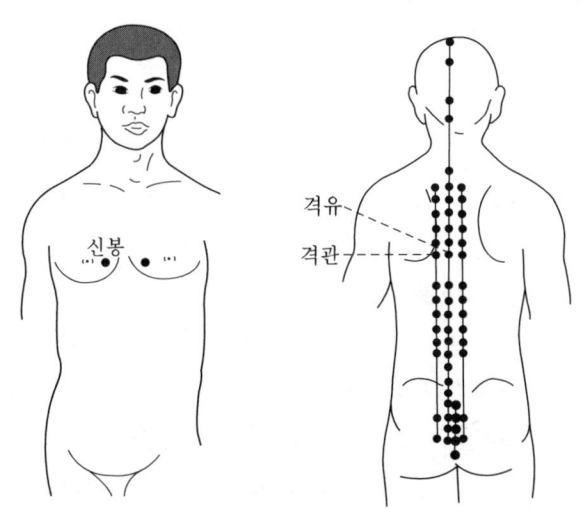

침술사고가 난 위치는 신봉혈이다.

는 전흉부(前胸部)의 양측으로 제4늑골과 제5늑골 사이 대흉근(大胸筋)의 가운데 1혈씩 있고, 늑간동맥(肋間動脈)이 있어 늑간신경(肋間神經)과 전흉신경(前胸神經)이 분포하고 있다. 혈위의 심부(深部)에는 폐가 있으며, 좌측의 신봉에는 심장이 있다.

침법과 주치: 전중(膻中) 옆 2촌에 있는 늑간중(肋間中: 즉 제4늑골과 제5늑골 사이)을 취혈한다. 해수(咳嗽)·기역(氣逆)·천급(喘急: 기관지천식)·흉만(胸滿)·식욕부진·구토·곽란·유선염과 유선증식 등을 치료할 수 있다.

이 예에서 폐를 자상(刺傷)할 수 있는 것은 신봉혈뿐이다. 이 예에서는 우측 신봉(神封)을 3~4cm의 깊이로 자입했는데, 이 혈에는 일반적으로 사자(斜刺)나 횡자(橫刺)로 0.3~0.5촌 정도 자입한다. 이 깊이는 규정의 몇 배이므로 폐를 자상하여 기흉이 일어났다. 만약 좌측이 신봉이었다면 심장을 자상하여 더욱 위험한 상태가 되었을 것이다.

(2) 신장혈(神藏穴)을 자침해 좌측 기흉(氣胸)을 일으킨 사례

환자: 여성, 20세.

좌유방암 근치(根治)수술을 받은 후 상처부위가 아파서 자침했다. 4회째의 자침으로 기호(氣戶)·천계(天谿)·욱중(彧中)·신장(神藏)을 택했다(누워서). 자침한 후 나른한 감각이 있어 30분 치침하고 나서 순서대로 발침(拔鍼)했다. 신장의 침을 발침할 때, 환자는 참기 어려운 흉통을 느끼고, 호흡곤란이 되어 일어나지 못하게 되었다. X선으로 흉부를 촬영하여 좌기흉(左氣胸)으로 증명되었다. 좌폐의 압축률이 30%로 3주일 정도 안정하자, 기흉이 흡수되어 치유되었다.

— 팽인라(彭仁羅) 등 『광동중의(廣東中醫)』(조국의학판) 1963; (1) :27

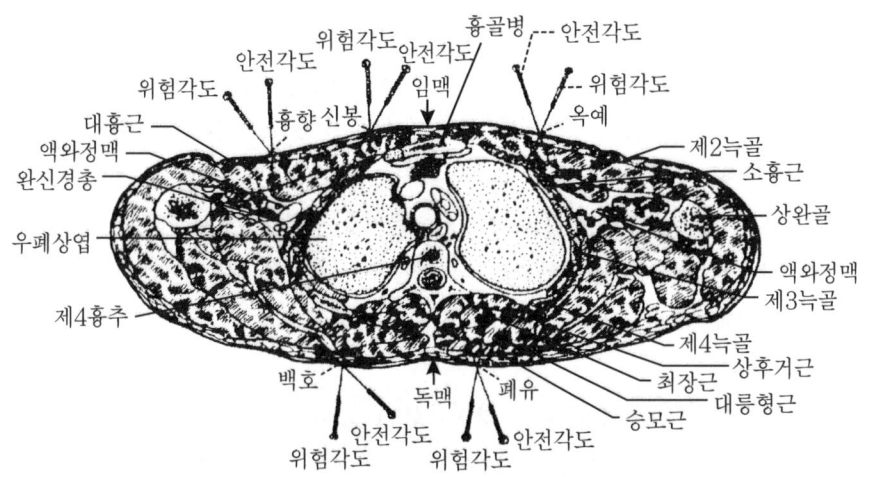

〈신장·옥예·흉향·폐유·백호 5혈의 자입 수평단면도〉

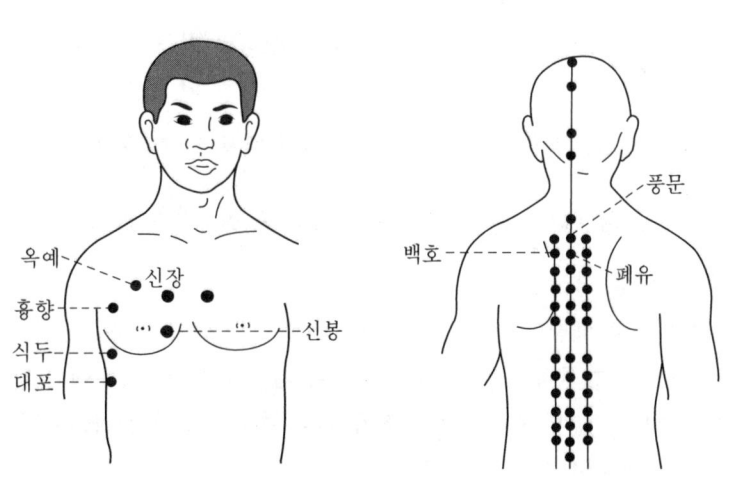

침술사고가 난 위치는 신장혈이다.

신장은 족소음신경(足少陰腎經)의 혈이다. 혈위는 욱중(彧中) 아래 1.6촌으로 가슴의 정중선을 지나 2촌이다.

국부(局部) 해부는 제2·3늑골 사이로 대흉근(大胸筋)에서 취혈한다. 늑간동맥이 있고, 늑간신경과 전흉신경이 분포하며, 심부(深部)에는 폐가 있다.

침법과 주치: 혈위는 흉부에 있다. 환자를 똑바로 눕게 하거나 의자에 앉혀 영허혈(靈墟穴)의 위 1늑간의 움푹한 곳을 취혈한다(제2늑골 아래에 해당한다). 사자(斜刺)나 평자(平刺: 횡자)로 0.3~0.5촌에서 자입한다.

기호(氣戶)와 천계(天谿)·욱중(彧中) 등의 흉부 혈위에서는 전부 깊게 자침하면 폐를 손상할 위험이 있다. 그러나 이 3혈은 그다지 반응이 없고, 신장에서 발침할 때만 환자는 참을 수 없는 흉통을 호소하며 호흡곤란이 되었다. 그래서 기흉을 일으킨 원인은 신장(神藏)의 깊은 자침이라고 생각되는데, 4혈을 한꺼번에 택하여 30분 정도 치침(置鍼)하고, 다시 자침의 순서대로 발침해 가고, 신장의 것은 마지막 1개였으므로, 그때에는 기흉이 일어나 있어 괴로워지게 된 것인지도 모른다. 따라서 다른 3침에 의한 자침으로 기흉이 일어났을 가능성도 있다.

(3) 신장(神藏) 등을 자침해 좌측 기흉(氣胸)을 일으킨 사례

환자: 남성, 22세.

늑간신경통 때문에 신장(神藏)·전중(膻中)·선기(璇璣)의 세 곳을 택해 정오에 침구치료를 받았다. 신장에 자침했을 때, 국부에 심한 통증을 느끼고, 15분 후에 기침·호흡곤란·마른기침이 시작되고, 바로 증상이 악화되어 잘 수 없었다.

발병한 지 2일째의 입원검사: 급성증상의 상태로 호흡이 빨라져 호흡곤란은 있지만 치아노제(zyanose)는 아니다. 기관(氣管)은 오른쪽

에 편중되고, 탁한 소리도 오른쪽에 편중되어 숨소리는 작고 멀게 들렸다. X선 검사에서는 좌폐 압축이 50% 이상으로 외부 주위는 균일하고 투명도가 증가해 있었다. 흉막강에 장액(漿液)은 고여 있지 않고, 기관종격(氣管縱隔)과 심장은 조금 오른쪽으로 이동해 있다.

소용량의 페노발비탈과 코딘을 복용했다. 입원한 다음날 오전에 좌측 흉막을 천자(穿刺)하여 500ml 정도 탈기(脫氣)하자, 기침이 경감하고 기관 편중도 불명료하게 되었다. X선 검사에서는 좌폐가 조금 확장하고, 기종(氣腫)도 감소했으므로 480ml 탈기했다. 1개월 정도에 치유되어 퇴원했다.

— 오용기(吳鏞基) 등『인민군의(人民軍醫)』1959; (4) :308

이 예에서는 3혈 중 전중(膻中)과 선기(璇璣)는 흉골(胸骨) 앞 정중선(正中線)의 임맥상에 있으며, 흉골로 폐에서 차단되어 있으므로 자침해도 폐를 손상하지 않는다. 신장의 심부(深部)는 폐의 상부(上部)이므로 자입이 너무 깊으면 흉막의 장측판(臟側板)을 뚫어 기흉이 일어나는 것은 당연하다.

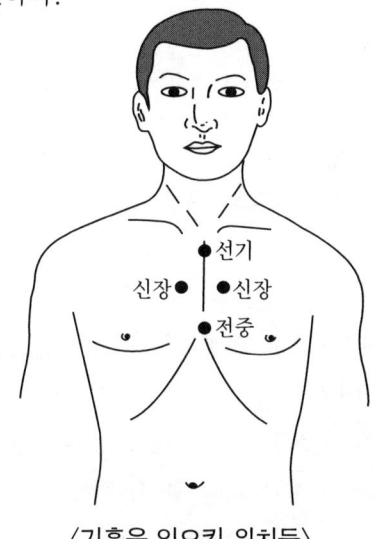

〈기흉을 일으킨 위치들〉

(4) 유부(兪府)를 자침해 우측 수기흉(水氣胸)을 일으킨 사례

환자: 여성.

천식을 2년 정도 앓았다. 야간에 심해져 기관지천식이라 진단되었다. 12회를 1단계로 나누어 치료해 천식은 가벼워졌다. 1회의 침으로 양측의 유부혈(兪府穴)을 자침했을 때, 환자는 흉부에 불쾌감이 있어 치침(置鍼) 중에 우측의 흉통을 호소했다. 다다음날 재진으로 시술자는 늑간신경통(肋間神經痛)이라 진단하고, 외관(外關)과 지구(支溝)에 자침하여 통증을 멈추게 하려고 했지만, 생각대로의 효과가 없었다. 다시 하루가 지나자, 환자는 우측의 흉통이 심해졌다고 호소했다. 검사했더니 우측 흉부의 호흡음이 작아지고, 타진(打診)했더니 가벼운 고음(鼓音)이 있었다. X선으로 투시한 결과, 우측 늑골 횡격막각(橫隔膜角)에 작은 액면(液面)을 발견하고, 우측 흉강(胸腔)의 외측에 투명한 부분이 있지만 흉막비후(胸膜肥厚)는 없었다. 침상에서 안정하고 일주일이 지나자, 기종(氣腫)은 작아졌지만, 우측 횡격막의 외측 1/4에 역시 작은 액면이 보였다. 계속 안정하여 20일 후에 수종(水腫)은 흡수되었다.

— 문희(文喜)『인민군의(人民軍醫)』1959; (4) :309

유부(兪府)는 수부(輸府)와 수부(腧府)의 별명(別名)이고, 족소음신경(足少陰腎經)의 혈(穴)이다. 거골(巨骨) 아래에서 선기(璇璣)의 옆 2촌의 움푹한 곳에 있다.

국부 해부: 혈위는 쇄골(鎖骨) 아래 대흉근(大胸筋) 위에 있으며, 심부(深部)에는 내흉동맥(內胸動脈)이 있고, 대흉근을 지배하는 전흉신경(前胸神經)과 쇄골하근(鎖骨下筋)을 지배하는 쇄골하근신경(鎖骨下筋神經)이 분포하여 쇄골상신경(鎖骨上神經)과 제1늑간신경전피지(肋間神經前皮枝)에서 지각(知覺)을 지배하고 있다.

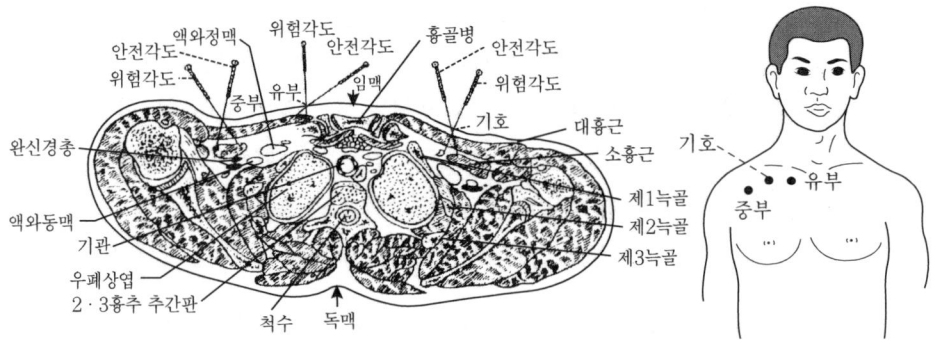

〈유부 · 기호 · 중부 3혈의 자입 수평단면도〉

침법과 주치: 의자에 앉거나 위를 보고 눕게 하여 선기(璇璣) 옆 2촌에서 쇄골 하단의 움푹한 곳을 택한다. 사자(斜刺)나 평자(平刺: 橫刺)로 0.3~0.5촌 정도 자입한다. 해역상기(咳逆上氣: 기침하면서 기가 위로 치솟음) · 효천(哮喘: 가래 끓는 소리가 나며 숨이 차는 증상) · 흉만통(胸滿痛)을 주로 치료한다.

이 예에서는 우측 유부혈(兪府穴)을 자침해 폐를 자상(刺傷)하고 있었다. 천식을 장기간 앓고 있었기 때문에 질병은 하루하루 깊어져 폐를 상처입혀 중증이 되었다. 다행히도 손상은 가벼워 안정하고 요양했더니 서서히 회복되고 있었다. 자침에 의해 가벼운 기흉(氣胸)이 일어난 것은 간호에 의해 자연치유되었다.

(5) 첩근(輒筋)을 자침해 좌측의 수기흉(水氣胸)을 일으킨 사례

환자: 남성, 68세.

좌반신의 마비에 기관지염을 동반하여 말을 잘 하지 못하였다. 천돌혈(天突穴)에 0.3촌, 연액(淵腋)에 0.3촌, 첩근(輒筋)에 0.3~0.8촌

자입하여 좌견부(左肩部)에 적외선을 쏘였다. 환자의 상완부(上腕部) 통증이 이동하여 국부(局部)의 통증으로 느낄 수 있었다. 30분 지나자 흉통이 일어나 기침이 시작되었다. X선으로 좌측의 외상성(外傷性) 기흉이라는 것을 알았다. 1주일 후에는 수기흉(水氣胸)이 되었다. 곧바로 환자를 반 눕히고 산소호흡·진통·진해(鎭咳)·항감염(抗感染) 등의 치료를 하여 20일 후에 증상이 사라졌다.

— 정울영(丁蔚英)『중원의간(中原醫刊)』 1986; (4) :39

첩근(輒筋)은 신광(神光)과 담모(膽募)라 불리며, 족소양담경(足少陽膽經)의 경혈이다. 혈위는 겨드랑이 아래 3촌을 기점으로 하여 그 앞 1촌에 있다. 국부(局部) 해부에서는 혈위는 가슴의 외측으로 유두(乳頭) 뒤, 제4늑간(肋間)에서 대흉근(大胸筋)의 외측 전거근(前鋸筋)의 가운데를 택하며, 외측 흉동맥(胸動脈)이 있고, 장흉신경(長胸神經)과 늑간신경(肋間神經)의 외측 피지(皮枝)가 분포한다.

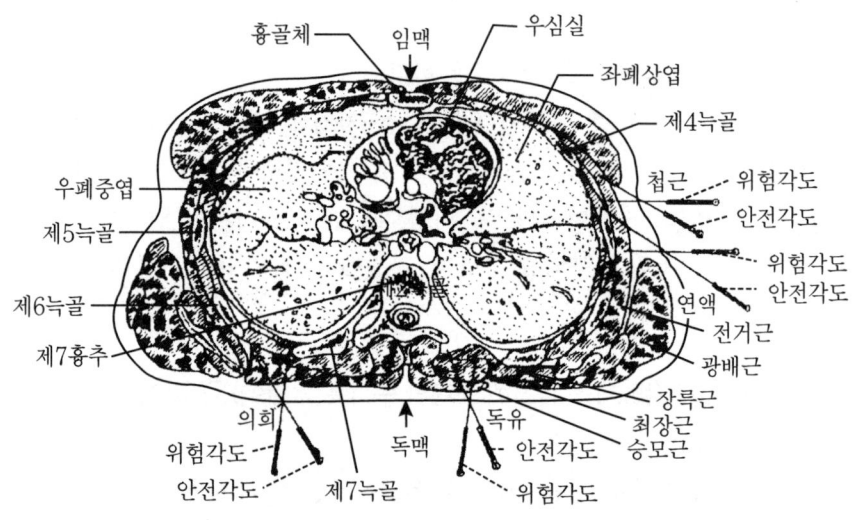

〈연액·첩근·독유·의희 4혈의 자입 수평단면도〉

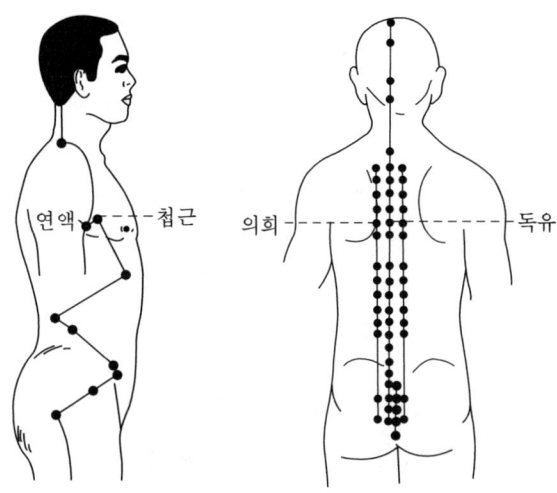

침법과 주치: 겨드랑이 아래에서 3촌으로 연액(淵腋) 앞 1촌 자입한다. 앉은 자세로 팔을 올려 취혈한다. 흉륵(胸肋)의 창만통(脹滿痛)과 해수(咳嗽)·천식(喘息)을 치료한다.

이 예에서는 3개의 수혈(腧穴)을 택하고 있는데, 보고에 의하면 그 중 천돌(天突)과 연액의 2혈은 모두 0.3촌밖에 자입하지 않았으므로, 폐를 자상(刺傷)하지 않는다. 첩근(輒筋)은 0.3~0.8촌 자입했는데, 이는 메뉴얼의 자입깊이를 넘었으므로, 만약 말라 있으면 필연적으로 폐를 손상하여 기흉을 일으킨다.

(6) 대포(大包)를 자침해 좌측의 농기흉(膿氣胸)을 일으킨 사례

환자: 남성, 27세.

류머티스성 관절염 때문에 침구과에서 수개월의 치료를 했다. 17회째의 치료에서 대포(大包)와 경문(京門)을 취혈했다. 좌측의 대포혈에 0.5촌 정도 자입했을 때 갑자기 흉통과 숨이 차고, 울렁거림, 누울 수 없

는 등의 증상이 생겼다. 바로 X선으로 흉부 조사(胸部 照射)했지만 이상(異常)은 없었다. 수일 후에 흉통(胸痛)이 심해져 내원하여 진찰받았다. X선을 흉부에 조사(照射)하여 좌측의 농기흉(膿氣胸)을 발견했다. 좌폐의 압축은 약 10%였으므로 입원하여 치료했다. 흉강(胸腔)을 천자(穿刺)하여 소량의 농액(膿液)을 추출했다. 입원하고 있는 사이에 약간 오한과 발열이 있어 항생물질을 사용하여 치료했다. 마지막으로 X선으로 흉부를 투시했더니 농기흉은 흡수되고, 체온도 정상이 되어 퇴원했다.

— 팽인라(彭仁羅) 등 『광동의학(廣東醫學)』(조국의학) 1963; (1) :27

대포(大包)는 족태음비경(足太陰脾經)에 속하며, '비(脾)의 대락(大絡)'이다. 혈위(穴位)는 측흉부(側胸部)에 있으며 연액(淵腋) 아래 3촌에 있다.

국부(局部) 해부: 제6·7늑골(肋骨) 사이로 전거근(前鋸筋) 안에 있으며, 외측 흉동맥(胸動脈)이 있고, 늑간신경(肋間神經)의 외측 피지(皮枝)와 장흉신경(長胸神經)이 분포하며, 심부(深部)에는 폐가 있고, 우측은 간장과 가깝다.

침법과 주치: 환자를 향해 손을 외측으로 펴도록 하고, 식두혈(食竇穴)에서 외측으로 2촌(겨드랑이 아래 6촌)을 택해 0.3촌 자입한다. 흉협통(胸脇痛)·해수천식(咳嗽喘息)을 치료할 수 있다. 실(實)할 때는 전신(全身)이 아프고(瀉한다), 허(虛)할 때는 백절(百節)이 늘어진다(補한다).

이 예에서는 대포에 0.5촌의 깊이로 자침하여 폐에 도달했다. 옛 선인들은 0.3촌이라고 하는데 근거가 있다. 환자가 마르고 약해 저항력이 저하되어 있어, 자침하기 전에 제대로 소독하지 않으면 침과 함께 세균이 들어가 감염되어 화농(化膿)하여 농기흉(膿氣胸)이 된다. 임상에서는 농기흉은 적다. 이 환자의 농기흉도 가벼워 바로 치료하여 진행을 억제했으므로 치유되었다.

(7) 고방(庫房)을 자침해 양측의 기흉(氣胸)과 경부(頸部)의
    기종(氣腫)을 일으켜 사망한 사례

환자: 남성, 64세.

갑자기 발병하여 전신에 불쾌감과 나른한 통증이 있어 진찰을 받았다. 그리고 전흉부(前胸部)의 양측과 다리의 수혈(腧穴)에 자침했다. 자침한 후 환자는 호흡곤란이 일어나고, 전신에 치아노제를 일으켜 구급치료도 효과없이 사망했다.

사체(死體) 해부: 전흉부(前胸部)의 양측에서 쇄골 중앙선의 제2늑간(肋間: 고방혈에 해당한다)에 침흔(鍼痕)이 있고 피하에 울혈(鬱血)이 있다. 양쪽 발등(태충혈에 해당한다)에도 각각 침흔이 있다. 경부(頸部)와 흉부(胸部)에 분명하게 피하기종(皮下氣腫)이 있다. 흉강(胸腔)을 절개하자, 다량의 기체가 배출되고, 양폐(兩肺)는 위축되어 있었다. 양측의 폐쇄성(閉鎖性) 기흉과 긴장성(緊張性) 기흉 때문에 질식하여 사망했다.

— 장상(張祥) 등 내몽고(內蒙古) 『중의학술회의 자료선편』 1980

고방(庫房)은 족양명위경(足陽明胃經)의 혈이며, 혈위는 기호(氣戶) 아래 1.6촌의 움푹한 곳으로 정중선에서 4촌 외측에 있다.

국부 해부: 혈위는 제1·2늑골(肋骨) 사이에 대흉근(大胸筋) 안에 있으며, 심부(深部)는 늑간근(肋間筋)이 있고, 늑간동맥(肋間動脈)이 있으며, 전흉신경(前胸神經)과 늑간신경(肋間神經)이 분포하고, 심부(深部)에 폐(肺)가 있다.

침법과 주치: 환자를 의자에 앉히거나 눕혀, 쇄골(鎖骨)의 내측단(內側端)부터 가볍게 눌러, 아래 1늑간의 위를 외측으로 이동한다. 위는 기호(氣戶), 아래는 유두(乳頭)와 일직선이 되며, 정중선의 화개혈(華蓋穴)과 수평이며, 그 외측 4촌을 택한다. 0.3촌의 깊이로 자입한

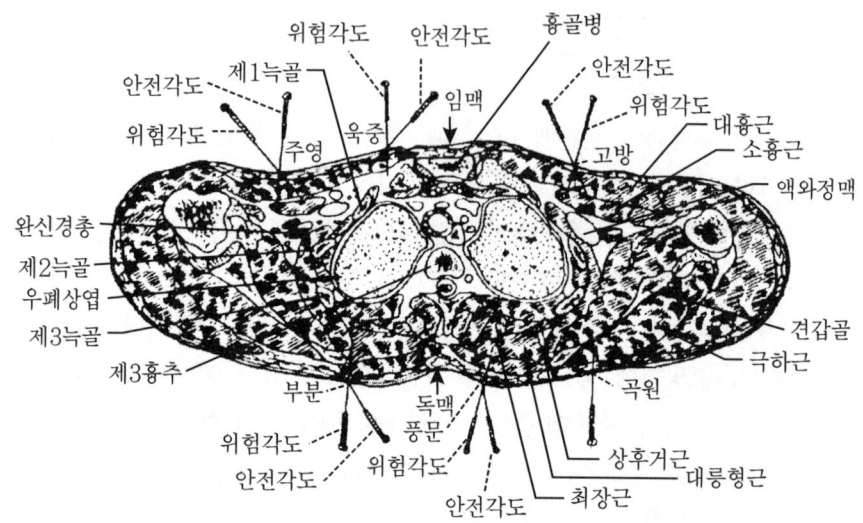

〈육중·고방·주영·풍문·부분·곡원 6혈의 자입 수평단면도〉

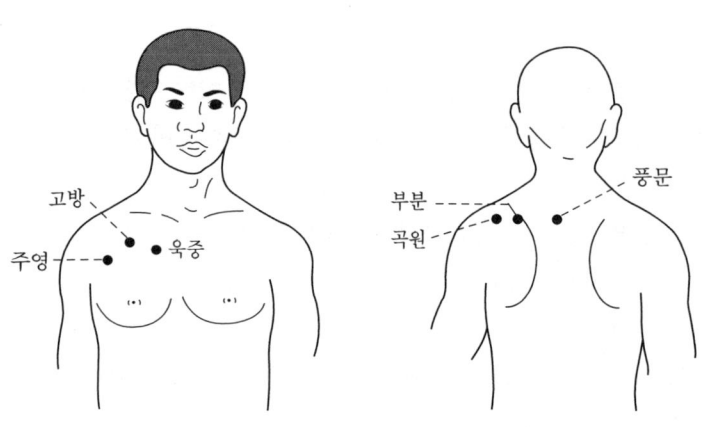

〈기흉을 일으킨 위치〉

다. 흉륵(胸肋)의 만통, 해천기역(咳喘氣逆), 농혈(膿血)의 구토를 주로 치료한다.

이 사례의 보고는 간단하다. 갑자기 발병하여 전신에 불쾌감이 있고, 나른한 통증만으로 고방혈(庫房穴)에 자침하여 치료했다고 하는데, 변증시침(辨證施鍼)의 원칙에서도 적절하지 않다. 고방혈을 자침해 규정대로라면 0.3촌밖에 자입할 수 없지만, 자침한 후 호흡곤란이 일어나 전신이 치아노제(zyanose)가 되었다는 것을 보면 의심할 것 없이 자침이 너무 깊어 양폐(兩肺) 모두 심하게 손상되어 폐내(肺內)의 기체(氣體)가 흉막강(胸膜腔)으로 흘러 기흉(氣胸)이 되었다. 일부의 기체는 침공(鍼孔)에서 경부(頸部)와 흉부(胸部)의 피하로 가, 국부(局部)에 기종(氣腫)을 발생시켰다. 양폐는 서서히 심하게 압축되어 마지막에는 질식하여 사망했다. 여기에서 알 수 있듯이 고방혈은 절대로 깊게 자침해서는 안 되며, 양폐를 손상한 경우는 이렇게 심한 결과가 초래된다.

### (8) 흉부(胸部)의 혈을 자침해 좌측의 기흉을 일으킨 사례

환자: 남성, 48세.

해수(咳嗽)가 시작된 지 10여 년. 매년 겨울이 되면 더 심해지고, 이 4년간은 가끔씩 천식 발작을 일으킨다. 입원 당일의 오후, 시술자가 흉골 옆 제3·4늑간의 혈위에 자침한 결과, 갑자기 흉부가 답답해지고, 기침이 나와 호흡곤란이 되었지만, 그 느낌은 천식과는 달랐다. 집에 돌아가서 기침과 호흡곤란이 심해져 전원(轉院)해 왔다.

검사: 체온 36.8℃, 맥박 128회/분, 호흡은 28회/분였다. 호흡곤란으로 기좌(起坐) 상태이고, 양측의 콧구멍이 넓어지고, 입술이 약간 자색(紫色)으로 되었고, 심장에 탁한 소리가 작아지고, 좌측의 호흡음이 작고, 천명음(喘鳴音)이 났다. 타진했더니 양폐 모두 높고 맑은 소

리가 났다.

임상검사: 백혈구 14,000/mm³, 호중구 80%, 임파구 18%, 단구 2%.

흉부의 투시: 좌측 기흉에서 폐의 압축률은 약 30%, 우측은 폐기종(肺氣腫)이었다.

입원하여 바로 산소흡입하고, 아미노필린과 페니실린 주사를 놨다. 기흉기(氣胸器)로 좌흉강(左胸腔) 내압을 측정한 결과 정압(正壓)이 20이었다. 바로 1,200ml로 탈기(脫氣)하자, 압력은 정압 6, 음압(陰壓) 8이 되었다. 탈기하자, 환자는 호흡곤란이 경감됐다. 1주일 후에 흉부를 투시했더니, 기흉은 가벼워지고, 일반의 상황도 양호하여 퇴원했다.

— 장덕승(蔣德勝)『절강중의 잡지(浙江中醫 雜誌)』1958; (3) :23

위 보고는 자침한 혈위를 명확히 밝히지 않고, 흉골(胸骨) 옆 제3·4늑간(肋間)의 혈위라고만 되어 있어 혈위의 특정(特定)은 어렵다. 흉부의 제3·4늑간을 안에서 밖으로 향하면, 먼저 영허(靈墟) 다음으로 응창(膺窓), 그 다음에 흉향(胸鄕)이 있으며, 이 3개의 혈위 모두 깊이 자침하면 폐에 손상을 주어 기흉을 일으킨다.

환자는 기침을 10년간 계속하다 최근에는 천식이 시작되었지만, 그것은 증상이 서서히 심해지는 경향을 나타내고 있다. 시술자는 이러한 환자에게 침술치료할 때 먼저 폐기종(肺氣腫)이 아닌가, 폐기능이 나쁜 것은 아닌가를 당연히 생각해야 하며, 그러한 환자의 폐를 손상시킨 때는 다른 질병의 환자에 비해 증상이 심해진다. 따라서 이러한 환자는 자침한 후 호흡곤란이 되거나, 콧구멍이 벌렁벌렁 커지고, 입술이 약간 자줏빛이 되고, 맥박이 빨라져 백혈구가 증가했다. 그래서 바로 입원하여 적절한 치료를 받았기 때문에 바로 위험한 상태가 안정되었다.

(9) 흉부(胸部)의 혈을 자침해 좌측 기흉(氣胸)과 피하기종
(皮下氣腫)을 일으킨 사례

환자: 여성, 47세.

상복부에 불쾌감이 있었다. 진료소에서 침술치료를 받아 좌흉부(左胸部)를 취혈했다. 자침한 밤에 기침을 하고 호흡곤란이 되고 온몸에 땀을 흘렸다. 다음날 우리 병원에서 검사했다. 좌흉상부(左胸上部)의 피하(皮下)에 기종(氣腫)이 있고, 좌흉벽(左胸壁: 흉골 옆, 쇄골 아래와 유방 옆) 여러 곳에 자침한 흔적이 있었다. 좌흉의 심장 뛰는 소리와 호흡소리는 작았다. X선을 투시했더니 좌측의 기흉이며, 폐는 30% 압축되어 있었다. 20일 정도 치료하고 치유되어 퇴원했다.

— 염림긍(閻林肯) 등『중의 잡지(中醫 雜誌)』1962: (5) :35

보고 중에는 좌흉부(左胸部)를 취혈했다(쇄골 아래와 유방 옆 포함)고 하는데, 이 부위는 늑간(肋間) 사이의 각 혈위라면 어디라도 폐를 손상할 가능성이 있다. 환자는 상복부의 불쾌감을 호소하였기 때문에 먼저 어떤 질병인지 진단하지 않으면 안 된다. 흉부에 그렇게 많은 취혈을 하였지만 치료작용은 애매하며, 시술자가 이곳저곳 자침하여 환자에게 참기 어려운 고통을 주었다.

(10) 흉부와 배부의 혈위를 자침해 우측의 기흉을 일으킨 사례

환자: 여성, 22세.

8일 전부터 우측 흉부에 마비와 통증이 있어 의무실에서 침술치료를 받았다. 시술자는 5개의 호침(毫鍼)을 사용하여 우측의 흉부(胸部)와 배부(背部)에 자침했다. 발침하자 곧바로 호흡곤란이 일어나고, 우측 흉부에 통증이 있어 바로 구급으로 입원했다.

검사: 우측 흉부(胸部)의 호흡운동이 좌측보다 약하고, 호흡소리가

작았다. 우측의 흉배(胸背)에 5곳 정도 자침한 흔적이 있고, 1곳은 폐유혈(肺兪穴)에 해당하고, 4곳은 측흉부(側胸部)와 전흉부(前胸部)의 제5늑간이었다. 흉부의 X선에서는 우측 기흉으로 우폐의 압축은 약 30%였다. 외상성 기흉으로 진단되었다.

치료경과: 바로 흉강(胸腔)의 검압(檢壓)과 탈기(脫氣)를 행하여 흉막강내는 음압(陰壓)으로 회복하였다. 그리고 흉부 X선 검사를 했더니 우폐는 완전히 확장되고 호흡도 안정되었다. 그 후 2회의 흉부 X선 검사를 하고 기흉은 완전히 사라졌다. 2일간 입원하고 치유되어 퇴원했다.

— 허학명(許學銘)『상해중의약 잡지(上海中醫藥 雜誌)』1963; (4) :26

보고에 의하면 환자는 배부의 폐유혈에 1개 자침하고, 그와는 별도로 측흉부(側胸部) 혹은 전흉부(前胸部)의 제5늑간에 4개 정도 자침하고 있는데, 5개 중에 어느 것이 폐를 자상(刺傷)했는지는 모른다. 따라서 각 혈의 상황을 설명하고 주의를 환기시키지 않으면 안 된다.

보고에 의하면 폐유로 기흉(氣胸)을 일으키는 경우는 많다. 그 다음이 흉부 제4늑간에 있는 신봉(神封)과 천계(天谿)·식두(食竇) 등이다. 여기서는 천계와 식두에 대해 설명한다.

천계(天谿)는 족태음비경(足太陰脾經)의 혈위이다. 흉향(胸鄕) 아래 1.6촌의 움푹한 곳에 있으며, 가슴의 정중선에서 6촌씩 떨어져 있다.

국부(局部) 해부는 제4·5늑골 사이, 대흉근(大胸筋)의 외측 하연(下緣)에 있으며, 하층(下層)은 전거근(前鋸筋), 외측 흉동맥(胸動脈)이 있고, 장흉신경(長胸神經)과 늑간신경(肋間神經)의 외측 피지(皮枝)가 분포하고 있다.

침법과 주치: 누워서 위를 향해 손을 밖으로 벌리고, 유중(乳中) 옆 2촌(중부혈 아래로 3늑골 떨어져 있다)의 움푹한 곳을 택해 0.4~0.5촌에서 자입한다. 흉협만통(胸脇滿痛)·해역상기(咳逆上氣)·유옹(乳癰)·유벽(乳癖)·딸꾹질 등을 주로 치료한다.

식두(食竇)는 명관(命關)이라고도 불리며, 족태음비경(足太陰脾經)의 혈위이다. 천계(天谿) 아래 1.6촌에 있으며, 가슴의 정중선에서 6촌씩 떨어져 있다.

국부 해부는 제5·6늑골 사이 전거근(前鋸筋) 안을 택한다. 외측 흉동맥(胸動脈)이 있고, 장흉신경(長胸神經)과 늑간신경(肋間神經)의 외측 피지(皮枝)가 분포하고 있다.

침법과 주치: 환자를 위로 향하게 눕히고, 손을 밖으로 벌려 중정(中庭)의 옆 6촌(바로 위는 중부혈로 중부 아래 4늑골)에서 늑간(肋間)을 택해 0.3~0.4촌에서 자입한다. 흉협(胸脇)의 만통(滿痛)을 치료한다.

## 2. 임상경험

(1) 유근(乳根) 등의 혈에 자침하여 산후의 유선염을 치료한 사례

환자: 여성, 32세, 서비스원.

1988년 8월 6일에 초진. 출산 후에 좌측 유방의 위쪽이 붉게 붓고, 나른한 통증이 1주일간 계속되었다. 열이 있어 냉습포·온습포·외용약을 사용했지만 전부 효과가 없었다. 검사했더니 유선염(乳腺炎)으로 좌측 유방 위쪽이 비만성(肥滿性)으로 붉게 붓고, 맥이 뛰는 느낌이 있고, 좌측 액와(液窩) 임파절(淋巴節)이 붓고, 체온은 39.5℃였다.

치료법은 소간이기(疏肝理氣)와 통유산결(通乳散結)을 주로 한다. 환측의 유근혈(乳根穴)을 택해 찬죽(攢竹)·내정(內庭)·족삼리(足三里)·내관(內關)을 배혈한다. 침법은 환측의 유근혈은 유방을 향해 피하(皮下)를 1~1.5촌 자입하고, 침감(鍼感)을 주위로 확산시킨 후 40~60분간 치침(置鍼)하는데, 그 사이 15분에 1회를 운침(運鍼)한다. 그리고 착유기(搾乳器)로 유즙(乳汁)을 전부 짜도록 환자에게 말

한다. 자침하고 2일째, 유방의 붉게 부은 것이 뚜렷하게 경감되고, 체온은 37.5℃로 내려갔다. 10회의 침술치료로 치유되었고, 수유기에도 재발하지 않았다.

유옹(乳癰)은 중의(中醫)의 병명(病名)으로 현대의학의 급성유선염이다. 중의으로는 외취유옹(外吹乳癰)과 내취유옹(內吹乳癰)으로 나뉘어진다. 외취유옹이란 수유기에 발생하는 급성유선염이고, 내취유옹은 임신기에 발생하는 급성유선염을 말한다. 이 진료록에서는 환측의 유근혈에 자침할 뿐만 아니라, 떨어져 있는 찬죽(攢竹)·내정(內庭)·족삼리(足三里) 등도 배혈하여 외취유옹을 치료하고 있다. 불과 2회로 병상은 분명히 개선하였다. 이 짧은 치료시간 동안 치료효과는 다른 요법에 비교가 되지 않으므로 임상응용을 넓힐 가치가 있다.

### (2) 환부측 유방을 위자법(圍刺法)으로 유선증식(乳腺增殖)을 치료한 사례

환자: 여성, 36세, 농민.

1992년 4월 28일에 초진. 양측 유방의 위쪽에 응어리가 생긴 지 2년이 되었다. 월경시와 기분이 좋지 않을 때에 통증이 심하고, 여러 가지로 치료했지만 낫지 않아 진찰하러 왔다.

검사: 양측 유방의 피부색은 정상이지만, 유방 상방에 달걀 만한 응어리가 있고, 좌측이 약간 크다. 누르면 이동하고 유착(癒着)은 없지만 압통이 있다.

진단: 양측의 유선증식.

조작: 국부를 소독하고, 28~30호로 2촌의 호침 5개를 사용한다. 증식된 응어리를 정확하게 찾아 그 중앙에 1개, 피부와 수직으로 자입하여 응어리의 중심에 닿으면 좋으며, 너무 깊으면 좋지 않다(그러지 않으면 폐로 자상하여 기흉을 일으킨다). 그밖의 4개는 주위에 자침한

다(圍刺). 그것은 피부와 45도로 응어리의 중심을 향해 사자(斜刺)하고, 5분마다 평보평사(平補平瀉)로 운침(運鍼)하여 30분 치침한다. 위자(圍刺)의 순서는 먼저 응어리 중심에 12개의 점(點)으로 나눈다. 1회째가 3시·6시·9시·12시, 2회째가 2시·5시·8시·11시, 3회째가 1시·4시·7시·10시의 점이다. 4~6회째의 치료는 1~3회째를 반복한다. 매회의 자침에서는 앞의 침공(鍼孔)을 피하므로 침공은 원(圓)을 그린다. 병력(病歷)이 길면 격일에 1회, 짧은 경우는 매일 1회 치료하고, 6회를 1단계로 한다. 이 환자는 위자법(圍刺法)으로 1단계 치료하자 응어리는 완전히 없어지고, 양쪽의 유방은 평탄해지고 부드러워졌으며 압통도 없다. 2년간의 추적조사로는 재발하지 않았다.

위자법을 사용한 유선증식의 치료는 최근의 임상에서 추진되고 있는 신요법이다. 관련된 보고에 의하면 100례 정도의 유선증식 환자를 위자법으로 치료한 결과, 불과 1~2단계로 치유율은 97%에 달하고 있다. 그 때문에 이러한 환자에게는 먼저 위자법의 치료를 생각하지 않으면 안 된다. 위자법에서 시술자는 조작시에 자입방향과 심도(深度)를 파악하여 폐를 자상(刺傷)하여 기흉을 일으키지 않도록 한다.

(3) 유근(乳根) 등의 혈에 자침하여 급성 유선염을 치료한 사례

환자: 여성, 30세, 판매원, 1995년 3월 초진.

주증상: 출산하고 10일, 유방이 붉게 부어 통증이 있은 지 5일이 되어 고열과 한기(寒氣)가 났다. 정맥에 대용량의 페니실린을 주입(注入)했지만 효과가 없었다.

검사: 체온 39.1℃. 좌측 유방의 윗부분이 비만성으로 붉게 붓고, 3×4cm의 응어리가 만져지고 만지면 아프지만 맥이 뛰는 느낌은 없었다. 같은 쪽의 액와(腋窩) 임파절이 부어 만지면 아프다. 혀는 붉고, 설태(舌苔)는 엷은 황색, 현활삭맥(弦滑數脈)이다.

급성유선염으로 진단되었다. 청열소옹(淸熱消癰), 이기활혈(理氣活血)의 법으로 치료한다. 환측의 유근을 택하여 족삼리(足三里)·풍륭(豊隆)·혈해(血海) 등을 배혈한다.

조작: 28호로 1~2촌의 스테인리스 호침(毫鍼)을 사용한다. 혈위를 소독하면 곧바로 절피(切皮)하는데, 환자의 체형에 따라 유근혈의 자입심도를 주의한다. 염전사법(捻轉瀉法)을 사용하여 기(氣)를 얻으면 30분 치침(置鍼)하고, 10분마다 1분씩 운침(運鍼)한다. 1회의 치료로 유방의 종통(腫痛)은 가벼워지고, 경결(硬結)은 부드러워져서 만져도 아프지 않게 되고, 붉은 빛도 사라지고, 체온도 37.4℃로 내려갔다. 4회 치료를 계속해 치유되었다.

급성유선염의 자침방법은 다양하며, 각각 장점이 있다. 그러나 대부분은 유근을 주혈(主穴)로 하여 다른 혈위들을 배혈(配穴)하고 있다. 즉 유근혈(乳根穴)은 소종산어(消腫散瘀: 부기를 없애고 어혈을 분산시킨다), 활혈통락(活血通絡: 혈을 잘 통하게 함)의 면(面)에서 중요한 작용이 있다고 한다. 우리들은 응용에 있어서 각각의 장점을 받아들여야 하며, 하나의 방법을 고집해서는 안 된다.

### (4) 유근(乳根)·위유(胃兪)·비유(脾兪)·격유(膈兪) 등에 자침하여 핍유증(乏乳症)을 치료한 사례

환자: 여성, 22세, 농민.

주증상: 출산하고 10일째까지는 젖이 잘 나와 양도 많아 아기가 다 먹을 수 없을 정도였지만, 20일 후부터 줄기 시작해 4주째부터는 완전히 멈추고, 유방이 부어 통증이 생겨 시술받은 지 8일이 된다.

증상: 환자는 건강하고 어떠한 지병(持病)도 없다. 가정내의 사소한 일도 재미가 없어지고, 그것이 계속되어 유즙(乳汁)이 감소하기 시작하여 끝내는 전혀 나오지 않게 되었다.

검사: 양쪽의 유방은 부풀어 있지만 응어리는 없었고, 유방을 누르면 부어서 아프다. 때때로 딸꾹질과 트림을 하고 식욕이 없지만, 대소변은 정상이다. 자각증상으로는 심와부(心窩部)에 팽만감이 있고, 혀는 빨갛고, 설태(舌苔)는 황색이고, 현세맥(弦細脈)이다.

중의 진단: 결유(缺乳: 간울기 체형). 소간해울(疏肝解鬱), 통락하유(通絡下乳)의 치료를 한다. 유근(乳根)과 기문(期門)을 주혈로 하여 족삼리와 내관(內關) 등을 배혈한다.

조작: 사자(斜刺)나 평자(平刺: 橫刺)로 자입하여 사법한다. 매일 1회 치료한다. 최초의 치료가 끝나자 심와부의 팽만감, 유방의 창통(脹痛)이 상당히 사라졌다. 2회째의 취혈도 1회째와 동일하게 평보평사(平補平瀉)한다. 3일째에 내원했을 때 환자는 "2회째의 치료부터 유즙(乳汁)이 나오게 되고 통증도 가벼워졌다"고 말했다. 이렇게 7회 치료하여 유즙은 원래대로 나오게 되어 치유되었다.

핍유증(乏乳症)은 수유기의 여성에게는 많다. 모친의 젖이 나오는 것이 나쁘거나, 나오지 않으면 영유아의 성장과 발육에 영향을 준다.

이 예에서는 유근(乳根)·위유(胃兪)·비유(脾兪)·격유(膈兪) 등에 자침하여 핍유증을 치료하고, 7일의 치료로 유즙이 나오게 되어 치유되었다. 즉, 유근을 위유·비유·격유와 조합했을 때 소간해울(疏肝解鬱)·행기지통(行氣止痛)·통락하유(通絡下乳)의 정체(整體)작용이 생긴다. 따라서 혈위(穴位)의 효능은 응용의 효과가 있도록 파악하지 않으면 안 된다.

(5) 유근과 전중(膻中) 등에 자침하여 산후의 핍유증(乏乳症)을 치료한 사례

환자: 여성, 26세, 노동자.

주증상: 출산하고 21일째로 유아가 병이 나, 육아 경험이 없기 때문에 초조해 하고 있다. 이어서 유즙(乳汁)의 분비량이 줄고, 결국에는 완전히 나오지 않게 되었다. 다양한 최유(催乳)의 민간처방을 먹었지만 효과가 없어 내원했다.

검사: 신체는 건강하고, 안색은 좋으며, 혀는 빨갛고, 설태는 깨끗하고, 약간 활맥(滑脈)이다.

중의(中醫)에서는 간울기체형(肝鬱氣滯型)의 흠유증(欠乳症)이다. 유근(乳根)과 전중(膻中)을 택해 족삼리(足三里)를 배혈하여 자침한다.

조작방법: 먼저 양측의 유근혈(乳根穴)을 택해 피하(皮下)를 따라서 유방쪽으로 1~1.5촌 자입하고, 침감(鍼感)을 주위에 확산시켜 부석부석한 느낌이 들게 한다. 그리고 전중혈(膻中穴)을 택해 피하(皮下)를 따라 양 유방쪽으로 1~1.5촌 자입한다. 그 후 양측의 족삼리를 택해 2~2.5촌 자입한다. 매일 1회씩 치료한다. 1회의 자침으로 유즙은 증가하고, 3회의 치료로 치유되었다.

산후의 핍유증(乏乳症)은 변증(辨證)하면 간울기체(肝鬱氣滯)와 기혈양허(氣血兩虛)가 많다. 이 예는 간울기체형이므로, 유근과 전중·족삼리에 자침하면 서간이기(舒肝理氣: 간을 완화하여 기를 통하게 한다)와 활혈통유(活血通乳: 피를 활발하게 순환시켜 유즙을 통하게 한다)할 수 있다. 이것으로 3회의 치료로 치유되었다.

## 3. 정리

### (1) 강평(講評)

잘못된 침술에 의해 기흉(氣胸: 수기흉·농기흉 포함) 및 경부(頸部)의 피하기종(皮下氣腫)을 일으킨 10례(例)를 분석해 보면 그 교훈은 다음과 같다.

① 조내패지(粗乃敗之).

이것은 『소문(素問)·생기통천론(生氣通天論)』에 나와 있다. 왕빙(王冰)은 "잘못 자침한 시술자는 가볍게 보아, 반드시 생명에 위험을 가져온다"고 해석하고 있다. 즉, 의술(醫術)이 낮은 자(者)는 전통의 학이론을 알지 못하고, 장부경락과 수혈(腧穴)의 관계를 알지 못할 뿐만 아니라, 현대의학의 해부생리의 지식도 없는데도 스스로 기술이 높다고 여기고, 잘못된 자침을 한다는 것이다.

더구나 『소문(素問)·이정변기론(移精變氣論)』에는 "잘못 자침한 시술자는 거칠게 다룬다. 따라서 질병이 치유되기 전에 새로운 병이 생긴다"고 하였다. 이것이 "잘못 자침한 시술자는 사람을 죽인다"는 것이다.

② 자침 조작의 원칙을 지키지 않는다.

『영추(靈樞)·본수(本輸)』편에 기재되어 있다. 예를 들면 상관(上關: 客主人)혈에 자침할 때는 입을 벌리지 않으면 안 되며, 다물고 있는 채로는 할 수 없다. 하관(下關)혈을 자침할 때는 입을 다물며, 벌려서는 안 된다. 그러나 자신이 뛰어나다고 생각하는 시술자도 있어 원칙을 지키지 않는다.

③ 정해진 자입심도(刺入深度)를 모른다.

임상에서 처음에 고려해야만 하는 질병의 성질이 있는데, 시침(施鍼)에서는 해부부위와 수혈(腧穴)의 내부구조를 알지 않으면 안 되며, 그 후 변병(辨病)하여 변증(辨證)하고, 혈위를 택해서 논치(論治)

한다. 그렇게 하지 않으면 병소(病巢)가 심부(深部)인데 얕게 자침하거나, 병소가 천부(淺部)인데 깊게 자침하는 등 오류를 범한다.『소문·자요론(刺要論)』에 "병에는 표층(表層)과 심층(深層)이 있고, 자침에는 천자(淺刺)와 심자(深刺)가 있다. 각각의 장소에 도달하지 않으면 안 되고, 이를 통과해서도 안 된다"고 되어 있다. 이것은 일리가 있는 말이다. 그 중에는 공(功)을 세우고자 심자(深刺)하여 빨리 고치려고 하여 반대로 위험을 초래하는 시술자도 있다. 그런가 하면 정확하게 조작하고 풍부한 경험이 있어 많은 질병을 자침(刺鍼)으로 치유하거나 호전시킨 시술자도 있다.

### (2) 구급치료의 방법

흉부(胸部)의 혈위에 침술로 일어난 사고는 주로 기흉(氣胸)이다. 기흉은 일반적으로 폐쇄성(閉鎖性) 기흉, 해방성(解放性) 기흉, 긴장성(緊張性) 기흉 등의 세 가지로 분류된다. 그리고 침술에 의해 일어나는 기흉은 해방성 기흉이다.

해방성 기흉의 병리생리는 다음과 같다.

① 상처입은 흉막강의 음압(陰壓)이 사라진 후, 폐가 압축되어 허탈하고, 건측(健側)의 폐도 종격편위(縱隔偏位)에 의해 확장부전(擴張不全)이 된다.

② 흡기시(吸氣時)에 건측 흉막강(胸膜腔)의 음압(陰壓)이 증가하기 때문에 환부측과의 압력차가 커지고, 더욱이 종격(縱隔)과 건측을 향해 밀려서 편위(偏位)가 심해진다. 호기시(呼氣時)에는 양측 흉막강의 압력차가 작아지고, 종격은 상처쪽으로 밀려서 돌아온다. 이러한 이상운동은 심장으로의 정맥환류(靜脈還流)에 영향을 주어 순환기능을 심하게 어지럽힌다. 그래서 환자에게 빈호흡(頻呼吸)·호흡곤란·치아노제(zyanose)·쇼크 등이 일어난다. 흉벽의 해방성 침공(鍼孔)

이 현저하면(침공이 크다), 호흡시에 공기가 흉막강으로 새는 소리가 들린다. 환부측을 타진하면 고음(鼓音)이 나며, 호흡음이 감약(減弱)하거나 소실(消失)하고, 환부측을 눌러 기관과 심장이 건측(健側)에 편위(偏位)하는 등의 징후가 있다. X선으로는 분명하게 환부측의 폐가 허탈하여 기흉이 되고, 기관과 심장 등의 종격기(縱隔器)가 변위(變位)하고 있는 것이 보인다.

해방성 기흉의 구급치료는 바셀린거즈와 면패드 등 무균 거즈로 상처를 덮고, 다시 반창고나 붕대로 고정하여 해방성 기흉을 폐쇄성 기흉으로 바꾸고, 그 후 흉막강을 천자(穿刺)하여, 탈기되어 감압하면 잠시 후 호흡곤란이 치료된다. 환자를 병원에 보낸 후, 다시 처치하지 않으면 안 된다. 산소흡입과 수혈(輸血)이나 보액(補液)하여 쇼크를 시정한 후 창면청소술(創面淸掃術)을 하고, 흉벽의 상처를 봉합하여 폐쇄 드레너지한다. 흉내 장기(胸內 臟器)를 손상하거나 내출혈(內出血)이 멈추지 않으면 진사개흉술(診査開胸術)에 의해 손상을 회복하여 지혈한다. 수술 후는 항생물질을 사용하여 감염을 방지하는데, 만약 농기흉(膿氣胸)도 있으면 바로 대용량의 항생물질을 사용하여 염증을 억제하고, 환자를 격려하여 기침으로 담(膽)을 토하게 하고 빠른 시일 내에 운동시킨다.

폐쇄 드레너지의 적응증은 ① 기흉·혈흉·농흉으로 지속적인 탈기와 혈액배출, 배농(排膿)이 필요한 경우와 ② 흉막강을 절개한 환자의 경우이다.

징후와 X선 검사에 의해 흉막강내의 공기와 액체가 있는 부위를 확정하여 삽관(揷管)하는 늑간(肋間)을 선택한다. 배액(排液)의 드레너지는 낮은 위치를 택하여, 일반적으로 액와선(腋窩線)과 후액와선(後腋窩線)으로 좁아지는 제6~8늑간(肋間)에서 삽관한다. 탈기(脫氣)의 드레너지는 상흉부(上胸部)가 좋고, 쇄골중선(鎖骨中線)에서 제2

늑간이 상용(常用)된다. 환자를 옆으로 눕히고 흉부를 소독한 후, 선택한 늑간을 1% 프로카인 3~5ml로 흉벽을 침윤마취한다. 그리고 폭 2cm 정도 절개하여 혈관겸자(血管鉗子)로 늑골상연(肋骨上緣)의 근육층을 갈라 흉막강에 도달하면 한쪽에 구멍이 있는 고무관이나 비닐튜브를 절개구에서 흉강내(胸腔內)로 4~5cm 삽입하고, 그 바깥쪽 끝을 무균의 아스피레터에 연결하여 상처를 봉합하고, 드레너지관을 고정한다.

(3) 예방조치

흉강내(胸腔內)에서는 심장이 차지하는 부위 이외에 모두 폐(肺)로 채워져 있다. 따라서 흉부(胸部)에 자침할 때, 먼저 흉벽(胸壁)은 상당히 얇고, 내부에는 심폐(心肺) 등 중요한 장기가 있으므로, 사자(斜刺)를 주로 해야만 한다는 것을 깨닫고, 너무 깊게 자입하여 심폐를 상처입히는 일이 없도록 한다. 그와 동시에 자침한 환자에게 이상한 통증이나 헐떡임, 치아노제 등의 증상이 나타나면 주의해야 하고, 겸손한 태도로 행해서는 안 된다. (朱德禮)

# 제2절 배부(背部)에 있어서의 폐의 범위

## 1. 잘못된 침술의 사례

(1) 폐유(肺兪)를 자침해 기흉(氣胸)을 일으켜 사망시킨 사례

4례의 학질(瘧疾) 환자인데 동시에 폐유(肺兪)를 자침해 전원(全員)이 흉통을 호소했다. 그 중 3명의 환자는 통증이 지속되고 있지만 악화되고는 있지 않으며, 흉부를 타진해도 이상이 없었다. 청진(聽診)으로 환부측의 폐저부(肺底部)에서 풀무와 같은 마찰음이 있었지만, 5일 정도 안정하자 서서히 치유되었다. 그 중 한명의 환자는 병실에 돌아오고 나서 통증이 심해져, 3시간 후에 얼굴색이 파래지고, 호흡곤란이 되었다. 청진하자 풀무 마찰음이 폐 전체에 퍼져 있고, 다시 3시간이 경과하자, 결국 호흡곤란으로 질식하여 사망했다. 당시는 기흉에 의한 급성 폐위축(肺萎縮)이라 진단되었다.

— 노지준(魯之俊) 『신편침구학(新編鍼灸學)』 중경출판(重慶出版), 1957; 9

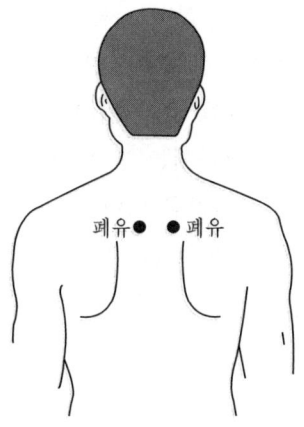

폐유를 자침하여 4명 모두 흉통을 호소하고, 그 중 1명은 사망했다.

폐유(肺兪)는 족태양방광경(足太陽膀胱經)의 혈이다. 혈위는 제3흉추(胸椎) 아래 양측 1.5촌에 있다.

국부(局部) 해부에서는 혈위는 배부(背部)로 제3·4흉추 극돌기(棘突起) 사이의 외측, 승모근(僧帽筋)과 대릉형근(大菱形筋), 상후거근(上後鋸筋) 위에 있고, 늑간동맥(肋間動脈) 후지(後枝)와 경횡동맥(頸橫動脈) 심지(深枝)가 분포하고 있고, 부신경(副神經)과 견갑배신경(肩胛背神經), 흉신경(胸神經) 후지(後枝)가 분포하고 있으며, 심부(深部)에는 폐가 있다.

침법과 주치: 환자를 앉히거나 엎드려 눕게 하고, 제3흉추 아래에서 신주(身柱) 옆 1.5촌을 택해 0.5촌 정도 자입한다. 노채(癆瘵: 결핵 등 만성 소모성 질병), 내상(內傷)에 의한 토혈(吐血), 해천상기(咳喘上氣), 흉배의 통증, 소아의 구흉(鳩胸)과 귀배(龜背)·피부소양(皮膚搔瘍)·황달(黃疸) 등을 치료할 수 있다.

이 예에서는 4례의 환자에게 동시에 폐유혈(肺兪穴)을 택해 전원이 흉통을 호소하고 있다는 것에서 자입심도를 다루고 있지 않지만, 규정의 자침법을 지키지 않았다는 것은 확실하므로 폐를 손상시키고 있다. 손상이 가벼운 사람은 안정하여 회복되었지만, 자입이 너무 깊어 기흉이 심해진 사람은 바로 질식하여 사망했다.

폐유(肺兪)는 적응증이 넓어 자주 임상에도 사용하지만, 심부(深部)에 폐가 있다는 사실을 몰라서는 안 된다. 흔히 "복부(腹部)는 우물처럼 깊고, 배부(背部)는 떡처럼 얇다"고 하는데, 자침에서는 정해진 깊이를 지키지 않으면 안 된다. (73항의 도표 참조)

## (2) 폐유(肺兪)를 자침해 양측의 혈흉(血胸)을 일으켜 사망한 사례

환자: 여성, 35세.

해수(咳嗽) 때문에 배부가 나른하게 아프다. 시술자가 15.5cm의 굵은 침을 양쪽의 폐유에 깊이 자입했는데, 심한 통증으로 환자는 실신하였다. 그때 거칠은 숨과 흉민(胸悶: 가슴의 불쾌감)을 느끼고 여관으로 돌아가 쉬었지만, 흉통·호흡곤란·땀 등, 점점 증상이 심해져 다시 치료를 받았다. 이 시술자는 이번에도 환자의 배부 여러 곳에 자침하고, 두 곳에 흡각(吸角: 고름을 빨아내는 기구)을 하고, 웅황(雄黃)·빙편(冰片)·목향(木香)을 2스푼씩 복용시켰지만 그날 밤에 사망했다.

사체(死體) 해부: 사망자의 배부에서 제3~4흉추 옆 1.5촌(폐유혈)에 침흔(鍼痕)이 있으며, 2.5cm의 깊이로 똑바로 흉강에 들어가 있다. 가슴을 열자 다량의 기체와 혈성 액체가 배출되고, 폐허탈이 되어 상흔(傷痕)이 있었다. 양측의 폐쇄성 혈흉(血胸)으로 폐를 손상시켰기 때문에 폐가 위축되어 질식으로 사망했다고 결론지었다.

— 장상(張祥) 등 『중의학술회의 자료선편(中醫學術會議 資料選編)』 내몽고 : 1980

이 예(例)에서는 굵고 긴 침을 양측의 폐유(肺兪)에 너무 깊이 자입하여 환자는 심한 통증으로 실신했다. 한쪽의 기흉이라도 어느 정도의 위험성이 있는데, 이 예에서는 양쪽이 혈흉이다. 더구나 진료소와 여관을 왕복하게 하여 곧바로 구급치료를 하기는커녕, 다시 잘못된 침술을 하고 흡각(吸角)까지 즉시 하여(부위는 불명) 병상을 악화시켜 환자가 사망하였다.

(3) 폐유(肺兪)에 자침하고 흡각을 추가하여 좌측 기흉(氣胸)을 일으킨 사례

환자: 남성, 56세.

천식을 앓은 지 50년이 되었고, 3년 전에 한기(寒氣)를 받아 해수와 천식이 시작되어 바로 병원에서 침구치료를 받았다. 천돌(天突) · 풍륭(豊隆) · 폐유(肺兪)를 취혈하고, 다시 전중(膻中)과 기해(氣海)에 봉구(棒灸)를 했다. 엎드려 눕게 하고 폐유에 1촌 반의 침을 0.5~1촌 정도 수직으로 자입하고, 치침(置鍼)하고 10분 정도 흡각(吸角)을 했다. 흡각을 제거한 후 침의 깊이가 전보다 조금 깊어졌다고 생각했다. 자침하고 3시간 후에 갑자기 심장이 뛰고 심하게 호흡이 거칠어지고, 흉배(胸背)에는 참을 수 없는 자통(刺痛)이 있으며, 땀을 많이 흘려 바로 내원하여 치료를 원했다.

검사: 체온 36.5℃, 맥박 126회/분, 호흡 30회/분, 혈압 17.29/5.33kPa. 급성 증상으로 호흡이 빨라지고, 입술이 새파랬다. 타진했더니 좌폐(左肺)는 고음(鼓音)이고, 청진(聽診)에서는 좌폐의 상부와 중부의 호흡음이 없으며, 좌폐 하부의 호흡음은 작았다. 우폐(右肺)는 전체에 천명(喘鳴)이 있고, 폐저(肺底)에서는 습성(濕性) 라음(音)이 있으며, 심장소리는 약했다. 배부의 제3~4흉추 옆 좌폐유에 상당하는 부분에 0.1×0.2cm의 새로운 내출혈(內出血)이 있으며, 주위에 압통이 있다.

흉부의 X선 사진: 좌폐의 외상성 기흉(外傷性 氣胸: 폐실질은 80% 압축), 그리고 기관(氣管)과 종격(縱隔)은 우방 편위(偏位)하고, 우폐는 속발성 폐기종이다. 좌폐의 외상성 기흉이라 진단되었다.

치료: 산소흡입으로 응급치료하고, 항생물질을 주사하여 감염을 방지함과 동시에, 양음윤폐(養陰潤肺) · 강기평천(降氣平喘)의 한방약으로 조치(調治)한다. 그리고 좌후액와선(左後腋窩線)으로 제7늑간(肋間)에 상당하는 부분에서 700ml 탈기(脫氣)한다. 탈기하면 증상이 분명하게 개선되고, 51일 후에 치유되어 퇴원했다.

— 임통국(林通國)『절강중의 잡지(浙江中醫 雜誌)』1965; (6) :12

환자는 56세로 천식으로 50년이나 됐으며, 폐의 기능이 상당히 나빠져 있다. 시술자는 폐유(肺兪)에 직자(直刺)로 0.5~1촌 정도 자입했는데, 이것은 일반적인 침구문헌의 규정깊이를 넘고 있다. 더욱이 치침(置鍼) 중에는 흡각(吸角)을 더했기 때문에 흉막장측판(胸膜臟側板)의 침공(鍼孔)을 넓혀, 폐내의 기체를 흉막강(胸膜腔)으로 유입시켜 기흉이 되었다. 흡각을 제거했을 때, 자침의 깊이가 전보다 약간 증가했으나, 이것은 흡인(吸引)에 의해 자침방향과 심도가 변화하여 혈흉(血胸)이 일어났다는 것을 나타내고 있다.

(4) 풍문(風門)을 자침해 좌측의 기흉을 일으킨 사례

환자: 남성, 36세.

좌견(左肩)이 아프고, 좌상지(左上肢)가 마비되었기 때문에 침구과(鍼灸科)에서 치료받았다. 대추(大椎)·풍문(風門)·곡지(曲池)·견우(肩髃)·견정(肩井)·풍지(風池)를 취혈한다. 등을 기대고 의자에 앉힌 자세(뒤를 보는 모습)로 척주(脊柱) 좌측의 풍문혈(風門穴)에 자침했을 때, 환자는 약간 어깨를 올렸다. 그러자 심장이 뛰어 숨이 거칠고, 쇼크와 같은 증상이 일어났다. 곧바로 발침하고 몇 분 지나자 호전되었다. 다음날 좌흉통(左胸痛)·해수(咳嗽), 거친 숨을 쉬어 내원하여 재진(再診)했다. 흉부의 X선 사진으로 좌측이 기흉이라는 것을 알았으며, 폐조직의 압축은 10%였으므로 입원치료하였다. 입원하고 진해제(鎭咳劑)를 먹고, 특별히 처치하지 않았다. 며칠 지나 기흉은 자연적으로 흡수되고 치유되었다.

― 통옥걸(佟玉傑) 등『절강중의 잡지』1966; (3) :36

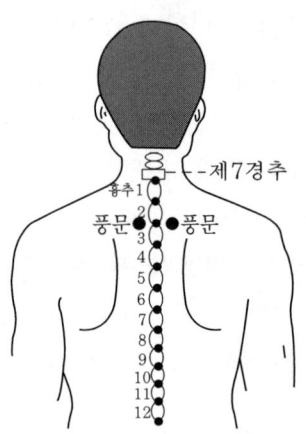

풍문을 자침해 기흉을 일으켰다.

풍문(風門)은 제2흉추(胸椎) 아래에서 그 양측 1.5촌에 있다. 심부(深部)에는 폐(肺)가 있으며, 직자(直刺)로 심자(深刺)해서는 안 된다. 이 예에서는 자입심도에 대해 나와 있지 않지만, 자침 중 환자의 반응과 자침 후의 증상, X선 사진 등에서 알 수 있듯이, 자입이 너무 깊어 일어난 것이다.

(5) 폐유(肺兪)를 자침해 기흉(氣胸)을 일으켜 사망한 사례

환자: 여성, 51세.

기관지천식 때문에 순회하러 온 시술자가 4촌의 호침(毫鍼)으로 양측 폐유혈에 3촌 정도 자입했다. 자침한 후 환자는 바로 배부(背部)의 자침부위에 통증을 느끼고, 어깨를 들어 기침하듯이 호흡하고, 가슴이 답답하고, 심장이 두근거리고, 식은땀을 흘리고, 입술과 손톱이 새파랗게 되고, 맥은 약하고 빨라졌다. 이때 순회 의사가 아무 처치도 하지 않았으므로, 때가 늦어 사망했다.

분석: 이 사례는 순회 의사가 수혈(腧穴)의 자입각도와 심도를 지키지 않았기 때문에 발생했다. 폐유는 사자(斜刺)로 0.5~0.8촌, 혹은 위에서 아래를 향해 근육층을 1~2촌에 투과 자침한다. 그런데 순회 의사는 4촌의 호침으로 3촌 이상 직자(直刺)하여 폐를 파열하여 외상성(外傷性) 기흉을 일으켰다.

— 장작현(蔣作賢)『협서중의학원학보(狹西中醫學院學報)』1988; (1) :25

폐유혈(肺兪穴)은 통상 0.5촌을 자입하지만, 이 예에서는 3촌 이상 자입하고 있으므로 잘못된 침술이다. 이것이 "잘못 자침한 의자(醫者)는 사람을 죽인다"는 사례이다.

(6) 폐유(肺兪) 등을 자침해 좌측의 기흉(氣胸)을 일으킨 사례

1959년 여름, 한 실습생이 아픈 환자를 침치료했다. 26호의 호침을 좌측의 폐유(肺兪)와 궐음유(厥陰兪)에 각각 1.8촌의 깊이로 자입했다. 3일 후에 가족이 자침하고 나서 숨이 거칠어지고, 호흡은 얕으며 짧아지고, 땀이 많이 나고, 식욕이 없어져 쉽게 피로하고, 앉아 있어도 불안하고 누워도 불안하다고 했다. 흉부를 투시했더니 좌측의 기흉으로 폐의 압축률은 50%, 심장소리는 작고 약해져 침세맥(沈細脈)이었다. 외상성 기흉으로 입원치료하여 20일 만에 치료되어 건강해졌다.

— 이세진(李世珍)『상용수혈 임상발휘(常用腧穴 臨床發揮)』1985 :407

폐유(肺兪)와 궐음유(厥陰兪)는 모두 배부(背部)에 있다. 흉배(胸背)의 벽은 얇고, 자침해도 깊게 하지 않으므로, 대부분이 0.3~0.5촌에서 자입한다고 써 있다. 그리고 심한 조작도 할 수 없다. 만약 제삽(提揷)이 지나치면 흉배부(胸背部)의 장측판(臟側板)을 손상시켜 기흉을 일으킨다. 이 예에서는 폐유와 궐음유에 1.8촌이나 자입하고 있는데, 이것은 일반 자입심도의 몇 배이므로 기흉을 일으켰다.

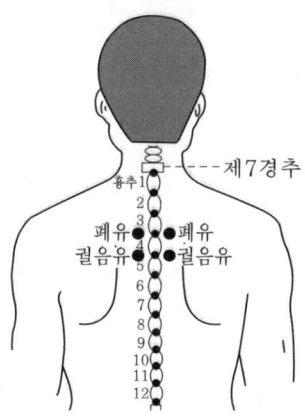

폐유와 궐음유에 1.8촌 심자하여 기흉을 일으켰다.

　기흉(氣胸)의 처치가 늦거나 적절한 치료가 아니면 중대한 결과를 불러와 환자의 생명을 위험하게 한다. 만약 자입이 너무 깊어 환자에게 흉통이나 거친 숨, 호흡곤란, 치아노제, 땀을 흘리게 되면 먼저 기흉의 가능성을 의심하고, 바로 환자를 눕게 하여 안정시킨다. 소량의 기체가 흉강에 들어 있을 뿐이라면 한동안 경과하면 기체가 자연히 흡수된다. 이 기간은 항생물질 등으로 감염을 예방하고, 기침을 하면 진해제를 투여하여 기침으로 침공(鍼孔)에서 기체(氣體)가 새지 않도록 한다. 심한 사람은 탈기(脫氣)와 산소를 흡입하고, 조건이 허락되면 아스피레터로 빼낸다.

### (7) 풍문(風門)에서 폐유(肺兪)에 투과 자침(透過 刺鍼)하여 좌측의 기흉(氣胸)을 일으켜 사망한 사례

　환자: 여성, 57세.
　만성 천식 때문에 개업의(開業醫)에게 침술치료를 받았다. 좌측의 풍문(風門)에서 폐유 등의 혈(穴)에 투과 자침하고 바로 발침(拔鍼)했다. 발침하자 환자는 거친 숨과 가슴 답답함을 호소하고, 더욱 호흡곤란이 되어 입술과 손끝이 새파래지고, 맥이 빨라지고 식은땀이 났다. 청진했더니 좌흉호흡음(左胸呼吸音)이 분명하게 감약(減弱)하고, 심장 소리도 작으며, 심박수는 120회/분으로 구급치료했지만 효과 없이 사망했다. ― 양원덕(楊元德)『협서중의(狹西中醫)』1986; (7) :319

풍문(風門)과 폐유(肺兪)의 두 혈은 연피 자침(沿皮 刺鍼)으로 투자(透刺)하고 있으면 흉막을 상처입히는 일은 있을 수 없다. 단, "좌풍문에서 폐유로 투자"라고만 보고되어 있으므로, 다른 혈을 자침했기 때문에 일어난 기흉(氣胸)인지도 모른다(등의 혈도 있으므로). 여기서 말하고 있는 '등의 혈'이란 경혈이든 기혈이든, 풍문과 폐유 부근의 것이라면 자침하면 폐를 상처입혀 기흉을 일으킬 위험성이 있다.

### (8) 1~5의 협척혈(夾脊穴), 그리고 풍문과 폐유를 자침해 좌측의 기흉을 일으킨 사례

환자: 남성, 45세.

배부(背部)가 나른하게 아프고 굳어 있어 침술치료했다. 엎드려서 셔츠 위에 자침했다. 흉추 1~5의 협척혈(夾脊穴)·풍문(風門)·폐유(肺兪)·대저(大杼) 등의 혈들을 자침해 침에 뜸쑥을 붙여 구두침(灸頭鍼)했다. 뜸쑥이 타기 시작한 지 얼마 있자, 환자는 머리 흔들림과 통증으로 불쾌감을 호소하고, 호흡이 빨라지며 입술이 약간 파래졌다. 바로 발침하고 방사선과에 보내 검사한 결과, 좌폐가 40% 압축되어 있었다.

― 장국화(蔣國華) 등『절강중의 잡지(浙江中醫 雜誌)』1986; (4) :174

협척혈(夾脊穴)은 화타협척(華佗夾脊)·협척(夾脊)·척방(脊旁) 등의 별명(別名)이 있으며, 경외기혈(經外奇穴)로 조합혈(組合穴)이기도 하다. 협척혈은 배부(背部)와 요부(腰部)에 있으며, 제1흉추(胸

椎)에서 제5요추까지의 극돌기(棘突起) 아래 양측에서 각각 후정중선에서 0.5촌의 위치에 있다. 피부·피하조직, 등과 허리의 근막(筋膜)·선극근(仙棘筋)이 있으며, 흉신경(胸神經)과 요신경(腰神經)의 후지(後枝), 늑간동맥(肋間動脈)의 후지, 요동맥(腰動脈)의 후지가 분포하고 있다.

침법과 주치: 엎드린 자세로 제1흉추 극돌기(등의 정중선) 아래의 옆에서 좌우 0.5촌이 화타(華佗) 1로 그곳에 하나씩 취혈한다. 0.3~0.5촌에 자입한다. 흉배통, 겨드랑이의 붓기, 해수·천식·노채(癆瘵: 만성으로 쇠약해지는 질병, 예를 들면 결핵), 허손이수(虛損羸瘦: 몸이 점점 수척해지고 쇠약해지는 증상. 예를 들면 폐결핵)·종기(腫氣)를 치료한다.

이 예에서는 화타협척의 1~5, 풍문(風門)·폐유(肺兪) 등을 자침해 등이 판자처럼 굳어서 나른한 통증을 치료하고 있는데, 그것은 적응증이다. 단, 자입심도에 대해 다루고 있지 않다. 취혈(取穴)이 많고 셔츠 위에서 자침했기 때문에 깊이와 자입방향을 알 수 없다. 자입방향과 진입심도가 사고를 일으키는 주요 원인이다.

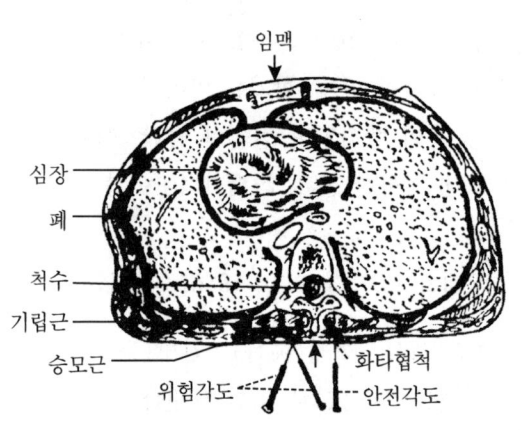

〈화타협척혈 자입 수평단면도〉

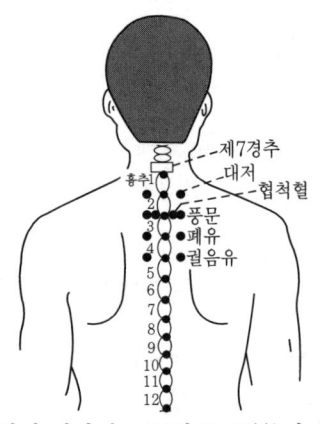

위의 혈처에 구두침(灸頭針)하여 기흉을 일으켰다.

(9) 풍문과 폐유 등을 자침해 좌측 기흉을 일으킨 사례

환자: 여성, 68세.

흉배부가 나른하게 부어 아프고, 해수·식욕부진·경부(頸部)의 불쾌감 등으로 진찰을 받았다. 풍문·폐유·고황(膏肓)·비유 등에 자침했다. 당일 오전 중에 가슴 답답증과 흉통을 느끼고, 다음날 아침 통증이 심해지고, 숨이 막혀 외래로 재진(再診)했다. 흉부의 투시(透視)로 좌측 기흉이라는 것을 알아 당일 입원했다.

검사: 급성증상의 모습으로 허리는 굽히고, 기관(氣管)은 우방(右方) 편위(偏位)하고, 준상흉(樽狀胸)이 되어 호흡동작이 크다. 좌폐(左肺)를 타진했더니 고음(鼓音)이고, 청진(聽診)으로는 좌폐 호흡음(呼吸音)이 사라지고, 우폐(右肺)의 호흡음이 약하며, 심장소리가 멀지만 심박(心搏)은 규칙적이고, 심박수는 104회/분이었다. 입원하여 좌측 기흉(氣胸)·우폐염(右肺炎)이라 진단하였다. 산소흡입과 항감염(抗感染) 등의 현대약과 한방약으로 치료하고, 그날 오후는 아스피레터로 1,000ml 탈기(脫氣)했다. 탈기하자 숨이 막히는 느낌은 가벼워지고 증상이 호전되었다. 54일간 치료하고, 다시 헤모그램을 검사했더니 정상이었다. 흉부의 X선 사진에서는 좌폐의 기체는 이미 흡수되어 있고, 치유되어 퇴원했다.

— 왕수영(王秀英)『산동중의 잡지(山東中醫 雜誌)』1983; (6) :20

이 예에서는 풍문(風門) 등 4혈을 택했는데, 이 4혈은 모두 폐의 주위에 분포하고 있으므로, 자침할 수 있는 것은 0.3~0.5촌이다. 자입이 깊으면 모두 폐를 손상해 기흉을 일으킨다. 따라서 임상에서는 주의하지 않으면 안 된다.

## (10) 폐유와 심유를 자침해 우측의 기흉을 일으킨 사례

환자: 여성, 58세.

폐질환이 8년간 계속되고 있다. 4일 전부터 해수(咳嗽)·기침·흉민(胸悶)·객담(喀痰)이 심해져 침치료를 받아 폐유(肺兪)와 심유(心兪)에 1.5촌의 호침을 1촌 자입했다. 발침하자 곧바로 환자는 흉배부(胸背部)의 통증을 느끼고, 가슴 답답함, 숨막힘, 호흡곤란이 분명해지고 서서히 심해졌다. 의식이 희미하고, 땀이 나고 손발이 차가워졌다. 맥박 108회/분, 호흡 25회/분으로 기운이 없어지고, 입술이 파래지며 콧구멍이 벌렁벌렁하는 등의 기흉 징후가 있다. 입을 벌려 호흡하고, 일어서거나 앉거나 할 때 수동자세가 되고, 우측 흉부(胸部)가 융기(隆起)하고, 우측 늑골(肋骨) 사이가 벌어지고, 오른쪽의 음성 떨림이 약해져 타진했더니, 맑은 소리로 우폐의 하계(下界)는 쇄골중선(鎖骨中線)의 제7늑간(肋間)에 있으며, 청진했더니 건성(乾性)과 습성의 라음(囉音)이 났다. 백혈구 19,800/mm³, 호중구 92%였다. 흉부 X선 사진에서는 우폐의 외측과 중심부분에 폐조직이 없고 압축률이 60%였다. 좌측의 늑골횡격막각(肋骨橫隔膜角)은 둔각(鈍角)이 되어 있고, 폐문리(肺紋理)는 가는 망 구조로 되어 작은 음영(陰影)이 산재하고 있다. 우측은 중증의 외상성 기흉으로 진단되었다.

치료: 반 누운 자세로 산소를 흡입하고, 우측 제2늑간에 폐쇄식 드레너지를 행한다(다른 합병증도 동시에 치료한다). 13일 만에 치유하여 퇴원했다.

— 호금헌(胡金軒)『상해침구 잡지(上海鍼灸 雜誌)』1989; (3) :34

심유(心兪)는 배유(背兪)·오초지간(伍焦之間)·심지유(心之兪)라고도 부르며, 족태양방광경(足太陽膀胱經)의 혈이다. 혈위는 제5흉추 아래의 양측에 있으며, 후정중선에서 1.5촌씩 떨어져 있다.

국부 해부에서의 혈위는 배부에 있고, 제5·6흉추 극돌기 사이의 외

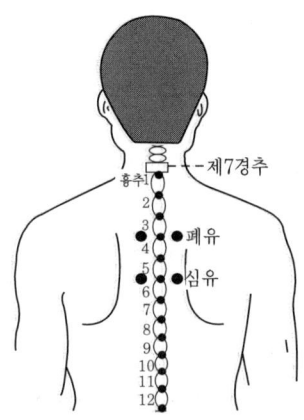

폐유·심유에 자침하여 기흉을 일으켰다.

측, 승모근과 능형근(菱形筋) 안에 있으며, 늑간동맥 후지(後枝)와 경횡동맥 심지(深枝)가 있고, 흉신경(胸神經) 후지가 분포한다.

침법과 주치: 환자를 의자에 앉히고 제5흉추 아래에 있는 신도혈(神道穴)의 외측 1.5촌을 택해 0.3~0.5촌 정도 자입한다. 침감(鍼感)은 대체로 부석부석한 마비감으로 앞을 향해 심장부분에 침감이 전달된다. 가슴 떨림·허둥지둥·황홀해짐·불면·건망(健忘)·해수토혈(咳嗽吐血)·전간(癲癎: 간질) 등을 치료할 수 있다.

폐성 심환자(肺性 心患者)는 자주 호흡곤란과 산소결핍이 되므로, 자침하여 조금이라도 폐를 손상하면 심한 반응이 일어난다. 따라서 자침에서는 취혈을 정확하게 적절한 깊이로 약한 수법(手法)을 쓰도록 하고, 경솔한 자침은 하지 않도록 조심한다.

## (11) 심유(心兪) 등을 자침해 우측의 수기흉(水氣胸)을 일으킨 사례

환자: 여성, 70세.

뇌졸중의 후유증으로 반신불수(半身不隨)가 6일째 계속되고 있다. 입원하여 침술치료를 받아 환부측 국부의 수혈(腧穴)을 택했다. 환자는 가슴의 울렁거림이 심하여 보름 후에 심유(心兪)와 신유(腎兪)를 배혈했으나, 자침 후에 환자의 기침이 심해지고, 2시간 후에 호흡곤란이 있어 누워 있지 못하게 되었으며, 우측 흉부(胸部)에 자통(刺痛)이 있다. 청진했더니 우폐의 호흡음은 감약(減弱)하고, 타진(打診)은 고음(鼓音)이다. X선 투시(透視)에서는 우폐가 위축되고, 폐야(肺野)의 외측에 투명한 부분이 있다. 우측은 외상성 기흉(氣胸)이라 진단한다. 우측 흉부를 천자(穿刺)하여 액체 250ml를 배출하였다. 그러나 4일째에는 호흡곤란이 심해지고, 체온은 37.6℃가 되었다. 투시하여 수기흉(水氣胸)이라 진단됐다. 한방약으로 치료하여 1개월 후에 퇴원했다.

— 하옥경(夏玉卿)『함이빈중의(哈爾濱中醫)』1962; (2·3) :26

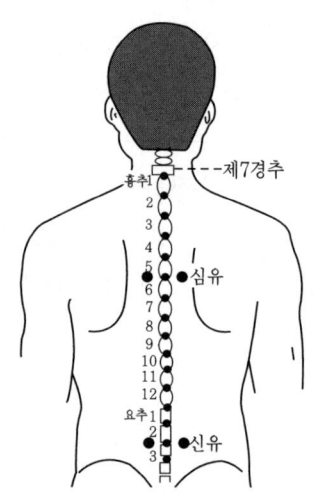

심유·신유에 자침하여 수기흉을 일으켰다.

환자는 고희(古稀)를 넘긴데다 반신불수이므로 몸은 당연히 쇠약해 있다. 따라서 침술치료에서는 먼저 보법(補法)을 하고 사법(瀉法)은 사용하지 않았다. 심유(心兪)를 자침해 너무 깊었기 때문에 폐를 손상시켰는데, 이 환자에게는 상당히 위험한 것이었다. 이를 교훈삼아야 한다.

### (12) 정천(定喘)과 폐유(肺兪)를 자침해 우측 기흉(氣胸)을 일으켜 사망시킨 사례

환자: 여성, 59세.

해수(咳嗽)와 객담(喀痰) 때문에 정천(定喘)과 폐유(肺兪)에 자침했다. 15분 정도 치침(置鍼)하자, 환자는 가슴의 불쾌감과 현기증을 호소했다. 그리고 발침한 후 배부에 대나무 흡각(吸角)을 행했다. 그러자 환자는 점점 호흡이 빨라지고, 입술이 새파래졌는데, 훈침(暈鍼)에 의한 것이라고 생각했기 때문에 증상이 심해졌다. X선으로 투시했더니 우폐(右肺)의 압축률은 50%였으므로, 여기서 겨우 기흉(氣胸)이라고 진단했다. 너무 늦었기 때문에 구급치료도 효과없이 그날 사망했다.

— 장국화(蔣國華) 등 『절강중의 잡지(浙江中醫 雜誌)』 1986; (4) : 147

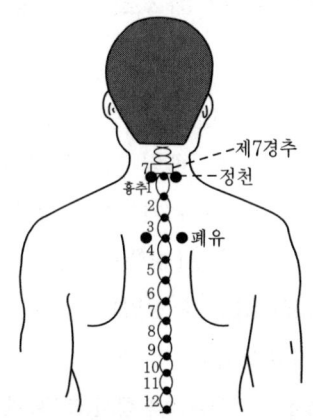

정천·폐유에 자침하여 기흉을 일으켜 사망했다.

정천(定喘)은 경외기혈(經外奇穴)이다. 혈위(穴位)는 배부(背部)에서 제7경추(頸椎) 극돌기 아래, 옆 0.5촌에 있다. 혈위 아래에는 경횡동맥(頸橫動脈)과 심경동맥(深頸動脈)의 분지가 있으며, 제8경신경(頸神經)의 후지(後枝)가 분포한다.

침법과 주치: 의자에 앉혀 대추혈(大椎穴) 옆 0.5촌을 택해 0.5~1촌에 자입한다. 기(氣)를 얻으면 국부(局部)에 나른하고, 마비되고, 부석부석한 감각이 있고, 이것이 견부(肩部)와 흉부(胸部)로 퍼진다. 기침, 상지 마비, 배부(背部)의 통증을 치료할 수 있다.

이 보고는 간단하지만, 핵심은 다음의 세 가지이다.

① 정천(定喘)이든 폐유(肺兪)든 자입이 너무 깊거나 방향이 잘못되면 기흉(氣胸)이 일어난다.

② 배부(背部)에 흡각(吸角)을 하면 흡인력(吸引力)에 의해 침공(鍼孔)을 넓혀 기흉을 악화시킨다.

③ 환자에게 현기증과 빈호흡, 가슴 두근거림 등의 증상이 일어났는데, 시술자는 훈침(暈鍼)이라고 생각하고, 바로 구급치료하지 않았기 때문에 잘못을 거듭한 결과로 증상이 악화되어 사망했다.

(13) 정천(定喘)을 자침해 좌측 기흉(氣胸)을 일으킨 사례

환자: 여성, 25세.

천식 발작이 2년간 계속되었기 때문에 우리 병원에 치료받으러 왔다. 양쪽의 정천혈(定喘穴)에 매일 1회씩 자침하였다. 6회째의 치료를 한 10분 후에 가슴 답답함과 거칠은 호흡을 호소했다. 청진했더니 좌폐의 호흡음이 약하고, 흉부(胸部)의 투시로는 좌측 흉강(胸腔)의 외측 1/4 지점에 기체(氣體)가 있었다. 좌측은 외상성 기흉(氣胸)이라고 진단되어 입원치료했다.

— 서분인(徐笨人)『적각의생 잡지(赤脚醫生 雜誌)』1979; (10) : 23

정천(定喘)에 너무 깊게 자입하면 폐를 자상(刺傷)함에 틀림없다. 보고 중에서 말하고 있는 증상 및 청진으로의 호흡음의 감약(減弱)은 모두 기흉에 의한 것임을 나타내고 있다. X선으로 흉부(胸部)를 투시하여 좌흉막강(左胸膜腔)에 기체가 있는 것이 확인되었다. 다만, 입원했다고만 보고되어 있는데, 대증(對症)치료만으로 다른 특수한 치료를 하지 않고 치유되었다. 이는 가벼운 증상의 환자에 대한 치료조치라고 한마디로 말할 수 없다.

(14) 정천(定喘)을 자침해 우측의 기흉을 일으킨 사례

환자: 남성, 57세.

천식의 발작이 10년 정도 계속되어 우리 병원에 치료받으러 왔다. 양측의 정천혈(定喘穴)을 택했다. 우측 정천혈에 자침하고 발침하자, 금방 환자는 우측 흉통을 호소하고 호흡곤란이 되었다.

검사: 입술이 새파래지고 우흉(右胸)을 타진했더니 과도한 청음(淸音)이고, 우폐의 호흡음은 분명하게 약하다. 흉부를 투시했더니 우흉강(右胸腔)의 2/3지점에 기체(氣體)가 있다. 우측은 외상성(外傷性) 기흉이라 진단하고 입원치료했다.

— 서분인(徐笨人) 등 『적각의생 잡지(赤脚醫生 雜誌)』 1979; (10) :23

10년 이상의 천식환자에게는 특히 신중하게 자침하지 않으면 안 된다. 이는 환자의 폐기능이 떨어져 있어 적은 손상으로 중대한 반응을 일으키기 때문이다. 이 예에서는 자침 후에 흉통과 호흡곤란이 나타나 X선으로 투시한 결과 우흉강의 2/3지점에 기체가 있었다. 이는 중증 기흉이라는 것을 나타내고 있다.

### (15) 고황(膏肓)을 자침해 좌측의 기흉을 일으켜 사망시킨 사례

환자: 남성, 40세.

그의 아내의 호소로는 오후 3시경 배부(背部)가 아파 출장침구사에게 치료를 부탁했다. 흉추의 견갑골 옆의 고황혈(膏肓穴)에 자침했다. 우측은 1.5촌, 좌측은 1촌 정도 자침한 후 그 부분에 흡각(吸角)을 사용했다. 집에 돌아가고 나서 말을 분명하게 못하고, 입에서 거품을 토했다. 시술자는 냉수를 환자의 몸에 뿌렸지만 좋아지지 않아, 곧바로 우리 병원에서 진찰했다. 그때의 환자는 창백하고, 손가락이 새파랗고, 의식이 분명하지 않고, 호흡이 얕고 빠르며, 말하지 못하고, 심장 소리도 미약하고, 맥도 작고, 쇼크 상태였다. 다른 검사는 할 틈이 없었다. 구급치료하여 15분 전후에 사망했다.

병리해부에 의한 진단은 다음과 같다

① 좌측 기흉 및 종격기종(縱隔氣腫).

② 좌기관지 임파절 종대(淋巴節 腫大), 좌상폐(左上肺)는 중(中) 정도의 허탈(虛脫).

③ 좌하폐(左下肺) 및 우폐 하부는 폐조직의 충혈 및 부종이 있다.

④ 우폐 상중부 및 상폐는 건락성(乾酪性) 결핵 및 선유경화(線維硬化)가 있다.

⑤ 우폐 하부 및 좌하폐에 산재성(散在性) 석회화(石灰化) 결핵 및 건락성 결핵이 있다.

병리해부 및 병력에 의하면 자침에 의해 기흉이 되어 호흡곤란이 되어 질식사(窒息死)한 것은 확실하다.

— 당천록(唐天祿) 등 『절강중의 잡지(浙江中醫 雜誌)』 158; (3) :24

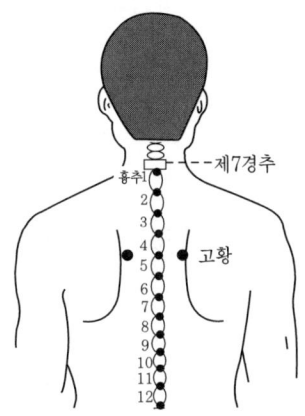

고황에 자침하여 기흉을 일으켜 사망하였다.

고황(膏肓)은 족태양방광경(足太陽膀胱經)의 혈로 제4흉추 아래 양측 3촌에 있다. 국부 해부에서 혈위는 제4·5흉추 극돌기 사이의 외측으로 견갑골의 내연(內緣)에 있다. 상층에 승모근(僧帽筋), 하층에 대릉형근(大菱形筋)이 있고, 경횡동맥(頸橫動脈)의 심지(深枝)와 늑간동맥(肋間動脈)의 후지(後枝)가 있으며, 견갑배신경(肩胛背神經)과 흉신경(胸神經)의 후지가 분포한다.

침법과 주치: 의자에 앉혀 제4·5흉추 극돌기 사이의 움푹한 곳에서 외측 3촌으로 궐음유혈(厥陰兪穴)의 외측 1.5촌에 있다. 0.5촌 정도 자입하며, 노채(癆瘵)·골증(骨蒸: 內熱)·도한(盜汗: 寢汗)·해수, 담중(痰中)에 피가 섞인 구혈토혈(嘔血吐血), 비위허약, 건망(健忘), 몽정(夢精)과 실정(失精)을 치료한다.

이 예에서는 고황에 해당하는 부위를 취혈하고 있다. 좌측은 1촌, 우측은 1.5촌에 자입하고 있는데, 이것은 통상 2~3배의 심도(深度)이므로, 폐를 손상시켜 당연하다. 더구나 자침부위에 흡각(吸角)하고 있으므로, 흡각의 흡인력으로 침공(鍼孔)이 넓어져 폐내(肺內)에서 기체(氣體)가 새는 것을 촉진하여 기흉이 되었다.

환자는 지병(持病)이 있어 저항력이 약하여, 이러한 외상에 견딜 수 없었다는 것을 사체(死體) 해부는 말하고 있다. 흔히 "의사에게 눈이 없으면(질병의 경향과 그 결과의 판단을 하지 못하는 것) 환자의 생명은 없다"고 한다.

(16) 고황(膏肓)을 자침해 좌측의 기흉을 일으킨 사례

환자: 남성, 41세.

담(痰)에 피가 섞여 투시(透視)했더니 우상폐(右上肺)에 결핵이 있고, 마른 기침을 하며 우측에 흉배통(胸背痛)이 있다. 고황(膏肓)과 삼음교(三陰交), 폐유(肺兪)와 족삼리(足三里)를 교대로 택하여 매일 1회 자침하였다. 3회째에 좌고황(左膏肓)에 자침했을 때 통증이 있고, 뜸을 추가하자 통증이 심해졌다. 30분 정도 안정하고 있자, 통증은 더욱 심해져 기침을 했다. 검사를 했더니 좌흉(左胸)이 우흉(右胸)보다 부었고, 타진(打診)했더니 심장의 운동 소리가 나고, 청진으로는 호흡음이 약하고, 심박수는 98회/분이었다. 투시했더니 좌폐가 약 80% 압축되어 있고, 주위는 투명하며, 심장은 우방(右方) 편위(偏位)되어 있다. 천자(穿刺)하자 자연히 탈기(脫氣)하고, 형광판에 비친 X선에서는 폐가 밖을 향해 부풀고, 심장도 원래의 위치로 돌아와 증상이 가벼워졌다. 20분 후에 좌흉(左胸)이 다시 팽창하여 폐압축(肺壓縮)이 60%가 되었다. 15분 후에는 그 이상 팽창하지 않았으므로, 다시 주사침(注射針)을 놓자 자연히 탈기하고, 1주일 후에 정상으로 돌아왔다.

— 진조원(陳潮源)『광동중의(廣東中醫)』 1962; (10) :24

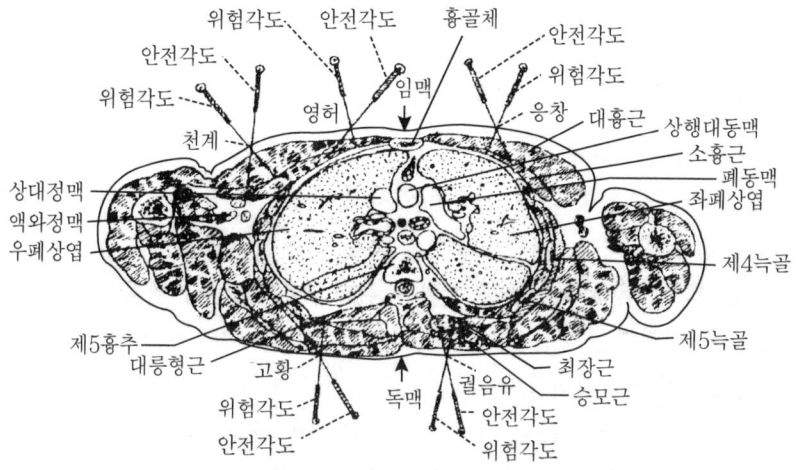

〈영허 · 응창 · 천계 · 궐음유 · 고황 5혈의 자입 수평단면도〉

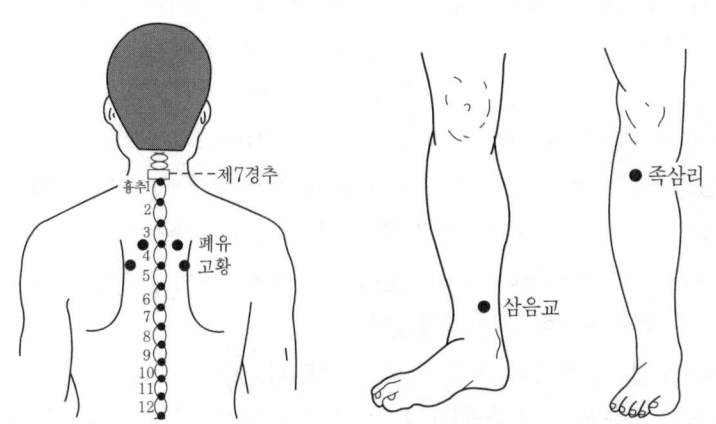

폐유 · 고황 등에 자침하여 기흉을 일으켰다.

이 예(例)는 원래 만성 폐결핵을 앓고 있고 담(痰)에 피가 섞여 있다. 고황(膏肓)과 폐유(肺兪)에 너무 깊게 자입하면 폐를 상처입혀 기체(氣體)가 흘러나와 기흉(氣胸)이 된다. 운 좋게 환자는 중년이라 저항력도 강하여 바로 구급치료하여 회복되었다. 이러한 환자에게 자침할 때는 너무 깊게 자입하지 않도록 주의하고, 심한 수법(手法)을 피하지 않으면 기흉을 일으키기 쉽다.

## (17) 폐유와 고황(膏肓) 등을 자침해 우측의 기흉(氣胸)을 일으켜 사망시킨 사례

환자: 남성, 44세.

5년 전에 기침이 나기 시작하여 서서히 심해져 최근 2개월은 크게 각혈(咯血)을 하고, 발작을 일으킬 때는 누울 수도 없고, 호흡도 어렵고 담(痰)이 많았다. 중의(中醫)와 현대의학으로 치료했지만 효과가 없었다. 내원했을 때는 쉬지도 못하고, 바로 의사가 검사했다. 체온은 36.2℃, 맥박은 108회/분이고, 호흡곤란이 있고, 흉곽(胸廓)은 왼쪽이 분명하게 위축되었고, 오른쪽은 분명하게 확장되어 있다. 배부(背部)의 격관(膈關)과 혼문(魂門)에 압통이 있다. 양측의 폐유와 고황(膏肓)·우격관(右膈關)·우혼문(右魂門)을 0.3~0.5촌에 자침하자, 환자는 심한 통증을 느꼈다. 5~6분 정도 치침(置鍼)하자, 환자는 갑자기 "발작이 일어날 것 같다"고 하여 바로 발침했다. 곧바로 환자는 심한 호흡곤란을 일으키고, 식은땀이 나고, 치아노제(zyanose)가 일어나고, 기침이 멈추지 않았으며, 기침과 함께 황색 점액의 담(痰)이 나왔다. 응급처치로 다시 화개(華蓋)혈과 천돌(天突)혈을 자침했지만, 오히려 더 심해졌다. 캠퍼(camphor) 2개를 주사했지만 효과 없이 10분 후에 심장이 멎어 사망했다.

해부 소견: 우폐하엽(右肺下葉) 후면에 새로운 침공(鍼孔)이 있고, 선유소성(線維素性) 흉막염(胸膜炎) 및 충혈(充血), 폐기종(肺氣腫)이 있었다. 또한 우심실(右心室) 전면에도 새로운 침공이 발견되었다. 환자는 평소부터 폐결핵과 만성 류머티즘성 심질환이 있다.

사인(死因)의 추정: 주로 폐를 자상(刺傷)했기 때문에 기흉(氣胸)을 일으켜 질식해서 사망했다고 생각된다. 늑막(肋膜)을 자극하여 흉막(胸膜) 쇼크가 일어나거나, 혹은 류머티스성 심질환 및 여러 가지 중대한 질환에 의한 사망이 자침에 의해 빨라졌다고는 생각할 수 없다.

— 장계유(張繼有)『북경중의(北京中醫)』1954; (4)

격관(膈關)은 족태양방광경(足太陽膀胱經)의 혈이다. 혈위는 제7흉추(胸椎) 아래 양쪽으로 후정중선(後正中線)의 외측 3촌의 움푹한 곳에 있다.

국부(局部) 해부: 혈위는 제7흉추(胸椎)와 제8흉추 극돌기(棘突起) 사이의 바깥쪽으로 견갑하각(肩胛下角)의 내측 광배근(廣背筋) 안에 있으며, 늑간동맥(肋間動脈) 후지(後枝)와 흉신경(胸神經) 후지가 분포하고 있다.

침법과 주치: 배부에서 제7흉추 아래의 지양혈(至陽穴) 옆 3촌에 있으며, 견갑골(肩胛骨) 하단의 내측에서 취혈한다. 격유(膈兪)와 수평으로 격유에서 1.5촌 떨어져 있으며, 0.5촌에 자입한다. 구토·딸꾹질·분문 경련(噴門 痙攣), 심와부(心窩部)의 팽만감, 음식물을 넘기지 못함, 배통(背痛)과 배골(背骨)의 굳어짐, 전신의 나른한 통증, 다양한 혈증(血證)을 주로 치료한다.

혼문(魂門)은 족태양방광경의 혈로 혈위는 제9흉추 아래 양측에 있으며, 정중선 외측 3촌의 움푹한 곳에 있다.

국부(局部) 해부: 혈위는 제9흉추(胸椎)와 제10흉추 극돌기 사이의 바깥쪽으로 광배근 안에 있으며, 늑간동맥 후지(後枝)와 흉신경 후지가 분포하고 있다.

침법과 주치: 배부(背部)로 제9흉추 아래의 근축혈(筋縮穴) 옆 3촌에 있으며, 간유(肝兪)와 수평이다. 0.5촌을 자입한다. 요배(腰背)의 동통, 심통, 구토, 식사를 넘기지 못함, 배가 꾸르륵꾸르륵거림, 배변이 순조롭지 않고, 오줌이 붉은빛을 띤 누런 증후(症候) 등을 치료할 수 있다.

이 사례는 결핵의 활동기에 해수(咳嗽)와 기좌호흡(起坐呼吸) 등이 있어 폐의 기능이 대단히 나쁘다. 시술자가 병상(病狀)을 생각하지 않고 여러 혈을 취혈했다. 본인은 0.3~0.5촌 자입했다고 말하고 있지만, 상태를 보면 실제로는 더 깊게 자입하고 있다. 왜냐하면 해부소견에서 우폐하엽(右肺下葉)의 후면에 침공(鍼孔)이 있으며, 우심실 전면에도 침공이 있기 때문이다. 환자에게 위험한 반응이 나타나고 있으므로 바로 구급치료를 해야만 하는데, 다시 시술자는 화개(華蓋)혈과 천돌(天突)혈에 자침하여 기흉(氣胸)뿐만 아니라 심장에도 구멍을 뚫었다. 폐는 압박받아 담(痰)이 막히고, 산소가 결핍되어 호흡이 극도로 곤란하게 되어 질식하여 사망했다.

『소문(素問)·기병론(奇病論)』에는 "부족한 것은 손상(損傷)하지 말며 신체가 말라 있으면 침을 사용하지 말라"고 되어 있다.

이 사례에서는 이러한 치료원칙을 무시하고 있다.

### (18) 폐유(肺兪) 부근의 혈을 자침해 좌측의 기흉을 일으킨 사례

환자: 여성, 28세.

잠을 잘못 자 경부(頸部)가 불쾌했기 때문에 이미 3회나 자침하고 있다. 4회째에는 옷 위에서 배부(背部) 유혈을 자침한 후 흡각(吸角)을 추가했다. 여성은 자전거를 타고 귀가하던 도중, 흉부에 불쾌한 통증을 느끼고, 그로부터 증상이 서서히 심해졌다. 다음날 X선 촬영에서는 좌폐의 압축이 70%로 늑골횡격막각(肋骨橫隔膜角)은 둔각(鈍角)이 되고 소량의 액(液)이 있었다. 자침한 시술자에 의하면 대추(大椎)·대저(大杼)·견중유(肩中兪)·풍지(風池)를 취혈하고 있다. 여러 가지 방법으로 살펴본 결과 그 중 한 침이 폐유혈의 위 0.2~0.3cm에 있었다.

— 장국화(蔣國華) 등『절강중의 잡지(浙江中醫 雜誌)』1986; (4) :174

대저(大杼)는 배유(背兪)·백로혈(百勞穴)이라는 별명이 있으며, 족태양방광경(足太陽膀胱經)의 혈(穴)이고, 또한 독맥(督脈)의 별락, 수족(手足)의 태양(太陽)과 소양(少陽)이 모이고, 골회(骨會)의 대저

이기도 하다. 혈위는 경부(頸部)에서 등 뒤 제1흉추 아래의 양측에서 정중선의 외측 1.5촌의 움푹한 곳에 있다.

국부 해부: 혈위는 후경부에서 제1흉추와 제2흉추 극돌기 사이의 양측으로 표면층에는 승모근(僧帽筋), 심층에는 소릉형근(小菱形筋)과 상후거근(上後鋸筋)이 있으며, 경횡동맥(頸橫動脈)의 심지(深枝)가 있고, 흉신경 후지(後枝)와 견갑배신경(肩胛背神經), 승모근을 지배하는 부신경(副神經)이 분포하고 있다.

침법과 주치: 환자를 의자에 앉히고, 등의 상부에 도도혈(陶道穴: 제1흉추와 제2흉추 극돌기 사이에 있는 움푹한 곳)에서 옆 1.5촌을 택해 0.5촌 자입한다. 위(胃)의 발열감·해수(咳嗽)·두통·감기에 걸리기 쉽고, 후경부의 굳은 통증, 견갑부의 결림, 몸의 쇠약, 후비(喉痺: 목구멍에 종기가 나거나, 목 안이 벌겋게 붓고 아프며 막힌 감이 있는 병)를 치료할 수 있다.

이 예(例)에서 침술사고가 일어난 원인은 세 가지이다.

① 취혈이 부정확하고 자입이 너무 깊다.

시술자는 대추(大椎)와 대저(大杼)만을 자침했다고 하지만, 여러 가지로 살펴보니 폐유혈(肺兪穴)의 위 0.2~0.3cm에 침흔(鍼痕)이 있었다. 그것에서 보면 시술자는 너무 경혈의 부위를 몰랐다는 것이 된다.

② 옷 위에서 자침했는데 너무나 잘못된 침술이다.

③ 자침한 후에 흡각(吸角)을 했다.

만약 폐를 찔러 손상되면 흡각의 흡인력이 기체(氣體)를 밖으로 흘려 흉막강(胸膜腔)이 충만하여 기흉을 악화시킨다. 자침한 후 쉬게 하지 않고, 곧바로 자전거로 귀가시켰는데, 이것도 기흉을 악화시킨 원인이다.

## (19) 격유(膈兪) 등을 자침해 우측의 기흉과 기종(氣腫)을 일으킨 사례

환자: 남성, 48세.

항상 위(胃)가 아프지만, 식후에는 더욱 심해져 그 통증이 어깨로 퍼져 위액(胃液)을 구토한 지 20년 이상이 된다. 우리 병원의 침구과에서 진찰받았다. 몇 번 침술치료하여 등허리의 나른한 통증과 복부의 팽만감이 가벼워졌다. 그리고 실습생 한 사람이 담유(膽兪)·격유(膈兪)·양강(陽綱) 등에 자침했는데, 환자의 침감이 약했기 때문에 수직으로 1촌이나 자입하고, 격유에 과도하게 염침(捻鍼)했다.

침치료가 끝나고 환자가 집을 향해 200m 정도 걸었을 때, 갑자기 우전흉부(右前胸部)가 답답해져 불쾌감을 느끼고, 부은 통증이 심해져 호흡곤란이 되고 입술이 파래졌다. 외상성 기흉(外傷性 氣胸)이라고 생각해 아스피레터로 흉강에서 기체 500ml와 혈액 20ml을 배출하자, 환자의 숨이 막히는 느낌은 가벼워졌다. 그러나 우흉이 부은 불쾌감과 호흡하기 어려움을 느끼고, 말하는 것도 어려웠다. 우측 경부(頸部)는 종창(腫脹)되고, 경항부(頸項部)가 자유롭게 움직이지 못하고, 똑바로 눕지 못하며, 흉벽(胸壁) 상부에도 종창이 있다. 입술은 약간 파랗게 되고 똑바로 고개를 세우지 못하고, 오른쪽 목의 움직임이 제한되어 약간 붓고, 이를 누르면 염발음(捻髮音)이 나고, 해면(海綿)같은 느낌이 있다. 우측 흉부는 부풀어올라 늑간극(肋間隙)은 사라져 있고, 이를 누르면 염발음이 나고, 해면같은 느낌이 들어 오른쪽 목과 연결되고, 피하기종(皮下氣腫)이 되어 있다.

타진: 우폐의 고음(鼓音)이 강하고, 간탁음계(肝濁音界)는 제5늑간(肋間) 이하에 있고, 우폐의 호흡음은 감약되지만, 좌폐의 호흡음은 증강하고 있다. 심첨박동은 약하지만, 심장소리는 정상이다.

임상검사: 적혈구 360만/$\mu l$, 헤모글로빈 6.5g/dl, 백혈구 9,700/$mm^3$, 호중구(好中球) 78%.

X선으로 투시했더니 우폐가 밝게 비치고, 호흡운동이 지체되고, 전흉부(前胸部)의 제4~5늑간에 밀도가 짙으며, 굵은 로프 모양의 음영(陰影)이 2개 있고(중엽), 전흉부의 제3~4늑간 외측에 반원형의 가장자리에 뚜렷한 투명부분이 있다. 좌폐의 문리(紋理)는 두텁고, 석회화(石灰化)된 점을 볼 수 있다. 우폐는 외상성 기흉이라 진단했다. 5일 후의 X선 소견으로는 우폐의 중부와 하부의 외측에 소량의 기체(氣體)가 있고, 우흉강의 약 20%를 차지하고 있다. 보존치료를 받고 절대안정을 하자, 병상은 점점 호전하여 치유되어 퇴원했다.

— 당천록(唐天祿) 등 『절강중의 잡지(浙江中醫 雜誌)』 1958; (3) :24

격유(膈兪)는 족태양방광경(足太陽膀胱經)의 혈로, 혈회(血會)의 격유(膈兪)이다. 제7흉추 아래 양측에 후정중선(後正中線)에서 1.5촌에 있다.

이 예에서는 양측의 격유(膈兪)·담유(膽兪)·양강(陽綱)에 6개 자입했는데, 담유(제10흉추 아래 옆 1.5촌, 양강은 제10흉추 아래 옆 3

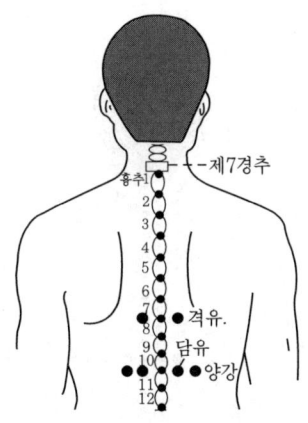

위의 혈에 자침하여 기흉과 기종(氣腫)을 일으켰다.

187

촌)에서도 침끝을 위로 향하면 폐를 찌르고, 격유의 심부(深部)에는 폐가 있으므로, 1촌 자입하고 과도하게 침을 염전(捻轉)하면 파괴되는 것은 필연이다. 그리고 자침한 후 쉬게 하지 않고 걸어서 돌아가게 했는데, 손상된 폐에는 보행운동이 나쁘며, 그 때문에 흉민(胸悶)과 창통(脹痛), 호흡곤란과 치아노제(zyanose) 등의 증상이 격화됐다. 폐 내(肺內)의 기체(氣體)는 다량으로 흘러넘쳤으며, 침공(鍼孔)을 따라 피하로 빠져나왔기 때문에 우측의 경부(頸部)와 흉벽 상부에 피하기종(皮下氣腫)이 일어났다. 이 예에서는 폐의 자상(刺傷)은 심하지 않고, 절대안정하고 보존요법을 하는 것만으로 증상은 치유되었다.

### (20) 격유와 격관(膈關)을 자침해 좌측의 기흉을 일으킨 사례

환자: 남성, 24세.

만성 변형성 척추염 때문에 병원에서 침구치료를 받았다. 신주(身柱)·격유(膈兪)·격관(膈關)·곡지(曲池) 등을 취혈하고, 발침 후에 호흡곤란이 되어 침대에서 일어나지 못하여 휴식을 취한 후 걸어서 돌아갔는데, 역시 숨쉬기가 어려웠다. 하루가 지나서 그 병원에서 도

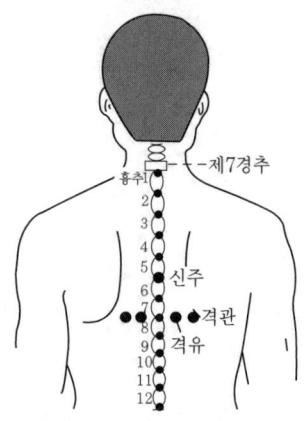

위의 혈에 자침하여 기흉을 일으켰다.

도(陶道) · 폐유(肺兪) · 천종(天宗) · 태연(太淵)에 자침했지만 효과가 없었다. 그날 오후 우리 병원에서 투시(透視)하여 좌측의 기흉으로 증명되어 입원했다. 그때 폐는 90% 압축되어 있었다. 혈침(血沈)은 1시간에 3mm씩 탈기(脫氣)치료하여 12일 후에 기체(氣體)는 완전히 흡수되어 퇴원했다.

— 염림긍(閻林肯) 등『중의 잡지(中醫 雜誌)』1982; (5) :35

이 예에서는 격유(膈兪)와 격관(膈關)을 택하고 있는데 모두 제7흉추 아래에 있다. 각각 척주(脊柱)에서 1.5촌과 3촌의 혈위에 있으며, 모두 너무 깊게 자입하면 폐를 자상(刺傷)하여 기흉을 일으킨다. 자침한 후 호흡곤란이 되어 시술자는 폐유 등 몇 군데나 자침했지만 헛수고로 끝나고, 반대로 치료를 지연시켰다. X선으로는 좌폐의 압축은 90%였다. 그리고 제대로 된 치료를 받았으므로 회복하여 퇴원했다.

(21) 배부(背部)의 혈을 자침해 좌측의 기흉을 일으킨 사례

환자: 남성, 41세.

요배부(腰背部)가 아파 의무실에서 침구치료를 받았다. 배부에 자침한 후 갑자기 심장이 뛰고, 빈호흡(頻呼吸)이 되어 식은땀을 흘리고, 바로 의식이 없어졌다. 시술자는 훈침(暈鍼)이라고 생각했다. 얼마 후 깨어나 답답함과 흉통을 호소하고, 똑바로 누워 자지 못해 우측으로 누웠다. 귀가해서 3일 쉬었지만 좋아지지 않아 우리 병원에 왔다.

검사: 기관이 우측으로 편위(偏位)하고, 좌측의 흉곽(胸廓)이 조금 융기(隆起)하고, 음성진동은 작으며, 타진했더니 고음(鼓音)으로 호흡음은 약하다. 흉부의 투시(透視)로 좌측 기흉이 증명되었고, 폐는 75%로 압축되어 있다. 입원하고 나서 3회의 흉강천자(胸腔穿刺)로 탈기(脫氣)하고, 각각 2,200ml, 2,800ml, 3,200ml의 기체(氣體)를 배출했다. 4일 후에 좌폐는 원래대로 부풀고, 10일 후에 퇴원했다.

— 종문구(宗文九)『상해침구 잡지(上海鍼灸 雜誌)』1984; (1) :24

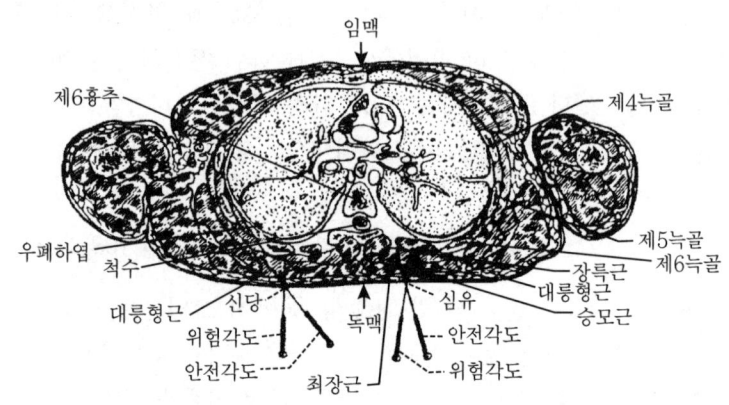

〈심유 · 신당 2혈의 자침 수평단면도〉

상배부(上背部)의 자침에서는 신중하게 자입한다. 자입이 너무 깊으면 기흉이 된다.

(22) 배부혈(背部穴)을 자침해 우측 혈흉(血胸)을 일으킨 사례

환자: 남성, 33세.

최근 배부(背部)가 부어 아프고 불쾌하다. 9시간 전에 마을의 의사가 배부의 혈위에 자침하여 30분 치침(置鍼)했다. 발침 후에 가슴 답답함과 숨이 거칠고, 현기증(眩氣症) · 가슴 울렁거림이 시작하여 점점 심해졌다. 바로 우리 병원에 와서 혈흉과 출혈성 쇼크로 진단되어 구급으로 입원했다.

검사: 체온 36℃, 맥박 108회/분, 호흡 24회/분, 혈압 11/8kPa. 급성 증상으로 빈혈의 모습이었다. 빈호흡(頻呼吸)으로 기관(氣管)은 왼쪽으로 이동하고, 우측의 늑간(肋間)은 부풀고, 호흡운동과 음성진동은 작아지고, 우상흉부(右上胸部)를 타진했더니 고음(鼓音), 우액와선(右腋窩線) 제6늑간(肋間)에서 아래를 타진했더니 탁음이었다.

청진: 우폐의 호흡음(呼吸音) 소실, 좌폐의 호흡음 증강. 배부(背部) 좌견갑선(左肩胛線)의 제8늑간에 두 개의 침흔이 있으며, 두 개의 침흔은 경사로 2.5cm 떨어져 있다.

X선 투시(透視): 우측 흉강(胸腔)에 다량의 액체가 있으며, 액면(液面)이 보인다.

임상검사: 헤모글로빈 12g/dl, 적혈구 420만/㎕. 바로 우쇄골중선의 제2늑간을 천자(穿刺)하여 2,000ml 탈기(脫氣)했지만, 아직 공기는 새고 있으므로, 쇼크의 구급치료와 동시에 흉강의 폐쇄식 드레너지를 행하고, 관(管)을 넣자 배액관(排液管)에서 혈성액체가 350ml 나왔다. 혈압이 7.98/5.32kPa로 저하했으므로, 600ml 수혈하자, 2시간 후 14.63/10.37kPa로 상승했다. 수액(輸液)과 산소흡입을 계속하여 아시드시스를 시정하고, 지혈제(止血劑)·항감염(抗感染)·항(抗)쇼크 등의 처치를 했다. 3시간 후에 혈압은 15.96/11.7kPa로 회복하고 병상은 안정되었다. 24시간에 배출한 혈성 흉액은 860ml였다.

다음날의 흉부 투시: 우폐는 팽팽하지만, 아직 우흉강(右胸腔)에는 중(中) 정도의 기종(氣腫)이 있고, 액면(液面)이 보인다. 폐쇄식(閉鎖式) 드레너지를 액와선(腋窩線) 제7늑간(肋間)으로 옮기자, 다시 혈성흉액(血性胸液)이 300ml 배출되었다. 혈압이 안정되고, 심장 두근거림이나 거친 숨도 없어졌다.

3일째의 흉부 투시(胸部 透視): 우흉강(右胸腔)에 중(中) 정도의 수종(水腫)이 있으며, 옆으로 눕혀 투시했더니 액체의 뒤에 낭포(囊胞)가 나 있었다. 폐쇄식 드레너지를 했지만 액은 나오지 않았다. 고정하여 후액와선(後腋窩線)의 제7늑간을 천자(穿刺)하여 혈성액체 1,000ml 정도를 추출했다. 흉천자(胸穿刺)로 살펴보니 헤모글로빈이 0.925g/dl이었다. 시험개흉(試驗開胸)을 하여 우측 흉강에서 선혈(鮮血)과 혈괴(血塊) 1,500ml를 뺐다. 폐 표면(肺 表面), 사열(斜裂), 늑

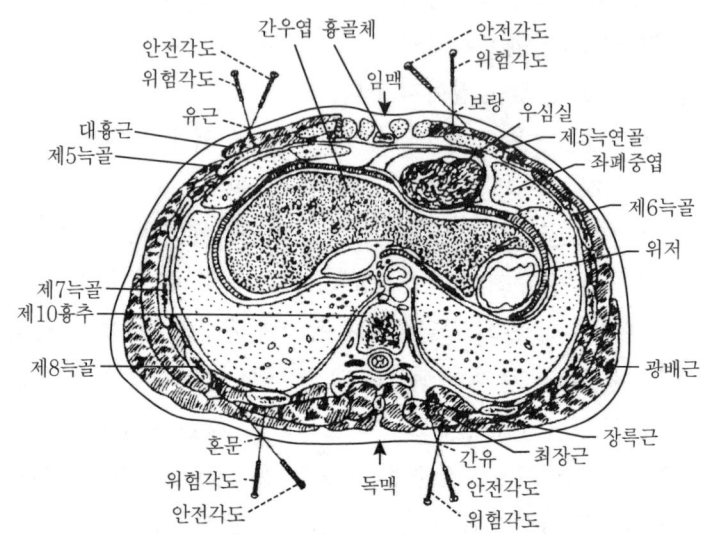

〈보랑 · 유근 · 간유 · 혼문 4혈의 자입 수평단면도〉

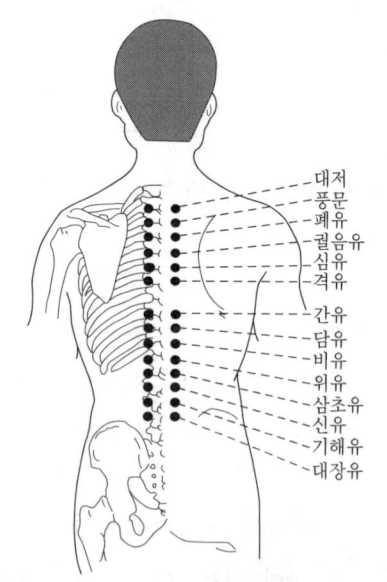

배부의 유혈(兪穴)을 자침하여 혈흉을 일으켰다.

골횡격막각(肋骨橫隔膜角)·심횡격막각(心橫隔膜角) 등을 다량의 혈괴와 피브린(fibrin)이 싸고 있다. 깨끗이 하고 보니, 출혈되어 있는 곳은 없었다. 견갑선(肩胛線)의 제8늑간 벽측 흉막(壁側 胸膜)을 살펴보니 두 개의 침공(鍼孔)이 있고, 충혈과 부종으로 가볍게 짓물러 있었다. 우폐하엽 배면의 장측 흉막(臟側 胸膜)에는 직경 0.2×0.1cm의 손상이 있었다. 그 심부(深部)는 배부의 혈관이 있고, 파손된 폐 조직을 보수하여 폐를 팽팽하게 공기가 새지 않게 하고, 흉강을 씻은 후 폐쇄식 드레너지를 놓고 닫았다. 수술 후 안정을 취하여 전부 호전되었다. 몇 번을 투시(透視)해 우늑골 횡격막각(右肋骨 橫隔膜角)에 약간의 유착(癒着)이 보였지만, 그 외에는 이상이 없었다. 헤모글로빈은 13g/dl로 상승하고, 19일 만에 정상으로 회복하여 퇴원했다.

— 상진일(常進一)『하북중의(河北中醫)』1984; (3) :48

이 예(例)에서는 배부(背部)의 혈을 취하고 있는데 혈위에 대해서는 다루고 있지 않다. 시험개흉(試驗開胸)에 의하면 배부 견갑선의 제8늑간(肋間)에 2군데의 침공(鍼孔)이 있고, 우폐하엽(右肺下葉)의 배부 폐조직에 손상이 있었기 때문에 기흉은 자침에 의해 일어난 것이고, 경혈이 아닌 곳을 택하고 있다.

보고에 의하면 자침한 사람은 마을 의사로 해부지식도 없고 변증론치(辨證論治)도 모르며, 잘못된 침술과 임상경험도 없는 것은 환자에게는 재난이다. 다행히 바로 구급으로 입원하여 목숨은 구할 수 있었다.

### (23) 배부(背部)의 혈을 자침해 혈흉(血胸)을 일으킨 2사례

〔예 1〕여성, 48세.

만성 기침으로 침구치료를 했다. 24시간 후에 흉민(胸悶)·빈호흡(頻呼吸)·현기증 등의 증상이 일어났다.

검사: 호흡 24회/분, 맥박 100회/분, 혈압 13.3/9.31kPa. X선의

소견으로는 경도의 폐기종(肺氣腫)으로 우폐의 압축률이 80%였다. 양측의 늑골횡격막각은 약간 평평하게 되었으며, 우측의 액면(液面)은 뒤쪽 제10늑간에 달하고 있다. 흉액(胸液)을 추출해 보니 반 응고된 혈액이었다. 수혈(輸血)하므로 흉강(胸腔) 튜브드레너지하고, 보조로서 흉강천자(胸腔穿刺)했더니 전부 1,200ml의 액체가 배출되었다. 23일 만에 퇴원하여 1년 9개월이 지났지만 재발은 없었다. 그러나 만성 기침과 가벼운 빈호흡은 남아 있다.

〔예 2〕남성, 26세.

기침 때문에 1월에 배부(背部)에 침구치료를 받았다. 5시간 후에 흉통·빈호흡·현기증이 일어났다.

검사: 호흡 22회/분, 맥박 80회/분, 혈압 15.96/10.64kPa. X선의 소견으로는 좌폐 압축이 90%로 흉강에는 액체가 있고, 액면(液面)은 뒤쪽 제10늑간에 달하고 있다. 추출한 결과 응고되려고 하는 혈성 액체였다.

처치: 흉강천자(胸腔穿刺)하여 전동(電動)으로 배출하였다. 출혈이 계속되었는데, 흉부 X선 사진으로 폐대기포(肺大氣胞)가 의심되었다. 시험 개흉(試驗 開胸)했지만 출혈점은 발견되지 않고, 총배출액량은 1,000ml였다. 흉강 튜브드레너지하여 수혈(輸血)했다. 40일 만에 치유되어 퇴원하였다. 3년 4개월의 재조사로는 재발하지 않았다.

— 황대림(黃大霖)『중화내과 잡지(中華內科 雜誌)』1962; (4) :247

이상의 2례(例)는 모두 배부(背部) 유혈을 택하고, 혈위와 심도에 대해서는 다루지 않았지만, 임상증상과 X선 소견에서 자입이 너무 깊었을 뿐만 아니라, 수법(手法) 조작에 의해 폐와 혈관에 중상을 입혔기 때문에 혈흉(血胸)이 되었다는 것을 알 수 있다. 한쪽의 폐 압축은 80~90%로 병상(病狀)이 무겁다. 앞의 예에서는 다량의 혈성 액체를 배출함과 동시에 수혈했다. 뒤의 예에서는 자상(刺傷)이 심했기 때문에 시험 개흉하여 드레너지하고, 수혈하지 않으면 호전되지 않았다. 2례는 다행히 조기발견하여 바로 적절한 처치를 하는 것이 중요하다는 것을 알았다.

(24) 배부와 견부의 수혈(腧穴)을 자침해 기흉을 일으킨 사례

환자: 남성, 41세.

주증상: 기침·숨참·가슴의 불쾌감, 흉통이 생긴 지 7일째이다.

병력(病歷): 발병 전에 육체노동을 했지만 피로하여 쉬었다. 다음날 오전 어느 침구사가 배부(背部)와 견갑(肩胛) 사이 그 아래에 자침한 결과, 바로 기(氣)가 빠르게 돌아가 고통스럽고 빈호흡(頻呼吸)이 되어 똑바로 누워 있으면 특히 호흡하기가 힘들었다. 만성의 기침이 10년 이상 계속되고 있는데, 최근 3~4년은 더 심해져 담(膽)에 피가 섞여 오후에는 발열할 때도 있었다. 2병의 스트렙토마이신을 주사했을 뿐, 항생물질과 다른 약물은 먹지 않았다.

검사: 만성병처럼 빈호흡(頻呼吸)이고 가벼운 치아노제가 있으며, 황달은 없고, 목구멍에는 충혈은 없지만 목의 정맥이 긴장되고, 기관(氣管)이 왼쪽으로 쏠려 있어 준상흉(樽狀胸)이다. 오른쪽의 늑간과 가슴, 배부는 분명하게 부풀어 있고, 호흡은 극도로 약하며, 타진(打診)했더니 고동음(鼓動音)이고, 간탁음(肝濁音)은 소실되고, 호흡음은 내강(內腔)에서 약하며, 외강(外腔)에서는 소실되고 있다. 좌상흉부(左上胸部)에는 기관지 호흡음이 있고, 액와(腋窩)에는 작지만 습성라음(濕性囉音: Rassel음)이 들린다. 심장소리는 작고, 심박(心搏)은 규칙적이지만, 심탁음계(心濁音界)도 선명하지 않다. X선으로 투시한 결과 결핵병소가 있고, 우측 아래 폐의 외측에 투명한 음영이 있다.

임상검사: 헤모글로빈 8.2g/dl, 적혈구 440만/μl, 백혈구 20,100/mm³, 호중구(好中球) 76%, 임파구 18%, 호산구(好酸球)

6%. 입원하여 바로 아스피레터로 700ml 탈기(脫氣)하여 호흡곤란은 완해(緩解)되었다. 침상에서 절대안정하고 아미노피린과 기침약을 먹게 했다. 기침과 호흡곤란 등의 증상은 안정되고 좋아져서 퇴원했다.

— 성섭손(盛燮蓀)『강소중의(江蘇中醫)』1960; (7) :26

이 예(例)에서는 배부와 견갑부에 자침하여 너무 깊게 자입했기 때문에 폐를 자상(刺傷)하여 기흉(氣胸)이 생겼는데, 증상은 X선 사진에 의해 확인되었다. 자침하여 호흡이 빨라지고, 우흉(右胸)이 팽창되는 등의 증상이 있는데, 바로 필요한 처치를 하지 않았다. 만약 환자를 침상에서 쉬게 하고, 기침약 등을 사용했다면 보통은 기흉이 자연히 흡수된다.

그러나 이 예에서는 병상이 몇 가지 진행되어 아스피레터로 700ml 탈기하고, 약물을 투여하지 않았다면 회복되지 않았다. 이것은 시술자에게 자침요법의 지식이 없고, 기흉의 위험성도 알지 못했다는 것을 나타내고 있다.

### (25) 배부(背部)의 수혈(腧穴)을 자침해 기흉(氣胸)을 일으켜 사망시킨 사례

어느 간부의 가족에게 한 승려가 배부(背部)에 자침했다. 바로 환자는 숨이 막히는 것을 느끼고, 가슴의 불쾌감과 흉통이 생기고, 입술이 새파래지는 등의 증상으로 얼마 후 사망했다. 가족이 해부에 동의하지 않았으나, 임상경과와 증상에서 기흉에 의한 사망인 것이 틀림없다.

— 정광(廷珖)『감숙의약(甘肅醫藥)』1983; 증간(增刊) :44

이 예(例)는 자침 후에 심한 반응이 일어나고 있으므로, 바로 구급치료를 하지 않으면 안 되었지만, 승려(僧侶)는 위험성을 몰랐으므로 사망사고로 이어졌다.

## 2. 임상경험

(1) 폐유(肺兪) 등에 자침하여 각혈(咯血)을 치료한 사례

환자: 여성, 32세, 노동자.

이상한 냄새를 맡았기 때문에 각담(객담)이 10년 이상 계속되고 있다. 최근 1년간은 기침이 심해지고, 담(痰)에 혈괴(血塊)가 섞여 나와 양약(洋藥)을 먹고 약간 좋아졌다. 그러나 발작은 계속 되었다. 환자는 야위어 얼굴색은 검붉어졌고, 피로하여 음식을 적게 먹게 되고, 혀는 말라 설태(舌苔)는 적게 끼었다. 담(痰) 검사와 헤모글로빈에는 반응이 없고, 투베르쿨린 반응은 음성이다. X선 사진으로는 폐문리(肺紋理)가 두텁게 되고, 우측 아래는 봉와상(蜂窩狀)이다.

진단: 만성 기관지염, 기관지확장에 각혈(咯血)을 동반하였다.

중의변증(中醫辨證): 음허낙상형(陰虛絡傷型) 각혈.

치료: 양폐지혈(養肺止血)로 서둘러 치료한다. 폐유(肺兪)·대추(大椎)·공최(孔最)를 택한다.

조작: 40×0.35mm의 호침을 사용한다. 폐유(肺兪)는 독맥을 향해 0.5촌 사자(斜刺)하고, 대추는 직자(直刺)로 1촌, 공최(孔最)는 직자로 1촌 평보평사(平補平瀉)하고, 기(氣)를 얻으면 20분간 치침(置鍼)한다. 3일 치료한 후 재진(再診)했더니, 담이 하얗게 되고 양(量)이 줄고, 각혈이 없어졌다고 한다. 계속해서 1회 자침하고 끝냈다. 1년 후에 재조사했지만, 그로부터 두 번 다시 각혈하거나, 담에 피가 섞여 나오는 일은 없고, 각담도 분명하게 없어졌다.

기관지 확장에 의한 각혈(咯血)로 임상에서는 일반적으로 경증의 환자에게는 양약과 한방약의 지혈제(止血劑)로 치료하지만, 중증이면 수술로 치료하는 경우가 많다. 이 치료례는 각혈은 심하지 않지만 1년이나 치료되지 않았기 때문에 역시 난치의 질병이다. 그리고 치료례에서

는 폐유(肺兪)·대추(大椎)·공최(孔最)를 자침해 4일간의 침술치료 만으로 치유됐으므로 기재(記載)할 가치가 있다.

(2) 배부(背部)의 심유(心兪)·비유(脾兪)·신유(腎兪)·폐유(肺兪) 등에 자침하여 바이러스성 심근염(心筋炎)을 치료한 사례

환자: 남성, 25세, 노동자.

1개월 전부터 인플루엔자에 걸려 20여 일이나 계속되었다. 그 후에 가슴이 답답하고 숨이 차고, 심장이 아프고, 그 통증이 좌견배(左肩背)로 퍼져 몸이 나른하고 쉽게 피곤해졌다.

심전도(心電圖: ECG): 하벽(下壁) 및 광범전벽유도(廣範前壁誘導)는 ST-T가 변화하고, ST부분이 0.05~0.1mV 저하되고, T파(波)가 약간 평평해진다. 심근(心筋)의 혈액효소(血液酵素)에서 CPK(크레아틴호스호키나제)와 LDH(유산 데히드로게나제)가 높다. 통상의 혈액검사는 백혈구 $10,100/mm^3$, 호중구 52%, 임파구 46%, 호산구(好酸球)가 2%였다. 이것을 바이러스성 심근염(心筋炎)이라 진단하였다. 침술치료를 주로 하고, 심유(心兪)·비유(脾兪)·견유(腎兪)·폐유(肺兪)를 택해 족삼리(足三里)와 삼음교(三陰交) 등을 배혈(配穴)했다. 배부(背部) 유혈(兪穴)은 척추 방향으로 1~1.2촌에 자입하고, 기가 느껴지면 30분간 운침(運鍼)하고 매일 1회씩 치료한다. 10회의 자침으로 가슴 답답함과 숨참, 그리고 심장 전면의 통증이 분명하게 가벼워지고, 심전도(ECG)를 검사했더니 각 유도(誘導)로 ST-T 간격의 변화가 분명하게 회복되고, 혈액효소 및 혈액상(血液像)이 정상이 되었다. 다시 15일간 치료를 계속하여 모든 증상이 없어지고, 심전도도 완전히 회복되어 치료되었다. 6개월간의 추적조사로는 재발이 없었다.

바이러스성 심근염은 바이러스 감염에 의해 발생하지만, 바로 치료

하지 않으면 심근(心筋)에 중대한 손상을 주어 예후(豫後)가 불량하게 된다.

중의(中醫)에서는 이 질병을 풍한(風寒)의 사(邪)가 침습하여 맥락을 사가 막히게 하므로 기체혈어(氣滯血瘀)가 되어, 흉양(胸陽)이 장애되어 발생했다고 생각한다.

이 증례에서는 침술치료를 하여 1개월 안에 치료됐다. 이것은 심(心)·비(脾)·신(腎)·폐(肺)의 유혈(兪穴)에 자침하여 경락을 소통시키고, 기혈을 조절하여 통하게 하고, 음양을 조절하는 작용이 다른 약물요법에 뒤떨어지지 않아 임상에서 널리 사용할 가치가 있다는 것을 나타내고 있다.

### (3) 심유(心兪) 등에 자침하여 심방세동(心房細動)을 치료한 사례

환자: 남성, 65세.

심장이 두근거리고, 숨이 차고, 가슴 답답함, 상복부의 통증, 앉아도 누워도 불안한 상태가 4시간 이상 계속되고 있다. 새벽 3시경, 환자는 심하게 기침을 하고 나서 상복부의 통증, 가슴 답답함, 거친 숨, 두근거림 등의 증상이 나타났다. 아침 7시 30분에 진찰하여 심전도(心電圖)에서는 심방수축 390회/분, 심실수축 60회/분. QRS파가 0.08초, Q-T 간격이 0.39초, 전기축(電氣軸)은 마이너스 5도, 각 유도(誘導)는 P파가 소실되고, 크기·형태·간격이 따로따로 f파로 바뀌었으며, R-R 간격은 절대성 부정(絶對性 不整)이 되었다.

심전도의 진단: 심방세동.

증상: 얼굴색이 약간 까맣게 되고, 입술이 새파랗고, 혀의 색깔이 옅고, 혀 주변에 점상출혈(點狀出血)이 있으며, 설태(舌苔)는 약간 누렇고 결대맥(結代脈)이었다.

중의(中醫) 진단은 심계(心悸: 기체혈어형). 익기(益氣) 활혈화어(活血化瘀)의 치료를 한다. 심유(心兪)와 내관(內關)을 취혈한다.

조작: 1.5촌의 호침(毫鍼)으로 침끝을 척추(脊椎)를 향해 45도의 사자(斜刺)로 1촌의 깊이에 자입하고, 가벼운 평보평사(平補平瀉) 수법으로 염전(捻轉)한다. 5분에 1회 운침(運鍼)하고, 20분간 치침(置鍼)함과 동시에 내관(內關)을 배혈(配穴)한다. 발침(拔鍼)하자 환자는 상복부의 통증과 동계(動悸) 등이 얼마간 완화되었다. 그날 밤은 위에 서술한 방법으로 다시 1회 치료하고, 환자에게는 발침한 후 누워서 안정하라고 말했다. 다음날 울렁거림과 가슴 답답함이 상당히 개선되고, 숙면할 수 있었다고 환자는 말했다. 검사했더니 맥에서 결대(結代)가 사라져 있었다. 심전도에서는 동조율(洞調律)로 심방수축과 심실수축은 75회/분, P-R 간격은 0.22초, QRS파는 0.08초, Q-T 간격은 0.38초, 심전기축은 마이너스 19도였다. 기능과 비교하면 다음과 같다.

① 각 유도에서 P파가 출현하고, P-QRS-T파가 규칙적이며, P-R 간격은 0.20초보다 크다.

② V1, aVL, V3 유도의 T파는 직립(直立)에서 평탄해졌다.

심전도(ECG) 진단:

① 동조율(洞調律)

② 제1도 방실(房室) 블록의 치료효과를 단단히 하기 위해 그 후에도 3일간 치료를 계속하여 1년 정도 추적조사했지만 재발은 없었다.

심방세동(心房細動)은 다양한 기질성(器質性) 심장질환의 병발증(倂發症)이다. 중의(中醫)에서는 그 발병을 기음양허(氣陰兩虛)에 의해 심혈(心血)이 정체되어 일어났다고 생각한다. 익기양음(益氣養陰), 활혈통락(活血通絡)의 방법을 사용하여 치료하지만, 임상에서는 구감초탕(灸甘草湯)을 가감하여 치료하는 경우가 많다.

이 증례에서는 심유(心兪)와 내관(內關)을 자침해 3회 치료로 효과가 있었다. 이것은 수혈(腧穴)에의 자침이 심방세동의 조절과 제어(制御)에 대해 중요한 작용이 있다는 것을 나타내고 있는데, 새로운 연구가 기대되는 문제이다.

### (4) 심유(心兪) 등에 자침하여 아담스 스톡스(Adams-Stokes) 증후군을 치료한 사례

환자: 여성, 62세, 1994년 10월 5일 초진.

주증상: 심장이 두근거리고, 흉통과 현기증이 연일 계속되고 있다. 기왕증(旣往症)으로서 관동맥질환이 있지만, 최근 심계(心悸)가 심해지고, 부종이 생겨 반 혼수상태가 되어 침상에서 일어날 수 없게 되었다. 얼굴색이 좋지 않고, 입술이 새파라며, 양손이 떨리고 마비되는 등의 증상이 있다. 혈압은 10/6kPa, 심박수 60회/분. 심전도에서는 ST가 저하되고, T파가 역으로 되어 있다.

진단: 아담스 스톡스 증후군. 심유(心兪)를 자침해 내관(內關)·백회(百會)·풍부(風府) 등을 배혈하여 치료한다.

조작: 35호, 0.5~2.5촌의 호침을 택해 혈위를 소독했으면 신속하게 절피(切皮)하여 크게 제삽염전(提揷捻轉)하면서 운침(運鍼)하여 득기(得氣)한다. 5분마다 운침하여 30분 치침하되, 매일 2회씩 치료한다. 2일 후에 소생하여 다시 혈압을 측정했더니 16/8kPa, 심박수 90회/분이었다. 계속하여 7회 치료하고, 6개월 정도 추적조사하였지만 재발은 없었다.

아담스 스톡스 증후군은 심실정지(心室停止)와 심방세동(心房細動)의 떨림이 교대로 나타나기 때문에 심장에 효과적인 혈액공급이 되지 않아 일어나는 뇌허혈(腦虛血) 증후군이다. 심계(心悸)·흉통·실신·경련·부종·진땀이 나고, 입술이 새파랗고, 사지가 차고, 결대맥(結代脈) 등의 증상이 나타나 병상(病狀)은 급성으로 무겁다.

이 증례에서는 심유혈(心兪穴)에 자침하고, 백회(百會)와 풍부(風府) 등을 배혈(配穴)하여 아담스 스톡스 증후군을 치료했다. 불과 2회로 현저하게 효과가 있었으며, 계속해서 1주일 자침하자 치유되었다. 아담스 스톡스 증후군과 같은 난치질환에도 침술치료는 뛰어난 효과가 있다는 것을 나타내고 있다.

### (5) 격유(膈兪)와 간유(肝兪)에 자침하여 유선염(乳腺炎)을 치료한 사례

환자: 여성, 27세, 노동자, 1989년 7월 6일 초진(初診).

출산하고 2개월이 됐는데, 이틀 전에 자고 일어났더니 좌측 유방(乳房)에서 달걀 크기의 응어리가 생겨 만지면 아프고, 젖도 제대로 나오지 않게 되었다.

신체검사: 영양상태는 양호하지만, 급성증상으로 나타났다. 좌측 유방에서 3~8시 부위에 6×8cm의 응어리가 있고, 국부는 붉게 부어 작열감이 있으며, 아파서 만질 수도 없고, 만져도 물렁물렁한 느낌은 없었다. 체온은 39℃였다.

진단: 유옹(乳癰: 乳腫). 배부(背部) 좌측의 폐유(肺兪)와 간유(肝兪) 그 부근에 있는 두 개의 붉은 구진(丘疹)과 같은 반응점을 점자(點刺)한다.

2일째의 재진: 젖이 제대로 나오게 되고, 작열감도 상당히 없어져 경결(硬結)은 2×4cm로 작아졌으며, 체온은 37.5℃로 내려갔다. 전과 동일한 방법으로 자침하였다. 3일째에 응어리는 없어져 체온도 정상으로 돌아오고 치유됐다고 연락이 왔다.

유옹은 수유기(授乳期)의 임산부에게 많이 발생하는 질병이다. 이 발병 메카니즘을 중의(中醫)에서는 간울기체(肝鬱氣滯)에 의해 일어나는 경우가 많다고 생각하고 있다. 그 치료법으로는 예를 들면 앞에서 서술한 유근혈(乳根穴) 등, 자침만으로도 다양한 것이 있으나, 임상치료에서는 하나씩 유연하게 응용함으로써 뛰어난 효과를 얻을 수 있다.

### (6) 정천(定喘) 등의 혈에 자침하여 천해(喘咳)의 병을 치료한 사례

환자: 여성, 40세, 주부.

호흡곤란과 기침이 반복된 지 3년이 되었다. 발작이 일어나면 숨이 거칠어지고, 입을 벌리고 어깨를 들썩이며 호흡이 힘들어 눕지도 못하며, 이마에서 땀이 나고 얼굴이 파래지며, 기침은 적지만 담(痰)이 많고, 담은 투명하고 끈적끈적하다. 추우면 발작이 일어나고, 오래 계속되어 잘 낫지 않는다. 겨울이 되면 발작이 자주 일어나며, 가사 일도 할 수 없다고 호소하였다. 1981년 5월 15일 초진(初診)을 받았다. 양폐(兩肺)에서 산재성(散在性) 천식음이 들린다. 담사연폐형(痰邪戀肺型)의 천식(喘息)이라고 변증(辨證)했다. 평천강역(平喘降逆: 기침을 진정시켜 역상하는 기를 내린다), 선폐화담(宣肺化痰: 폐기를 통하게 하여 담을 없앤다)이 좋다. 이 방법으로 치료하여 매회 30분씩 유침하였다. 30일간 치료하여 위에서 서술했던 모든 증상이 사라지고 보통의 육체노동을 할 수 있게 되고, 정신상태도 좋아졌다. 2년의 추적조사로는 재발하지 않았다.

천식은 임상에서는 난치병이다. 중서(中西) 결합으로 치료하는 경우가 많지만, 재발할 가능성이 높다. 이 증례에서는 정천(定喘)에 전중(膻中)·풍륭(豊隆)·족삼리(足三里) 등을 배혈하고 자침하여 30일 만에 치료되고 2년간이나 재발하지 않았다. 널리 추천할 만하다.

(7) 격유혈(膈兪穴)에 블록 주사하여 관동맥(冠動脈)에 의한 협심증 발작을 치료한 사례

환자: 남성, 63세, 간부(幹部), 1993년 10월 6일 초진.

가슴이 두근거리고 숨이 차며, 전흉부(前胸部)에 발작성의 통증이 15년간 계속되고 있다. 몇 번이나 다른 병원에서 진찰치료하여 관동맥의 협심증 발작이라 진단되었다. 중서의(中西醫) 병용으로 치료하여 병상(病狀)은 나았다. 최근 5일간은 과로 때문에 가슴이 답답하고 숨이 차 이전에 비해 심해져서 진찰받으러 왔다.

심전도(ECG): 전벽(前壁)과 하벽(下壁)의 ST-T가 광범위하게 변화하고, ST는 0.1~0.15mV 전압이 낮아지고, T파는 낮게 평탄해지거나 얕게 거꾸로 되어 있다. 격유혈(膈兪穴)에 테트라메틸피라진 4ml을 주사하고 블록치료했다. 조작하기 전에 혈위(穴位)를 소독하고, 자침하여 득기(得氣)하면 척추방향으로 2~3cm로 자입하고, 피스톤을 빼도 피가 역류하지 않는 것을 확인하고 나서 약물을 주입한다. 매일 1회씩 치료하고, 10회를 1단계로 하는 치료를 3일 한 후, 가슴 답답함과 거친 숨, 전흉부(前胸部)의 통증이 어느 정도 경감되고, 심전도로는 ST-T가 어느 정도 개선되어 있다. 치료한 지 7일 후에 이상과 같은 증상이 거의 사라지고, 심전도로는 ST-T가 이미 정상으로 회복되어 있다. 치료효과를 안정시키기 위해 다시 3일을 더 치료하였다. 6개월 동안 추적조사하고 있는데, 병상은 안정되어 있다.

관동맥 환자는 전원 어느 정도의 기체혈어(氣滯血瘀) 현상이 있다. 보고에 의하면 격유혈(膈兪穴)에 자침하여 테트라메틸피라진 주사액을 주입하자, 관동맥 환자의 이상이 높아진 혈액유동학(血液流動學)의 지표(指標)가 개선되었다. 이것은 중의(中醫)의 활혈화어(活血化瘀)와 행기지통(行氣止痛)의 치료원리와도 일치한다.

(8) 폐유(肺兪) 등의 혈에 자침하여 경견완(頸肩腕) 증후군을
치료한 사례

환자: 남성, 35세, 운전수.
경항견배(頸項肩背)가 아픈 지 7일째다. 수일 전에 독감에 걸려, 계속해서 우측 경항부와 견배부가 아프기 시작하고, 통증은 앞팔 외측과 엄지손가락에 이른다. 야간에 통증이 심해져 잠을 잘 수도 없다. 환자는 건강한 체질로 식욕도 왕성하고, 대소변도 정상으로 설태는 하얗고, 맥은 현세(弦細)하고 힘이 있다.
검사: 견중유(肩中兪)·폐유(肺兪)·천종(天宗)에 압통이 있으며, 앞팔을 위로 올리면 통증이 심해진다.
변증: 이 병은 독감 후에 발병한 것이기 때문에 풍한(風寒)이 허(虛)를 타고 침입하여 경맥 사이에 들어와 기혈이 통하지 않게 되어 어깨가 마비된 것이다. 서양의학에서는 경견완(頸肩腕) 증후군이라 진단되었다.
치료: 소풍산한 행기활혈지통(疏風散寒 行氣活血止痛: 풍을 흘려보내고 한을 분산시키고, 기를 살려 혈을 활발하게 하여 통증을 멈추게 한다). 폐유(肺兪)·견중유(肩中兪)·천종(天宗) 등에 매일 1회 자침한다. 2회의 자침에서 통증이 분명하게 가벼워지고, 8회의 치료로 통증이 대부분 사라지고, 10회의 침으로 치유되었다.
경견완 증후군(頸肩腕 症候群)은 중의(中醫)에서는 견비(肩痺)가 된다. 해부학에서 분석하면 견중유는 제7경추와 제1흉추 옆에 위치하는데, 제7경추와 제1흉추에서 나오는 척수신경이 완신경총(腕神經叢)의 일부이다. 따라서 견중유에 자침하면 완신경총을 직접 자극할 수 있다. 천종도 완신경총의 근단(近端)에 있으며, 하면(下面)에는 견갑상신경(肩胛上神經)이 있어 자극하면 어깨와 팔의 나른한 통증, 주외후연(肘外後緣)의 통증에 뛰어난 효과가 있다.

### (9) 격유(膈兪)와 위유(胃兪)에 자침하여 난치성 딸꾹질을 치료한 사례

환자: 여성, 41세, 노동자.

딸꾹질이 반복해서 난 지 3일째이다. 그 전에 날씨가 추워졌는데, 바로 옷을 바꿔 입지 않았다. 그 후 딸꾹질이 계속 나게 되었다. 가벼울 때는 20~30분간 계속되고, 심하면 4~5시간 계속된다. 음식을 먹으면 조금 좋아졌지만 고통스러워했다. 진찰했더니 분명히 배에 가스가 차고, 혀가 검으며, 설태(舌苔)는 하얗지만 끈적끈적거리고, 침현세맥(沈弦細脈)으로 난치성 딸꾹질이었다. 격유(膈兪)와 위유(胃兪)에 매일 1회씩 자침했다. 1회의 자침으로 딸꾹질은 분명하게 감소하고 3회로 치유되었다.

딸꾹질은 위기(胃氣)가 상역(上逆)하여 횡격막을 움직이기 때문에 발생한다. 환자는 한기(寒氣)를 받아서 발병했다. 이것을 분석하면 한사(寒邪)가 위완(胃脘)을 상처입혀 격간(膈間)의 동기(動氣)를 흐르지 못하게 하기 때문에 위기(胃氣)가 상역(上逆)하여 딸꾹질이 일어났다. 자침해서 체내의 저항력을 높여 신체의 기능상태를 조정하여 혈맥을 따뜻하게 통하게 하고, 기를 움직여 역기(逆氣)를 내려가게 하였다. 이 증례는 불과 3회로 치유되었는데, 실로 침구는 경제적으로 효과가 좋은 치료방법이다.

### (10) 풍문(風門) · 폐유(肺兪) · 궐음유(厥陰兪) 등에 자침하여 천식을 치료한 사례

환자: 남성, 42세, 간부.

천식이 5년간 계속되고 있는 이 환자는 5년 전에 업무 관계로 어느 원예소(園藝所)로 옮겨 관리를 하고 있었다. 그때 마침 봄 여름의 환절기로 원내(院內)에는 다양한 꽃이 피어 있었다. 처음에 환자도 이러한 환경에서 조금 숨이 참을 느꼈지만, 달리 어떠한 불쾌감은 없었다. 며칠 지나 거칠은 숨이 심해지고, 빈호흡(頻呼吸)과 가슴 답답함, 목구멍에서 천명음(喘鳴音)이 들리게 되고, 기침을 해서 담이 많아졌다. 현지 병원에서 진찰하여 알레르기성 천식이라고 진단되어 히드로콜치존과 항생물질, 한방약 등으로 치료하여 병상(病狀)은 나았다.

이번의 진찰도 마침 꽃이 피는 계절에 발병하였고, 기침이 나와서 설태(舌苔)는 흰색으로 끈적끈적거리고, 활삭맥(滑數脈)이었다.

신체검사: 양폐(兩肺)는 건성라음(乾性囉音)과 습성라음(濕性囉音)으로 가득하고, 심박수 98회/분, 배는 부드럽고, 간장과 비장은 촉지(觸知)되지 않는다. 풍문·폐유·궐음유·심유 등을 택해 모두 양측에 자침한다. 1촌의 호침으로 신속하게 절피(切皮)한 후 천천히 0.5~0.8촌의 깊이로 자입하고, 침하(鍼下)에서 기(氣)를 얻을 수 있으면 좋다(환자는 국부가 부어서 부석부석한 것을 느낀다). 20분 정도 치침(置鍼)하는데, 치침 시간은 천식의 진정 정도에 따라 연장하거나 단축해도 좋다. 치침하는 사이에 제삽염전(提揷捻轉)의 평보평사법(平補平瀉法)으로 2~3회 운침(運鍼)한 후, 매일 1회씩 치료하고 10회를 1단계로 한다. 자침 7일 후 증상이 분명히 가벼워졌다. 10일 치료했더니 모든 증상이 사라지고, 양폐의 호흡음이 분명해지고, 건성과 습성의 라음 및 천명음(喘鳴音)은 나지 않게 되었다. 치료효과를 강화하기 위해 다시 2단계의 치료를 계속했다. 2년의 추적조사로는 재발하지 않았다.

자침에 의한 알레르기성 천식치료는 단기치료 효과에 뛰어날 뿐만 아니라, 장기치료 효과에도 해볼 만한 가치가 있다. 사용하고 있는 혈위는 모두 배부(背部) 유혈인데, 자입에 주의하여 너무 깊지 않으면 안전은 보증되어 있다.

## 3. 정리

### (1) 강평(講評)

  본절(本節)에서 서술하고 있는 것은 배부(背部)에 있는 방광경(膀胱經)의 유혈(심유·폐유·격유 등)들을 잘못 자침하여 기흉(氣胸)과 혈흉(血胸)이 일어난 사례인데, 그것만이 아니라 배부의 유혈에 정확하게 자침한 경우의 임상사례도 소개하고 있다. 배부도 흉강(胸腔)의 일부이며, 역시 흉벽(胸壁)은 얇고, 내부에는 폐와 심장 등 중요한 장기가 있기 때문에 배부에 자침할 때 정확한 해부생리의 지식이 없이, 맹목적으로 침술치료하면 중대한 결과를 가져온다. 처음에 소개한 25례(例)는 잘못한 자침으로 사망하거나, 기흉(氣胸)과 혈흉(血胸)을 일으킨 사례이다. 잘못된 침술 사례의 다음으로 배부(背部)의 수혈(腧穴)에 자침한 임상례를 싣고 있는데, 그 결과는 사고례와 완전히 반대로 배울 것이 많다.

### (2) 구급치료의 방법

  여기에 수록한 잘못된 침술의 사례는 기흉(氣胸)만이 아니라 혈흉(血胸)도 있다. 기흉의 구급치료법은 전회(前回)와 동일하므로, 여기서는 혈흉의 진단과 구급치료의 방법에 중점을 둔다. 혈흉이란 흉강을 손상한 후 흉막강(胸膜腔)에 피가 고이는 것이다. 그 침술사고에 있어서의 발생률(發生率)은 기흉이 많고, 기흉과 동시에 발생하는 경우도 있다. 흉막강의 혈액은 3곳에서 온다. ① 폐조직이 파열되어 출혈되었다. 폐순환의 압력은 낮으므로, 일반적으로 출혈량은 적고 느리며, 대체로 자연히 멈춘다. ② 늑간(肋間)의 혈관이나 혹은 흉곽내의 혈관이 파손되었기 때문에 출혈하였다. 만약 압력이 높은 동맥이라면 출혈량이 많아져 지속되며, 자연히 멈추기 어려우므로 수술이 필요하다. ③ 심장과 대혈관(大血管)이 손상됐기 때문에 출혈된다. 출혈량이 많고 급격하기 때문에 단시간에 실혈성(失血性) 쇼크를 일으켜 사망하는 경우가 많다.

혈흉이 발생하면, 첫번째는 내출혈(內出血) 징후가 나타나고, 두번째는 흉강내 혈액의 축적과 압력의 증가에 의해 폐가 압박되어 허탈(虛脫)함과 동시에 종격(縱隔)을 건측(健側) 방향으로 민다. 흉막강내의 혈낭종(血囊腫)은 폐와 심장, 횡격막의 운동에 의해 탈선유소작용(脫線維素作用)을 일으키기 때문에 응고하지 않는 경우가 많다. 만약 단시간에 다량의 혈낭종이 되면 탈선유소작용도 완전해지지 않고 응집해서 혈병(血餠)이 된다. 혈병이 기질화(器質化)되면 선유조직(線維組織)이 생겨 폐와 흉곽을 고정하기 때문에 호흡운동이 제한된다. 혈액은 세균에 있어서 좋은 배양기(培養基)이므로, 상처와 폐의 갈라진 곳에 침입한 세균은 금방 번식할 수 있다. 따라서 흉강의 혈낭종은 바로 배출하지 않으면 감염되기 쉬우므로 농흉(膿胸)이 되기 쉽다.

출혈량에 따라서 증상은 달라진다. 소량의 출혈(500ml)에서는 분명한 증상은 나타나지 않는다. X선으로 약간 늑골횡격동(肋骨橫隔洞)이 소실되어 있을 뿐이다. 중(中) 정도의 출혈(500~1,000ml)과 다량의 혈흉(1,000ml 이상), 특히 급성 실혈(失血)에서는 바로 맥박이 약해져 혈압이 저하되고, 숨이 차거나, 혈액량 감소성 쇼크증상 및 늑골 사이가 부풀거나, 기관(氣管)이 우측으로 기울거나, 청진(聽診)이 탁음·심탁음계가 건측(健側)으로 이동하고, 호흡음이 감약(減弱)하거나 소실되는 등의 흉막강 수종 징후(水腫 徵候)가 나타난다. X선 검사로는 상처쪽의 흉강에 커다란 수종의 음영(陰影)이 있고, 종격(縱隔)이 건측으로 이동하는데, 만약 기흉을 병발(倂發)하고 있으면 액면(液面)이 보인다.

흉부 창상(胸部 創傷)으로 처음 혈흉이 발견되면 출혈이 멈추는지 계속되는지를 판단하지 않으면 안 된다.

다음의 징후가 있으면 출혈은 멈추지 않는다.

① 맥박이 서서히 빨라지고, 혈압이 계속 저하하고 있다.

② 수혈(輸血)과 보액(補液)을 해도 혈압이 회복되지 않거나, 한 번은 혈압이 올라가도 바로 저하한다.

③ 헤모글로빈과 적혈구 산정(算定), 헤마토크리트를 반복해서 측정해도 계속 저하하고 있다. 혈흉에 감염이 병발(倂發)하면 고열과 한전(寒戰: 한기가 나며 떨림), 피로감, 출한(出汗), 백혈구수의 상승 등이 동반된다.

혈흉(血胸)의 처리에는 세 가지가 있다.

① 출혈이 자연히 멈추는 혈흉: 소량의 혈흉이라면 자연히 흡수된다. 고인 피의 양이 많으면 신속하게 흉막강에 천자(穿刺)하여 동혈(洞血)을 배출하고, 폐(肺)가 팽팽하도록 호흡기능을 개선한다. 1회의 배출은 1,000ml 이내로 한다. 침을 빼기 전에 흉막강내(胸膜腔內)에 항생물질을 주입하여 감염을 방지하면 좋다. 출혈이 계속되는지를 관찰하기 위해 가능한 한 빨리 폐쇄식 드레너지를 행하면 흉막강내의 동혈을 효과적으로 배제할 수 있고, 충분하게 폐를 팽창시킬 수 있다.

② 출혈이 멈추지 않는 혈흉: 우선 충분한 혈액을 수혈(輸血)하여 쇼크를 방지한다. 그리고 바로 진사개흉술(診査開胸術)을 행하여 출혈되고 있는 부분을 조사한다. 만약 늑간(肋間)의 혈관과 흉곽내의 혈관이면 봉합하여 지혈한다. 폐가 파손되어 출혈되고 있으면 출혈되는 부분을 봉합한다.

③ 출혈되면서 응고된 혈흉: 출혈이 멈춘 수일 내에 개흉(開胸)하여 동혈(洞血)과 혈병(血餠)을 제거하고, 감염과 기질화(器質化)를 방지한다.

혈흉과 감염이 동시에 병발(倂發)하여 농흉(膿胸)이 되어 있으면, 다음의 세 가지가 치료요법이 된다.

① 원발성(原發性) 혹은 속발성(續發性)의 감염을 방지하기 위해 다량의 항생물질을 정맥에 점적(點滴)한다.

② 농즙(膿汁)을 배출하고 농양 공동(膿瘍 空洞)을 없애기 위해 폐쇄식 드레너지나 개방(開放) 드레너지를 행한다.

③ 폐가 다시 팽팽해지도록 촉지하고, 폐기능을 회복시킨다.

(3) 예방조치

배부(背部)의 흉벽(胸壁)은 전흉부(前胸部)와 동일하여 흉벽이 얇고 침으로 상처입히기 쉽다. 여기에서는 배부의 혈(穴)들에 자침하여 사고가 일어난 25례(例)를 정리했는데, 자침하여 기흉(氣胸)이 일어난 것 뿐만 아니라, 혈흉과 사망한 사례도 있다. 따라서 배부의 수혈(腧穴)에 자침할 때는 흉부의 해부생리 지식을 가지고, 제대로 조작규정(操作規定)을 지키고, 할 수 있으면 경험이 있는 사람에게 지도를 받고, 신중하게 치료의 기술을 취득한다. 그리고 환자에게 이상한 소견이 있으면 바로 큰 병원으로 가서 관찰하여 기흉과 혈흉 혹은 사망하는 결과를 면할 수 있다. (朱德禮, 金芳)

# 제3절 경부와 견부에서의 폐의 범위

## 1. 잘못된 침술의 사례

(1) 천돌(天突)을 자침해 우측의 기흉(氣胸)을 일으킨 사례

환자: 여성, 55세.

만성 기관지염 때문에 진료소에서 천돌(天突: 오른쪽으로 편중되어 있다)에 2촌의 깊이로 자침했다. 바로 흉통이 생기고 심한 기침, 거친 숨으로 똑바로 눕지 못하게 되었으며, 얼굴은 창백해지고 식은땀이 났다. 바로 발침하고 산소흡입과 포도당을 수액(輸液)하고, 우리 병원으로 옮겨져 왔다.

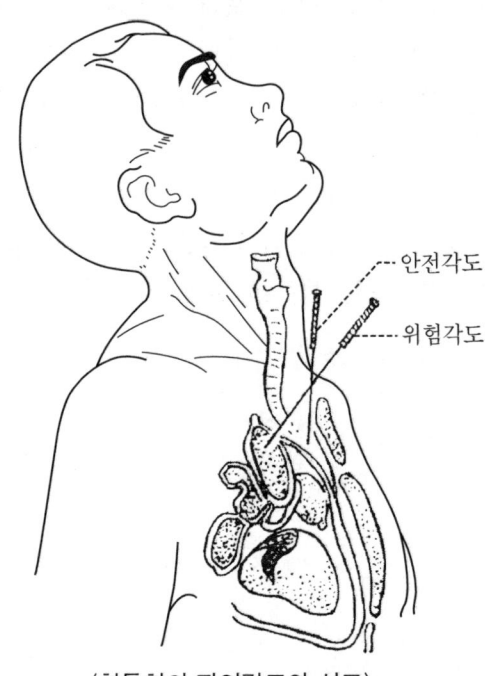

〈천돌혈의 자입각도와 심도〉

검사: 호흡 40회/분, 맥박 110회/분. 입술과 손톱이 파래지고, 호흡운동이 약해져 우흉(右胸)을 타진했더니 고동음(鼓動音)이 나고, 청진에서는 우측 호흡음(呼吸音)은 소실(消失)되고, 백혈구 10,200/mm³, 호중구(好中球) 82%, 임파구 17%, 단구(單球)가 1%였다. X선에서는 폐 압축(肺 壓縮)이 50%였다. 우측 기흉이라 진단됐다.

치료: 산소 흡입, 흉부 천자(胸部 穿刺)에 의해 1,400ml 탈기하여 증상은 가벼워졌다. 그러나 30분 후에 다시 심해져 호흡곤란이 되었으므로, 흉강내의 압력을 측정했더니 11mm 수주(水柱)였다. 다시 1,400ml 탈기(脫氣)하고 폐쇄식(閉鎖式) 드레너지를 행하자, 다량의 기포(氣泡)가 배출되었다. 5일째에 튜브를 제거하고, 16일 만에 퇴원했다.

— 엄지순(嚴之純)『신의학(新醫學)』1985; (11) :655

천돌(天突)은 천문(天門)·옥호(玉戶)·천구(天瞿)라고도 하며, 음유맥(陰維脈)에 속하여 임맥과 만나는 혈(穴)이다. 후두융기(喉頭隆起) 아래의 움푹한 곳에 있다.

국부 해부: 혈위는 흉골경절흔(胸骨頸切痕)의 위 끝 중앙에 있으며, 좌우의 흉쇄유돌근(胸鎖乳突筋) 중간에 해당하며, 심부(深部)에는 흉골절골근(胸骨絶骨筋)과 흉골갑상근(胸骨甲狀筋)이 있고, 갑상경동맥(甲狀頸動脈)에서 나누어진 하갑상선동맥(下甲狀腺動脈)과 경횡신경(頸橫神經)이 분포하고 있으며, 심부에는 기관(氣管)이 있고, 더 아래의 좌흉골병(左胸骨柄) 후방에는 완두동맥과 대동맥궁이 있다.

침법과 주치: 위를 향해 취혈한다. 침끝을 흉골병(胸骨柄)을 따라 하방(下方)으로 0.5~0.8촌 정도 자입한다. 직자하면 기관을 자상(刺傷)하므로 안 된다. 득기(得氣)하면 환자는 무거운 감이 들고, 그것이 흉골 후면을 따라 아래로 전달된다. 해수·천식·흉통·인두통(咽頭痛)·폭음(暴音: 갑자기 목소리가 나오지 않게 되는 것), 구토, 침을 뱉으면 농

혈(膿血)이 섞여 나오는 것, 딸꾹질, 식도경련 등을 주로 치료한다.

이 혈의 심부(深部)에는 기관과 큰 혈관이 있으며, 자침하기 위해서는 머리를 들고, 침끝을 흉골병의 후연(後緣)을 따라 자입한다. 침체를 기울이면 폐와 기관, 혈관을 자상하여 기흉(氣胸)과 피하기종(皮下氣腫)·혈흉(血胸) 등을 일으킨다.

이 예(例)에서는 천돌을 자침해 기흉을 일으켰지만, 그 이유는 침이 오른쪽으로 편중되어 있고, 2촌에 깊게 자침했기 때문에 폐를 손상한 것이다. 바로 치료했기 때문에 위험에서 벗어났다.

### (2) 천돌(天突)과 견정(肩井)을 자침해 우측의 기흉(氣胸)을 일으켜 사망한 사례

환자, 여성, 45세.

평소의 건강상태는 보통이었다. 어깨와 팔의 통증이 1년 이상 계속되었기 때문에 의사에게 침술치료를 받았다. 최초에 견우(肩髃)·곡지(曲池)·합곡(合谷) 등을 자침했지만, 환자는 약간 숨이 참을 느꼈다. 며칠 후의 재진(再診)에서 견정(肩井)을 자침했을 때 숨 차는 것

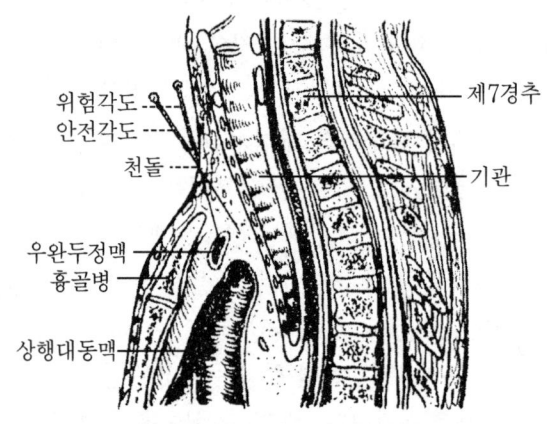

〈천돌혈의 자입시상(矢狀) 단면도〉

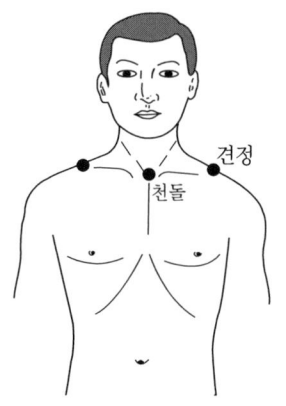 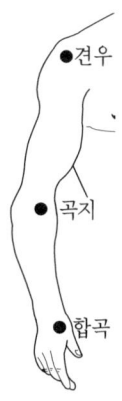

견정·천돌에 자침하여 기흉을　　견우·합곡·곡지에 자침하여
일으켜 사망하였다.　　　　　　　약간 숨이 찼다.

이 더 심해졌다. 그리고 굵은 은침(銀鍼)을 천돌에 2촌 깊이로 자입했는데, 갑자기 환자는 호흡곤란이 되고 입술은 파래졌다. 바로 발침했지만, 구급치료할 틈도 없이 약 15분 만에 사망했다.

　사체 해부: 우측의 폐가 팽팽하지 않고 하갑상선동맥(下甲狀腺動脈)이 출혈되고, 복숭아씨 정도의 핏덩어리가 있다. 우측의 외상성(外傷性) 기흉 때문에 폐가 압박받아 마지막으로 질식해서 사망했다.

― 가숙화(賈淑華) 등 『함수보도(函授輔導)』 1964; (4) :55

　이 보고는 기재(記載)가 너무 간단하므로 약간 분석을 더하는 데 머문다. 시술자는 최초의 자침으로 견우(肩髃) 등에 자침하고 있는데, 이때 환자가 숨이 찬 것은 사법(瀉法)에 의해 기를 상처입힌 것이다. 재진에서는 견정(肩井)을 택한 후 기가 짧아졌는데, 이는 폐를 자상한 것과 관계가 있다. 더욱이 굵은 침을 천돌(天突)에 2촌의 깊이로 자입하여 하갑상선동맥을 자상하여 출혈시켰는데, 처음의 잘못에 잘못을 거듭했기 때문에 사망했다. 이 양혈(兩穴)에서 자침이 기울어 있거나 자입이 너무 깊으면 폐를 손상한다. 이것은 엉뚱한 행위가 불러온 심각한 교훈이다.

(3) 천돌(天突)과 기호(氣戶)를 자침해 양측의 기흉과 전신의 기종(氣腫)을 일으킨 사례

환자: 남성, 20세.

주증상: 후경부(後頸部)에 침술치료를 받고 나서 전신이 부은 지 4일째이다. 4일 전에 추웠기 때문에 기관지천식의 발작이 일어났다. 시술자는 굵은 은(銀) 장침을 흉부에 3개를 놓았다. 하나는 흉부의 정중앙 위에 있는 움푹한 곳에, 다른 2개는 흉부 상방의 양측에 자입했다. 자입하고 바로 환자는 심하게 기침을 했다. 그러자 목 아래의 자침부위에서 기체(氣體)가 뿜어 나오는 듯한 느낌이 들고, '기(氣)의 대(帶)'가 좌흉(左胸) 상부를 향해 빠져 나오는 느낌이 들었다. 바로 발침했지만, 그와 동시에 몇 번의 심한 기침이 시작되고, 기침할 때마다 기체가 나오는 것처럼 느껴졌다. 약 1시간 후 왼쪽 경부와 흉부가 부드럽게 부풀어 오르고, 그것이 서서히 커져 금방 전부 목과 가슴, 그리고 전신에 퍼지고, 마지막에는 전신이 부풀어 올랐는데, 특히 안면(顔面)·경부(頸部)·흉부(胸部)·복부(腹部)가 심했다. 그 후 우리 병원으로 옮겨 치료했다.

검사: 발육도 좋고, 의식도 분명하지만, 급성 증상의 상태였다. 기관(氣管)은 중심에 있고, 목 둘레는 43cm, 호흡은 빠르고 짧으며, 폐 전체에 건성라음(乾性囉音)과 천명음(喘鳴音)이 산재(散在)해 있다. 머리·얼굴·목·가슴·배·등·사지 등에 광범성 미만성(彌滿性)의 중도 종창(重度 腫脹)이 있으며, 만지면 눈[雪]을 쥐고 있는 느낌이 든다. 천돌(天突)과 양측의 기호(氣戶)에 상당하는 부위에 각각 0.1×0.1cm의 응어리가 있다.

경부와 흉부의 X선 사진: 경부의 피하와 모든 층의 근육 사이에 상당한 기종(氣腫) 현상이 있다. 흉부의 피하(皮下)는 기체(氣體)가 상당히 많고, 종격(縱隔)에 기체가 분명하게 보이며, 양폐(兩肺)의 기흉

으로 양폐의 압축은 10%였다.

임상진단: 전신의 광범성 피하기종(皮下氣腫)·기흉(氣胸)·종격기종(縱隔氣腫).

치료경과: 수술치료. 경부와 양측 흉부의 연조직(軟組織)을 절개하여 감압탈기(減壓脫氣)하고, 드레너지를 설치하였다. 또한 좌우 상흉부(上胸部)의 기종(氣腫)이 심한 부분에는 각각 5cm를 절개하고 튜브를 설치하였다.

수술 후에 바로 환자는 호흡이 편해진 느낌이 들고, 분명히 증상도 개선되었다. 몇 시간 후, 목 둘레는 43cm에서 27cm로 줄어들고, 호흡곤란도 없어졌다. 수술 24시간 후 X선으로 재검사를 했는데, 이미 종격(縱隔)과 양측 흉강에는 기체가 없고, 경부와 흉부의 피하, 근간(筋間)과 흉쇄유돌근간(胸鎖乳突筋間)의 기체도 분명하게 줄어 있었다. 병상은 나날이 호전되고, 수술 후 12일 만에 피하기종은 완전히 사라졌다. 몇 번이나 X선 검사를 했지만, 기흉과 종격기종은 사라지고, 자각증상도 없어지고, 상처도 아물어 17일 만에 치유되어 퇴원했다.

— 허학명(許學銘)『상해중의약 잡지(上海中醫藥 雜誌)』1963; (4) :28

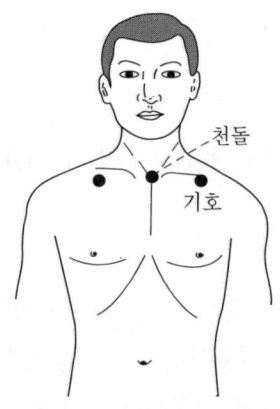

천돌과 기호에 자침하여 기흉과 전신에 기종을 일으켰다.

기호(氣戶)는 족양명위경(足陽明胃經)으로 혈위는 쇄골의 중심점 아래에 있으며, 유부(兪府) 옆 2촌의 움푹한 곳에 있다.

국부(局部) 해부: 쇄골(鎖骨)의 아래로 쇄골과 제1늑골의 인접부(隣接部), 표층은 대흉근(大胸筋), 심층에는 쇄골하근이 있으며, 최상늑간동맥(最上肋間動脈)이 있고, 전흉신경(前胸神經)과 쇄골하신경(鎖骨下神經)이 분포하고 있어, 쇄골상신경(鎖骨上神經)이 피부감각을 지배하고, 내부에 폐(肺)가 있다.

자침과 주치: 환자를 의자에 앉히거나 똑바로 눕게 하고, 선기(璇璣)의 외측 4촌, 쇄골하연에서 유두 직상(直上)의 움푹한 곳을 택해 0.3~0.5촌 자입한다. 해역상기(咳逆上氣)·천식(喘息), 흉륵(胸肋)의 그득한 증상, 흉배(胸背)의 통증을 치료할 수 있다.

이 보고에서는 굵고 긴 침을 천돌(天突)과 기호(氣戶)에 상당하는 혈에 자침하고 있다. 천돌에 자침한 직후에 심하게 기침을 하고, 기체가 자침 부위에서 뿜어나오는 듯한 느낌이 들고, 그리고 나서 큰 면적의 기종(氣腫)이 발생했다. 분명하게 기관을 뚫은 것이다. 환자는 호흡이 짧고 빠르며, 흉부 X선 사진에서는 종격(縱隔)에 기체가 있어 양측의 기흉(氣胸)이고, 양폐의 압축은 약 10%였다. 그것을 정리해보면 기호를 찔러 종격흉막(縱隔胸膜)을 상처입혀 양측의 기흉이 일어난 것은 명백하다.

### (4) 기호(氣戶) 부근의 혈위를 자침해 기흉을 일으켜 사망시킨 사례

환자: 남성, 43세.

오랫동안 기침과 거칠은 숨이 계속되어 민간의(民間醫)가 폐창(肺脹)에 의한 해수(咳嗽)라 진단하고, 봉침(縫針)을 흉부의 비혈(秘穴) 6군데에 자침했다. 침을 놓은 직후부터 환자는 가슴 답답함을 느꼈고,

거칠은 숨으로 호흡곤란이 되었다. 발침하자 빈호흡(頻呼吸)이 되어 걷거나 똑바로 누워 잘 수 없게 되었고, 바로 병원으로 옮겨져 구급치료를 했다.

증상은 얼굴이 창백하고, 식은땀을 흘리고, 손발은 차갑고, 기좌호흡(起坐呼吸)을 하고, 입술은 파래졌으며, 말도 분명하지 않다. 검사했더니 혈압도 맥박도 분명하지 않고, 준상흉(樽狀胸)으로 양폐(兩肺)의 호흡은 약하며, 건성과 습성의 라음(囉音)이 있다. 타진했더니 분명하게 고동음(鼓動音)으로 심장소리는 약하지만 흩어져 있지는 않으며, 심박은 189회/분이었지만 잡음은 없고, 폐동맥음(肺動脈音)이 항진하고 있지만, 다른 이상은 없었다. 위험한 증상으로 구급의료도 너무 늦어 돌연 질식하여 사망했다. 자침경과를 살펴보기 위해 사체해부와 천자(穿刺) 테스트를 행했는데, 흉강내에 다량의 기체(氣體)가 존재하고 있었다. 자침에 의한 긴장성 기흉(氣胸) 때문에 사망했다고 진단했다.

— 통옥걸(佟玉傑) 등 『절강중의 잡지(浙江中醫 雜誌)』1966; (3) :36

보고자의 고찰은 이 사례에서는 민간의가 4.5cm의 봉침(縫針) 6개를 비혈(秘穴)이라 불리는 부위에 놓았다. 창혈(昌穴: 쇄골 아래에서 기호의 좌상방에 해당), 고늑혈(靠肋穴: 비창혈의 아래 한 손가락과 양측 늑골궁 아래로 유선이 이어진 곳), 와혈(窩穴: 중완혈 옆 한 손가락) 등 6군데에 3.5cm 자입했다. 좌창혈(左昌穴)에 자침했을 때 환자는 가슴이 답답하다고 호소하고, 좌고늑혈(左靠肋穴)에 자침했을 때, 환자에게 호흡통이 일어나고, 심한 호흡곤란이 발생했다.

이상의 6혈을 해부부위와 조합(照合)했더니, 각각 인체의 중요한 장기인 심장·간·폐가 분포한다. 천자(穿刺)하거나 0.3~0.5촌의 사자(斜刺)라면 괜찮지만, 여기에서는 3.5cm(1촌 정도) 자입하고 있으므로, 극히 위험한 행위라고 말할 수 있다.

이 사례에서 기흉을 일으킨 것은 기호(氣戶) 부근에 있는 4개의 비혈(秘穴)이며, 그곳에 3.5cm, 약 1.5촌 자입하고 있는데, 흉부에 이 정도 심자(深刺)하면 사고가 일어나는 것은 당연하다.

장오운(張五雲)은 "침술사고를 일으킨 의자(醫者)는 자신이 화타(華佗)도 이길 수 있다고 자랑하며, 독자적인 새로운 방법과 이론으로 병을 고칠 수 있다고 한다. 그 의견을 강하게 가지고 보검(寶劍)으로 한다. 그 검(劍)으로 몇 명을 죽인 것일까?"라고 말하고 있다.

### (5) 신부돌(新扶突)을 자침해 우측의 기흉(氣胸)을 일으킨 2사례

〔예 1〕환자: 남성, 27세.

말초신경염 때문에 우리가 있는 곳으로 치료하러 왔다. 양측의 신부돌혈(新扶突穴)을 격일에 1회씩 자침했다. 10여 회 치료한 후 1회에서 자침하고 5분 정도 지났을 때 환자는 얼굴이 창백해지고, 우측에 흉통을 느끼고 거칠게 숨을 쉬었다.

검사: 우흉(右胸)을 타진했더니 과도한 청음(淸音)으로 우폐(右肺)의 호흡음(呼吸音)이 분명하게 감약(減弱)되어 있다.

X선의 흉부 촬영: 우폐의 압축은 1/2 정도, 우늑골 횡격막각이 둔각(鈍角)이 되어 있다. 외상성(外傷性) 기흉이라 진단되어 입원치료했다.

〔예 2〕환자: 남성, 39세.

삼차신경통(三叉神經痛) 때문에 우리가 있는 곳으로 치료하러 왔다. 양측의 신부돌혈을 격일에 1회씩 자침했다. 1개월 정도 치료한 후의 1회 자침에서 환자는 우측에 흉통과 거칠은 숨을 쉬었다.

검사: 우측 폐부의 호흡음(呼吸音)이 감약(減弱)되었다.

X선의 흉부 촬영: 우흉강(右胸腔)에 소량의 기체(氣體)가 있다. 우측의 외상성 기흉이라 진단되어 입원치료했다.

— 서분인(徐笨人) 등 『적각의생 잡지(赤脚醫生 雜誌)』 1979; (10) :23

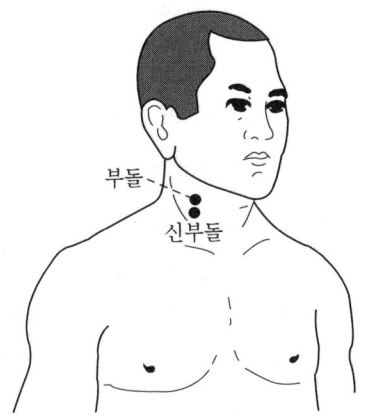

신부돌에 자침하여 기흉을 일으켰다.

　신부돌(별명은 하부돌)은 경외기혈(經外奇穴)이다. 이 혈은 경부(頸部)에 있으며, 상갑상절흔(上甲狀切痕) 옆 3촌에서 그 바로 아래 0.5촌에 있다. 흉쇄유돌근(胸鎖乳突筋)의 후연에서 대장경은 부돌혈의 0.5촌 아래에 있다.

　침법: 먼저 부돌혈을 찾아 그 아래 0.5촌을 택한다. 침끝을 위로 향해 0.3~0.5촌에 사자(斜刺)하고, 국부(局部)에 나른한 침감(鍼感)이 있다. 상지(上肢)의 운동마비와 떨리는 것을 치료할 수 있다.

　신부돌(新扶突)은 경부(頸部)에 있으나, 이 혈(穴)로 침끝을 밑으로 향해 깊이 자입하면, 폐첨(肺尖)에 닿아 기흉(氣胸)을 일으킬 수 있다. 이 두 가지 예(例)는 자입방향에 대해 언급하고 있으나, 증상 및 X-선에 의하면 자침의 원인이 기흉이며, 취혈(取穴)이 부정확했거나, 침끝을 밑으로 내렸거나, 2촌 이상 자입했기 때문에 발생한 것이다.

### (6) 견정(肩井)을 자침해 우측의 기흉(氣胸)을 일으킨 사례

환자: 여성, 62세.

우측의 경견부(頸肩部)에 나른한 통증이 있은 지 1개월 남짓하다. 어느 의자(醫者)가 시골의 순회 의료차 지나가고 있을 때, 환자를 길가에 세워 놓은 채 침치료를 했다. 옷을 벗기에는 보기가 흉하므로 옷깃을 뒤로 젖히고 견정(肩井) 등에 자침하였다. 두 시간 후에 환자가 가슴의 통증이 심해지는 것을 느꼈기 때문에 X-선 사진으로 우측의 기흉으로 진단되어 우폐압축(右肺壓縮)은 20%였다. 대증(對症)요법으로 치료했다.

— 장국화(蔣國華)『절강중의 잡지(浙江中醫 雜誌)』1986 (4) : 174

견정(肩井)은 별명을 박정(膊井)이라고도 하며, 족소양담경(足少陽膽經)이라고 한다. 어깨 위에 움푹 들어간 곳인데 결분(缺盆) 위, 대골(大骨: 여기서는 견갑골) 앞 1.5촌에 있다.

국부 해부: 승모근(僧帽筋)에 있으며 하층(下層)은 견갑거근(肩胛

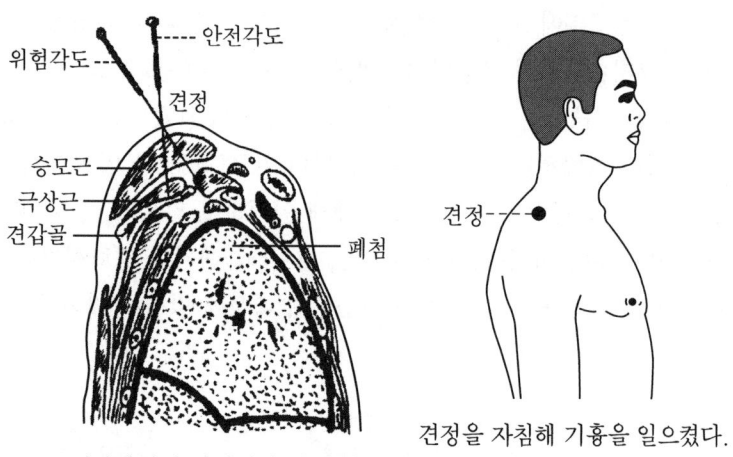

〈견정혈의 자입시상 단면도〉

견정을 자침해 기흉을 일으켰다.

擧筋)과 극상근(棘上筋)의 사이에 해당되며, 견갑상동맥(肩胛上動脈), 경횡동맥(頸橫動脈)이 있어 쇄골상신경(鎖骨上神經)과 부신경(副神經)이 분포한다.

자입방법(刺入方法): 혈위는 견부(肩部)에 있고 제7경추 극돌기와 견우혈(肩髃穴)을 연결한 중심점(中心點)인데, 견갑골 상연(上緣)과 승모근의 사이에서 밀면 움푹 들어간 곳이다. 혹은 환자의 반대쪽 손으로 차지(次指)·중지(中指)·약지(藥指)를 어깨에 대고, 차지와 중지의 뿌리쪽 사이가 움푹 들어간 곳에서 좌위(坐位)로 취혈(取穴)하여 0.3~0.5촌 자입한다. 중풍(中風)으로 말을 못하고, 침을 흘리거나, 두통·항배강급(項背强急: 뒷목이나 등이 굳어짐), 부스럼, 부인들의 난산(難産) 등을 치료한다.

견정(肩井)을 자침할 때는 우선 옷을 벗게 하고, 환자를 앉히고 혈(穴)을 정하고 나서 자침하고, 시술하면 치료의 목적을 달성할 수 있다. 이 예(例)에서는 옷을 벗지 않고 뒤로 잡아 당겼기 때문에 정확히 취혈할 수 없다. 서 있는대로 자침했기 때문에 조금이라도 자통(刺痛)이 있으면 환자는 몸을 움직이게 된다. 이 의자(醫者)는 자침법에 대한 일반상식이 없었으며, 경솔한 태도로 조작(操作)도 잘못 하였다.

### (7) 견정(肩井)에 자침하여 좌측의 혈흉(血胸)을 일으킨 사례 I

환자: 여성, 60세.

15일 전부터 좌측의 어깨와 팔이 아프고, 현지의 의자(醫者)가 침술치료를 하였다. 좌측 견정혈에 자침한 후, 갑자기 흉통(胸痛)이 시작되면서 호흡곤란이 왔다. 현지의 병원에서 좌측의 혈흉(血胸)으로 진단되었으나 치료를 해도 별로 호전되지 않았기 때문에 우리 병원으로 왔다. 검사를 했더니 기관(氣管)이 약간 오른쪽으로 이동하고 좌측 호흡음은 분명히 약하여, 타진했더니 탁음(濁音)인데 응혈(凝血)시간은 정상이었다. 흉부의 X선 사진은 좌측 중앙 아래의 폐야(肺野)에 크게 진한 부분이 있다. 밀도는 균일하고 상연(上緣)은 외측이 높고, 내측은 낮게 움푹 들어가 있고, 기관(氣管)과 심장은 우측으로 전이(轉移)되어 있다. 좌측 흉강을 천자하고, 응혈되지 않은 혈성흉수(血性胸水)가 1,400ml가 배출됐다. 좌측 혈흉(血胸)으로 진단되었다.

— 송보주(宋寶珠)『안미중의학보(安徽中醫學報)』 1987; 6 (3) : 45

이 혈흉(血胸)은 견정(肩井)을 심자(深刺)하여 폐(肺)를 손상시켜 일어났다. 견정에는 0.3촌 밖에 자입(刺入)되지 않았으며 심자하면 위험하다.

### (8) 견정(肩井) 등을 자침하여 좌측 혈흉(血胸)을 일으킨 사례 Ⅱ

환자: 남성, 21세.

잠을 잘못 자서 좌경부(左頸部)가 아프고 풍지(風池)와 견정(肩井) 등에 2.5촌의 호침으로 자침하였다. 견정에는 치침(置鍼)하고 구두침(灸頭鍼)을 놓고 15분 후에 염전(捻轉)하여 발침했을 때 환자는 갑자기 좌흉(左胸)에 흉통(胸痛)과 가슴 답답함, 동계(動悸), 호흡곤란을 호소하였다.

검사해 보니, 심박수(心搏數) 100회/분, 빈호흡(頻呼吸)이었다. X선 사진으로 좌측이 기흉(氣胸)으로 진단되어 폐조직(肺組織)의 압축은 20%였다. 입원해서 일반적인 처치를 했으나 그날밤 12시경 호흡곤란이 점점 심해졌다. 심박수 120회/분, 헤모글로빈 8g/dl이었다. 위를 쳐다보고 잘 수도 없고, 가벼운 치아노제(zyanose)가 있었다. 흉부 X선 사진에 의하면 좌측 수기흉(水氣胸)이며, 좌폐 조직의 압축은 95%, 액면(液面)은 좌 제2늑간에 있다.

임상진단: 좌측은 외상성(外傷性) 혈흉(血胸)으로 산소호흡, 지혈(止血), 600ml을 수혈(輸血)함과 동시에 천자(穿刺)하여 혈성액체(血性液體) 800ml 정도와 기체(氣體) 200ml을 빼냈다. 2일째는 흉강 폐쇄식(胸腔 閉鎖式) 드레너지를 하고, 다시 혈성액체 800ml와 다량의 기체를 배출함과 아울러 500ml을 수혈하였다. 증상은 호전되어 입원한 지 1개월 만에 회복되었다.

— 정배덕(鄭培德)『중의 잡지(中醫 雜誌)』1983: (5) : 32

이 사례에서는 2.5촌의 호침을 풍지(風池)와 견정(肩井)에 자침하고 있으나 이것은 불합리하다. 특히 견정에 자침한 후 염전(捻轉)하고, 다시 구두침(灸頭鍼)을 추가하면 필요이상으로 폐첨파열(肺尖破裂)을 넓혀, 심한 혈흉(血胸)을 일으킨다. 탈기(脫氣), 액체(液體)의 배출, 수혈(輸血) 등으로 겨우 위험을 벗어났다.

(9) 견정(肩井) 등에 자침하여 좌측 기흉(氣胸)을 일으킨 사례

환자: 여성 26세.

기관지염 때문에 견정(肩井)·폐유(肺兪)·정천(定喘) 등에 자침하였다. 자침한 후에 가슴 답답함과 숨이 차 구급으로 입원했다. 이전(以前)에는 건강했다.

검사: 체온은 36.5℃, 맥박은 84회/분, 호흡은 33회/분, 혈압은 17.29/10.64kPa였다. 숨은 헐떡이는 상태이나, 입술은 파랗지 않고, 기관(氣管)은 우측으로 전위(轉位)하고 있다. 좌측 흉부의 운동도(運動度)는 작으며, 음성의 떨림도 작고, 타진해보면 고음(鼓音)·호흡음(呼吸音)은 분명하게 약해졌으며, 심탁음계(心濁音界)는 없어져 심장소리는 약하다. 흉부의 X선 투시(透視)에서는 좌측이 투명해지고 폐문리(肺紋理)가 없고, 좌폐(左肺)의 허탈도(虛脫度)는 약 90%이고, 종격(縱隔)은 우측(右側)으로 전위(轉位)하고 있다.

진단(診斷): 기흉(氣胸)으로 진단되어 입원하여 침상에서 안정을 취하고 항생물질의 감염(感染) 등을 예방하며, 폐쇄식(閉鎖式) 드레너지로 탈기(脫氣)를 치료한다. 3일 후에 증상은 없어져, 검사는 정상으로 되었다. 흉부(胸部) X선 사진으로는 좌폐가 팽창되어 있으나, 치유하여 퇴원하였다.

― 단군록(段郡錄)『하북중의(河北中醫)』1984: (1): 36

견정(肩井)·폐유(肺兪)·정천(定喘) 중에서 어느 하나라도 자입(刺入)이 너무 깊으면 기흉(氣胸)을 일으킨다. 특히 견정(肩井)은 주의해서 자침하지 않으면 폐첨(肺尖)을 자상(刺傷)할 위험이 있다. 폐유는 대단히 널리 응용되며 효과도 좋으나 사고(事故)도 많다. 정천은 경외기혈(經外奇穴)이므로 별로 쓰이지 않으나, 침술사고(鍼術事故)에서는 가끔씩 보고(報告)되고 있다. 따라서 이상의 3혈은 모두 신중하게 자침해야 한다.

## (10) 견정(肩井)을 자침해 기흉(氣胸)을 일으킨 사례

환자: 남성, 27세.

경근(頸筋)의 통증으로 침구과(鍼灸科)에서 치료하였다. 2회의 치료로 증상이 경감(輕減)됐다. 3회째의 취혈(取穴)로 좌측은 두유(頭維)·청회(聽會)·신설(新設)·견정(肩井)·지실(志室)이었다. 엎드리게 하여 염전(捻轉)하면서 수직(垂直)으로 4~5cm의 깊이로 자입하고, 중자격(中刺激)하여 30분간 치침하였다. 자침한 후 며칠되어 서서히 흉통(胸痛)과 숨 헐떡임, 기침 등이 생겼으므로 내과(內科)에서 진찰했다. X선 사진으로는 좌측 기흉으로 판명되었고, 좌폐(左肺)의 허탈도(虛脫度)는 20% 정도로 폐야(肺野)에 이상(異常)한 병변(病變)은 보이지 않았다. 자침에 의한 외상성(外傷性) 기흉으로 진단되었다. 곧 통증(痛症)이 멎는 약을 주고, 자택(自宅)에서 안정(安靜)하도록 알려 주었다. 2주 후에 모두 흡수(吸收)되었다.

― 팽인라(彭人羅)『광동의학(廣東醫學)』1986; (1): 27

각 혈(穴)을 선택하여 4~5cm(同身寸으로는 2촌 이상) 자입(刺入)하고 있으나, 이것은 견정혈(肩井穴)로서는 대단히 위험하다. 견정(肩井)은 0.3~0.5촌이면 좋으나 0.6~0.8촌으로는 폐첨(肺尖)으로 들어가 기흉(氣胸)을 일으킬 염려가 있다. 이 사례에서는 며칠 후에 흉통(胸痛)과 호흡곤란, 기침 등이 발생했으며, X선 사진으로는 기흉으로 판명되었다. 이 사례에서는 견정혈(肩井穴)의 취혈이 잘못되었으나, 자입심도(刺入深度)가 4~5cm까지 미치지 못했기 때문에 폐첨 조직(肺尖 組織)을 자상(刺傷)한 것만으로 끝났다. 만약 정확한 견정혈에 4~5cm나 직자(直刺)했으면 폐첨(肺尖)을 상처입히는 것만으로는 끝나지 않았을 것이다.

(11) 견정(肩井) 등에 자침하여 좌측의 혈흉(血胸)을
    일으킨 사례

환자: 여성, 50세.

기관지염(氣管支炎) 때문에 견정(肩井)·폐유(肺兪)·천돌(天突)에 침술치료를 했다. 발침 후에 흉통과 숨이 막히는 느낌이 있고, 호흡곤란을 호소하며 입원했다.

검사(檢査): 체온 37℃, 맥박 90회/분, 호흡 30회/분, 혈압 18.62/10.64kPa. 기좌호흡(起坐呼吸)을 하지만 입술은 새파랗지는 않다. 좌흉(左胸)의 호흡운동도(呼吸運動度)는 약해지고, 음성의 떨림도 약하며, 좌상흉부(左上胸部)를 타진하면 고음(鼓音)이고, 제6늑간(肋間) 이하를 타진하면 탁음(濁音)으로 호흡음은 분명히 약해져 있다. 심첨박동(心尖搏動)이 확실하지 않고, 심장 소리도 약하다. 흉부의 X선 사진으로는 좌측 기흉(左側 氣胸)으로 폐조직의 허탈도(虛脫度)는 20%이고, 좌측 제6늑간에서 아래는 밀도(密度)가 높아서 액면(液面)이 보여 수기흉(水氣胸)으로 진단됐다. 항생물질로 감염을

방지하고, 흉강(胸腔)을 천자(穿刺)하여 1,000ml 탈기(脫氣)하고, 혈성액체(血性液體)를 800ml를 빼냈다. 1주일간 관찰하여 증상은 완전히 없어져 치료 후 퇴원하였다. 〈수정진단: 혈흉(血胸)〉

이 예에서는 견정·폐유·천돌의 3혈(穴)을 자침하고 있으나, 어느 혈이든 자침을 잘못하면 폐(肺)에 상처를 입혀서 기흉(氣胸)이 일어났다. 보고자(報告者)는 자입방향이나 심도(深度)·수법(手法) 등에 대하여 언급하지 않았으나 자입이 깊을 뿐만 아니라, 수법도 강했기 때문에 혈관(血管)을 찢어 혈흉이 생긴 것은 확실하다. 이러한 혈위(穴位)를 선택할 때는 준(準: 정확한 취혈), 천(淺: 너무 깊지 않은 자입), 경(輕: 부드러운 수법)이 원칙이다.

(12) 견정(肩井)에 자침하여 좌측 기흉(氣胸)을 일으킨 사례

환자: 여성, 50세.

좌측 견관절(肩關節)의 통증이 2주간 계속되어 검사(檢査)한 바, 견관절주위염(肩關節周圍炎)으로 진단되었다. 의자(醫者)는 스웨터와 셔츠 위에서 견정(肩井)·견우(肩髃)·곡지(曲池)·합곡(合谷) 등을 자침했다. 잠시 후에 환자는 가슴 답답함과 숨이 가쁜 것을 느꼈다. X선으로 투시(透視)해 본즉, 좌폐의 허탈도(虛脫度)는 20%였다. 기흉(氣胸)으로 진단되었다.

― 장국화(蔣國華) 등 『절강중의 잡지(浙江中醫 雜誌)』 1986 : (4) : 174

이 예(例)에서는 견우(肩髃)와 곡지(曲池) 등 4혈(穴)을 자침하고 있는데, 그 중에서 기흉(氣胸)을 일으키는 것은 견정(肩井)이다. 견정의 심부(深部)에는 폐첨(肺尖)이 있으므로, 자입심도(刺入深度)를 지키지 않으면 안 된다. 시술자(施術者)는 자기 기술의 깊이를 자만(自慢)하여 스웨터나 셔츠 위에서 자침하였다. 이러한 방법은 정확한 취

혈(取穴)을 할 수 없을 뿐만 아니라, 자입하는 깊이도 파악할 수 없으며, 비위생적이므로 멈추어야 한다.

### (13) 견정(肩貞) 등을 자침하여 좌측의 수기흉(水氣胸)을 일으킨 사례

환자: 남성, 60세.

배중(背中)과 견갑하부(肩胛下部)의 근육이 서서히 통증이 있은 지 20일 남짓 되었다. 1주일 전부터 병원의 침구과에서 왼쪽 어깨 아래(견정혈)와 왼쪽 견갑골(肩胛骨) 아래(아시혈)에 3회 자입하였다. 즉시 환자는 흉통(胸痛)과 가슴이 조여드는 느낌이 있었으나, 아무런 처치도 하지 않았다. 1주일 후에 좌계륵부(左季肋部)와 견갑부 아래 자침한 부분에서 통증이 왔다.

검사: 흉부(胸部) 좌측의 호흡이 감약(減弱)하여 타진했더니 맑은 소리가 나고, 청진(聽診)으로는 좌측의 호흡음(呼吸音)이 약하고, 겨드랑이 아래에서 마찰음(摩擦音)이 나고, 촉진(觸診)하면 압통(壓通)이 있다. X선 투시(透視)로는 좌흉(左胸) 외측에 기체(氣體)가 있고, 좌폐부(左肺部)의 허탈도(虛脫度)는 약 60%이고, 좌늑골 횡격막각(左肋骨 橫隔膜角)에 액면(液面)이 있고, 심장은 우측으로 전위(轉位)되어 있다. 좌수기흉(左水氣胸)으로 진단되고, 보존(保存)치료를 1주일간 계속했더니, 폐 허탈도는 40% 남짓으로 역시 소량의 수종(水腫)이 있었다. 19일에 좌측 흉강(胸腔)을 천자(穿刺)하여 담황색(淡黃色)의 액체를 5ml 추출(抽出)하였다. 백혈구(白血球)는 12,000/㎣로 18일로 증상이 없어졌다.

— 곽수옥(郭壽鈺)『복건중의약(福建中醫藥)』1957; (3) : 29

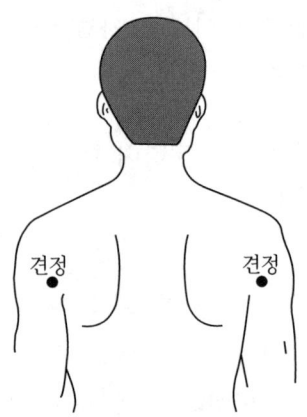

견정에 자침해 수기흉을 일으켰다.

　견정(肩貞)은 태양소장경(太陽小腸經)에 속하며, 견갑골의 아래 양골(兩骨)의 사이, 견우(肩髃) 뒤의 함중(陷中)에 있다.
　국부(局部) 해부: 견관절 후면(後面)의 아래쪽에 있고, 견갑골의 외측연(外側緣) 삼각근(三角筋)의 후연(後緣)에 있고, 하층(下層)에는 대원근(大圓筋), 후상완회선동맥(後上腕回旋動脈)이 있고, 심부(深部)에는 액와신경(腋窩神經), 상완배측피신경(上腕背側皮神經), 상완내측피신경(上腕內側皮神經), 늑간신경외측피지(肋間神經外側皮枝)가 분포하여 지각(知覺)을 지배하고 있다.
　환자를 의자에 앉히고, 어깨와 팔〔腕〕을 밀착시켜 액와횡문후단(腋窩橫紋後端)의 위 1촌을 잡고 0.5~1촌을 자입한다. 내측을 향해서 자입(刺入)하면 침첨(鍼尖)이 흉강(胸腔)으로 들어간다. 견갑골의 통증, 배통(背痛), 상지(上肢)가 저려서 올라가지 않는다. 결분(缺盆)의 통증, 난청(難聽)이나 이명(耳鳴)을 치료한다.
　견갑골(肩胛骨)의 밑에 있는 아시혈(阿是穴)은 심자(深刺)하면 기흉(氣胸)을 일으킨다. 이 사례(事例)에서는 최초의 폐 손상은 가볍고, 흉통(胸痛) 등도 심하지 않았으나, 서서히 진행되어 1주일 후의 검사

(檢査)로 수기흉(水氣胸)이 발견되었다. 고여 있는 액체(液體)가 많지 않았기 때문에 치료를 해서 치유되었다. 그러나 견부(肩部)의 수혈(腧穴)에서 기흉(氣胸)이 일어나는 것은 견정(肩井)·견중유(肩中兪)·견외유(肩外兪)·결분(缺盆) 정도인 것이다. 견정·견우·견유 등은 흉강(胸腔)에서 떨어져 있고, 보통으로 자침하면 사고(事故)가 일어나는 것은 있을 수 없다. 따라서 아시혈을 자침한 것이 사고로 이어졌다고 생각된다. 그것은 견갑골의 밑에 있는 아시혈을 자침하였기 때문에 늑간극(肋間隙)을 꿰뚫어서 폐를 자상(刺傷)할 가능성이 있고, 1주일 후에 견갑골 아래에서 통증을 느꼈던 것으로 생각된다.

### (14) 견정(肩貞) 등을 자침해 좌측의 기흉을 일으킨 사례

환자: 남성, 31세.

급성 류머티스성 관절염 및 기관지염 때문에 흉배부(胸背部)가 아파 자침하러 왔다. 엎드리게 하고 아시혈(阿是穴)의 견통점(肩痛點: 견갑골 액와연의 중심점)에 수직으로 1.5촌 자입하고, 신견통혈(新肩痛穴: 견갑극 하연의 중심점)에 0.8촌, 해수혈(咳嗽穴)에 0.5촌, 견정(肩貞)에 0.8촌, 폐유(肺兪)에 0.8촌 깊이로 자입했다. 운침(運鍼) 도중에 환자는 흉통, 가슴 답답함, 심한 기침, 호흡곤란을 호소했다. 청진했더니 우측에 호흡음이 강하고, X선 사진에서는 좌측에 외상성 기흉 때문에 폐가 수축되어 있어 치료하여 치유되었다.

— 정울영(丁蔚英)『중원의간(中原醫刊)』1986; (4) :39

신견통혈(新肩痛穴)은 경외기혈(經外奇穴)이다.『침구경외기혈 도보속집(鍼灸經外奇穴 圖譜續集)』에 "신견통은 견부(肩部)에 위치하며, 견갑극(肩胛棘) 하연(下緣)의 중심점(中心點)에 있다. 좌우에 2혈이 있고, 견통(肩痛)·상지 마비를 주로 치료한다. 침은 0.5~1촌, 견부에 나른하게 마비되는 듯한 침감(鍼感)이 있다"고 기재(記載)되어 있다.

견통점(肩痛點)도 경외기혈이다. 『침구경외기혈 도보속집』에는 "견통점은 견갑부에 위치하며, 견갑골 액와연(腋窩緣)의 중심점에 있다. 좌우에 2혈이 있고, 견통·상지 마비를 주로 치료한다. 침은 0.5~0.8촌 자입하고, 마비와 나른함이 어깨에 퍼지는 듯한 침감이 있다"고 기록되어 있다.

해수혈(咳嗽穴)도 경외기혈이다. 『침구경외기혈 도보속집』에 "해수(咳嗽)는 배부(背部) 정중선상에 제6·7흉추(胸椎) 극돌기(棘突起) 사이에 움푹한 곳에 위치해 있다. 취혈은 때로 환자의 유두(乳頭) 주위를 일주(一周)시켜, 전후를 수평으로 하여 띠가 척추에 있는 곳이며, 독맥(督脈)의 영대(靈臺)와 동일하다. 해수·폐결핵(肺結核)·늑간신경통(肋間神經痛)을 주로 치료한다"고 되어 있다.

여기에서는 폐유(肺兪)·신견통혈(新肩痛穴)·견정(肩貞) 등에 0.8촌 깊이로 자입하고 있다. 규정한 심도를 조금 넘었다고는 말하지만, 아직 너무 깊지는 않지만, 견통점에는 1.5촌이나 자입했으므로 폐를 자침했다. 아시혈의 심도는 역시 혈 아래의 조직구조를 기준으로 결정하지 않으면 안 된다. 이 사례의 견통점에 1.5촌 깊이로 자입하면 견배부(肩背部)의 혈위 심도를 초과하게 되어 좌측 기흉이 일어났다.

### (15) 견봉(肩峰) 중심점을 자침해 양측에 기흉을 일으켜 사망시킨 사례

환자: 여성, 41세.

20년 정도 두통이 있어, 시술자가 4.5cm의 침 2개를 옷 위에서 견봉(肩峰) 중심점에 자입했다. 몇 시간 후에 호흡곤란이 되어 심장 주위가 두근두근거렸다. 맥박은 120회/분, 호흡은 25회/분이었다. 병원으로 옮기던 도중에 사망했다.

사체 해부의 결과, 좌우의 견봉 중심점에 각각 0.2cm 정도의 적자색(赤紫色)의 자침점이 있다. 전흉부의 피부를 벗겨 그 사이에 물을 주입했더니, 흉벽(胸壁)이 파괴되어 양쪽의 흉강(胸腔)에서 다량의 기포(氣泡)가 뿜어 나왔다. 양폐(兩肺)는 분명하게 수축되어 있었다. 이것은 옷을 통해서 자침했기 때문에 장측 흉막(臟側 胸膜)을 뚫고 공기가 흉강으로 들어가 양쪽에 기흉을 일으켜 질식사(窒息死)한 것이다.

― 팽재만(彭才万) 등 『중의 잡지(中醫 雜誌)』 1962; (8) :20

견봉(肩峰) 중심점은 수혈(腧穴)의 이름은 아니다. 기흉을 일으킨 것으로 보면 견정(肩井) 부근의 아시혈(阿是穴)이라고 생각된다. 이 부위는 심부(深部)에 폐첨(肺尖)이 있으며, 옷을 입은 채로 자침했기 때문에 침끝이 흉막강(胸膜腔)에 들어가 폐를 손상하여 기흉이 일어났다. 폐의 손상이 심하고, 공기가 흉막강에 너무 많이 들어갔기 때문에 양폐(兩肺)가 수축되어 환자는 질식해서 사망한 것이다.

이것은 의료상의 책임사고이다. 첫째로 두통의 치료로 견봉 중심점을 택한 것은 약간 잘못되었다는 느낌이 든다. 다음으로 견봉 중심점 등의 위험성이 있는 혈위에서는 특히 신중하게 자침해야 하는데, 옷 위에서 자침하고 있으므로 일어날 사고라고 밖에는 말할 수 없다.

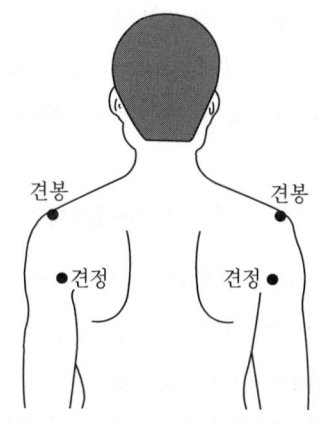

견봉에 자침하여 기흉을 일으켰다.

## (16) 견전(肩前) 하방혈(下方穴)을 자침해 좌측의 혈기흉(血氣胸)을 일으킨 사례

환자: 남성, 46세.

입원하기 2일 전에 위통으로 침술치료를 했다. 시술자는 좌견(左肩) 전하방(前下方)에 계속해서 몇 개를 자침하고(혈위 불명), 더욱이 흡각(吸角: 고름을 빨아내는 기구)을 했다. 자침한 후 좌측에 흉통과 호흡곤란을 느끼고, 그것이 서서히 심해져서 입원했다.

검사: 환자는 가슴 답답함과 괴로운 표정을 짓고 있고, 빈호흡(頻呼吸)이 되어 체온은 37.5℃, 맥박은 120회/분으로, 입술이 약간 파래지고, 좌측 전흉부(前胸部)의 약간 아래와 좌견 전하방(前下方)의 피부표면에 몇 개의 침흔(鍼痕)이 있고, 원형으로 점상출혈(點狀出血)이 있다. 표면에는 수포(水泡)가 많고, 기관(氣管)은 오른쪽으로 편위(偏位)하여 있다. 타진했더니 좌측 제4늑간(肋間) 아래가 탁음(濁音)이고, 심장박동(心臟搏動)은 쇄골중선(鎖骨中線)의 내측 3cm에 있다. X선 촬영으로는 심장이 오른쪽으로 편위하였고, 좌측 제4늑간 아래에 일정한 밀도의 암영(暗影)이 있으며, 상부는 투명하였다. 흉강시험천자(胸腔試驗穿刺)하여 흑자색의 응고되지 않은 혈액이 추출되었다. 보존치료에 의해 몇 번의 흉강천자(胸腔穿刺)로 배액(排液)하고, 1개월 후에 치유되어 퇴원하였다. 자침에 의한 좌측의 혈기흉이라는 결론이었다.

— 장상(張祥) 등 『중의학술 회의자료선편(中醫學術 會議資料選編)』 1980. 내몽고

좌견(左肩) 전하방(前下方)에 있는 1혈은 자입방향이 안으로 치우쳐 있고, 너무 깊게 자입하면 폐를 손상할 가능성이 있다. 흡각(吸角)이 폐의 상처를 넓혀 폐내의 기체(氣體)를 흉강으로 유출시켜 혈액이 혈관의 손상부위에서 흉막강(胸膜腔)으로 유입되었기 때문에 혈기흉(血

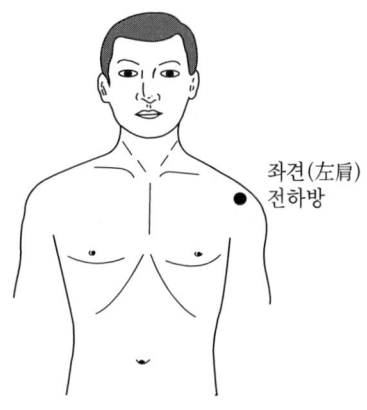

좌견(左肩)
전하방

위의 혈에 자침하여 혈기흉을 일으켰다.

氣胸)이 일어났다. 폐의 손상이 심하지 않았으므로 보존치료하여 1개월 후에 치유되었다.

### (17) 경부(頸部)와 견부(肩部)의 혈을 자침해 좌측에 혈기흉을 일으킨 사례

환자: 남성, 52세.

입원하기 2일 전에 목이 아파 침치료를 받았다. 경부(頸部) 및 좌견부(左肩部)를 취혈했다. 자침하고 30분 지나자, 환자는 갑자기 좌흉부가 아프고 그 통증이 좌견부에까지 퍼졌다. 처음은 흉막염(胸膜炎)이라고 진단하여 항생물질 등으로 치료했지만, 다음날에는 호흡곤란이 심해졌다. X선으로 좌측의 액기흉(液氣胸)이라는 것을 알고, 좌폐의 허탈은 50~60%였다. 호흡은 30회/분, 체온은 37℃, 맥박은 122회/분, 혈압은 11.97/7.98kPa였다. 좌흉상부를 타진했더니 맑은 소리가 나며, 제7늑간(肋間) 아래에서 탁음(濁音)이 나고, 호흡음(呼吸音)은 소실되고, 심탁음(心濁音)은 오른쪽으로 편위(偏位)되어 있다. 흉강천자(胸腔穿刺)로 응고되지 않은 혈액이 1,080ml, 기체(氣體)가

430ml를 추출하였다. 좌흉강(左胸腔)에 폐쇄식 드레너지를 행하여 24시간에 암적색의 혈액 1,350ml를 배출했다. 그리고 3일째는 계속해서 800ml, 헤모글로빈 7g/dl를 추출했다. 항감염(抗感染)과 대증요법을 하여 250ml를 수혈(輸血)했더니, 1주일 후에 증상은 가벼워지고, X선에서도 폐가 원래대로 팽팽해져 있었다. 20일 만에 퇴원했다.

— 장서평(張舒平) 『상해침구 잡지(上海鍼灸 雜誌)』 1986; (4) : 21

이 예(例)에서는 처음에 흉막염(胸膜炎)이라고 진단하여 치료하지 못하고 날짜가 지나면서 병상(病狀)이 심해졌다. 다음날은 다양한 검사를 하여 수기흉(水氣胸)이라 확정진단되었다. 탈기(脫氣)와 수혈 등으로 치료하여 몇 가지 병상은 호전되었지만, 역시 1주일이 될 때까지 폐가 원래대로 회복되지 않았다. 즉, 기흉은 조기진단이 중요하다는 것을 말하고 있다.

### (18) 견부(肩部)와 배부(背部)의 혈을 자침해 우측의 기흉을 일으킨 사례

환자: 남성, 41세.

만성 기관지염(慢性 氣管支炎)이 된 지 20년이 넘었다. 근년(近年)에는 서서히 악화되어 기침을 하면 피가 섞여 나오게 되고, 오후에는 발열할 때가 있다. 입원하기 7일 전에 침술치료를 받고, 배부(背部)와 견갑부(肩胛部) 그 아래의 수혈(腧穴)에 자침했더니, 바로 숨이 거칠어지고, 똑바로 누우면 더 심해졌다.

검사: 우측 호흡음(呼吸音)이 약하여 타진했더니 높은 고음(鼓音)이 나고, 간탁음계(肝濁音界)가 소실되어 있다. X선 검사에 의하면 원래 결핵병소(結核病巢)가 있고, 우측 아래 폐야(肺野)에 불투명하고 균질(均質)의 음영(陰影)이 있다. 백혈구(白血球)는 20,100/mm$^3$, 호중구(好中球)는 76%, 임파구(淋巴球)는 18%, 호산구(好酸球)는 6%로

700ml씩 탈기(脫氣)했다. 거칠은 숨은 서서히 완해(緩解)되고, 1개월 후에 퇴원했다.  — 성섭손(盛燮蓀)『강소중의(江蘇中醫)』1960; (7) :26

이 환자는 원래 만성 기관지염(慢性 氣管支炎)으로 담(痰)에 피가 섞여 나오고, 오후에 발열하고 있었는데, 그것은 결핵병소가 있었기 때문이다. X선으로 보면 우측 폐야(肺野)에 불투명한 음영이 있다. 자침에서는 특히 신경을 써야 하지만, 조금이라도 주의가 부족하면 폐를 손상한다. 환자의 저항력이 약해져 있고, 폐에도 병변(病變)이 있었기 때문에 손상되면 기침과 거칠은 숨이 더 심해졌다. 이러한 환자에게는 특히 주의해야 한다.

### (19) 견부(肩部)의 혈을 자침해 기흉(氣胸)을 일으켜 사망시킨 사례

성인 여성에게 4.5cm의 호침을 옷을 입은 채로 양쪽 견부(肩部)에 자입했다. 몇 시간 후에 호흡곤란으로 병원에 옮기는 도중에 사망했다. 해부 결과, 양쪽의 기흉(氣胸) 때문에 질식해서 사망했다는 것이 실제로 증명되었다.

— 협정광(叶廷珖)『감숙의약(甘肅醫藥)』1983; (증간) :44

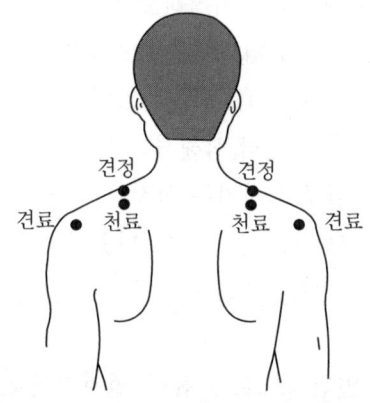

위의 혈에 자침하여 기흉을 일으켜 사망하였다.

견부(肩部)의 수혈(腧穴)로 견정(肩井)·천료(天髎) 등은 폐첨부(肺尖部)에 있으므로 0.5촌의 자입이 적절하며, 1촌을 자입하면 폐첨을 자상(刺傷)할 위험이 있다.

이 예(例)에서는 4.5cm의 호침을 옷을 입은 채로 양쪽의 견부에 자입하고 있으며, 시술자는 의학을 알지 못하고 있다는 것을 보여주고 있다.

### (20) 자침하여 기흉(氣胸)이 된 7례

우리 과(科)에서는 1972~1980년에 217례(例)의 흉부 외상(外傷) 환자를 입원치료했다. 그 내역은 기흉이 70례(32.2%)이고, 자침에 의해 기흉이 된 것은 5례(흉부 외상 환자의 2.3%, 기흉 환자의 7.1%를 차지하고 있다), 다른 외래에서 관찰하고 있는 자침에 의한 기흉이 2례가 있다. 여기서 다음과 같이 분석을 추가하여 보고하고, 예방치료에 관한 몇 가지의 구체적인 문제에 대해 견해를 밝혔다.

7례의 사고로 자침 손상된 부위: 쇄골상와(鎖骨上窩) 5례(좌 1례, 우 4례), 좌전흉부(左前胸部)의 제3늑간(肋間) 1례, 흉부(胸部)의 복수(複數)의 곳에 자침하여 구체적인 부위가 불명(不明)한 것 1례.

임상증상: 환자의 대부분은 자침하고 바로, 혹은 얼마 후에 흉통(胸痛)을 느끼고, 불쾌한 가슴 답답함을 호소하며, 정도의 차이는 있지만 숨이 찼다(숨참이 심하지 않은 경우도 있어, 이때는 숨이 참을 느끼지 못할 정도로 가볍지만, 서서히 심해졌다. 1례는 자침한 직후에 심하게 숨이 참을 느꼈다). 일부의 환자는 심장이 두근거리고 기침이 나왔다. 2례는 자침한 후 담(痰)에 피가 섞여 나왔다(그 중 1례는 몇 번이고 선혈을 각혈하였다). 3례는 미열(그 중 1례는 자침하기 전에 발열이 있었다)이 났다.

신체검사에서는 일반적으로 호흡이 빨라지거나 맥박이 증가한다.

환자의 기관과 심첨박동은 전부 건측(健側)으로 이동하고 있다. 환측(患側)의 음성 진동이 감약(減弱)하거나 소실(消失)되어 타진하면 높은 청음(淸音)이나 고음(鼓音)이 났다.

X선 검사에 의해 폐허탈(肺虛脫)과 기흉(氣胸)의 존재, 그리고 허탈의 정도가 확인되었다. 혈액검사에 의해서 3례의 환자에서는 백혈구의 총수가 $10,000 \sim 12,000/mm^3$ 정도 약간 상승하고 있다.

처치: 3례의 환자는 기흉이 가볍고, 폐허탈(압축)이 30% 정도이거나 더 적고, 다른 증상도 좋기 때문에 관찰만으로 특별한 처치는 하지 않는다. 그 후의 X선 재검사에 의해 기체(氣體)가 흡수되고 폐가 완전히 원래대로 돌아온 것이 확인되었다.

4례의 환자는 폐허탈이 30% 이상으로 자각증상도 분명하기 때문에 탈기(脫氣) 치료를 한다. 환부측 쇄골중선(鎖骨中線)의 제2 혹은 제3늑간(肋間)을 흉강천자(胸腔穿刺)하여 탈기하지만, 필요하면 몇 번이고 반복하고, 소량의 기체라면 자연히 흡수되기를 기다린다.

1례의 환자는 다량의 기체가 계속해서 새고, 가슴 답답함도 심하다. 일시적인 탈기와 산소흡입으로는 해결되지 않는다. 늑간(肋間)에 폐쇄드레너지를 삽관(揷管)하면 바로 좋아진다.

치료관찰의 기간에 적절한 항생물질을 투여하여 감염(感染)을 억제하거나, 예방해도 좋다. 담(痰)에 피가 섞여 나오거나, 토혈(吐血)하는 사람에게는 지혈약(止血藥)을 사용한다. 소량의 혈흉(血胸)은 자연히 흡수되는 것을 기다려도 좋다.

검토: 자침(刺鍼)에 의해 일어난 기흉은 일반적으로 폐쇄성 기흉(閉鎖性 氣胸)이다. 자침이 너무 깊어 자상(刺傷)하거나, 폐조직을 상처입혀 갈라진 틈으로 공기가 흉막강(胸膜腔)에 유입되어 일어나는 것이다. 기흉은 부분적인 폐허탈을 일으키지만, 흉내압(胸內壓)은 일반적으로 대기압보다 낮다. 폐의 갈라진 틈이 작고, 기흉이 된 후 부분적인 폐허탈이 일어나면 자연히 공기의 누출이 멈추기 때문에 많은 사람은 자연

히 치유되고, 기체는 서서히 흡수되어 폐는 원래대로 팽팽해진다. 환자의 흉내압의 변화가 그다지 현저하지 않고 부분적인 폐허탈뿐이라면, 반대측의 폐가 보상하므로 호흡순환기계의 흐트러짐은 가벼워진다. 자세히 관찰하여 대증치료(對症治療)를 하고, 감염(感染)을 방지하는 것이 중요하다. 합병증(合倂症)조차 없으면 자연히 치료되지만, 필요하면 흉강천자(胸腔穿刺)하여 탈기한다. 극히 희박한 상황이지만, 자입이 너무 깊어 침의 조작 폭이 크면 상처가 클 가능성이 있다. 손상된 폐조직이 깊으면 흡기시(吸氣時)에 공기가 흉막강으로 진입하는데, 흡기시에는 공기가 배출되지 않고, 흉내압이 급격하게 높아져 긴장성 기흉이 된다. 상처측의 폐는 심하게 허탈하고, 종격(縱隔)이 한쪽으로 기울어, 바로 호흡순환계(呼吸循環系)에 중대한 영향을 미친다. 바로 탈기하여 감압하고, 그 후 흉강 폐쇄식 드레너지하여 공기가 새지 않게 되어 폐가 다시 팽팽해진 후에 관(管)을 뺀다. 치료에서는 전신의 상태에 주의하여 종합적인 조치를 취해야 한다.

자침(刺鍼)에 의한 외상성(外傷性) 기흉은 많지 않으나, 일어나는 경우도 있으므로 충분히 중시하지 않으면 안 된다. 대체로 견갑선(肩胛線)에서 제10늑골(肋骨), 중액와선(中腋窩線)의 제8늑골, 쇄골중선(鎖骨中線)의 제7늑골에서 위, 그리고 쇄골상에 있는 견부(肩部)에서 견갑극(肩胛棘)의 사이에 자입하여 너무 깊으면 전부 폐를 손상하여 기흉을 일으킬 수 있다. 따라서 자입에서는 심도와 방향을 파악하지 않으면 안 된다. 일반적으로는 메뉴얼에 따르면 잘못이 없지만, 흉벽(胸壁)의 두께에는 개인차가 있다는 것에도 주의하지 않으면 안 된다. 흉부의 자침에서는 언제나 신중을 기하지 않으면 안 된다. 이 환자의 7례 중 5례는 쇄골상와부(鎖骨上窩部)에 자침하여 기흉을 일으켰다. 폐끝은 제1늑골(肋骨) 위로 경부(頸部)를 향해 2.5cm 정도 돌출되어 있으며, 이것이 쇄골상와(鎖骨上窩)에 자침하여 폐를 상처입히는 원인이 된다.

— 호대인(胡大仁)『강서중의약(江西中醫藥)』1981; (4) :29

### (21) 자침(刺鍼)에 의한 기흉(氣胸) 6례

　환자 6례의 취혈내용(取穴內容) 비율은 폐유(肺兪)·심유(心兪)·결분(缺盆)이 각 1례, 중부(中府) 2례, 유두(乳頭) 아래에서 제6·7늑간(肋間), 거의 우기문(右期門) 1례. 자침하고 바로 발병한 것은 3례, 치침 중에 고통스러워 발침한 것 1례, 자침하고 20분 후에 심한 기침·호흡곤란, 환부측의 격통(激痛)이 시작된 것 2례.

　검사: 전원에게 흉부의 X선 검사를 했다. 한쪽의 기흉이 5례, 그 중에서 폐허탈(肺虛脫)이 30%인 것 2례, 허탈이 40%·60%·80%가 각 1례, 양쪽의 기흉이 1례로 좌우 폐의 허탈도(虛脫度)는 각각 50%와 20%였다.

　치료: 전원이 침상에 누워 안정을 취하고, 산소흡입과 페니실린 투여에 의해 감염을 억제했다. 폐쇄 드레너지로 음압(陰壓)으로 한 것은 4례, 기흉 튜브로 탈기(脫氣)하거나, 보존요법으로 관찰한 것 각 1례. 전부 진해(鎭咳)·지혈(止血)·진통(鎭痛) 등의 대증치료를 했다. 각각 3일·5일·7일로 폐가 원래대로 팽팽해졌지만, 1례만은 보름 후부터 치유되기 시작했다. 그 중에서 3례를 10년에 걸쳐 추적관찰했지만 후유증은 나타나지 않았다.

　　　　　― 가여옥(賈如玉)『협서신의약(狹西新醫藥)』1979; (3):26

　본문의 6례(例)의 사고보고(事故報告)에 의해 전흉부(前胸部)의 혈, 배후(背後)의 혈, 견부(肩部)의 혈 등, 기흉(氣胸)을 일으킬 가능성이 있는 수혈(腧穴)은 상당히 많다는 것을 알 수 있다. 치침(置鍼) 중에 증상이 나타난 것도 있지만, 발침 후에 기흉 증상이 나타난 것도 있으며, 폐를 자상(刺傷)하면 특히 중증의 환자에게는 증상이 확실하여 매우 심하다. 일반적으로 증상을 기준으로 진단하지만, X선으로 투시하면 신뢰성 있는 진단을 할 수 있다. 이 6례는 치료하여 완치되었지만, 이것은 정확하게 처치하는 것이 극히 중요하다는 것을 밝히고 있다.

### (22) 자침(刺鍼)에 의한 기흉(氣胸) 7례

여기에서는 7례(例)의 기흉을 보고한다. 모두 침구(鍼灸) 혹은 흉강천자(胸腔穿刺) 때 조작이 잘못됐기 때문에 발생한 것이다. 기흉의 기왕증(旣往症)은 없고, 자침과 흉강천자한 후에 전형적인 기흉 증상이 나타나는데, 그것이 신체검사와 흉강검압시험(胸腔檢壓試驗)에 의해 증명되었다. 다양한 방법으로 치료하여 4~30일 이내에 폐가 원래대로 팽팽해졌다.

검토: ① 흉부(胸部)의 자침이 너무 깊어 잘못하여 폐를 자상(刺傷)하고, 기체(氣體)가 상처에 의해 흉막강(胸膜腔)으로 유입되어 기흉이 되었다. 침의 굵기, 폐에 자입한 깊이, 치침시간 등이 기흉의 정도를 결정한다.

② 7례의 환자는 폐가 손상되어 몇 분에서 1시간 정도에 기흉 증상이 발생하고 있다. 흔히 볼 수 있는 증상으로서 호흡곤란, 환부측 흉부의 자통(刺痛)과 창통(脹痛) 등이 있다. 증상이 심한 사람은 입을 벌리고 호흡하고, 식은땀을 흘리곤 한다. 그리고 갑자기 저산소(低酸素)가 되거나, 흉막강이 고압(高壓)이 되거나, 종격(縱隔)이 편위(偏位)하면 현기증이 난다. 환자의 예는 전형적인 기흉 징후이다. 가령 X선 검사를 하면 환부측의 폐는 위축되고, 흉강에 투명부분이 비칠 것이다. 기체(氣體)의 양이 적으면 환자에게 심호흡하게 하면 분명해진다. 흉부와 배부(背部)에 자침조작하고, 이 후 상술(上述)한 증상과 징후가 나타나면 그 질환의 진단은 어렵지 않다.

③ 본문의 기흉 7례는 침술요법(鍼術療法)과 국소 블록, 흉강천자(胸腔穿刺)가 원인이다. 흉배부(胸背部)의 유부(兪府)·중부(中府)·

폐유(肺兪)·고황(膏肓)·풍문(風門) 등은 자주 사용되며, 그곳에의 자입을 침구학에서는 사자(斜刺)나 횡자(橫刺)라 가르치고, 더욱이 0.3~0.5촌을 한도로 하여 직자(直刺)를 금하고 있다. 1954년에 출판된 제인(諸忍) 씨의 『블록요법』에 의하면 늑간신경(肋間神經) 블록, 경부(頸部)와 흉부의 교감신경절(交感神經節) 블록 등은 폐를 자상하여 기흉이 될 가능성이 있다고 보고하고 있다. 따라서 이 부분의 블록은 특히 신중하게 한다. 물론 진찰천자이든 치료천자이든, X선으로 액체의 존재를 확인하여 액체가 존재하는 부위에 천자(穿刺)하지 않으면 의미가 없다.

④ 외상성 기흉(外傷性 氣胸)과 자연기흉(自然氣胸)의 치료법은 동일하며, 기체(氣體)의 양이 적어서 압박증상이 가벼우면 환자를 침상에서 안정을 취하게 하고, 적당하게 기침을 억제하면 기체의 대부분이 자연히 흡수된다. 기체의 양이 많으면 흉막강(胸膜腔) 압력의 상태에 따라 적당하게 탈기(脫氣)하지만, 일반적으로 1회에 다량을 탈기해서는 안 된다고 생각하고 있다. 이런 경우 수축된 폐가 갑자기 팽창하여 봉합해 놓은 상처가 다시 열리게 된다. 필요하면 격일(隔日)로 다시 탈기하여 몇 번 행하면 기체가 전부 없어진다. 탈기한 후의 압박증상의 개선이 오래가지 않아 다시 호흡곤란이 나타나고, 흉막강의 정상압이 계속되는 경우는 흉벽(胸壁)을 절개하여 흉벽조구술을 행하고, 18~22호의 튜브를 삽입하여 아스피레터로 끌어당기면 다시 폐가 팽팽해진다. 폐의 하부가 팽팽해지는 것은 비교적 늦어지기 때문에 저위(低位)의 삽관(揷管)은 고위(高位)의 삽관(揷管)과 비교하여 부풀어 있는 폐에 의해 드렌이 압박되거나 막히기 어렵게 되므로, 탈기하기 쉬워 폐가 팽팽해지는 것을 촉진한다.

격심한 기흉(氣胸)인데 아스피레터가 없으면 확정진단한 후에 바로 구급치료를 하는데, 굵은 주사침에 튜브를 연결하여 환부측의 중액와선(中腋窩線)에서 제5~7늑간(肋間)에서 늑골의 상연(上緣)을 따라 신속하게 흉강(胸腔)에 자침하여 고압의 기체가 자연히 배출되도록 해도 좋다. 그러면 바로 발생한 증상이 치유되므로, 그 후에 드렌을 잘 관찰하고 다시 처치한다.

― 엽여형(葉如馨)『강서의약 잡지(江西醫藥 雜誌)』1966; (2) :80

이 보고에서는 7례의 기흉(氣胸)을 자침(刺鍼)에 의한 것 3례, 신경블록 1례, 흉강천자(胸腔穿刺) 3례를 설명하고 있다. 증상의 정도도 그다지 차이가 없고 처치도 비슷하다. 즉, 외상성 기흉에서는 가벼우면 대증보존요법(對症保存療法)에 의해 치유된다고 말할 수 있다.

### (23) 자침에 의한 기흉 5례

우리 병원의 내과에서는 1971~1982년까지의 102례(例)의 기흉을 치료했다. 그 중에 자침에 의한 것은 5례(4.9%)로, 전부 배부(背部) 수혈(腧穴)에 자침하여 일어난 것이었다. X선에 의해 좌측 기흉(氣胸) 4례, 우측 기흉 1례로 증명되었다. 폐쇄성(閉鎖性) 기흉 2례, 긴장성(緊張性) 기흉 3례이다. 폐의 완전허탈 2례 중에서 허탈도 75%는 1례, 허탈도 50%는 2례이다

발침하고 바로 발생한 증상이 3례, 30분 이내에 발생한 증상이 2례이다. 증상은 기침 1례, 심장 두근거림 4례, 식은땀 1례, 똑바로 누울 수 없음 2례, 현기증 1례, 단시간의 실신 1례, 5례의 전원에게 흉부의 팽만감이 나타났다.

5례는 전원이 흉강천자(胸腔穿刺)에 의한 탈기(脫氣)치료를 했다. 1례는 탈기 3회, 2례는 탈기 1회, 1례는 탈기를 2회 해도 폐가 팽팽해지지 않으므로 폐쇄식 드레너지를 행했다. 폐가 원래대로 팽팽해질 때까지 3~18일이 걸렸다. 1례에는 소량의 흉강수종(胸腔水腫)이 있

고, 1례에는 피하기종(皮下氣腫)이 있었다. 5례는 전원이 치료하여 치유했다.

— 종문구(宗文九) 『상해침구 잡지(上海鍼灸 雜誌)』 1984; (1) :24

보고(報告)에서는 102례의 기흉 환자 중 5례가 자침 실수로 일어난 것으로 전부 배부(背部)의 수혈(腧穴)에 자침하고 있었다. 옛 선인들은 "배부는 전병(煎餅)과 같이 얇다"고 말하고 있지만, 이것은 실제 경험으로부터 나온 것이다. 폐의 허탈은 환자에게 있어 큰 위협이며, 바로 적절한 처치를 하지 않으면 큰 일을 초래한다.

## (24) 견정(肩井)을 심자(深刺)하여 다량의 혈흉을 일으킨 사례

환자: 남성, 41세.

견배부(肩背部)에 자침하고 나서 좌흉이 아프기 시작해, 26시간이 지나 점점 심해져 구급으로 입원했다. 기침과 객담(喀痰)이 있지만 결핵의 병력은 없었다. 단, 10년 전에 인겐두(강낭콩) 중독 때문에 좌상지(左上肢)·좌견배부(左肩背部)·좌흉부(左胸部)에 마비와 같은 통증이 남아 자주 격심한 통증이 나타난다.

입원하기 하루 전에 통증이 일어났기 때문에 현지의 진료소에서 좌견정(左肩井)·견우(肩髃)·폐유(肺兪)·천종(天宗) 등에 자침한 후 매화침(梅花鍼)을 두드려 자침하고 흡각(吸角) 치료를 더 했다. 그리고 나서 30분 후 흉통이 심해지고, 호흡할 때 특히 아프지만, 한기가 들거나 발열·기침·각혈 등은 없었다. 2시간이 지나도 증상은 심해질 뿐 좋아지지 않고, 흉부를 투시(透視)해도 이상이 없었다. 진료소에서 진료를 받았지만, 증상은 더욱 심해질 뿐이었다. 다음날 오후에는 똑바로 누울 수도 없이 숨이 막히고, 좌폐의 호흡음이 약하여 서둘러 병원으로 옮겼다. 흉부를 투시했더니, 좌흉에 소량의 물이 고여 있

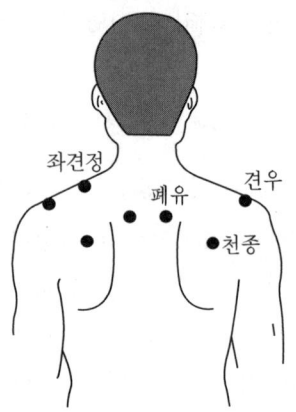

위의 혈에 자침하여 모두 혈흉을 일으켰다.

고, 늑골횡격막각이 둔각(鈍角)으로 되어 있고, 액면(液面)이 보였다. 수기흉(水氣胸)이라 진단했다. 혈압은 18.5/10.5kPa, 호흡은 22회/분, 맥박은 92회/분였다. 심하게 고통스러운 표정으로 기관(氣管)은 약간 오른쪽으로 편위(偏位)하고, 좌흉 하부에 부푼 듯한 압통이 분명하게 있고, 견배부(肩背部)에는 몇 군데나 침흔(鍼痕)이 있다. 15일 오전에 다시 흉부를 투시했더니, 액면은 제6늑간(肋間)에 있지만, 기종(氣腫)은 상당히 적다.

에코 검사(echo 檢查): 좌후액와선(左後腋窩線)의 제8~10늑간에 4~6cm의 액면이 있다. 16일 오전의 에코는 좌후액와선의 제8~10늑간에 6~8cm의 액면이 있고, 헤모글로빈 0.63g/dl, 적혈구 200만/㎕였다. 바로 시험개흉(試驗開胸)을 행하자, 좌흉강내(左胸腔內)에 1,200ml의 혈병(血餠)이 있고, 흉강정부(胸腔頂部: 제1늑골에서 견갑선의 내측)에 하나의 침혈(鍼穴)이 있으며, 그 주위의 조직이 부종으로 짓물러 소량의 내출혈이 있고, 폐 끝에는 직경 0.5cm의 폐흉막(肺胸膜) 손상부위가 하나 있는데, 아직 기체(氣體)의 누출(漏出)과 출혈은 없다. 봉합하여 지혈하고 수술 후에는 양호해졌다.

## 2. 임상경험

(1) 견정(肩井) 등에 자침하여 경추증(頸椎症)을 치료한 사례

환자: 남성, 58세, 간부(幹部).

경견부(頸肩部)가 시큰시큰 아프고, 좌상지를 들거나 뻗는데 제한이 있은 지 2년 정도 됐지만, 최근 보름 사이에 더 심해졌다. 이전에 병원에서 경추증이라고 진단받아 견인(牽引)과 이학요법(理學療法), 안마 등으로 치료했으나 효과가 없었으므로 진찰받으러 왔다.

진료시에는 팔과 손가락이 마비되고, 안정되지 않아 밤에 잠도 못 자며, 심할 때는 현기증이 나거나 머리가 아프다고 하였다. 좌견관절(左肩關節)·경정부(頸頂部)·견갑부(肩胛部)의 심부(深部)에 압통이 있다. 최대 추간공 압박 테스트(最大 椎間孔 壓迫 test)와 과외전(過外轉) 테스트가 양성이다. 경추의 X선 사진에서 제4~6경추의 추체(椎體) 전후연(前後緣)에서 골증식(骨增殖)이 있고, 추간극(椎間隙)이 좁아져 있다. 양측의 견정(肩井)·거골(巨骨)·견우(肩髃)에 침술치료 하였다. 견정과 거골은 0.5촌, 견우에는 1.5촌의 깊이로 자입하고 20분 정도 운침한다. 8회의 자침으로 경견부(頸肩部)의 통증과 손가락의 마비가 분명하게 경감되고, 현기증과 두통도 확실하게 개선되었다. 12회의 치료에 의해 모든 증상은 거의 사라지고, 원기도 돌아와 임상적으로 치유되었다고 보고했다. 6개월 후의 재조사로는 재발은 없었다.

경추증(頸椎症)은 임상에서 자주 볼 수 있는 질병으로, 특히 중고생(中高生)에게 발병률이 높다. 그 치료법은 안마와 이학요법, 약물요법이 주이다. 이 진료록에는 자침만을 사용했는데, 그 효과는 충분히 만족할 수 있는 것이고 장려할 만하다. 여기서 주의해야 하는 것은 견정(肩井)은 경견부(頸肩部)에 있으며 그 아래에는 폐 끝이 있으므로 자입심도를 제대로 파악하지 않으면 기흉이 발생한다는 것이다.

## (2) 견정과 견외유(肩外兪) 등에 자침하여 경견완 증후군 (頸肩腕 症候群)을 치료한 사례

환자: 여성, 42세, 노동자.

6개월 전부터 경부(頸部)와 좌견배부(左肩背部)가 나른하게 아프기 시작해, 점점 심해졌다. 최근 1주일간 경부와 견부의 통증이 심해져 후배부(後背部)가 무겁고, 목을 왼쪽으로 돌릴 때 운동제한이 있다.

검사: C5~C6의 좌측 극돌기 옆에 분명한 압통이 있고, Th2, Th3, Th4의 좌측에 분명한 압통이 있지만 방산통(放散痛)은 아니다. 견정(肩井)과 견외유(肩外兪)에도 압통이 있다. 경추의 X선 사진에서는 경추 커브가 똑바르게 되고, 목을 편 상태에서의 X선 사진은 C4의 중심추체(中心椎體)가 앞으로 2mm 편위되어 있다. 이것을 경견완 증후군(頸肩腕 症候群)이라고 진단되었다. 견정·견외유·견중유에 자침한다. 견정은 0.5촌, 견외유와 견중유에는 0.8촌 자입한다. 6회의 치료에 의해 경견배부(頸肩背部)의 통증은 완전히 없어지고, 목도 자유롭게 움직일 수 있게 되었다. 3개월의 추적조사로 재발은 없었다.

경견완 증후군에는 경형경추증(頸型頸椎症), 경추소관절(頸椎小關節)의 어긋남, 견배부의 근막염(筋膜炎) 등이 포함된다. 이런 종류의 환자는 흉추 상단의 관절이 불안정하거나, 소관절의 어긋남을 동반하는 경우가 많으므로 경추증과는 다르다. 이 질환에 대한 침술치료에서는 선혈(選穴)과 자침수법(刺鍼手法)에 핵심이 있다. 견정(肩井)은 족소양담경혈(足少陽膽經穴)로 그 경맥은 어깨에서 목으로 이어지고 있다. 견외유(肩外兪)와 견중유(肩中兪)는 수태양소장경혈(手太陽小腸經穴)로, 이 경맥은 상완(上腕) 외측 후연 뒤끝을 따라 올라가, 견관절로 나와 견갑부를 순회한 후 목으로 올라간다. 이러한 혈위에 자침하면 경견배부의 경맥을 소통시켜 행기활혈(行氣活血)의 효과가 있다.

경기(經氣)가 원활하게 흐르면 기혈은 유통되므로, 경견배부의 나른한 통증·결림 등의 증상은 자연히 해소된다.

　이상의 혈위에 자침할 때는 깊게 자입하지 않도록 하고, 폐 및 경부(頸部)의 혈관과 신경을 상처입히지 않도록 한다.

### (3) 천돌(天突) 등에 자침하여 천식(喘息)을 치료한 사례

　환자: 남성, 43세, 농민.

　천식으로 반복된 발작을 일으킨 지 16년이 되었고, 알레르기성 비염을 동반하며, 평소에도 땀이 많고, 감기에 잘 걸린다. 언제나 연기나 가스, 고추 등의 냄새를 맡거나, 기후가 변화하면 재채기와 기침이 나오고, 가슴이 두근거리고 거친 숨을 쉬며, 식천령(息喘靈: 테오피린, 염산 에페드린, 아모발비탈), 프레드니존 등을 마시지 않으면 완해되지 않는다. 증상은 해마다 심해지고, 20일 전에 감기에 걸려 발병했기 때문에 내원했다. 증상으로는 빈호흡, 기침, 담(痰)이 많고, 가슴이 답답하고 거친 숨을 쉬며, 얼굴은 새파랗고, 혀는 짙은 자색을 띠고 설태(舌苔)는 하얗고, 현활수맥(弦滑數脈)이다. 청진했더니 양 폐의 호흡음이 거칠고, 약간 천식음이 났다. 심박수는 105회/분으로 알레르기성 천식이라 진단했다. 천돌(天突), 양측의 정천(定喘)·폐유(肺兪)·비유(脾兪)를 택해 침술치료를 했다. 5회 치료하여 이상의 증상은 사라지고, 치료효과를 높이기 위해 다시 3회를 치료하였다. 6개월 후에 재조사했는데 비염과 천식의 재발은 없었다.

　천식은 많이 발생하는 질병이다. 임상치료에서는 스테로이드제 등의 약물을 사용하여 억제시켜도 재발률이 높다. 이 진료록에서는 침술치료만으로 5일 만에 지병(持病)이 없어졌으므로 장려할 가치가 있다. 여기서 주의해야만 하는 것은 천돌 등의 혈은 흉강(胸腔)의 전후에 있어 자침으로 자입심도를 파악하지 않으면 폐를 손상할 위험이 있다.

## 3. 정리

(1) 강평

여기서는 경항부(頸項部)와 견부(肩部)의 모든 혈에 자침하여 사고를 일으킨 24례의 보고를 다루었다. 사례를 분석해 보면, 사고의 발생원인은 주로 해부 지식의 부족과 그에 더해서 부주의와 적당주의, 조작메뉴얼의 무시 등이며, 그 때문에 많은 의료사고가 발생하고 있다. 구급치료를 받고 후유증이 없는 사람도 있지만, 사망하거나 후유증이 남은 경우도 있다. 이러한 잘못된 침술사례의 교훈은 의료종사자들을 일깨워 준다. 치료 중에는 적당하게 하지 말고, 메뉴얼에 따라 자침조작할 것이 요구된다.

(2) 구급치료의 방법

경항부와 견부의 혈위를 잘못 자침하여 일어나는 것도 기흉(氣胸)·혈흉(血胸)·농흉(膿胸)이며, 중증인 사람은 사망한다. 그리고 기흉과 혈흉에 대한 치료방법도 앞의 제2절에서 서술한 흉배부의 잘못된 침술에 의해서 일어난 기흉과 혈흉의 구급치료 방법과 동일하므로 생략한다.

(3) 앞의 제2절을 참조한다. (朱德禮)

◆ **부편(附編)**: 고서에서 발췌(拔萃)

중국의학 문헌에는 침술요법의 상세한 계통적인 이론, 나아가 풍부한 임상경험만이 아니고, 잘못된 침술에 의해서 일어난 사고도 수없이 기재되어 있다.

흉배부(胸背部)의 수혈(腧穴)에 자침하여 일어나는 기흉(氣胸)에 대해서는 취혈(取穴)이나 변증(辨證)은 물론, 예후(豫後)나 전귀(轉歸) 등의 경과가 밝혀져 있다.

예를 들면 『소문·자금론(素問·刺禁論)』에 "자응중(刺膺中), 함중폐(陷中肺), 위천역(爲喘逆), 앙식(仰息)"이고, 그 '응(膺)'이란 흉부에서 흉응(胸膺)이라고도 불린다. 명대(明代)의 마현태(馬玄台)는 "여기서 흉중(胸中)을 찔러서 폐를 잘못 자침하면 천역(喘逆)하여 위를 향해서 호흡하는 것이다. 자응중(刺膺中)이란… 폐경의 운문(雲門)과 중부(中府)를 잘못 자침하여 폐기(廢氣)가 위로 새어 나가는 것이고, 기침이 나오고, 위쪽으로 숨을 쉬는 것이다"라고 말하고 있다.

마 씨는 '자응중(刺膺中), 함중폐(陷中肺)'를 운문과 중부라고 생각하고 있다. 이 양혈은 흉부의 앞 상방에 있고, 심자(深刺)하면 폐를 상하게 한다. 청대(淸代)의 고세식(高世栻)은 "응(膺)이란, 전흉부의 응창혈(膺窓穴)"이라고 생각하고 있다. 응창(膺窓)은 흉부의 옥예혈(屋翳穴) 아래와 유중혈(乳中穴) 위 사이에 있어 깊이 찌르면 폐를 손상한다. 어떻든 흉부의 혈위(穴位)를 찔러서 폐를 손상하면 천식과 기침, 호흡곤란이 있고, 천식할 때 어깨를 위 아래로 들썩이고, 신체를 전후로 크게 움직이는 증상이 나타난다고 한다.

『소문·자금론』에는 "자결분중(刺缺盆中), 내함(內陷), 기설(氣泄), 영인천해역(令人喘咳逆)"이라고 말했다. 결분(缺盆)의 심부(深部)에는 폐첨(肺尖)이 있어서 깊이 찌를 수 없다. 청대의 장경악(張景岳)은 "어깨 앞에 있는 횡골상의 함중(陷中)"이라고 하고, 역시 쇄골상와(鎖骨上窩)의 함몰부위이다.

중국의학에서는 폐를 화개(華蓋: 햇빛을 가리는 양산)에 비유하고 있고, 장기(臟氣)는 호흡을 관리하는데 폐의 기(氣)는 기침이다. 결분을 찔러 기를 밖으로 새어 나오게 하므로, 해수(咳嗽)나 천식(喘息), 호흡곤란(呼吸困難) 등의 기흉증상이 된다.

『소문·자금론』에는 "자액하늑간(刺掖下肋間), 내함(內陷), 영인해(令人咳)"도 있다. 액(掖)은 액(腋)이다.

왕빙(王氷)은 "액(掖)은 폐맥(肺脈)이다. 폐의 맥은 폐계(肺系)부터 횡행하여 액하(掖下)로 나온다. 진심장맥(眞心臟脈)에서 직행하는 것은 심계(心系)로부터 역행하여 폐에 올라가거나, 내려가서 액하(腋下)에 나온다. 함맥(陷脈)을 찌르면 심폐가 함께 움직여 기침이 된다"고 해석하고 있다.

『소문·자금론』에는 "자중폐(刺中肺), 3일사(三日死), 기동위해(其動爲咳)"도 있다. 즉, 자침을 지나치게 깊게 하여 폐에 상처입히면, 심하면 3~5일 안에 사망한다고 하였다. 이것에 대해서 장경악은 "폐의 기는 기침이다. 기침이 있으면 폐의 기가 끊어지는 것이다"라고 해석하고 있다.

임상에서는 폐를 자상하여 기흉이 일어난 환자는 어쨌든 해천(咳喘)이나 호흡곤란 등의 증상이 있고, X선 소견에서 폐가 압박되어 있다. 사망자를 검사해 보면 거의가 폐가 압축되어 질식한 것이고, 그것은 장 씨가 말하는 '폐기절의(肺氣絶矣)'의 의미일 것이다.

# 제3장 순환계(循環系)

◆ 심(心)·비(脾)·혈관(血管)의 해부위치와 수혈(腧穴)의 관계

　순환계(循環系)란 심장(心臟)을 동력(動力)으로 하는 기관(器官)이며, 혈관(血管)과 임파관(淋巴管) 등이 지나는 길로 복잡하게 밀폐된 맥관계(脈管系)이다.

## 1. 심장(心臟)

　심장은 주로 심근(心筋)에 의해 이루어져 있다. 심근의 내측에는 심내막(心內膜)이 붙어 있고, 외측은 심외막(心外膜)으로 덮여 있다. 심외막과 심막벽측판(心膜壁側板) 사이에 끼어서 심막강(心膜腔)이 있고, 그 내측에 소량의 장액(漿液)을 포함하고 있어, 양층(兩層)을 부드럽게 하여 마찰을 줄이고 있다.

　심장의 좌상계(左上界)는 좌측이면 제2늑간 사이 정중선(正中線)에서 2~3cm 떨어진 곳이며, 심장의 우하계(右下界)는 우측의 제6흉륵관절(胸肋關節)이 있는 곳이다. 심첨(心尖)은 좌측의 제5늑간(肋間)으로 정중선에서 7~9cm 정도 떨어진 곳이다.

## 2. 비장(脾臟)

비장은 긴 타원형의 실질성 장기(臟器)이며, 좌계륵부(左季肋部)에서 위(胃)의 좌후측(左後側) 제9~11늑골 사이에 있다. 비장의 긴쪽은 늑골(肋骨)과 평행하여 정상이라면 늑골궁(肋骨弓) 아래에서 촉지(觸知)되는 일은 없다. 비장의 전연(前緣)에는 2~3개의 절흔(切痕)이 있어, 비장을 촉지할 때의 지표가 된다.

비장은 체내에서 최대의 임파기관(淋巴器官)이며, 혈액의 창고이기도 하다. 이것은 연약하고 물러서 강하게 충격을 받으면 파열되어 대출혈(大出血)이 온다. 어떠한 원인으로 인해 비장이 비대해지면 늑골궁 아래에서 촉지할 수 있다. 이러한 상태일 때에 좌측의 복애(腹哀)나 장문(章門) 등에 자침하면 비장이 손상될 위험이 있다.

## 3. 혈관(血管)

좌심실(左心室)에서 시작하는 동맥을 상행대동맥(上行大動脈)이라 부른다. 대동맥궁(大動脈弓)의 상단에는 3개의 분지(分枝)가 있는데, 그것이 좌쇄골하동맥(左鎖骨下動脈), 좌총경동맥(左總頸動脈)과 완두동맥(腕頭動脈)이다. 완두동맥은 다시 우총경동맥과 우쇄골하동맥으로 나누어진다. 좌우의 총경동맥은 상행해서 내경동맥(內頸動脈)과 외경동맥(外頸動脈)으로 나누어지고, 좌우의 쇄골하동맥은 액와동맥(腋窩動脈)·상완동맥(上腕動脈)·요골동맥(橈骨動脈)과 척골동맥(尺骨動脈)이 된다. 대동맥궁의 하행지(下行枝)는 흉대동맥(胸大動脈)과 복대동맥(腹大動脈)이 된다. 흉대동맥은 늑간동맥(肋間動脈)·식도지(食道枝)·기관지동맥(氣管支動脈)으로 나누어진다. 복대동맥은 복강동맥(腹腔動脈)과 장간막동맥(腸間膜動脈), 좌우의 신동맥(腎動脈)으로 나누어진다. 복대동맥의 하행지(下行枝)는 좌우의 총장골동맥(總腸骨動脈)으로 나누어지고,

다시 내장골동맥(內腸骨動脈)과 외장골동맥(外腸骨動脈)으로 나누어지며, 내장골동맥의 분지(分枝)는 골반강(骨盤腔)으로 간다. 외장골동맥은 하행하여 대퇴동맥(大腿動脈), 슬와동맥(膝窩動脈)이 되고, 다시 전경골동맥(前脛骨動脈)과 후경골동맥(後脛骨動脈)으로 나누어진다.

모세혈관은 전신에 퍼져 있으며, 서로 연결되어 네트워크를 형성하고 있다. 폐(肺)와 신장(腎臟)과 같이 대사(代謝)가 왕성한 기관은 모세혈관도 많다. 그리고 평활근(平滑筋)·근건(筋腱)과 같이 대사기능이 낮은 곳은 모세혈관도 엉성하다.

정맥(靜脈)은 옮겨간 피를 심장으로 되돌리는 맥관계(脈管系)이며, 그 수도 많고, 존재하는 부위에 따라 심정맥(深靜脈)과 천정맥(淺靜脈)으로 나누어진다. 심정맥은 심근막(深筋膜)의 심부(深部)와 체강내(體腔內)에 있으며, 대부분이 동명(同名)의 동맥이 수행(隨行)하고, 동맥에 따라서는 2개의 정맥이 수행하고 있다. 천정맥은 피하(皮下)에 있기 때문에 피정맥(皮靜脈)이라고도 부른다. 큰 천정맥은 피부에서 보인다. 심정맥과 천정맥 사이에는 교통지(交通枝)와 정맥망(靜脈網), 정맥총(靜脈叢)이 형성되어 있다.

정맥의 대순환(大循環)은 관상정맥동계(冠狀靜脈洞系)·상대정맥계(上大靜脈系)·하대정맥계(下大靜脈系)로 나누어진다. 상대정맥계는 좌우의 완두정맥(腕頭靜脈)이 하나가 되어 전종격내(前縱隔內)를 따라 올라가는 상행대동맥의 우측을 하강하여 우심방(右心房)으로 흐른다. 상대정맥계는 상지(上肢)와 두경부(頭頸部), 흉벽(胸壁)의 정맥혈(靜脈血)을 모은다. 하대정맥계는 좌우의 총선골정맥(總仙骨靜脈)이 하나가 된 것으로, 후복벽(後腹壁)에 있는 복대동맥의 우측을 따라 상승(上昇)하여 간장(肝臟)의 후방을 지나 횡격막을 관통해 흉강(胸腔)에 진입한다. 하대정맥은 하지와 골반강, 복부의 정맥혈을 모아 마지막으로 우심방으로 흘러 들어간다.

정리하면 순환계는 심장과 비장, 혈위(穴位) 등이 분포하는 장소에 집중되어 있다. 혈관은 전신에 분포되어 있는데, 이것들은 전신의 혈위와 관계있다. 임상에서의 순경취혈(循經取穴)은 말할 것도 없지만, 아픈 부위를 취혈하는 천응혈(天應穴)에서도 확실하게 심장과 비장, 혈관의 해부부위를 염두에 두고, 취혈방법과 자입방향, 심도(深度)와 수법을 정확하게 파악하지 않으면 안 된다.

본 장(章)에서 수록한 침술사고는 구미혈(鳩尾穴)과 부위 미상(未詳)의 취혈을 자침해 심장을 찔러 사망시키고 있다. 또한 양문혈(梁門穴)에 자침하거나, 흉강천자(胸腔穿刺)나 상복부의 혈위(구체적인 혈위는 불명)를 택해 비장에 자입하여 내출혈(內出血)하여 수술해서 치유된 환자도 있다. 혈관을 자상(刺傷)한 사례에 따라 위에서는 머리, 아래는 발에 이르기까지 자침이 부적절하면 크고 작은 동정맥(動靜脈)을 뚫어 파손한다.

해당 경혈과 경외기혈(經外奇穴)이 비교적 큰 동정맥상에 존재한다. 예를 들어 인영(人迎)은 총경동맥의 분지부(分枝部)에 있으며, 수소음(手少陰)의 극천(極泉)과 족양명(足陽明)의 충양(衝陽) 등도 동맥상에 있다. 또한 동맥상에는 없는 혈위(穴位)에서도 시술자의 자침이 잘못되면 동맥을 손상하여 출혈사고가 난다. 따라서 임상에서는 신중하지 않으면 안 된다.

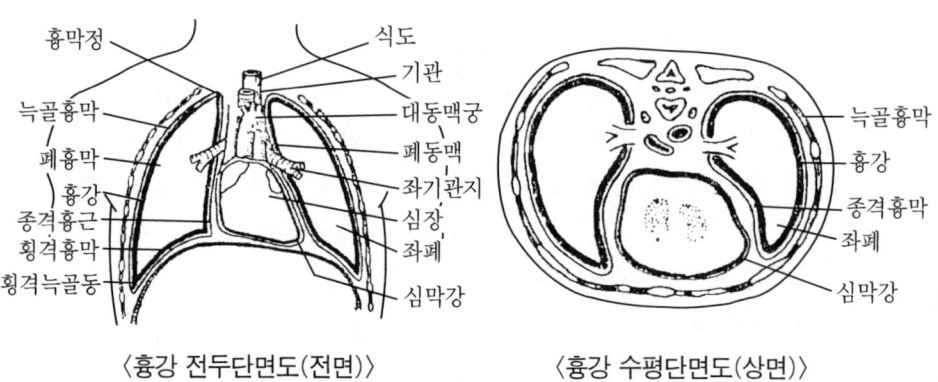

〈흉강 전두단면도(전면)〉   〈흉강 수평단면도(상면)〉

# 제1절 심장질환(心臟疾患)

## 1. 잘못된 침술의 사례

### (1) 구미(鳩尾: 명치 끝부위)를 자침해 심장에 미쳐 사망시킨 사례 I

환자: 남아, 9세.

폐결핵(肺結核)과 심장병 때문에 침구요법을 행했다. 격일(隔日)에 1회씩 자침하고 6회째의 자침을 옷 위에서 행했다. 침병(鍼柄)은 옷 위에서 나와 있었기 때문에 침병이 상하로 흔들리는 것이 보였다. 환자는 울면서 통증을 호소했으므로, 얼마 지나지 않아 발침했다. 환자는 호흡곤란이 되고, 입술이 파래지고, 양손을 꽉 쥐고 고통스러워했다. 곧바로 인공호흡을 했지만, 구급조치에도 불구하고 바로 사망했다.

사체(死體) 해부: 사망자의 영양상태는 나쁘고 몸은 말라 있었다. 배부(背部)에 두 개의 침공(鍼孔)이 있고, 흉복부의 검상돌기(劍狀突起) 아래 2cm와 3.5cm(약간 왼쪽으로 기울어 있다)에 침공이 하나씩 있고, 그 밖에는 특별한 소견이 없었다.

복강(腹腔)에는 핑크색의 혈성 장액(血性 漿液)이 약 20ml가 있다. 흉벽을 절개해서 보니, 심장의 체적(體積)이 분명하게 증대되었고, 심막(心膜)은 지극히 부풀어 있었다. 심장이 흉강의 대부분을 차지하고, 우측 흉강의 폐가 약간 밖으로 노출되어 있는 것 외에 폐 전체는 심장에 압박되어 거의 보이지 않는다. 심장의 우계(右界)는 흉골(胸骨) 검상돌기(劍狀突起) 아래에서 우측 늑연골(肋軟骨) 외연(外緣)에 다달아 있고, 좌측은 좌흉강(左胸腔)을 채우고 있다. 심막(心膜)은 옅은 청록색을 띠고 있고, 뚜렷한 1개의 침공이 있다. 그것과 가까운 흉골

검상돌기 아래의 횡격막면에도 하나의 침공이 있으며, 그 주위는 충혈되어 있다. 횡격막 위의 근육간(筋肉間)에도 뚜렷한 침공이 있고, 비교적 큰 면적의 반상(斑狀)출혈이 있다. 심막(心膜)을 절개했더니 막내(膜內)에 피와 응고한 피가 넘치고 있고, 그 양은 430ml 정도였다. 좌우의 심실(心室) 전벽(前壁)에는 크기 6×4mm의 파열공(破裂孔)이 있으며, 그 주위는 3×1.5cm로 충혈되어 빨갛고, 심첨(心尖)에서 약 5cm 떨어져 있다. 피부, 횡격막상, 근육간, 심막 및 심장의 침공에서 추측해 보면 침은 검상돌기 아래에서 흉강을 향해 40도의 경사로 자입되어 있었다.

사인(死因): 침이 흉복부에서 약간 좌상방을 향해 우심장벽으로 자입되고, 그 때문에 기계적인 심장파열을 일으켜 다량의 혈액이 심막내에 유입되고, 심막내압(心膜內壓)이 급격하게 높아져 그것에 의한 심 탄포나데 및 심장빈혈 때문에 고동(鼓動)이 정지하고, 호흡이 끊어졌기 때문에 바로 환자는 사망했다.

— 엽천광(葉遷珖)『중의 잡지(中醫 雜誌)』1956; (8) :433

구미(鳩尾)는 임맥의 낙혈(絡穴)로 갈한(髑骭)·억전(臆前)·신부(神府) 등으로도 불린다. 전흉부에서 검상돌기 아래 0.5촌에 있다. 국부 해부는 흉골 검상돌기 앞쪽의 끝 백선상(白線上)에서 복직근의 기시부(起始部)에 있으며, 상복벽동맥과 상복벽정맥의 분지(分枝)가 있고, 제6늑간신경 전피지(前皮枝)의 내측지(內側枝)가 분포하고 있다. 이 혈위는 복강내(腹腔內)에서는 간(肝)의 좌엽(左葉)에 마주하고 있고, 약간 좌상방에는 심장이 있다.

침법(鍼法)과 주치(主治): 똑바로 누워 검상돌기 아래 0.5촌을 취혈한다. 검상돌기가 확실하지 않으면 흉골체(胸骨體) 하단의 1촌을 택해 0.5촌 자입한다. 침끝을 조금 아래로 향하여 45도로 자입하는데, 환자에게 양손을 들게 하고 나서 절피(切皮)한다. 침끝을 위로 눕히거나 좌우로 눕혀, 심장과 간장 등을 자상(刺傷)하지 않도록 한다. 흉부의 팽만감, 위(胃)의 팽만감, 기역상충(氣逆上衝)에 의한 해수·천식, 심통(心痛), 구토, 우울상태와 초조상태, 간질(癎疾: 뇌간) 등을 주로 치료한다.

이 사고례(事故例)의 쓴 교훈은 다음과 같다.

① 변증(辨證)의 잘못

이 어린이는 9세로 정기(精氣)도 충실하지 못하고, 폐결핵과 심장병도 앓고 있으며, 형기(形氣)도 부족이다. 함부로 자침하여 정기(正氣)를 손상시킨 것을 본치료(本治療)라고 하는데, 이 질병을 치료하기 위해서 구미(鳩尾)는 반드시 필요하지는 않다. 『영추(靈樞)·사기장부병형(邪氣藏府病形)』에는 "어린이는 음양형기(陰陽形氣)가 모두 부족하니 침으로 치료해서는 안 된다"고 나와 있다. 구미혈은 완강한 사람에게도 신중하게 사용하는데, 이렇게 약한 어린이에게 사용하는 것은 아무래도 납득할 수 없다. 더욱이 심궁(心弓)을 직접 자침하면 죽음을 불러온다는 것은 말할 것도 없다.

즉, 『소문(素問)·진요경락론(診要經絡論)』에는 "즉, 흉부와 복부에 자침할 때는 반드시 오장(五臟)을 피한다. 심장으로 들어가면 즉사한다"고 하였다.

② 의복을 입은 채 자침하고 있다

『영추(靈樞)·구침십이원(九鍼十二原)』에는 "침을 놓을 때는 확실하게 놓는 것이 중요하다. 올바르게 직자하고, 좌우로 기울지 않도록 한다"고 나와 있다. 이것은 자침의 법칙이지만, 여기서 중요한 것은 혈위에 정확하게 직자하고, 침을 좌우로 눕히지 않도록 하고 있다. 옷을 입은 채의 취혈은 필연적으로 부정확하게 되므로 잘못되기 쉽다.

이 예(例)에서는 침끝이 약간 위를 향해 있었기 때문에 심장을 상처입혔다.

③ 정상(正常)인지를 이상(異常)인지를 판단하지 않고, 자신이 방치한 경우이다

이 어린이는 6회나 침치료를 받았으므로, 좋아하고 있을지, 싫어하고 있을지, 정상의 상태인지, 이상의 상태인지 판단하지 않으면 안 된다. 이번에는 자침(刺鍼)한 후 두 가지 점에서 이상한데도 경계하고 있지 않다. 먼저 첫째로 어린이가 울면서 통증을 호소하고 있는데, 그것은 보통이 아니다. 둘째로 침이 상하로 흔들려 움직이고 있는데, 그 원인은 분명하다. 시술자는 그것을 이상하다고 생각하지 않아 큰 사고를 일으켰기 때문에, 그 책임은 자신에게 있으며, 아무 할 말이 없다.

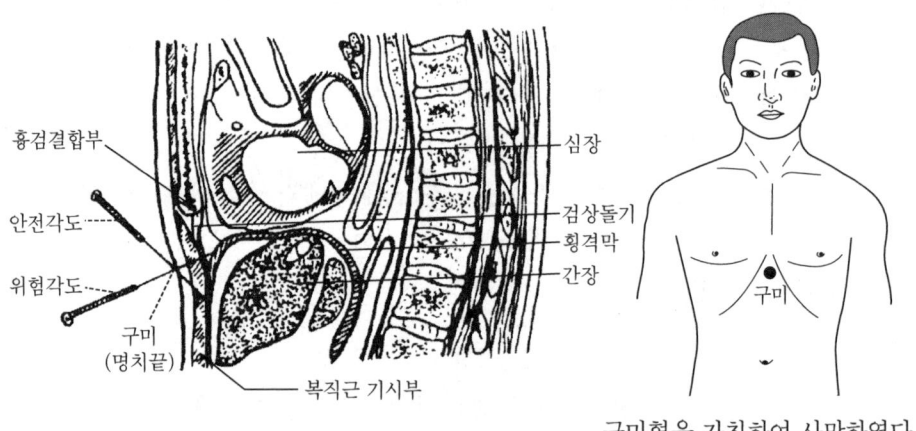

〈구미혈의 자입 시상 단면도〉    구미혈을 자침하여 사망하였다.

### (2) 구미(鳩尾)를 자침해 심장에 미쳐 사망시킨 사례 II

환자: 여성, 19세.

통합실조증(統合失調症) 때문에 입원하여 매일 1회 자침하고, 이미 몇 회나 치료하고 있다. 마지막 1회에서는 구미혈(鳩尾穴)을 택해 2촌의 침을 검상돌기 아래 0.5촌에 수직으로 절피(切皮)한 후, 다시 흉골(胸骨) 정중선을 향해 1촌 정도 평자(平刺: 횡자)했다. 그리고 G-6805 전기치료기를 사용하여 곡지(曲池)와 구미(鳩尾)의 침병(鍼柄)을 연결하자, 구미혈이 크게 움직이는 것이 보였다. 몇 분 후에 환자는 갑자기 비명을 지르며, 머리를 뒤로 젖히고, 눈 흰자위를 보이며 구토했다. 바로 발침했지만 치아노제가 일어나고 있으며, 호흡도 고동(鼓動)도 정지하고 있었다. 개흉(開胸)해서 심장 마사지를 행하여, 호흡과 고동(鼓動)은 이어서 회복되었지만, 혼수상태인 채였다. 마지막에는 폐에 중대한 감염(感染)을 일으키고 20일 후에 사망했다.

― 유신기(劉信基)『신경정신병 잡지(神經精神病 雜誌)』1981; 7 (5) :317

구미혈(鳩尾穴)은 옛날부터 함부로 침구(鍼灸)해서는 안 된다고 여겨 왔다. 팔을 들어 취혈하라거나 냉수를 얼굴에 뿌리고 나서 취혈하라고 하는데, 이러한 것은 내장의 위치를 조금이라도 끌어올림으로써, 간장(肝臟)과 심장(心臟) 등의 장기(臟器)를 자상(刺傷)하지 않도록 하려는 배려 때문이다.『동인수혈침구도경(銅人腧穴鍼灸圖經)』에서는 이 혈을 "명인(名人)이 취혈하도록 요구하고 있다. 그렇지 않으면 난침(難鍼)이거나 사람을 빨리 죽게 한다"고 하는데, 그것은 적확(的確)하다. 이 예(例)에서는 세 가지의 잘못이 있다.

① 2촌의 침을 매일 1회 자입하는 것은 상궤(常軌)를 벗어난 것이다. 난침(難鍼)의 혈위(穴位)에서는 신중을 기해야만 하며, 일반의 혈위와 같이 취혈 자침(取穴 刺鍼)해야 하는 것은 아니다.

『동인수혈침구도경』에서는 "침 자입은 3푼 깊이"라고 했으나, 0.5~1촌의 침으로 충분하다.
② 보고(報告)에서는 흉골(胸骨) 정중앙을 향해서 1촌의 평자(平刺: 횡자)라 되어 있다. 일반적으로 이 혈위는 침끝을 조금 아래로 내린다. 평자(횡자)는 심장이 비대하여 아래로 처진 환자에게는 자상(刺傷)할 위험이 있다.
③ 구미(鳩尾)의 통전(通電)으로 침병(鍼柄)이 움직이고 있는 것은 분명하게 심장의 박동이 전달되고 있는 것으로, 이러한 강력한 자극을 몇 분간 계속하면, 심장마비와 경색(梗塞)이 일어나는 것은 어쩔 수가 없다. 따라서 심장은 정지했다.

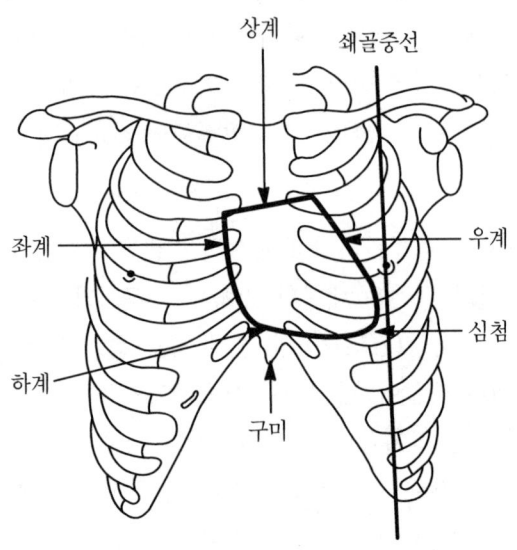

〈심장의 체표 부위〉

(3) 좌흉부(左胸部)의 혈위에 자침하여 심장을 자상(刺傷)해 사망시킨 3례

〔예 1〕 팽재만(彭才万) 씨가 1962년 8월의 『중의잡지(中醫雜誌)』에 발표한 문장에서는 주손명(朱孫明) 씨의 호침(毫鍼)이 심장을 자상(刺傷)해서 사망한 사체의 해부를 인용하고 있다. 이 진료록에 사용된 자료가 발표된 것이 발견되지 않았으므로, 이것만을 기재하는 데에 머문다.

〔예 2〕와 〔예 3〕 엽정광(葉廷珖) 씨가 1983년의 『감숙중의(甘肅中醫)』 증간호(增刊號)에 심장을 자상하여 사망시킨 두 가지 사례를 발표하고 있다. 1례는 난주시(蘭州市)의 어느 노무자가 자기의 아내를 치료하기 위해 스스로 침구기술을 배우고 있었다. 다른 1례는 모 교수에게 들은 것인데, 서안의학원(西安醫學院) 법의교연실(法醫敎硏室)에서 "자침의료의 내분(內紛)이 1례 있었는데, 해부한 결과 심장을 자상해서 사망했다는 것이 실증되었다"고 하는 것이었다.

이러한 3례의 심장(心臟) 자상에 의한 사망사례는 구체적으로 상세하게 제시할 수 없으므로, 단지 교훈으로서 만연(漫然)히 자침하고 있는 시술자에게 같은 실패를 반복하지 않도록 주의를 환기시키는 것일 뿐이다.

## 2. 임상경험

### (1) 구미(鳩尾)의 피하(皮下)에 치침하여 신경성 구토(神經性 嘔吐)를 치료한 진료록

구미혈(鳩尾穴)에 자침하여 득기(得氣)가 있으면 침끝을 피하까지 끌어올려, 2~3cm 평자(平刺: 횡자)하고, 침자리에 반창고로 붙였다. 또한 천돌(天突)과 중완(中脘)도 추가하여 4~24시간 정도 치침(置鍼)하고, 침상에서 쉬도록 했다. 55례를 치료하였는데, 그 중 남성 14례, 여성 41례였다. 이 치료법에 의해 1회로 치유된 경우는 45례, 2회로 치유된 경우는 9례, 3회 치료해도 무효였던 것은 1례였다. 그것과는 별도로 식후와 구토(嘔吐) 전의 1~2시간 전에 치침하여, 3례의 신경성 구토를 치유했다. 병력(病歷)은 각각 2년, 4년, 18년으로 2~3주간 치료했다. 3례 중 2례는 재조사하고, 2~3년은 재발이 없었다.

구미혈은 흉만(胸滿: 흉부의 팽만감), 위(胃)의 팽창감, 해수(咳嗽), 구토 등을 주로 치료한다. 상술한 예에서는 이 혈위에서 신경성 구토를 치료하고 있는데 특수한 치료는 아니다. 그 치료가 성공한 포인트는 자침하여 득기(得氣)가 있고 나서 침끝을 피하(皮下)까지 끌어올려 2~3cm 평자(平刺: 횡자)로 자침했다. 이렇게 하면 피하의 평자(횡자)는 고정되어 심장을 자상하는 일은 없다.

### (2) 구미(鳩尾)와 3완(三脘: 상완·중완·하완)에 자침하여 위축념(胃軸捻)을 치료한 사례

환자: 남성, 34세.

폭음·폭식한 후 중노동하다가 갑자기 2시간 후에 위통(胃痛)이 생겼다. 몇 분 지나서 통증이 심해 참을 수 없게 되어 구급치료를 받으러 갔더니, 위경련(胃痙攣)이라고 진단되어 대증요법(對症療法)을 행했다. 1주간은 위(胃)가 가벼워졌다 무거워졌다 해서 음식(飮食)을 먹을 수가 없었다. 가슴이 막힌 느낌과 위(胃)의 팽만감이 있고, 안절부절 못하며 쉽게 놀라고, 숨이 차고, 밤에 잘 때도 안정하지 못한다. 얼굴색은 칙칙한 황색으로 피로하여 기운이 없으며, 상복부의 약간 좌측이 분명하게 불러 있고, 혀는 붉고, 설태(舌苔)는 누렇고, 목소리는 작고, 복부의 팽륭(膨隆)된 부분을 만지면 단단하고 아프며, 맥은 현촉맥(弦促脈)이다.

X선의 바륨 조영(造影)으로는 위(胃)가 왕새우같은 형태로 되어 있고, 위축념(胃軸捻)은 180도였다. 이 환자는 음식이 위를 손상하고, 노동과 음식이 기(氣)를 상처입혔기 때문에, 기가 중초(中焦)의 부(腑)에 쌓여 장애받은 것이다. 파기이중(破氣理中: 먹고 싶은 기운을 깨뜨려서 중초를 다스린다) · 양위익양(養胃益陽: 위를 보충하여 비장을 돕는다) 치료를 한다. 구미(鳩尾) · 삼완(三脘) · 양문(梁門) · 족삼리(足三里) 등에 자침한다. 1회의 치료로 통증을 경감하여 그날 밤은 편안히 잠을 잘 수 있었다. 2회의 침술치료로 식사를 할 수 있게 되고, 식후(食後)에도 아프지 않게 되었다. 7회의 침술치료로 증상은 완전히 사라졌다. X선 바륨 조영으로 위(胃)를 재검사했더니, 이미 정상으로 회복되어 있었다.

이 질병은 소화기계의 질병 중에서는 드물다. 발병한 원인은 첫째로는 폭음 · 폭식, 둘째로는 식사 후 바로 심한 노동을 했기 때문에 기(氣)가 위(胃)에 쌓인 것이다. 병기(病氣)는 단순하여 치료에는 위경(胃經)의 혈(穴)뿐만 아니라, 구미(鳩尾) — 임맥혈(任脈穴)을 택했는데, 그 목적은 위경맥(胃經脈)의 기(氣)를 통하게 하는 것이다. 치료 진료록에는 어떻게 구미를 취혈했는지는 기록되어 있지 않고, 단지 사법(瀉法)이라고만 되어 있다. 그러나 치료가 성공하고 있는 데에서 그 취혈이 정확한 것은 말할 것도 없다.

## 3. 정리

### (1) 강평(講評)

구미혈(鳩尾穴)은 임맥(任脈)의 낙혈(絡穴)이다. 그것은 검상돌기(劍狀突起) 아래로 배꼽 위의 7촌에 있다. 그 해부부위는 심장과 간장에 가깝기 때문에 옛부터 함부로 침구를 해서는 안 된다고 주장하고 있다. 또한 마찬가지로 흉곽부(胸廓部)의 혈위(穴位)는 신중하게 자침하지 않으면 안 된다. 필요하다면 그 취혈부위(取穴部位), 자입심도(刺入深度)와 각도(角度)를 정확히 파악하고 있지 않으면 안 된다. 그리고 침을 자입한 후에는 주의 깊게 관찰하고, 환자를 조용히 눕게 하고, 침을 누르거나 부딪히거나, 전기자극 등, 침끝의 방향이 바뀌는 행동을 절대로 하지 않도록 한다. 그렇지 않으면 치료가 제대로 되지 않을 뿐만 아니라, 장기(臟器)를 자상(刺傷)할 수 있다. 잘못된 침술의 사례에서는 구미혈을 조금 좌상(左上)을 향해서 심장을 자상하여 큰 사고로 이어지거나, 오른쪽으로 치우쳐 있기 때문에 간장비대(肝臟肥大) 등으로 간장을 자상하거나, 좌흉(左胸)의 혈위에서는 심장뿐만이 아니라 폐(肺)까지 자상하여 기흉(氣胸)을 일으키거나 한다. 이러한 사고가 있으므로 임상취혈에서는 신중해야 한다.

### (2) 구급치료의 방법

심장을 자상해도 일반적으로 상처가 작고, 혈병(血餠)으로 막혀 있으면 바로 수술을 하면 된다. 심장 손상(心臟 損傷)에 의해 심막강(心膜腔)에 혈동(血洞)이 쌓이고, 출혈량이 많으면 쇼크로 사망할 가능성이 높다. 심장 손상에 의해 심막강에 혈동이 있으면 가슴이 답답하고 안정하지 못하고, 얼굴이 창백해지고, 사지가 차가워지고, 호흡곤란 등의 급성출혈성 쇼크증상이 나타난다. 검사하면 경정맥(頸靜脈)

이 노장(怒張)하여 맥이 빠르고 가늘며, 거기에 기맥(奇脈: 호흡시에 맥박이 작아지고, 특히 촉지가 안 되는 맥)을 동반하여 혈압이 저하되지만, 정맥압(靜脈壓)이 상승하고, 심장박동(心臟搏動)이 소실되며, 타진하면 심탁음계(心濁音界)가 확대되고, 청진(聽診)으로는 심음(心音)이 멀어 미약하게 들리며, 부정맥(不整脈)이 되는 경우가 있고, 심막 천자(心膜 穿刺)로 선혈(鮮血)이 추출(抽出)되면 확정진단(確定診斷)할 수 있다.

구급처치로는 항(抗)쇼크와 심막강(心膜腔) 천자에 의한 감압(減壓)을 행함과 동시에 개흉수술(開胸手術) 준비를 한다. 수술의 원칙은 절개(切開)에 의해 심막강의 혈동(血洞)을 제거하는 것과 심장 절개의 수복(修復)이며, 봉합(縫合)에서는 관상혈관을 상처입히지 않도록 한다. 수술 중과 수술 후 모든 혈액량을 보충하고, 항생물질을 사용하여 감염을 방지한다.

심장 손상에 의한 발작은 급격하고 생명의 위험에 미친다. 따라서 심장 부근의 자침에서 이상이 나타나면 되도록 신속하게 진단하고, 바로 발견되면 오진(誤診)이 일어나지 않으며, 구급처치가 늦어져 실혈성(失血性) 쇼크로 사망하는 사태를 면할 수 있다.

### (3) 예방조치

구미(鳩尾)와 좌흉부(左胸部)의 혈위에 자침할 때 오자(誤刺)를 하지 않기 위해서는 먼저 정확하게 취혈하는 것과, 자입심도를 정확하게 파악하는 것으로 장기(臟器)를 보존할 수 있다. 『소문(素問)』에서는 "흉부(胸部)와 복부(腹部)를 자침할 때는 반드시 오장을 피한다. 그렇지 않고 심장에 닿으면 바로 사망한다"고 지적하고 있다. 즉 중요한 장기가 있는 부위의 혈위(穴位)에서는 너무 깊게 자침을 하면 안 되며, 시술자는 의식을 집중하고, 크게 제삽(提挿)하지 않을 뿐만 아니라, 침병(針柄)을 밀거나 움직이는 등, 침끝이 다른 방향으로 향하기 쉬운 조작(操作)도 하지 않는다. 이러한 주의를 하면 장기를 자상(刺傷)하는 사고 등은 완전히 방지할 수 있다.

※ 번역 출판사 주(註): 구미혈 등의 심장부위의 침구(鍼灸)는 심장의 기능을 항진시키므로 침구는 반드시 주의해야 한다. 침구는 미주신경을 저하시키기 때문이다. 모든 복부의 내장도 동일하게 위험하다. 즉 깊이 자입하지 않아도 질병을 악화시킬 수 있다.

## 제2절  비장질환(脾臟疾患)

### 1. 잘못된 침술의 사례

(1) 양문(梁門) 등을 자침해 비장을 자상하여 내출혈(內出血)을 일으킨 사례

환자: 여성, 17세.

1년 이상의 복통 때문에 2일 전에 침술치료를 받았지만, 그 후부터 병상(病狀)이 심해져 입원치료를 하러 왔다.

현재의 증상은 1년 전부터 좌상복부(左上腹部)에 분명하지 않지만 응어리가 있는 듯한 느낌이고, 조금만 움직여도 쿡쿡 쑤시는 통증이 있다. 4개월 전에 감기에 걸려 상복부가 아프기 시작하여 한기(寒氣)와 발열이 며칠간 계속 되었지만 치료하여 좋아졌다. 그 이후 항상 가벼운 통증은 있었지만, 언제나와 같이 학교에 다니고 있었다. 입원하기 2일 전 오전에 다시 상복부와 배꼽 주위가 심하게 아프고, 악성구토를 동반하며, 한기가 들었지만 발열은 없었다. 그때 바로 진료를 받고, 좌상복부에 침구치료를 받았다. 전부 4개의 침을 놓아 15분 정도 치침했지만, 아무런 불쾌감을 느끼지 않았다. 그러나 발침(拔鍼)하고 얼마 후, 좌상복부의 통증이 서서히 심해지고, 배 전체로 퍼졌지만 방산통(放散痛)은 없었다. 그리고 서서히 배가 부풀어 오는 느낌이 들

며, 호흡곤란이 되어 목이 말라 2일간은 일어나지 못하고, 식욕도 없었고, 밤에도 잠을 잘 수 없다. 배뇨 횟수도 줄고, 요(尿)의 색은 옅은 황색, 배변은 정상이다.

　신체검사: 발육과 영양상태는 저조(低調)하고, 혈압은 13.1/9.3kPa, 체온은 37.7℃, 맥박은 134회/분, 호흡은 26회/분이고, 경도(輕度)의 탈수증상이 있고, 얼굴색과 입술은 창백하며, 중증의 모습이다. 가슴은 대칭(對稱)이고, 폐는 호흡음(呼吸音)이 거칠지만 이상은 없으며, 심장 소리는 빠르고 약하지만 잡음은 없다. 복부는 약간 팽배해 있고, 좌상복부의 양문(梁門)·관문(關門)·태을(太乙)·활육문(滑肉門)의 4혈(穴)에 각각 침공(鍼孔)이 있다.

　촉진(觸診): 전복근(全腹筋)이 긴장되어 있고, 압통 및 반도(反跳)압통이 있으며, 그것이 좌상복부에서는 분명하다. 응어리는 만져지지 않고, 이동성 탁음이 있었다며, 비장 탁음계(濁音界)가 확대되어 위는 제7늑간(肋間), 아래는 늑골(肋骨)부분에 도달하고 있고, 장 울림〔腸鳴〕이 약간 항진되어 있다.

　임상검사: 적혈구 350만/㎕, 헤모글로빈 9.5g/dl, 백혈구 22,100/㎣, 호중구(好中球) 82%, 임파구 14%, 호산구(好酸球) 2%, 단구(單球) 2%.

　치료: 복강 천자(腹腔 穿刺)한 결과 선홍색의 혈액을 추출했기 때문에 비장 파열(脾臟 破裂)로 진단했다. 그래서 외과로 옮겨 전신마취하여 비장(脾臟) 부위를 T자로 절개했다. 복막을 절개하자 선혈(鮮血)이 흘러나오고, 비장 부위에는 소량의 응고된 혈액이 있다. 비장은 정상의 2배 가까이까지 부어 있지만, 유착은 없고, 약간 삼각형 형태로 되어 있으며, 장측면 부근 아래 부분에 상처가 있어 밖으로 피가 흘러나오지만, 그것이 양문혈(梁門穴)의 침공(鍼孔)과 일치하고 있다. 비장을 절제(切除)하고, 복강내(腹腔內)에서 흘러나온 피를 추출했더니, 약 1,000ml가 되었다. 간장·담낭·담관·위 등의 기관은 정상

이었지만, 회장(回腸) 내에 소수의 회충(回蟲)이 있었다. 복강을 봉합했다. 수술 중에 100ml 수혈하고, 경과는 순조로우며, 상처부분은 제1기로 아물었고, 지속성 발열도 없었다. 비장의 중량은 300g으로, 절편(切片)에서는 비동(脾洞)이 확장되어 충혈하고 있고, 만성비염이 의심되지만, 말라리아 원충(原蟲)과 칼라아자르(kalaazar: 흑열병)의 병원체는 발견되지 않았다. 치유되어 퇴원했다.

— 손국량(孫國良) 등 『중급의간(中級醫刊)』 1958; (2) : 101

양문(梁門)은 족양명위경(足陽明胃經)의 혈(穴)이다. 혈위는 승만혈(承滿穴) 아래 1촌에 있다.

국부(局部) 해부: 제8늑연골(肋軟骨) 아래로 복직근(腹直筋) 및 그 건초부(腱鞘部)에 있다. 심층(深層)에는 복횡근(腹橫筋)이 있고, 제7늑간동정맥(肋間動靜脈)의 분지(分枝), 상복벽동정맥(上腹壁動靜脈)이 있으며, 제8늑간신경(肋間神經)의 분지가 분포하고 있다.

침법과 주치: 똑바로 누운 자세로 상복부의 승만혈 아래 1촌, 중완혈(中脘穴) 외측 2촌을 택한다. 침은 0.5~1촌 자입한다. 협창(脇脹)과 흉만(胸滿), 협하(脇下)의 적기(積氣), 식욕부진, 대변 활사(滑瀉), 기괴동통(氣塊疼痛)을 치료할 수 있다.

시술자는 좌상복부(左上腹部)를 택해 4침(鍼) 정도 자입하여 15분 정도 치침하고 있는데, 유혈(兪穴)의 위치와 자입심도는 다루고 있지 않다. 검사시에 좌상복부의 양문(梁門)·관문(關門)·태을(太乙)·활육문(滑肉門)에 상당하는 부위에서 각각 하나씩 침공(鍼孔)이 발견되었다. 개복 소견(開腹 所見)과 맞추어 생각해 보면, 비장의 횡격막면(橫隔膜面) 부근 아래부분에 자침의 상처가 있고, 밖으로 피가 흘러나오고 있다. 이것은 양문혈(梁門穴)의 침공과 일치하고 있으며, 취혈과 자입방향이 조금 위로 향했기 때문에 비장을 손상시켰다는 것을 뒷받침하고 있다.

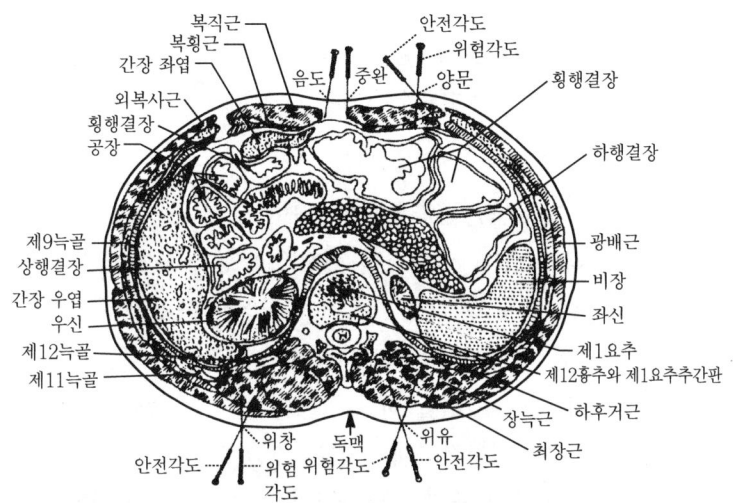

〈중완 · 음도 · 양문 · 위유 · 위창 5혈의 자입 수평단면도〉

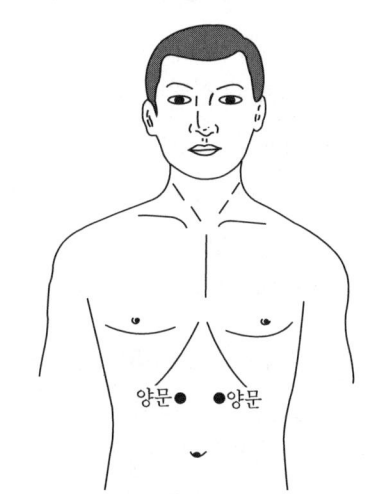

양문 등을 자침하여 비장을 손상하여 내출혈하였다.

이 사례의 환자는 만성비염 때문에 비장이 비대해져 있고, 비장이 복강좌부(腹腔左部)에 처져서 양문혈에 접근해 있었다. 비장 조직은 위험하기 때문에 자침에 의해 파열되어 출혈하였다. 만약 수술이 늦었다면 상당히 위험했다.

### (2) 좌상복부(左上腹部)의 혈위를 자침해 비장 파열(脾臟 破裂)이 일어나 내출혈(內出血)된 사례

환자: 남성, 36세.

8년 전에 주혈흡충증(住血吸蟲症)이 되어 그 후는 좌상복부에 응어리가 생겨 서서히 커졌다. 입원하기 3일 전에 상복부가 아파, 모 시술자에게 2회의 침치료를 받았다. 1회 자침은 심와부(心窩部: 검상돌기 아래), 2회 자침은 좌상복부이다. 2회째의 자침에서 10분 정도 치침했는데, 자침시에 약간 기침을 하고, 자침한 후부터 통증이 심해졌으며, 몇 시간 후에는 복부 전체에 통증이 있었다. 더욱이 입이 마르고 가슴이 두근거리는 등의 증상도 나타났다. 임상검사는 비장(脾臟) 파열에 의한 내출혈이라는 진단으로 일치되었다. 바로 항(抗)쇼크 치료를 하고, 심사개복(審査開腹)을 하여 복강(腹腔)에서 800ml의 선혈(鮮血)을 추출했다. 수술 중에 비장이 정상의 1.5배로 부어 있는 것이 발견되었다. 좌상복부에 침공이 있고, 그것이 비장의 파열면과 마주하고 있으며, 절개는 길이 2cm, 깊이 1cm로 출혈이 계속되었다. 비장 절개수술을 하고 치유되어 퇴원했다.

— 진한위(陳漢威)『중의 잡지(中醫 雜誌)』1963; (4) :36

이 예(例)에서는 수년 전에 주혈흡충증(住血吸蟲症)이 되었기 때문에 간장·비장의 비대(肥大)를 고려하여 신중하게 취혈(取穴)해야만 했다. 이것을 징하(癥瘕)라 생각하고 자침하고, 다시 좌상복부의 혈위에 자침했기 때문에 비장 파열(脾臟 破裂)을 불러왔다. 말라리아와 칼라아자르, 주혈흡충증 등은 비장을 비대하게 하며, 심한 것은 그 아래 골반강(骨盤腔)에 도달하는 경우조차 있다. 이러한 병리적인 비장은 이동범위가 정상보다 작고, 또한 취약(脆弱)해져 있다. 그리고 비장이 비대해져 있기 때문에 체표에서 자상(刺傷)할 가능성이 있는 혈위(穴

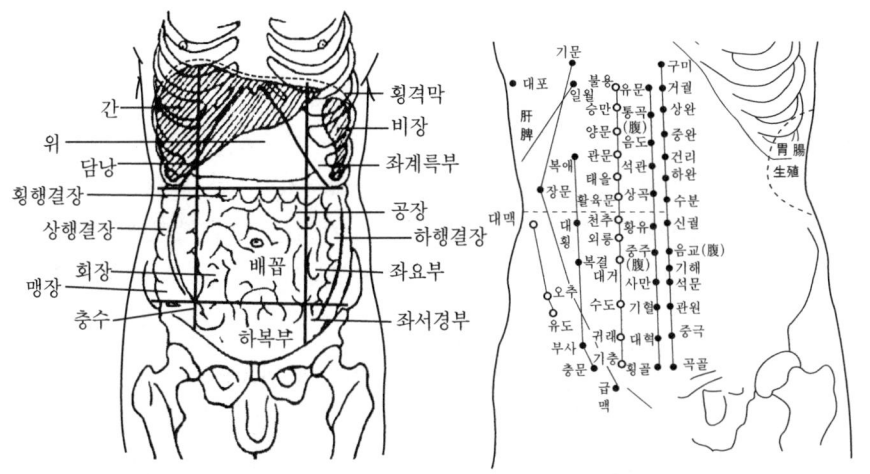

좌상복부를 자침하여 비장이 파열되었다.

〈복부〉

位)도 증가하여 손상(損傷)하기 쉽다. 심자(深刺)의 과정에서는 복근(腹筋)과 내장이 호흡운동에 의해 상하 이동(移動)하고 있기 때문에 비장에 자침한 호침은 상하 운동에 의해 침공(鍼孔)을 종(縱)으로 넓혀 멈출 수 없는 내출혈이 된다.

  구급치료: 자침하여 비장을 상처입히면 분명한 통증이 좌상복부에 있고, 내출혈이 많으면 쇼크가 일어난다. 복강천자(腹腔穿刺)하여 응고하지 않은 피가 추출되면, 대부분의 경우에 비장 절제술이 필요하다. 경미한 자상(刺傷)이라면 곧바로 적절한 진통과 지혈, 항감염(抗感染) 등의 치료를 하고, 침상에서 안정하면 치유된다. 그러나 항상 관찰을 계속하여 만약 이상이 있으면, 곧바로 수술 등 다른 조치를 취하지 않으면 안 된다.

(3) 흉강천자(胸腔穿刺)에 의해 비장(脾臟)을 손상하여
내출혈(內出血)된 사례

환자: 남성, 25세.

복부 전체의 발작성 산통(疝痛: 仙痛)이 10시간 이상 계속되었기 때문에, 모 의료기관에서 우리 병원으로 옮겨왔다. 환자는 좌측의 결핵성 흉막염(胸膜炎)이 있었는데, 옮겨오기 10여 시간 전에 갑자기 복부 전체에 발작성 산통이 발생했다. 우상복부가 심하고, 방산통(放散痛)은 없으나 2회 정도 실신(失神)했다. 오심 구토(惡心 嘔吐)는 없지만 한기(寒氣)가 들어 발열하였다. 입원시의 환자의 의식은 분명했지만 급성의 고통스러운 모습으로 체온은 37.0℃, 맥박은 88회/분, 혈압은 14.7/9.3kPa였다. 좌폐하부(左肺下部)의 호흡음(呼吸音)이 약간 감약(減弱)하고 있지만, 분명한 팽륭(膨隆)은 복부에는 없고, 장은 아니다. 복부 전체에 경도(輕度)의 근육긴장이 있고, 중도(中度)의 압통이 있으며, 오른쪽 중상복부(中上腹部)에 압통이 분명하다. 좌상복부의 압통은 가장 가볍고, 반도압통(反跳壓痛)도 없어서 응어리도 만져지지 않는다. 간장과 비장은 촉지(觸知)되지 않는다. 복부의 타진음(打診音)은 약간 탁음(濁音)이지만, 분명한 이동탁음계(移動濁音界)는 없다.

X선 투시(透視)에서는 좌늑골 횡격막각이 둔각(鈍角)이 되어 있고, 횡격막의 움직임이 제한되고, 복부의 장곡(腸曲)에는 소량의 기체(氣體)가 보였다. 헤모글로빈 11.6g/dl, 적혈구 400만/㎕, 백혈구 14,000/㎣, 호중구 86%, 임파구 8%, 단구(單球) 6%, 혈소판 26만/㎕, 출혈시간 1분 30초, 혈액응고 시간 2분.

입원시의 임상진단으로는 급성충수염(急性蟲垂炎)으로, 충수염성 복막염(蟲垂炎性 腹膜炎)이었다. 그래서 입원한 지 2시간 후에 척추

를 마취하고 수술했다. 수술 중에 복강내에 혈액이 있는 것을 발견해 전신마취로 바꾸고, 절개 상처를 확대하여 곧바로 수혈(輸血)하고 복강내의 혈동(血洞)을 전부 빼냈더니 약 2,000ml였는데, 그것은 오래된 피로 응혈이었다. 검사해 보니 복강장기에 출혈되는 곳은 발견되지 않고, 비장의 크기와 단단함도 정상이었다. 그러나 비장 윗부분의 횡격막면에 작은 흑점(黑點)이 있었으며, 그것은 침공(鍼孔)이었다. 그 이상의 출혈이 없었으므로 복강을 처치하고 닫았다. 수술 후는 수혈(輸血)과 수액(輸液)을 행하고, 항생물질과 지혈약을 투여하여 순조롭게 회복되어 입원 25일 만에 퇴원했다. 수술 후에 병력(病歷)을 물었더니 입원하기 4일 전에 환자는 흉강천자를 행했지만, 약간의 선혈(鮮血)뿐으로 다른 액체는 추출되지 않아 천자(穿刺)를 중지했다는 것을 알았다. 천자 후 20분 만에 좌상복부가 심하게 아프기 시작하여 아트로핀(atropine)을 주사하여 완화되었지만, 2~3시간 후에 현기증과 동계(動悸)가 났다. 그것은 다음날 아침에 나았다고 한다. 우리가 수술 후에 신체검사를 했더니, 좌측 제10늑간의 후액와선(後腋窩線)에 천자점(穿刺點)이 있었다. 마지막 확정진단은 ① 흉강천자(胸腔穿刺)에 의한 손상으로 비장에 내출혈을 일으켰다. ② 좌측은 결핵성 흉막염이었다.

  교훈: 흉강천자의 정확한 위치는 후액와선의 약간 뒤는 제7늑간(肋間), 견갑골(肩甲骨) 하방이라면 제8늑간이다. 여기서 천자하고 있는 것은 후액와선의 조금 뒤인 제10늑간이며, 더구나 천자시에 혈액을 추출(抽出)하고, 천자(穿刺) 후에 복통을 호소했다면, 내장을 자상(刺傷)하여 내출혈을 일으킬 가능성이 있으므로 곧바로 처치하지 않으면 안 된다. 다른 병원에서 옮겨왔을 때도 천자의 상황를 상세히 설명해야 한다. 진찰할 때도 병력(病歷)을 묻거나, 자세히 검사하지 않으면

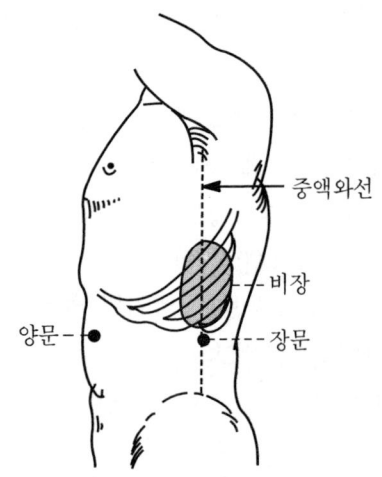

비장을 손상시켜 내출혈을 일으켰다.

안 된다. 이 예(例)에서도 병력을 묻고 흉강천자(胸腔穿刺)의 상황을 알고 신체검사로 천자점(穿刺點)을 발견했다면 오진(誤診)을 피할 수 있었다.

— 민장발(閔長發)『중급의간(中級醫刊)』1965; (9) :585~586

 이 예(例)에서 흉강천자에 의해 비장 파열을 일으켰으므로 자침부위가 비장의 주위라는 것은 틀림 없다. 예를 들어 좌측의 양문(梁門)과 장문(章門) 혹은 아시혈(阿是穴) 등으로 자입방향이 잘못되었거나 자입이 너무 깊으면 복강에 도달하여 비장을 자상(刺傷)한다. 비장을 자상하면 대부분의 경우는 내출혈에 의해 실신하고, 쇼크가 일어난다. 만약 오진(誤診)하여 치료하기까지 시간이 걸리면 생명의 위험성도 있다. 관련된 보고에 의하면 구급치료의 방법으로 진통·지혈·수혈이 있지만, 그 효과가 없으면 바로 수복수술(修復手術)이나 비장 절제를 하지 않으면 안 된다.

## 2. 임상경험

### (1) 장문(章門)과 기문(期門)에 침구(鍼灸)하여 급성췌염(急性膵炎)을 치료한 진료록

환자: 남성, 46세. 급성복통으로 입원.

주증상: 상복부의 통증, 울렁거림, 구토가 10시간 이상 계속되고, 특히 식후에는 통증이 심한데 지속적인 통증이 나타났다. 체온은 36.9℃, 맥박은 80회/분, 혈압은 17.3/12kPa이었다.

검사: 상복부에 분명한 압통이 있고, 복직근은 강직되어 있다. 간장·비장은 모두 만져지지 않고 응어리도 없다. 장명음(腸鳴音)은 있지만, 이동탁음계(移動濁音界)는 없다.

임상검사: 백혈구(WBC) 17,000/㎣, 호중구(好中球) 97%, 임파구 3%, 혈중 아밀라아제 128SoU, 요중(尿中) 아밀라아제 2,048IU/l로 진단은 급성췌장염으로 되었다.

치료: 장문(章門)·기문(期門)을 주혈(主穴)로 하여 족삼리(足三里)와 중완(中脘)을 배혈(配穴)하여 침구치료한다. 1회의 침구(鍼灸)로 복통은 상당히 가벼워지고, 복근(腹筋)의 긴장이 없어졌으며, 요중 아밀라아제는 1,224IU/l로 하강했다. 5회의 침구로 복통은 사라지고, 백혈구 수도 정상이 되어 혈중 아밀라아제도 64SoU로 하강하여 치유되었다.

장문(章門)과 기문(期門)은 모두 간경(肝經)의 혈위이며, 장문은 측복부에서 제11부유늑골(浮遊肋骨) 선단 아래, 기문(期門)은 그보다 위에 있다. 따라서 좌측 장문혈(章門穴)은 심자(深刺)하거나 비장이 비대하면 비장을 자상할 위험이 있다. 따라서 시술자는 췌장염의 신체검사뿐만 아니라 간장과 비장에 대해서도 중점적으로 촉진을 행하지 않으면, 안심하고 자침할 수 없다.

### (2) 장문(章門)과 기문(期門) 등에 자침하여 담낭염과 담석증을 치료한 진료록

담낭염과 담석증 45례(例)를 침술치료하여 치유 33례, 저효(著效) 7례, 호전 4례, 불명(不明) 1례였다. 취혈에서는 장문(章門)·기문(期門)·일월(日月)·간유(肝兪)·담유(膽兪)를 주혈(主穴)로 하여 피내추침법(皮內推鍼法)을 사용하여 혈위 표층(表層)에서 누르거나 흔들리거나 강하게 다루는 괄법(刮法)을 사용하는데, 매일 5분 정도 수법을 사용한다. 매일 1회, 통증이 심한 사람은 1일 2회 치료하면 1주일 정도에서 치유된다. 침치료 기간에는 항생물질과 진통제를 사용하지 않아도 된다.

이 진료록에 의하면 시술자는 좌상복부의 혈위를 택할 때, 진료록에서는 비장의 비대에 대해 다루고 있지 않지만, 자침시에 연피자(沿皮刺)를 채용함과 동시에, 혈위 표층에는 수법을 사용하고 있다. 이러한 방법이라면 체표에서의 심도가 얕으므로, 체강내(體腔內) 장기를 상해할 리는 없다.

## 3. 정리

### (1) 강평(講評)

비장(脾臟)은 인체의 좌계륵부(左季肋部)에서 대강 제9~11늑간에 위치한다. 일반의 상황에서는 늑골 하연(下緣)에서 비장을 촉지(觸知)하기는 어렵지만, 어떠한 원인으로 비장이 비대해 있으면 늑골 하연에서 만질 수 있으며, 심하게 비대하면 배꼽과 수평이 된다. 티프스(typhus)나 패혈증(敗血症) 등에 의한 비대(肥大)는 가볍고 비장도 부드럽지만, 주혈흡충증(住血吸蟲症)이나 말라리아, 칼라아자르

(kalaazar), 그리고 간경변(肝硬變) 등에 의한 비대(肥大)는 현저하고 비장도 단단해진다. 좌상복부의 혈위에 자침하면 비장을 자상하지만, 그 원인으로서 비장의 비대가 있으며, 정상적인 범위를 초과했기 때문에 자상하는 체표 혈위도 증가한다. 또 하나는 비대해지면 장기가 위험해지고, 이동할 수 있는 범위도 작기 때문에 찌르기 쉽다. 더구나 시술자의 자침이 너무 깊으면 복근(腹筋)은 호흡에 따라 움직이므로, 비장에 자입된 호침부분은 왕복운동에 의해 비장의 침공(鍼孔)이 벌어져 상처가 되고, 비장파열에 의한 출혈이라는 급성병이 된다.

(2) 구급치료의 방법

자침에 의해 비장을 자상(刺傷)하고 있는지는 복강천자(腹腔穿刺)와 에코(echo) 등으로 간단하게 진단할 수 있다. 그 구급치료는 급성 외상성 비장파열과 동일하다. 보통은 전신마취하고 비장부분을 절개하고, 비장 절제술(脾臟 切除術)을 행한 후 복강내의 출혈을 깨끗하게 한다. 비장파열이라고 확정진단했다면 수술 전의 중요한 문제는 대출혈(大出血)이고, 바로 수혈하여 혈액량을 보급함과 동시에, 항쇼크치료를 행하고, 가능한 한 빨리 수술한다. 일반적인 상황에서는 바로 구급치료하면 환자는 위험한 상태에서 벗어난다.

(3) 예방조치

침술치료는 체표에 분포하는 혈위에 자침하여 경락의 전도(傳導)에 의해 치료한다. 따라서 자침에서는 깊은 것이 좋은 것이 아니라 기(氣)를 얻을 수 있으면 좋다. 좌상복부에서 자상(刺傷)하는 장기는 주로 비장(脾臟)이다. 비장이 정상인 생리상태라면 유연하고 위태롭지 않지만, 말라리아 · 칼라아자르(kala-azar) · 주혈흡충(住血吸蟲) 및 다른 질환 등에서는 분명하게 비대(肥大)하고, 또한 위험해진다. 따라서 좌상복부의 혈위에 자침할 때는 먼저 병상(病狀)을 분명히 하고, 비장이 비대해지지 않았는지 검사하며, 또한 자입심도(刺入深度)를 깊이 하지 않는 것이 중요하다. 만약 비장이 비대하여 위험이 가중돼 있으면, 신중에 신중을 기하지 않으면 안 된다.

## 제3절 혈관(血管)의 질환

### 1. 잘못된 침술의 사례

(1) 경부(頸部)의 혈위를 자침해 상갑상선동맥(上甲狀腺動脈)을 자상(刺傷)하여 출혈한 사례

환자: 남성, 35세.

경부(頸部)가 부은 지 5년. 전에 침구치료를 받아 인영(人迎)·수돌(水突)·예풍(翳風)·천돌(天突)·기사(氣舍)를 취혈하여 자침했을 때에 환자가 비명을 질렀다. 자침한 후부터 우측 경부의 부기가 점점 심해지고, 그것이 좌경부까지 퍼져 호흡곤란을 동반하여 2시간 후에 구급으로 입원했다.

검사: 안면창백, 호흡곤란, 호흡은 26회/분, 혈압은 17.3/12kPa로 의식은 분명하다. 경부는 심하게 붓고, 후두개연골(喉頭蓋軟骨)과 쇄골상와(鎖骨上窩)가 소실되고, 빈호흡(頻呼吸)이다.

수술 중 우측에 복숭아씨 정도의 갑상선 선종(腺腫)이 발견되었다. 상갑상선동맥의 주요한 분지(分枝)가 파열되어 대출혈(大出血)하고, 선종의 하방 1cm의 길이로 파열되어 있다. 그래서 갑상선 선종 적출(摘出)과 지혈 수술을 하고, 수술 중에 400ml를 수혈(輸血)받았다. 수술 후 8일 만에 퇴원했다.

— 성지방(成志芳) 등 『강소중의(江蘇中醫)』1963; (10) : 24

인영(人迎)은 족양명위경(足陽明胃經)과 족소양담경(足少陽膽經)의 교회혈(交會穴)이다. 이 혈은 후두융기(喉頭隆起)의 양측 1.5촌에 위치한다.

국부(局部) 해부: 흉쇄골(胸鎖骨) 유돌근(乳突筋) 전연(前緣)과 갑상연골(甲狀軟骨)의 접촉부에 있으며, 거의 외경동맥(外頸動脈)과 내경동맥(內頸動脈)의 분기부(分岐部)에 해당한다. 조금 외측에는 설하신경(舌下神經)과 미주신경(迷走神經)이 있으며, 경횡신경(頸橫神經)이 피부감각을 지배하고 있다.

침법과 주치: 의자에 앉아 천정을 바라보거나, 똑바로 누운 자세로 흉쇄골 유돌근 전연 가까이, 후두결절의 양측을 누르면 동맥이 손에 닿는 곳이 혈위(穴位)이다. 0.3촌 자입한다(또는 동맥을 피하고, 외측 가까이에 자입한다). 목구멍의 종통(腫痛), 천식, 가슴의 팽만감, 곽

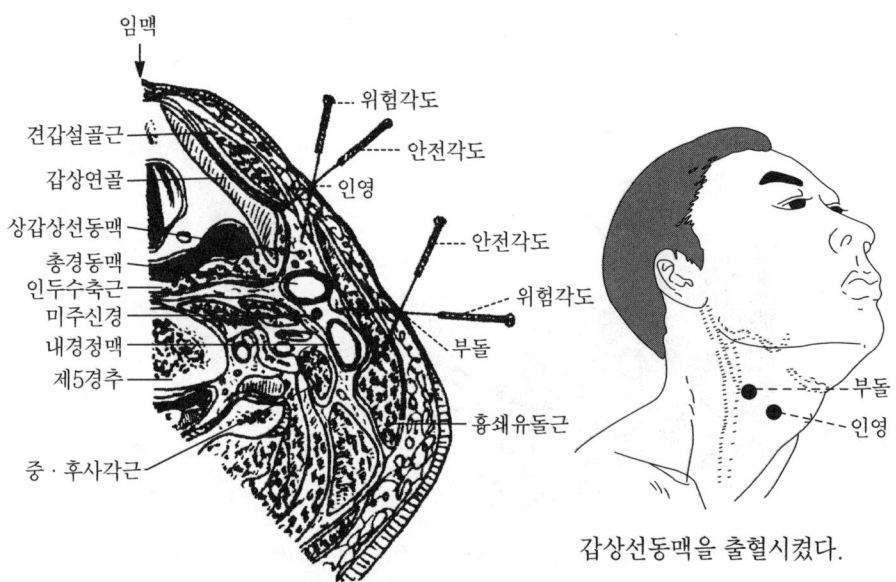

갑상선동맥을 출혈시켰다.

〈인영·부돌의 자침 수평단면도〉

※ 번역 출판사 주(註): 인영은 안전각도의 깊이라고 하여도 절대 주의해야 한다.

란, 구토, 연주창 등을 주로 치료한다.

　수돌(水突)은 족양명위경(足陽明胃經)의 혈이다. 전경부(前頸部)의 외측에서 인영(人迎)의 아래, 기사(氣舍)의 위에 위치한다.

　국부 해부: 갑상연골(甲狀軟骨) 하연(下緣)의 외방(外方)으로 흉쇄골 유돌근의 전연(前緣)에 있다. 심부(深部)에는 총경동맥이 있다. 이 동맥의 앞을 따라 설하신경(舌下神經) 하행지(下行枝)가 있으며, 동맥의 바깥에는 미주신경(迷走神經)이 지나고 있다.

　침법과 주치: 인영혈(人迎穴)과 기사혈(氣舍穴)의 중간을 택해 0.3~0.4촌 정도 자입한다. 목구멍의 종통(腫痛), 해수 등을 주로 치료한다.

　인영과 수돌은 갑상선 부근에 있는 두개의 혈이며, 심부에는 총경동맥과 그 분지(分枝)가 있다. 이 2혈과 그 부근에서는 주의하지 않으면 동맥을 파열(破裂)할 위험이 있다. 인영을 『침구갑을경(鍼灸甲乙經)』에서는 "4푼 자입, 너무 깊으면 인명(人命)을 살상(殺傷)한다"고 경

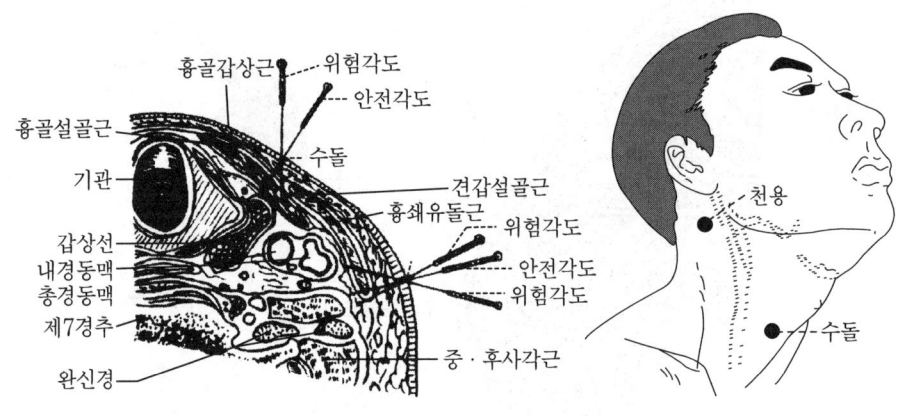

〈수돌 · 천용 2혈의 자침 수평단면도〉

고(警告)하고 있으며, 함부로 자침해서는 안 되는 혈이라 판단된다.

상갑상선동맥(上甲狀腺動脈)에 자침하여 출혈하는 사고에서는 처치가 부적절하면 위험하다. 갑상선체(甲狀腺體)는 H형을 하고 있으며, 후두결절(喉頭結節)의 하방과 기관지 상방의 양측에 붙어 있다. 갑상선종(甲狀腺腫)에서는 갑상선상의 혈관이 노출되어 있다.

보고(報告)에 의하면 갑상선은 혈관이 많으며, 조직이 취약하고, 연하(嚥下)운동에 따라 상하로 이동한다. 환자가 자침시에 비명을 지른 것은 자침이 부적절하다는 것을 말하며, 자입이 너무 깊거나, 수법(手法)조작이 너무 격심했기 때문에 손상한 것이다.

국부 해부에서 보면 수돌혈(水突穴)에는 경피신경(頸皮神經)의 분지가 지나가고, 심층(深層)에는 교감신경에서 나온 상심장신경(上心臟神經)과 교감신경간(交感神經幹)이 있으며, 외측은 총경동맥이다. 기사혈(氣舍穴)에는 쇄골상신경(鎖骨上神經) 전지(前枝)와 설하신경(舌下神經)의 근지(筋枝)가 지나고, 혈관은 전경정맥(前頸靜脈), 심층에는 총경동맥(總頸動脈)이 있다. 이상의 양혈(兩穴)에 자침할 때, 심자(深刺)하거나 조금 외측에 자입하면 교감신경을 자상하여 심하게 통증을 느끼게 된다. 그리고 총경동맥을 파열하면 대출혈(大出血)하여 위험하게 된다.

이상의 설명에 의해 경부(頸部)의 혈위에 자침할 때는 특히 신중해야만 한다는 것을 알 수 있다. 우선 정확하게 취혈할 것, 다음은 심자(深刺)하지 말 것, 수법 조작도 강하게 하지 않을 것 등에 의해 국부(局部)의 조직과 혈관을 파열하지 않도록 한다. 그리고 자침시에 환자가 통증을 호소하거나, 호흡이 빨라지거나, 실신하면 바로 발침하고 몸을 일으켜, 잠시 쉬게 한다. 그리고 출혈이 있으면, 바로 몇 분 정도 지압(指壓)하여 지혈(止血)하거나(과민증이 있으면 지압에 의한 지혈을 할 수 없다), 지혈약(止血藥)을 발라 치료한다.

(2) 경부(頸部)의 혈위를 자침해 경동맥류(頸動脈瘤)가
일어난 사례

환자: 여성, 33세.

우측 경동맥에 박동성(搏動性)의 혹[瘤]이 생겨 20일 정도되어 구급(救急)으로 입원했다. 증상은 20일 전에 목구멍이 아파 지역의 의사에게 침술치료를 받았다. 전경부(前頸部)에 자침했는데, 바로 콩알만한 혹이 생겨 서서히 커지고, 당기는 듯한 통증, 호흡이 압박받아 연하(嚥下)곤란이 되어 입에서 침이 흐르게 되었다.

검사: 경부 좌측으로 돌리면 운동제한이 있다. 우경부(右頸部)에 15×10×5cm 정도의 박동성 혹이 있다. 기관은 좌측으로 이동되어 혀를 내밀지 못하고, 압박과 떨림이 있다. 청진했더니 분명한 취명성(吹鳴性) 잡음이 있다. 외상성(外傷性) 총경동맥류(總頸動脈瘤)라고 진단되었다. 입원하고 6일째에 우총경동맥류 절제수술을 했지만, 동맥류를 절제하자 기관에 유종(乳腫)이 나타났다. 기관절개 수술을 한 후 순조롭게 치유되어 퇴원했다.

― 진세모(陳世謀)『중의 잡지(中醫 雜誌)』1980; (7) :49

이 예는 총경동맥류(總頸動脈瘤)가 발생한 원인은 분명하며, 자침력(刺鍼歷)이 있고, 그 취혈부위에 생겼다. 인영혈(人迎穴)을 택할 때는 신중하게 할 필요가 있다. 만약 자입이 너무 깊거나 자침조작이 너무 격심하면 현기증이 나거나 실신한다. 인영의 자침이란, 경동맥동부(頸動脈洞部)에 자침하는 것이며, 정확하게 사용하면 다양한 질환을 치료할 수 있다고 생각하고 있다. 이 예에서는 자침이 부적절하지만, 임상에서는 별로 없다. 이 예를 금후의 교훈으로 하지 않으면 안된다.

(3) 혈영(血癭: 경부의 혈관종)에 자침하여 출혈해
　　사망시킨 2사례

　　혈영(血癭)은 금침(禁鍼)이며, 굵은 침을 직접 자입하는 것은 절대로 해서는 안 된다. 어느 시술자가 연령이 60세에 가까운 혈영 환자를 침치료했다. 직접 만든 24호의 호침(毫鍼: 누침 정도의 크기)을 직접 병소(病巢)에 2개를 자입했다. 깊이는 1촌 정도였지만, 발침(拔鍼)하자 출혈에 의해 사망했다. 또한 다른 시술자도 혈영 환자를 침치료하기 위해 직접 만든 24호의 호침을 병소에 3개 직자(直刺)하여 내출혈에 의한 질식으로 사망했다.

— 이세진(李世珍)『상용수혈임상발휘(常用腧穴臨床發揮)』871항, 인민위생출판사, 1985

　　중국의학(中國醫學)에는 5영(癭)이 기록되어 있는데 그 하나가 혈영(血癭)이다. 실을 묶은 방과 같이 빨간 맥이 엉켜서 나타나는 것이 특징이다. 혈영의 치료는 양혈(養血)·양혈(涼血)·억화(抑火)·자음(滋陰)·안검심신(安劍心神)·조화혈맥(調和血脈)이며, 금련이모

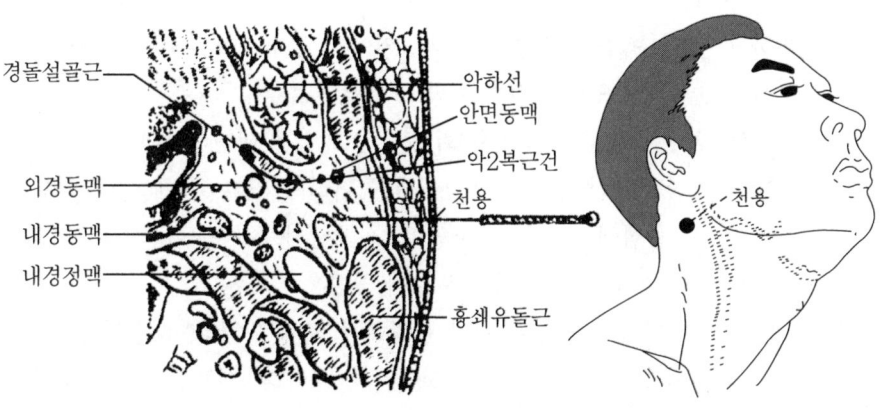

〈천용혈(天容穴)의 자입 수평단면도〉

환(芩連二母丸)으로 서서히 고쳐간다. 그것을 굵은 침으로 파열(破裂)하면 출혈이 멈추지 않고, 바로 위험해진다. [예 1]에서는 혈영에 2개의 침을 1촌씩 자입하고, [예 2]에서는 병소(病巢)에 3개를 직자하고 있다. 이렇게 해서 죽지 않을 리가 있을까? 실로 침술사고를 일으킨 시술자는 사람을 죽인다.

### (4) 유방(乳房)이 빨갛게 부은 곳을 자침해 동맥을 찔러 파열되어 출혈한 사례

환자: 여성, 26세.

환자는 우측 유방이 붉게 부어 아프고, 발열이 3일간 계속되고 있다. 침술치료를 받았지만, 가장 심하게 부은 곳을 피부의 소독도 하지 않고, 삼릉침(三稜鍼)으로 직자(直刺)하였다. 자침한 후 통증이 심해졌다. 발침할 때 침공(鍼孔)에서 빨간 피를 흘려, 단시간에 출혈량은 200ml가 되었다. 바로 환자는 머리가 빙빙 돌고, 눈앞이 노랗고, 목이 마르고 식은땀이 나고, 심장이 두근두근하여 실신(失神)했다. 그 후 강하게 압박하여 겨우 출혈이 멈추었다. 다음날의 검사에서도 출혈하고, 더욱 통증이 심해졌다. 4일째에도 출혈하여, 전후 3회에 약 500ml 출혈하였으므로 진찰을 받으러 왔다.

검사: 체온 37.8℃, 맥박 90회/분. 양 유방은 대칭(對稱)으로 우측 유방의 외상방(外上方)에 3×4cm의 응어리가 있고, 붉게 부어 압통이 있으며, 중심에는 침공이 보인다. 신체검사에서는 5ml의 유혈(流血)이 있고, 액와(腋窩)임파절은 부어 있다.

입원하고 나서는 압박에 의해 출혈하지 않게 되었다. 다음날 오후, 기침 때문에 다시 50ml를 출혈하여 수술하였다. 피부를 절개했더니 복숭아씨만한 응어리가 있고, 내부에 응고된 혈괴(血塊)가 채워져 있었다. 출혈괴(出血塊)를 제거했더니, 제3늑골(肋骨) 하연(下緣)에서 선혈(鮮血)이 분출하고, 분출 리듬은 심장박동과 일치하였다. 제3늑골 위를 압박하여 피가 멈추었다. 검사에 의해 늑간동맥에서의 출혈이 증명되었다. 출혈부위는 원래의 자침부위와 일치하여 봉합에 의해 치유되어 퇴원했다.

— 이엄(李嚴) 등 『중의 잡지(中醫 雜誌)』 1962; (1) :30

자침요법은 급성유선염(急性乳腺炎)에 효과가 있지만, 변증(辨證)을 필요로 한다. 급성유선염의 초기(화농되지 않았을 때)는 족삼리(足三里)와 합곡(合谷) 등 원격(遠隔)의 혈위와 유방 주위의 혈위를 택해 자침한다. 유방 주위의 혈위에도 주(主)와 부(副)가 있다. 응어리가 유방 상부에 있으면 응창(膺窓)을 자침하고, 유방 하부라면 유근(乳根)을 자침하며, 응어리가 내측이라면 신봉(神封)을 자침하고, 외측이라면 천지(天池)를 자침한다. 유선염으로 화농(化膿)되어 있으면 농점(膿點)에 피침(鈹鍼)을 놓아 배농(排膿)해도 좋다. 이 경우는 농(膿)이 나오면 좋으며, 깊게 자입하지 않도록 한다. 너무 깊으면 살과 혈관을 자상(刺傷)할 수 있다.

이 환자는 발열하고 3일째이므로, 아직 화농되지 않았다. 가장 염증을 일으키고 있는 부위는 독기(毒氣)가 집중되어 있는 점(點)이기 때문에 만약 그곳에 심자(深刺)하여 독(毒)이 피에 들어가게 되면 독이 전신으로 퍼져 주황(朱黃)이라 불리는 위험한 상태가 된다. 또한 심자해서 동맥을 파열하면 출혈이 멈추지 않고 다른 증상을 발생시킨다. 이 예(例)에서 나타나듯이 아시혈(阿是穴)을 맹목적으로 택하면 해(害)만 있지 득(得)은 없다.

응어리의 외과처치에서는 무균조작(無菌操作)에 주의하지 않으면 역(逆)으로 감염을 일으켜 병상을 악화시킨다. 이 예에서는 소독하지 않은 침을 사용하고 있다.

(5) 장문(章門)을 자침해 늑간동맥이 파열하여 출혈(出血)한 사례

환자: 남성, 36세.

6개월 전부터 양(兩) 계륵부(季肋部)가 부어서 부석부석한 통증이 있으며, 식후는 상복부에 팽만감이 있어 간염이라 진단되었다. 어느 날 정오에 병원에서 침구치료를 받았다. 자침 중에 기침이 나와 발침하자, 숨이 차고 복통이 서서히 심해지고, 우측으로 눕자 통증이 분명해진다. 그리고 구토와 설사가 있었다. 그날 밤에 우리 병원에 입원했다.

검사: 맥박은 미약하고 140회/분, 호흡 36회/분, 혈압은 소리가 분명하지 않다. 안면창백, 안절부절한 얼굴로 우측으로 눕는 것을 좋아하고, 복부가 팽륭(膨隆)해 있지만, 장성(腸性)의 증상과 연동파(蠕動波)는 없다. 검상돌기(劍狀突起) 아래와 늑골부(肋骨部)에 자침의 흔적이 있고, 배 전체에 중(中) 정도의 근육긴장이 있으며, 분명한 압통과 경도(輕度)의 반도압통(反跳壓痛)이 있다. 간장과 비장은 만져지지 않고, 분명하게 복수(腹水)의 징후가 있다. 장명(腸鳴)은 없지만 간탁음(肝濁音)은 있다. 복부 천자(穿刺)로 피가 섞인 액체가 추출(抽出)되었다. 구급치료했지만 효과 없이 입원한 지 4시간 만에 사망했다.

사체(死體) 해부: 복강(腹腔)을 열어 보았더니 다량의 피가 밖으로 흘러 있고, 복강내의 동혈(洞血)은 전부 2,700ml였다. 우측 복막의 뒤에 4×1.4cm의 혈종(血腫)이 있으며, 그것은 우측 제10늑골 하연(下緣)에 위치하고, 그것이 체표의 장문혈(章門穴)의 침공(鍼孔)과 일치하고 있다. 좌측의 대칭(對稱)부위에도 3×3cm의 반상(斑狀)출혈이 있다.

최종 진단: 늑간동맥의 파열로 복강내에 대출혈(大出血)이 일어나 쇼크를 일으켜 사망했다.

― 이낙천(李樂天) 등『중화외과 잡지(中華外科 雜誌)』1960; (4):406

장문(章門)은 별명(別名)을 주첨(肘尖)·협료(脇髎)·계륵(季肋) 등으로도 불리우며, 족궐음간경(足厥陰肝經)의 혈이고, 소양(少陽)과 궐음(厥陰)의 교회혈(交會穴)이기도 하며, 장(臟)에 모이는 혈이고, 비장(脾臟)의 모혈(募穴)이다. 혈위(穴位)는 계륵(季肋)의 끝에 있으며, 하완(下脘)과 수평이다.

국부(局部) 해부: 측복부(側腹部)에서 제11늑골(肋骨) 선단 내외복사근(內外腹斜筋) 안에 있으며, 늑간동맥이 있고, 늑간신경이 분포한다. 우측은 간장 하연(下緣)에 해당하며, 좌측은 비장의 하방(下方)에 있다.

침법과 주치: 옆으로 누운 자세로 상측(上側)의 무릎을 굽히고, 아래의 무릎은 뻗어(옆으로 누운 자세일 때는 발을 상하로 나눈다) 제11늑연골(肋軟骨) 선단을 택한다. 0.5~0.8촌 정도 자입한다. 옆구리가 아파 잠을 자지 못한다, 장명(腸鳴), 소화불량, 구토, 오줌이 많고 탁함, 등허리의 냉통 등을 주로 치료한다.

장문(章門)은 평자(平刺: 횡자)하고 심자(深刺)하지 않는다. 직자(直刺)로 1촌을 넘으면 늑간신경과 혈관을 자상할 위험이 있다. 침끝이 조금 위로 향하면 좌측에서는 비장을 자상할 위험이 있고, 우측이라면 간장을 자상할 가능성이 있다. 시술자가 미숙하고 취혈이 부정확하여 침의 방향이 나쁘면 사고로 이어지기 쉽다. 장문(章門)을 깊게 자침하면 심부(深部)에 늑간동맥과 장기(臟器)가 있으므로 신중하게 자침하지 않으면 안 된다. 만약 잘못된 자침에 의해 심한 반응이 생기면, 곧바로 구급치료를 하지 않으면 나쁜 결과가 초래된다.

이 보고(報告)에서는 흉복부의 혈위에 자침한 후, 환자에게 격심한 반응이 일어나고 있는데, 이것을 임상증상과 참조하여 신경과 혈관, 장기(臟器) 등을 손상시켜 쇼크와 기흉(氣胸), 출혈 및 다른 병발증

(倂發症)이 발생할 가능성을 생각하지 않으면 안 된다. 이 예(例)에서 쇼크증상이 있고, 분명한 복부의 양성(陽性) 징후가 있으며, 복강 천자(腹腔 穿刺)로 혈액이 추출되었으므로, 더욱 빨리 내출혈의 가능성을 알았을 것이다. 그때 바로 수혈(輸血: 동맥에서의 수혈을 포함) 등의 구급치료를 하면 아마도 목숨은 구했을 것이다.

### (6) 중완(中脘)에 자침하고 흡각(吸角)을 추가해 복부에 혈종(血腫)이 일어난 사례

환자: 남성, 29세.

주증상: 상복부가 쑤시는 통증, 식욕이 없고, 설사를 2일간 계속하고 있다. 중완(中脘) 등의 혈위를 자침하고, 발침한 후에 흡각(吸角)을 했는데, 대추씨 크기의 혈종(血腫)이 발생했다.

분석: 이 환자의 혈종은 시술자가 주의하여 조작하지 않았기 때문에 복벽(腹壁)의 혈관을 자상(刺傷)하여 발생한 것이다. 이렇게 되므로 자침시에는 혈관을 피하지 않으면 안 되며, 혈관이 많은 혈위(穴位)에서는 크게 제삽(提揷)이나 염전(捻轉)하면 안 되고, 발침시에 침공(鍼孔)을 조금 지압해 준다.

― 장작현(蔣作賢)『협서중의학원학보(狹西中醫學院學報)』1988; (1):26

중완에 자침하여 혈종이 되는 경우는 적다. 복벽은 혈관이 많아도 큰 혈관은 적으며, 호침(毫鍼)을 자입해도 소량의 피밖에 나오지 않기 때문이다. 이 예에서는 발침한 후 흡각하여 음압(陰壓)에 의해 피하와 피내에 출혈한 것이 원인이다.

(7) 신낭(腎囊) 블록주사에 의해 복막후혈종(腹膜後血腫)을
　　일으킨 사례

환자: 남성, 27세.

십이지장궤양으로 입원했다. 입원 후 일반 약물치료를 받았지만, 호전되지 않아 신낭(腎囊) 블록주사를 맞고 병상이 서서히 호전되었다. 2회째 신낭 블록주사를 맞았다(자입점이 약간 아래 외방이었다). 처음에는 순조롭게 피스톤을 빼도 피가 역류(逆流)하는 일이 없었지만, 0.5% 프로카인 용액을 10ml 정도 주입했을 때, 피스톤을 빼자 피가 역류해 침을 약간 후퇴시키고, 흡입(吸入)해도 피가 역류하지 않았을 때 계속해서 주입하여 약을 다 넣었다. 시술 후 환자에게 누워서 쉬도록 했지만, 바로 환자는 식당으로 식사를 하러 갔다. 그날 오후부터 요부(腰部)가 부어서 부석부석하게 아프기 시작했지만, 다음날 오후에 요통이 가벼워졌으므로 2시간 정도 탁구를 했다. 그날 밤 10시경 우측 복부(腹部)에 침으로 찌르는 듯한 통증을 느꼈는데, 방산통(放散痛)은 없고, 새우같이 몸을 굽히면 통증이 가벼워진다. 울렁거림은 있지만 구토는 없었다.

검사(檢査): 복부는 유연하지만 우측 가운데 복부에 분명한 압통과 반도(反跳)압통이 있고, 폐쇄근(閉鎖筋)과 대요근(大腰筋)의 테스트가 양성(陽性)이었다. 백혈구 수는 14,500/㎣, 호중구(好中球) 86%, 혈소판 176,000/㎕, 출혈시간 2분, 혈액응고 시간 30초, 오줌은 정상으로 급성충수염이라 진단하고 수술하였다. 개복했더니 상행결장의 위 1/2에 해당하는 복막후벽(腹膜後壁)에 약 7×2cm의 혈종(血腫)이 있고, 충수(蟲垂)에 급성염증은 없고, 병리검사도 만성충수염이었다.

교훈(敎訓): 신낭 블록에서는 자입하는 부위를 파악하지 않으면 안 된다. 자입하는 깊이는 사람에 따라 다르지만, 약제(藥劑)를 주입할

때는 침을 고정하지 않으면 안 된다. 흡입(吸入)하여 피가 역류했을 때는 침을 후퇴시킬 뿐만 아니라, 조금 방향도 바꾸지 않으면 안 된다. 그리고 시술 후 24시간은 심한 운동을 하지 않도록 하여 출혈을 방지한다.

— 주무섭(周武燮)『중급의간(中級醫刊)』1965; (9) :586

이 사례는 신낭(腎囊) 블록을 행할 때는 엉뚱하게 하지 말고, 순서를 밟아 신중하게 하지 않으면 안 된다는 것을 알려주고 있다.

### (8) 곡택(曲澤)을 점자(點刺)하여 출혈이 너무 많아 반응이 일어난 2사례

〔예 1〕 이전에 모 시술자가 굵은 침을 곡택(曲澤)에 자침하여 출혈시켜 복부가 조이는 듯이 아프고, 안절부절하여 구토하는 환자를 치료했다. 자침이 너무 깊어 출혈이 너무 많아, 바로 증상은 좋아졌지만 안면창백, 심장이 두근거리고 숨이 차고, 수족(手足)에 힘이 들어가지 않게 되어, 며칠이 지나 겨우 서서히 회복했다.

〔예 2〕 환자는 구토 때문에 모 시술자가 굵은 침으로 우측 곡택을 자침해 출혈시켰지만, 동맥혈관에 닿았기 때문에 출혈이 멈추지 않게 되었다. 침공(鍼孔)을 지압하고, 팔굽을 굽혀 혈관을 압박하여 지혈했지만, 이미 환자는 실신하여 구급치료로 소생했다. 그 후 며칠간 계속하여 겨우 회복했다. 좌측의 곡택에 자침한 곳도 혈종(血腫)이 되어, 15일 후부터 서서히 사라져갔다.

— 이세진(李世珍)『상용수혈임상발휘(常用腧穴臨床發揮)』인민위생출판사, 1985 :569

곡택(曲澤)은 수궐음심포경(手厥陰心包經)의 혈위(穴位)이다. 그것은 주와정중(肘窩正中)에 위치하며, 상완골(上腕骨)과 전완골(前腕骨)의 관절부(關節部)로 상완이두근건(上腕二頭筋腱)의 척측연(尺側

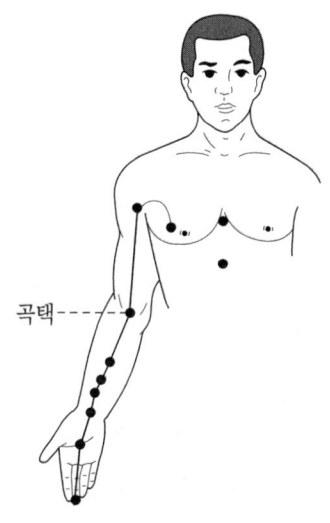

곡택

緣)에 있고, 상완동맥과 정중신경의 통로에 해당하며, 피하(皮下)에는 주정중피정맥(肘正中皮靜脈)이 있다. 일반적으로 0.3~0.5촌 정도 자침한다. 심통(心痛), 신열(身熱), 목마름, 토사, 곽란, 상한(傷寒: 티프스), 기역구토(氣逆嘔吐) 등을 치료한다. 점자(點刺)하면 모든 급성토사, 열사병에 의한 고열을 치료할 수 있다.

　토사(吐瀉)로 정기(正氣)를 소모하고 있는데, 다시 곡택을 택하여 출혈시키고 있다. 출혈이 너무 많아 기혈(氣血)의 양측이 손상되고, 그 때문에 실신했다. 다행히도 바로 치료했기 때문에 위험상태에서 벗어났다.

　곡택의 점자(點刺)는 급성의 토사에는 효과적이지만, 많은 출혈을 시켜서도 안 되고, 심자(深刺)해서도 안 된다. 심자하면 상완동맥(上腕動脈)을 상처입혀 출혈이 멈추지 않을 위험이 있다. 천자(淺刺)해서 소량의 피를 내면 퇴열강역(退熱降逆: 해열하거나 구토를 멈추는) 작용이 있다.

(9) 손바닥에 좌자(挫刺)해서 동정맥류(動靜脈瘤)가 된 사례

환자: 여성, 38세.

두경부(頭頸部)의 통증 때문에 같은 마을의 인민공사 사원이 합곡혈(合谷穴)과 낙침혈(落枕穴)에 봉침을 놓고, 손가락으로 자입부위를 잡았다. 합곡을 앉아서 자침할 때의 출혈(出血)은 많았지만, 압박했더니 멈췄다. 1일 후부터 침을 놓은 부분이 반상(斑狀)으로 피하출혈했다. 1개월 후 정도부터 서서히 왼손의 천정맥(淺靜脈)이 늘어나 중지와 약지가 자색(紫色)으로 변해 병발 기능장애가 나타나, 점점 심해져 갔다. 그리고 우연히 왼손 중지가 가시에 찔려 붉은 선혈이 흘러 멈추지 않고, 감염을 동반하여 낫지 않게 되어 통증이 더 심해졌다.

임상검사: 간기능은 정상이고, 혈액 응고시간은 각 1분이다.

외과 소견: 왼손이 종창(腫脹)하여 중지와 약지의 천정맥이 늘어나 자색(紫色)이 되어 있다.

촉진: 손을 쥐면 가늘어지고 풀면 충만하다. 중지 끝에 직경 1cm의 피부가 검어진 부분이 있고, 손톱 밑에 농성(膿性)의 분비물이 조금 있다. 합곡혈에는 지속성 떨림[振戰]이 있다.

청진: 국부에 지속성의 잡음이 있고, 그것이 심장의 수축기에 증강한다. X선 사진에서는 중지 끝마디에 골수염상(骨髓炎狀)의 병변(病變)이 보여 동정맥류(動靜脈瘤)라 진단하였다.

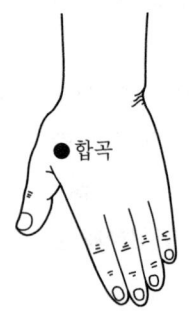

●합곡

합곡에 자침하여 부작용이 나타났다.

치료: 혹[瘤]의 부위를 결찰(結紮)하고 손가락을 절단했다.

— 소정빈(邵廷彬) 『천진의학(天津醫學)』 1977; (12) :613

좌자요법(挫刺療法)은 농촌에서 유행하고 있고, 순서대로 시술하면 효과가 있다. 이것은 민간요법으로 보기에는 간단하지만, 좌자법(挫刺法)에는 일정한 순서와 원칙이 있으며, 임상변증(臨床辨證)과 경락의 분류가 있고, 전용침과 엄격한 소독이 갖추어져야 비로소 안전하고 효과적인 치료법이 된다.

여기서 보고한 사례는 시술자에게 의학지식이 없고, 전용 기구도 없으며, 소독의 지식도 없다. 어떤 사람들은 "좌자(挫刺)는 백병을 치료할 수 있다"고 생각하고, 내과이든 외과이든, 부인과든 소아과든 일률적으로 좌자로 치료하고, 더욱이 급성병에 사용하는 사람이 많다. 대부분은 사지 말단(四肢 末端)에 시술하고, 효과가 없으면 팔굽이나 무릎을 좌자하며, 그래도 효과가 없으면 전흉부(前胸部)나 배부(背部)에 시술한다. 병상이 가볍고 얕아도 좌자한 후에 지쳐서 참을 수 없게 되거나, 약간 호전되거나 한다. 심하게 병기(病氣)를 좌자하여 위독하게 되는 경우도 있다. 또한 원래의 병기가 치료되지 않았는데 몸에 상처를 입히거나, 감염되어 혹이 되기도 한다.

이 보고는 후자이다. 그 말에 따르면 동정맥루(動靜脈瘻)는 동정맥류(動靜脈瘤)라고도 부르며, 후천적으로 외상(外傷)에 의해 발생한다. 좌자한 합곡혈(合谷穴) 부근에는 요골동맥(橈骨動脈)의 분지(分枝)가 있고, 그것은 표층(表層)이다. 선혈(選穴)이 부정확하면 자침이 너무 깊으면 혈관을 손상하고, 크든 작든 혈종(血腫)을 발생시킨다. 혈종의 기질화(器質化) 과장으로 동정맥의 압력에 의해 동정맥류가 되었다. 결국은 수술했지만 손가락을 절단했으므로 평생 신체장애자가 되었다.

(10) 클로르프로마진(chlorpromazine: 정신안정제의 하나)
을 신문(神門)에 주입하여 손가락이 괴사(壞死)한 사례

환자: 남아, 5세.

고열과 불면으로 경풍(驚風)이 일어나 발버둥으로 입원하여 중증의 일본뇌염(日本腦炎)이라 진단받았다. 종합클로르프로마진을 둔부에 근육주사(筋肉注射)를 맞고, 6일 후에 약(藥)을 멈추었다. 그때부터는 실어(失語), 음식물을 넘기지 못하고, 지체(肢體)의 떨림, 근장력(筋張力) 과도, 사지의 굴곡(屈曲), 오른손 관절이 굽어진 채로 후유증이 남았다. 입원하고 1개월 후부터 소용량(小用量)의 클로르프로마진을 양측의 신문혈(神門穴)에 블록주사했다. 각 혈위에 2.5% 클로르프로마진 용액을 0.16ml씩 매일 1회 3일간 주입했다. 그러자 오른손목의 중단(中斷)부터 손가락끝까지 부종이 생기고, 주사부위의 피부가 새빨갛게 괴사(壞死)하고, 수포(水泡)가 생겼다. 조직의 괴사는 손바닥을 따라 소지와 약지까지 퍼져 있고, 그 두 손가락 끝은 검어졌으며, 우측 요골동맥은 박동하고 있지만, 반대측보다 약하다. 2일째에도 병상은 계속 악화되어 부종이 심해지고, 오른쪽 팔꿈치까지 미치고, 괴사는 소지와 약지 전체 뿐만 아니라 검지와 중지까지 퍼지고, 엄지면에도 빨간 반점이 산재해 있다. 발병하고 바로 손목동맥의 혈전(血栓) 형성이라 생각되었다. 곧바로 지체(肢體)를 높게 하여 국부에 냉찜질하고, 헤파린을 정맥 내에 주입하고, 0.25% 프로카인으로 오른팔 위에 환상으로 블록함과 동시에 항생물질을 사용하여 국부에 감쌌다. 4일째부터 부종이 서서히 가라앉기 시작하여 피부의 빨간 반점도 사라져 한정성 괴사로 되었다. 20일 후에 오른쪽 소지와 약지 전부, 그리고 검지와 중지 끝이 건성 괴저가 되어 손가락을 절단했다.

— 유수거(劉水渠)『신의학(新醫學)』1973; (11) :557

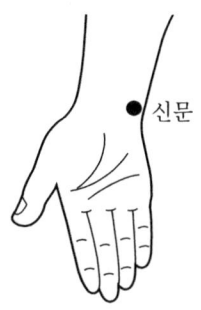

신문에 약침을 주입하여 부작용이 나타났다.

신문(神門)은 중도(中都)·예중(銳中)·태충(兌衝)·태골(兌骨)이라고도 부르며, 수소음심경(手少陰心經)의 혈이고, 심맥(心脈)이 흐르는 곳에서 수혈(腧穴)이다. 심경(心經)의 원혈(原穴)이기도 하다. 혈위(穴位)는 손등 뒤 예골(銳骨) 끝의 움푹한 곳에 있다.

국부 해부는 두상골(豆狀骨)과 척골(尺骨)의 관절부(關節部)에서 척측수근굴근건(尺側手根屈筋腱)의 요측(橈側), 척골동맥(尺骨動脈)과 척측신경(尺側神經)의 통로에 해당하고, 내측전완피신경(內側前腕皮神經)과 척골신경장지(尺骨神經掌枝)가 피부감각을 지배하고 있다.

침법과 주치: 환자는 손바닥을 위로 향하고, 소지와 약지의 손바닥 쪽을 바깥쪽으로 향하여 두상골(豆狀骨) 아래에서 척골(尺骨) 끝의 움푹한 곳을 손톱 끝으로 취혈한다. 침은 0.3촌 자입한다. 심통(心痛)·초조(焦燥)·치매(痴呆)·전간(癲癎)·건망(健忘)·동계(動悸)·불면(不眠)·구혈(嘔血)·토혈(吐血)·목황(目黃)·협통(脇痛)·천역신열(喘逆身熱)을 치료할 수 있다.

이 보고(報告)에서는 일본뇌염 후유증에 의한 실어(失語)와 사지(四肢)의 떨림에 신문(神門)을 택하는 것은 대증요법이다. 아마도 클로르프로마진의 농도가 너무 높았기 때문에 제대로 약제가 흡수되지 않고, 국부(局部)가 강하게 자극받아 괴사한 것으로 생각된다.

유(劉) 씨는 "이 예(例)는 아마도 신문(神門)에 의해 클로르프로마진을 척골동맥에 직접 주입하여 괴사(壞死)했을 것이다. 이 부위는 근건(筋腱)과 인대(靭帶)가 많아 조직이 치밀하다. 더구나 환자의 완(腕)관절은 굴곡상태이며, 그 때문에 혈행장애를 일으켜 약물흡수를 방해하여 처음으로 국부가 괴사하고, 그것이 척골동맥에 영향을 주어 동맥 내막염(內膜炎)이 되어 혈전(血栓)이 생겨 사지 말단이 괴사했다고 생각한다. 국부에 주사했지만, 염증성 삼출액(滲出液)이 정맥(靜脈)을 압박하고 있기 때문에 환류(還流)현상이 일어나 부종이 되었다. 왼손의 신문(神門) 주사(注射)는 아마 척골동맥까지 미치지 못하고, 더욱이 왼손목의 굴곡이 오른손 만큼 심하지 않았기 때문에 혈류에 대한 영향이 적고, 약액(藥液)의 흡수와 분산이 원활했기 때문에 괴사에 이르지 않았다고 생각된다"고 지적하고 있다. 이것이 양측의 신문혈(神門穴)에 동시에 주사하고 있지만, 우측 국부는 괴사해도 좌측이 괴사하지 않았던 이유이다.

그 원인을 분석하여 "치밀한 조직으로, 또한 큰 동맥과 신경간(神經幹)이 지나고 있는 부위에서는 클로르프로마진 등, 자극성이 강한 약물을 사용한 주사나 블록은 피해야 한다. 그렇지 않으면 사고로 이어진다"고 말하고 있는데, 이 의견은 적절하다.

### (11) 클로르프로마진(chlorpromazine)을 요골동맥(橈骨動脈)에 주입하여 반응이 일어난 사례

환자: 여성, 21세.

통합실조증(統合失調症) 때문에 우리 병원에 입원하여 전기(電氣)쇼크요법을 받고, 동시에 이른 아침 종합클로르프로마진 50mg에 생리식염수 20mg을 추가하여 정맥내 주사했다. 환자는 뚱뚱하고 저항하기 때문에 팔[肘]부위와 전완(前腕)의 혈관에 몇 번이나 주사를 하여, 이미 경직(硬直)되어 있었다. 그래서 왼손 요측(橈側)에서 손목 위 6cm에 주사했다. 그때 시술자는 탄력성이 좋은 혈관을 만진 느낌이 들고, 침을 자입하는 순간에 피가 실린더(cylinder) 내부로 유입되었으며, 그 색깔은 선홍색(鮮紅色)이었지만 별로 유념(留念)하지 않았다. 7~8ml 정도 주입했을 때, 자침(刺鍼)한 주위의 피부가 창백해져 바로 주입(注入)을 멈추었지만, 얼마 안 있어 피부가 붉어졌기 때문에, 역시 피는 유입되고 있었지만 2ml의 주입을 계속했다. 그러나 주위의 피부가 부어 왔기 때문에 결국에는 주사를 멈추었지만, 주위의 피부는 다시 창백해졌다. 6시간 후에 환자는 격통(激痛)을 느껴, 바로 국부에 뜨거운 찜질을 했다. 그날 밤은 통증 때문에 잠을 잘 수가 없었다. 다음날은 주사부위의 피부에 불규칙적인 2~8×3~5cm의 암적색(暗赤色)의 반점이 생겼다. 혈관 및 그 분지(分枝)를 따라 엄지와 검지에도 반상(斑狀)의 색소침착(色素沈着)이 산재해 있다. 분명하게 전완이 종창하고, 붓기는 손등이 심하고 격통(激痛)이 있다. 왼손 엄지와 검지는 더욱 심하고 운동제한이 나타났다. 처치하자 붓기는 7일 후에 사라졌다. 1개월 후에 퇴원했을 때, 주사한 주위의 피부는 색소침착이 남아 있고, 왼손의 맥박은 오른손에 비해 분명하게 약하고, 온도도 낮아서 악력(握力)도 약간 떨어지고, 왼손 엄지가 약간 마비되어 있지만, 손의 기능은 정상으로 회복되어 있다. 이 예에서는 처치가 빠르고 정확했기 때문에 장애가 남지 않고 끝났다. 보고의 토론(討論) 중에는 약물을 잘못하여 요골동맥의 분지(分枝)에 주입했기 때문에 일어난 반응이라고 인정되었다.

— 공상정(龔祥亭)『중급의간(中級醫刊)』1965; (10) :649

주사부위의 선택 및 클로르프로마진(chlorpromazine)의 주입과정(注入過程)에서의 반응에 의해 약물을 잘못하여 요골동맥에 주입해서 일어났다고 판단할 수 있다. 여기서는 손목의 요측(橈側)에서 6cm 위를 택했는데, 그것은 요골동맥의 분지(分枝)가 체표(體表)에 있는 부위이다. 그 때문에 혈관은 보이지 않아도 압력에 의해 혈관을 감지(感知)할 수 있으며, 자입시에 탄력성이 있어 바로 피가 유입되고, 피의 색깔도 선홍색 등 동맥(動脈)과 일치하고 있다. 주사하고 있을 때 주위의 피부색이 변화했는데, 이것은 아마도 클로르프로마진의 화학반응이 더해져 혈관이 자극받아 경련이 일어났기 때문에 나타난 것이다. 약물이 동맥으로 들어가면 상당히 빠르게 분산되고, 미치는 범위도 넓다. 그것이 정맥(靜脈)이나 피하(皮下)라면 약물의 분산도 느리고, 상당히 오랜 기간 한 곳에 머물고, 뜨거운 찜질 등으로 부기(浮氣)와 통증이 사라진다.

약물의 혈위주사는 상당히 신중을 요하는 요법이다. 그것은 많은 혈위에 혈관이나 신경이 있기 때문에 한 번이라도 상처를 입으면 국부(局部)의 기능장애를 가져오기 때문이다. 정맥주사도 마찬가지로 부위(部位)를 선택하지 않으면 안 되며, 정맥인지 동맥인지를 구분하고, 찾아낸 혈관의 전부가 정맥이라고 생각해서는 안 된다. 사지 말단(四肢 末端)에서는 수족(手足)의 소동맥(小動脈)은 표층(表層)에 있고, 박동(搏動)도 작지만 약물을 주입할 때 역류(逆流)하는 피의 속도와 색(色)을 관찰하면 정맥인지 동맥인지를 구분할 수 있다.

(12) 질변(秩邊)과 환도(環跳)를 자침해 상둔동맥(上臀動脈)이 파열하여 출혈한 사례

환자: 남성, 22세.

좌측 둔부가 나른하고 아프기 때문에 침술치료를 받았다. 혈위는 질변(秩邊)·환도(環跳)·아시혈(阿是穴)을 자침해 제삽(提挿) 자극한 후 펄스(pulse: 순간 파동)로 20분 정도 통전(通電)했다. 그날 밤은

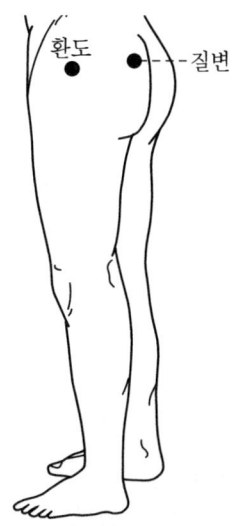

환도·질변에 자침하여 상둔동맥이 파열하였다.

좌측 둔부(臀部)의 통증이 심해져 오한(惡寒)과 발열(發熱)이 있었으며, 체온은 39.5℃가 되었다. 설편(sulfin)을 복용하고, 페니실린과 스트렙트마이신을 근육주사했지만, 며칠 지나자 동통(疼痛)범위가 오히려 넓어지고, 좌측 하지(下肢)로 걷기가 어려워지고, 체온이 39.5℃가 되었다. 우리 병원에 구급(救急)으로 입원하여 국부 천자(局部 穿刺)를 했더니, 약 0.5ml의 농즙(膿汁)이 추출(抽出)되고, 좌측 둔부(臀部)의 심부 농양(深部 膿瘍) 때문에 입원했다.

　검사: 체온 38℃, 좌둔부(左臀部)는 우둔부(右臀部)와 비교하여 분명하게 부어 있고, 피부표면은 조금 화상을 입은 것처럼 되었으며, 심부(深部)에는 압통이 있지만 그다지 맥이 뛰는 듯한 느낌은 없었다.

　임상검사: 백혈구 11,500/㎣, 호중구(好中球) 81%. 좌측 둔부의 감염과 심부의 농양(膿瘍)이 의심되므로 항감염(抗感染)의 치료를 주로 하였다.

환자는 입원하고 17일 사이에 계속해서 3회의 좌측 둔부 천자(臀部穿刺)를 했지만, 모두 농즙(膿汁)은 없고, 20ml의 혈액만을 추출했다.

천자액(穿刺液)의 배양: 세균은 성장하지 않는다. 다시 국부(局部)를 천자(穿刺)했더니 암갈색의 혈액이 추출되어 혈종(血腫)의 감염이 의심되었다. 곧바로 척수 마취하고 혈종을 절개 드레너지를 행했으며, 농성(膿性)의 액체 500ml를 추출했다. 시술 후는 2곳의 절개한 부위에 각각 하나씩 드렌을 설치했다.

환자가 화장실에 갈 때, 절개부위를 덮고 있던 거즈가 떨어져 300ml 정도를 출혈했다. 검사할 때 절개부위의 근육층(筋肉層)에서 피가 나왔지만, 출혈이 계속되는 병소(病巢)가 발견되지 않았기 때문에 출혈이 많은 근층부를 2침(針) 정도 봉합(縫合)했다.

입원하고 1개월 정도 경과한 어느 날 오전에 환자는 갑자기 변(便)이 마려운 느낌과 동시에, 둔부(臀部)의 절개부위에서 다시 출혈하여 그 양은 400ml 정도였다. 먼저 압박하여 지혈(止血)함과 동시에, 정형(整形)의 입회진찰(立會診察)을 부탁했다. 출혈의 원인으로 대혈관의 파열이라 생각되었으므로 수술을 했다. 수술 중에 대둔근(大臀筋)의 심층(深層)에 이상근(梨狀筋)의 수평이상(水平以上)으로 다량의 혈괴(血塊)가 있고, 조직에 부종이 있으며, 혈종(血腫)의 하부(下部)는 좌골결절에 도달하고 있다. 혈종을 없애자 상둔동맥(上臀動脈)에서 출혈되는 것을 발견하고, 봉합하여 지혈함과 동시에 800ml 정도 수혈했다. 수술 후는 환자의 체온이 서서히 내려가고, 식욕도 증가해 23일 후에 절개부위를 치료하고, 2개월 입원한 후 치유되어 퇴원했다. 병리진단에서는 좌상둔동맥(左上臀動脈)의 위성 동맥류(僞性 動脈瘤)였다.

— 진량보(秦亮甫) 등『상해중의약 잡지(上海中醫藥 雜誌)』1986; (12) :22

환도(環跳)와 질변(秩邊)의 양혈(兩穴)은 모두 둔부(臀部)에 있으며, 환도는 대퇴(大腿) 외측면의 상부(上部)로 대퇴골 대전자(大轉子)의 후상방(後上方)에 있는 움푹한 곳이고, 질변은 둔부 후상방에 있으며, 두 개의 혈위는 가깝고, 2혈 모두 심부에 상둔동정맥(上臀動靜脈)이 있으므로, 두 개를 함께 해설한다.

이 예(例)에서는 환도와 질변·아시혈(阿是穴)을 자침해 제삽수법(提揷手法)과 강자극을 한 후, 아마도 자극량이 부족했기 때문인지 20분의 펄스(pulse) 통전(通電)까지 추가했으므로, 어느 정도는 국부조직이 파괴되어 버렸다. 그 손상이 적은 혈관이나 주위조직이라면 자기 수복능력에 의해 자연히 치유되지만, 상둔동맥 같은 대혈관(大血管)에서는 자연치유가 어렵다. 그래서 몇 개월이나 걸린 끝에 마지막에는 수술에 의해 치유됐다.

환도(環跳)와 질변(秩邊)은 분명히 다른 점이 있다. 환도는 회양 구침(回陽 九鍼)의 하나로 요혈이며, 상용괴는 혈위이지만 심자(深刺)하지 않으면 효과가 없다. 『영추(靈樞)·구침십이원(九鍼十二原)』의 장침(長鍼)은 주로 환도와 같은 혈위에서 사용된다. 『영추·관침(官鍼)』에 "자침의 포인트는 사용하는 침의 선택에 있다. 구침은 각각의 사용목적이 있다. 장단(長短)·대소(大小), 각각의 사용방법이 있다. 선택이 나쁘면 병은 치유되지 않는다. 질병이 얕은데 깊게 자입하면 피부에 궤양이 나타난다. 질병이 깊은데 얕게 자입하면 질병이 낫지 않을 뿐만 아니라 농양(膿瘍)이 된다"고 나와 있다. 환도를 택해 1촌만 자입하면 천자(淺刺)이므로 병은 낫지 않고, 오히려 자침이 해가 된다. 일반적으로 환도에서 요구되는 심도는 1.5~2.5촌 또는 3촌이다. 그것과 질변은 달리, 둔부의 후상부에 있으므로, 근육은 얇아 심자할 수 없다. 만약 심자(深刺)하면 살을 상처입힌다. 이 예는 환도와 질변을 택했다고만 서술하고 있어 자입심도나 발병부위에 대해 다루고 있지 않지만, 상황을 분석하면 아마도 질변을 심자하여 상둔동맥에서 출혈하였으며, 침 소독이 불완전했기 때문에 국부에 감염되어 화농됐다고 생각한다. 환도라면 반드시 대전자(大轉子)의 움직임에 영향을 주지만, 질변은 상층(上層)이 대둔근(大臀筋), 하층(下層)은 이상근(梨狀筋)이므로, 이 사고는 환도에 의한 것은 아니다.

### (13) 클로로마이세틴(chloromycetin)을 혈위주사(穴位注射)하여 사지 말단(四肢 末端)이 괴사(壞死)한 3사례

〔예 1〕 4세.

구토와 발열, 점액농성(粘液膿性)의 변(便)으로 이급후중(裏急後重)하면서 매일 20회 이상 배변한다.

검변(檢便): 적혈구(赤血球) 4+, 점액(粘液) 4+.

진단(診斷): 세균성 적리(赤痢). 12.5% 클로로마이세틴 0.5ml를 우측 족삼리(足三里)에 주입했다. 다음날 우측 하지(下肢)가 아프기 시작해 족삼리혈(穴)이 붉게 붓고, 분명한 압통이 있으며, 우측 발목에서 말단이 창백해지고, 족배동맥(足背動脈)의 박동이 촉지(觸知)가 안 되었다. 1주일 후에 다리관절 아래 5cm가 건성괴저(乾性壞疽)되고, 괴사한 다리의 절단수술을 하고 1개월 후에 아물었다.

〔예 2〕 남아, 6세.

점액변(粘液便)이 매일 10회 이상 있고, 이급후중(裏急後重)과 복통을 동반하였다.

검변(檢便): 적혈구 3+, 점액 4+, 백혈구 3+. 12.5% 클로로마이세틴 0.5ml를 사용하여 족삼리혈에 혈위주사(穴位注射)했다. 다음날 좌측 하지통(下肢痛)을 느끼고, 족삼리의 혈위주사한 장소가 붉게

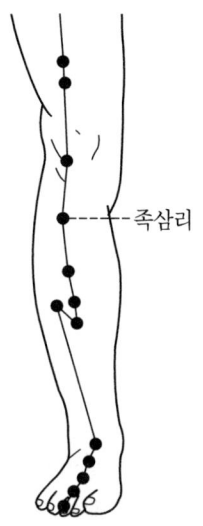

족삼리에 약침을 주사하여 부작용이 발생,
발가락이 괴사(썩는 증상)되어 절단하였다.

붓고 격통(激痛)이 있으며, 좌측 발가락이 창백해져 있는 것을 알고, 5일 후에 발가락 전부가 건성 괴저가 되어 괴사한 발가락을 절단했다.

〔예 3〕 남아, 5세.

선혈이 섞인 점액농양(粘液膿樣)의 변으로 매일 10회 이상 배변하고 이급후중(裏急後重)과 발열이 있다.

검변: 다량의 적혈구와 점액, 농구(膿球)가 있다. 양측의 족삼리에 12.5% 클로로마이세틴을 각각 0.25ml씩 혈위주사하자, 증상이 서서히 완해(緩解)되었다. 그러나 3일 후에 좌측의 혈위주사한 부분이 붉게 붓고 아프며, 좌경골(左脛骨)의 전중단(前中斷)의 피부가 창백해지고 괴사하였다. 1개월 후 X선 사진에 의해 이미 경골(脛骨)이 부패된 것을 알았으며, 마지막에는 수술하여 치유되었다.

— 낙평현인민의원(樂平縣人民醫院) 외과(外科) 『천진의약(天津醫藥) 1978; (5) :234

이상의 3례(例)는 모두 농변(膿便)을 설사하고, 발열을 일으켰기 때문에 클로로마이세틴을 족삼리(足三里)에 주입(注入)하고, 하지(下肢)에 건성괴저(乾性壞疽)를 일으켰기 때문에 수술에 의해 다리를 절단했다. 이 사실은 족삼리에 클로로마이세틴 주사는 유효하지만, 위험을 동반한다는 것을 가르쳐주고 있다. 그 하나로써 족배동맥(足背動脈)의 박동이 느껴지지 않는데, 그것은 약물주사에 의해 혈관이 경련하여 국부에 혈액 공급장애가 일어났다는 것을 나타내고 있다.

사지 말단의 괴사 3례를 보고자는 클로로마이세틴의 자극에 의해 반사성(反射性) 국부의 혈액공급 장애가 일어난 것과 관계가 있다고 생각하고 있다. 따라서 국부와 혈위에는 클로로마이세틴을 주입해야 하는 것이 아니며, 특히 소아에게는 주의해야 한다.

### (14) 클로르프로마진을 전경골동맥(前脛骨動脈)에 주입하여 맥관염(脈管炎)을 일으킨 사례

환자: 여성, 35세.

6개월 전에 담낭염을 앓고, 담낭 절제수술을 받았다. 수술 후에 자주 복창(腹脹)·복통·구토가 있고, 며칠 지나도 배변(排便)도 방귀도 나오지 않았다. 내원(來院)하여 수술 후의 장유착(腸癒着)이라 진단받아 수액과 식사 제한 등의 치료를 거쳐 복통은 서서히 완화되었지만, 구토는 남아 있는 상태였다. 그래서 클로르프로마진을 양측의 족삼리에 혈위(穴位)주사했다. 좌측 족삼리에 주사했을 때, 주사침의 혈위 자극반응이 강했기 때문에 피스톤을 빼고 피의 유입(流入)을 확인하지도 않고, 12.5mg의 클로르프로마진을 전부 주입했다. 그러자 환자의 기분이 나빠지고, 얼굴이 창백해지고 눈이 돌아갔기 때문에, 바로 침을 빼자 침공(鍼孔)에서 유혈(流血)하고 있었다. 압박하여 지혈하고 환자의 맥을 보자 늦지만 강했는데, 환자는 자고 싶어했다. 2일째부터 환자의 구토는 나았지만, 왼발 첫째 발가락의 통증과 마비를 호소했다. 검사했더니 왼발 첫째 발가락이 적자색(赤紫色)으로 부어 발가락 끝 1×1cm의 부분이 암적색(暗赤色)이 되어 감각이 없어지고, 좌족배동맥의 박동도 없었다. 5일째에 왼발 첫째 발가락의 이상뿐만 아니라, 두번째와 세번째의 발가락도 아프고 마비되면서 붉어졌다는 것을 알았다. 폐색성 혈전혈관염(閉塞性 血栓血管炎)이라 진단되었다. 환자는 술과 담배를 하지 않는다.

발병경과의 분석에 의하면 클로르프로마진을 잘못하여 전경골동맥(前脛骨動脈)에 주입해서 일어난 것이다. 그래서 한방약의 사묘용안탕(四妙勇安湯: 쌍화·현삼·당귀·감초)을 가감하여 복용시키고, 2.5% 유산 마그네슘을 정맥주사하는 등의 치료를 하고, 비타민B$_1$을 족삼리에 혈위주사하고, 생기고(生肌膏: 가석고·단호감석·주사·하용골·빙편·바셀린)를 습포(濕布)하여 서서히 호전되어 궤양(潰瘍)은 아물었다. 105일 전후에 정상으로 움직일 수 있게 되어 퇴원했다.

— 축천경(祝天經)『신의학(新醫學)』1973; (11) :558

최근에는 족삼리혈(足三里穴)의 주사(注射)에 관한 보고가 많은데, 클로르프로마진을 족삼리에 주입할 때에 잘못하여 전경골동맥(前脛骨動脈)에 주입한 예는 적다. 발병경과에서 보면 양측의 족삼리를 택했는데, 좌측만 반응이 일어나고 있다. 또한 주사침을 뺀 후에도 유혈(流血)하고, 동맥의 박동도 늦어지고, 왼쪽 발가락이 궤양(潰瘍)이 됐다는 점에서 약물을 잘못해서 좌전경골동맥에 주입하여 일어난 결과이다.

### (15) 천자침(穿刺針)에 의한 매선요법(埋線療法)은 신중하게 한 사례

『중국침구(中國鍼灸)』1985년 제1기의 '혈위매선치료(穴位埋線治療) 250례 소아마비증(小兒痲痺症)'이라는 한 문장을 읽으면 여기서 소개되고 있는 방법은 간편하고, 치료효과가 높으며, 상당한 가치가 있다. 방법은 2종류가 있는데, 하나가 삼각침(三角針) 매선법이고, 또 하나가 천자침(穿刺針) 매선법이다. 필자는 이하의 이유에 의해 두번째 방법은 신중하게 사용해야 한다고 생각하고 있다.

1980년, 필자는 외래(外來)에서 1례의 환자를 진찰했다. 그 환자는 요추천자침(腰椎穿刺針)으로 양장선(羊腸線)을 좌환도혈(左環跳穴)에 매선(埋線)한 결과, 좌측 하지(下肢)에 폐쇄성 동맥염(閉鎖性 動脈炎)이 발생하여 다섯 발가락이 검게 괴사했다. 그래서 심부조직에 요추천자침을 사용하여 매선하는 것이 과연 더욱 보급시킬 가치가 있는지 없는지 신중하게 생각해 볼 필요가 있다. 또한 이러한 천자침 매선법을 사용하여 소아마비를 치료한 경우, 만약 천자가 너무 깊으면 양장선이 잘못하여 혈관에 들어가 버린다. 따라서 이 방법을 사용할 때

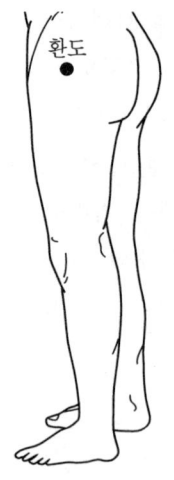

환도혈에 양(羊)의 창자로 실을 만들어 삽입한 결과 다섯 발가락이 검게 괴사되었다.

는 특히 신중해야 하며, 정확하게 취혈하고, 국부(局部) 해부를 숙지(熟知)하고 너무 깊게 자입하지 않도록 한다. 그리고 양장선을 혈관에 들어가지 않도록 주의한다.

— 증광시(曾廣沛)『중의침구(中國鍼灸)』1985; (5) :45

보고자는 천자침 매선법(穿刺針 埋線法)에 의해 양장선(羊腸線)을 혈관에 들어가게 하여 폐색성 동맥염(閉塞性 動脈炎)이 된 환자를 실제로 진찰하고, 천자침 매선법을 하지는 않고, 과연 장려할 가치가 있는지 없는지 신중하게 생각하지 않으면 안 된다고 하고 있다. 다양한 실험방법에 의해 반복하여 검증하고, 충분한 안전성이 확인된 후라면 장려해도 좋다.

천자침 매선법에는 두 가지 주의해야 할 점이 있다. 하나는 바로 아래에 대혈관(大血管)이 없는 혈위(穴位)일 것, 또 하나는 자입이 너무 깊지 않도록 하는 것이다.

## 2. 임상경험

### (1) 인영(人迎) 등의 혈위에 자침하여 갑상선기능항진증(甲狀腺機能亢進症)을 치료한 진료록

20례(例)의 갑상선기능항진증에 침술치료를 했다. 남성 1례, 여성 19례. 병력(病歷)은 최단 2개월, 최장 7년. 모든 증례에서 우울증과 조바심이 나타나 침술치료를 했다.

취혈: 비대한 갑상선체(甲狀腺體)의 중심(인영에 해당)을 택한다. 자침할 때는 선체(腺體)를 왼손으로 잡아올리고, 오른손으로 침을 잡고, 25도로 선체 중심부에 사자(斜刺)하고 제삽보사(提挿補瀉)를 한다. 증상에 따라 사죽공(絲竹空)·내관(內關)·신문(神門) 등을 배혈(配穴)해도 좋다. 수법은 일률적으로 가볍게 빨리 놓으며, 평보평사

(平補平瀉)로 제삽(提揷)한다. 강한 수법은 사용하지 않고, 치침(置鍼)도 하지 않는다. 매일 1회, 또는 격일로 1회씩 치료한다.

치료결과: 20례 중 임상적 치유 10례, 현저효 4례, 유효 6례였다. 치료기간이 최단 22일, 최장 124일이었다. 치료기간이 길수록 효과가 좋았다.

갑상선기능항진증은 현재는 약물로 제어할 수 있으며, 약을 중지하면 재발하기 쉽다. 또한 합병증에 대한 치료효과는 그다지 분명하지 않다. 침구치료는 합병증을 경감시키고, 빠르게 약물을 감량하기 위한 도움이 될 뿐만 아니라, 장기간에 걸쳐 치료를 계속하면 재발률(再發率)을 저하시킬 수 있다. 그러나 선체혈(腺體穴: 인영)은 경부(頸部)에 있기 때문에 경동맥동(頸動脈洞)을 자상(刺傷)하지 않도록 한다.

### (2) 경부(頸部)의 혈위를 자침해 급성인두염(急性咽頭炎)을 치료한 진료록

89례의 급성인두염에 침술치료를 했다. 전부 다양한 정도로 목구멍이 아프고, 인두점막(咽頭粘膜)이 충혈되어 있고, 구개수(口蓋垂)가 조금 부어 있다. 염천(廉泉)과 천돌(天突)을 택해 이인혈(利咽穴: 귓불과 아래턱의 중간에 있는 움푹한 곳)과 원단(遠端)의 혈위(穴位)를 배혈(配穴)했다. 자침(刺鍼)에서는 강자극의 사법(瀉法)을 주로 하여 30~60분 정도 치침(置鍼)한다. 치침의 사이는 1~2회 정도 괄법(刮法)을 행하고, 침감(鍼感)을 증강(增强)해도 좋다. 치료한 결과, 유효율은 96% 이상이다. 2~3회의 자침으로 분명하게 호전되었고, 일반적으로 3~6회로 치유된다. 많은 환자는 자침한 다음날 분명하게 백혈구가 감소한다. 만성화와 재발방지를 위해 장기간에 걸쳐 자극물을 섭취하지 않도록 하고, 원활한 배변(排便)에 유의한다.

현재로는 급성인두염에 그다지 침술치료를 하지 않는다. 침술치료의 주혈(主穴)은 경부(頸部)이므로, 임상에서는 신중하게 취혈한다. 먼저 정확한 취혈과 심자(深刺)하지 않을 것, 다음으로 가벼운 자극으로 국부의 조직과 혈관을 파괴하지 않는 것이 중요하다.

### (3) 유근(乳根) 등에 자침하여 유선방 증식(乳腺房 增殖)을 치료한 진료록

유근(乳根)을 주혈로 하여 자침하고, 이개(耳介)의 내분비(內分泌)와 유선(乳腺)을 배혈하여 65례(例)의 유선방(乳腺房) 증식을 치료했다. 유근혈(乳根穴)은 흉벽(胸壁)과 평행이 되도록 위와 외상방(外上方)을 향해 자입하고 크게 염전(捻轉)한다. 치료한 후 8개월 정도 관찰했는데, 치유 44례, 호전 19례, 무효 2례였다. 치유한 44례 중 자침 횟수가 최소는 5회, 최다는 33회였다.

유선방 증식은 부인과에서 많은 질환으로 중의(中醫)의 유벽(乳癖)과 비슷하다. 많은 자료에 의하면 암이 되기 쉽다고 하며, 현재는 수술로 절제하는 이외에는 치료법이 없다. 이 병에 대한 침술치료에는 일정한 효과가 있지만, 침술치료 기간에는 주의 깊게 관찰하고, 잘 소독하며, 정확하게 취혈하는 것으로 말초혈관(末梢血管)을 상처입히거나 국부를 감염시키지 않도록 한다.

### (4) 기문(期門) 등에 혈위주사하여 만성간염을 치료한 진료록

비타민$B_1$ 100mg과 비타민$B_{12}$ 100$\mu$g을 기문(氣門)·간유(肝兪)·담유(膽兪) 등에 격일에 1회씩 순번대로 혈위주사하고, 3주일을 1단계로 한다. 이것으로 56례의 난치성 만성간염을 치료했다. 치료 전은 3항목의 간기능(티몰 혼탁시험, 세파린, 콜레스테롤 서상(絮狀)실험, 글루타민산 핀빈산 트랜스아미나제 효소 활성시험)이 이상(異常)이 있는 것 17례, 2항목에 이상이 있는 것 14례, 1항목에 이상이 있는 것

25례였다. 치료 후에 간기능이 전부 정상으로 회복된 것 11례, 아직 1항목에 약간 이상이 있는 것 7례, 간기능의 수치가 치료 전에 비해 호전된 것 20례, 호전을 보이지 않은 것은 18례였다.

만성간염(慢性肝炎)은 중서의(中西醫)를 결합시킨 약물치료가 일반적이어서 침구만으로 치료한 보고는 현재로서는 적다. 혈위주사는 일정한 효과가 있지만, 기문(期門)과 장문(章門) 등을 취혈할 때는 심자(深刺)하지 않도록 하고, 근처의 장기(臟器)와 늑간동맥(肋間動脈) 등을 손상하여 대혈관(大血管)에서 출혈시키지 않도록 한다.

### (5) 장문(章門)과 천추(天樞) 등을 자침해 만성결장염(慢性結腸炎)을 치료한 진료록

환자: 남성, 31세.

5년 전에 추위 때문에 장(腸)질환이 생겨 반복해서 증상이 일어났는데, 최근 1주일간은 심한 좌복통(左腹痛)이 있고, 하루에 4~7회 배변(排便)을 한다. 환자는 아주 지친 모습으로 얼굴이 노랗고 말라 있으며, 식욕이 없고, 미소화변(未消化便)으로 변(便)에는 점액(粘液)이 있고, 혀는 붉고, 설태(舌苔)는 약간 하얗고, 약한 맥(脈)이다. 각 검사항목은 점액변(粘液便)이지만 다른 이상은 없다. 장부(腸腑)에 한기(寒氣)가 돌고, 중초(中焦)가 건전하게 운화(運化)되지 않게 되었다고 변증(辨證)하였다. 중초(中焦)를 건전하게 운화시키는 치료를 한다. 장문(章門) · 천추(天樞) · 족삼리(足三里)를 주로 하여 2주간 치료하자, 모든 증상이 없어지고, 1일 1회의 정상적인 배변을 하게 되어 추적조사에서도 재발은 없었다.

이 질병은 한사(寒邪)에 의해 발생하여 공격을 받아 나날이 기운이 약해지고, 장(腸)의 기능을 잃어버리고, 맛을 잃어버렸다고 치료자는 생각하고 있다. 『영추(靈樞) · 경맥(經脈)』에는 "대장주진(大腸主津),

소장주액(小腸主液)"이라고 되어 있는데, 대장의 모혈 및 장회(臟會)의 장문에서 정기(正氣)를 배양하면 대변은 제대로 나오므로 병은 낫는다.

장문혈(章門穴)은 비장의 모혈(募穴)로 협륵통(脇肋痛)·설사·소화불량 등을 주로 치료한다. 치료에서는 천추(天樞)를 배혈(配穴)한다. 단, 장문은 액와선(腋窩線)의 제11늑골 끝 약간 아래에 있으며, 좌우의 양혈(兩穴)은 장기와 인접하여 간장·담낭·비장이 있다. 따라서 0.5~0.8촌으로 직자(直刺) 또는 사자(斜刺)하는 것으로 심자(深刺)해서는 안 된다. 이 혈에서는 뜸을 3~5개 뜨거나, 봉뜸으로 5~10분간 뜬다.

### (6) 중완(中脘) 등에 자침하여 급성위염을 치료한 진료록

중완(中脘)과 족삼리(足三里) 등의 혈에 자침하여 56례의 급성위염을 치료했다. 남성 30명, 여성 26명. 최고령 65세, 최연소 14세로, 20~50세가 많았다. 모든 환자는 발병하고 1~5일 이내에 진찰하러 왔다. 매회 병상(病狀)에 따라 2~4혈(穴)을 택하고, 염전사법(捻轉瀉法)이나 평보평사법(平補平瀉法)을 이용한다. 모든 증례(症例) 중에서 최다 치료횟수는 10회, 최소 치료횟수는 1회로, 평균하면 3.5회였다. 단기 치료효과는 모든 증상이 사라진 것 40례, 현저효 10례, 호전 6례였다. 일반적으로 1~3회의 자침으로 동통이 해소되었다.

급성위염은 상복부의 부은 듯한 통증, 울렁거림, 구토, 식욕부진, 트림하여 위액이 올라오는 등이 주요 증상이다. 급성발작기에는 자침요법이 효과적이다. 그밖에 뜸법과 흡옥(吸玉) 등도 효과가 있다. 그러나 흡옥은 국부를 음압으로 하기 때문에 자침한 직후에 흡옥하는 것은 침공에서 출혈시키거나 내출혈 시키므로 주의해야만 한다.

(7) 곡택(曲澤)을 점자(點刺)하여 장감모(腸感冒)를 치료한 진료록

환자: 남성, 39세.

2일 정도 전신이 불쾌했는데, 당일 오후에 증상이 심해져서 진찰받았다. 증상으로 한기가 들고 오한 발열(惡寒 發熱)이 나고, 얼굴이 노랗고 윤기가 없으며, 전신이 무겁고 아프며, 자주 구토하고, 복부가 아프고, 설사나고, 설태(舌苔)는 하얗고 두터우며〔白厚〕, 삭맥(數脈)이다.

검사: 체온 39.5℃, 맥박 100회/분, 복부가 약간 팽배해서 타진했더니 고음(鼓音)이 나고, 풍한(風寒)이 체표를 구속하고, 체내에서 양명(陽明)에 쫓겼다고 변증했다. 청열강역(淸熱降逆)의 치료를 한다. 곡택(曲澤)과 위중(委中) 등을 원리침(圓利鍼)으로 점자(點刺)하여 소량(少量)을 출혈시켰다. 점자하면 환자는 구토하지 않게 되고, 체온도 38℃로 내려가고, 다음날에는 체온이 정상으로 되고, 탈력감(脫力感)만 남고 다른 증상은 사라졌다.

자혈(刺血)요법에는 해열(解熱)작용이 있는데, 그것은 고대(古代)의 서적에도 기록되어 있으며,『내경(內經)·자열(刺熱)』에는 "자혈(刺血)에 의한 열병치료를 주로 한다"고 서술하고 있다.『내경(內經)』이후의 의학서에는 거의 자혈요법이 기재되어 있다. 자혈하는 부위로 가장 많이 임상에서 사용되고 있는 것은 말초(末梢)의 점자이며, 말초 혈관을 천자(淺刺)한다. 정맥(靜脈)을 자혈하는 경우도 있으며, 그것은 출혈량이 많다. 곡택(曲澤)과 위중(委中)을 택하고 있는 이 예(例)도 그 일종이며, 일반적인 상황이라면 자연히 출혈시키면 자연히 피가 멈춘다. 그러나 다량으로 출혈하여 멈추지 않는 사람에게는 압박대를 사용하여 압박지혈한다. 또한 소동맥(小動脈)을 점자하는 방법도 있지만, 임상에서 사용되는 것은 극히 적으며, 습숙(習熟)하는 것도 어렵다. 자혈(刺血)할 때는 먼저 금기증(禁忌症)을 알지 않으면 안 된다.

또한 소정맥(小靜脈)을 점자(點刺)할 때는 원리침(圓利鍼)으로 부드럽게 자침하고, 출혈을 적게 하지 않으면 내출혈(內出血)이 되기 쉽다. 정맥을 자혈(刺血)할 때 흡옥(吸玉)을 병용할 때, 특히 신중하지 않으면 출혈량이 너무 많거나, 내출혈을 일으키기가 쉬워진다.

### (8) 곡택(曲澤)을 점자(點刺)하여 기관지천식(氣管支喘息)을 치료한 진료록

점자(點刺)에 의해 10례의 기관지천식 환자를 치료했다. 곡택(曲澤)과 위중(委中) 등을 취혈하고, 각 혈을 교대로 사용한다. 각 자혈점(刺血點)에서의 출혈량을 1~2ml로 하고, 매일 1회씩 행한다. 10례 중 최소 치료횟수는 1회, 최다(最多)가 10회였다. 천식이 없어진 사람 4례, 저효(著效) 3례, 호전 3례였다.

자혈요법은 침구의학에서 전통적인 자침법의 하나이다. 해열, 천식 발작, 구급 등에 효과가 좋다. 자혈요법에서는 사고를 방지하기 위해 출혈성의 질병, 혈관종(血管腫), 중증 빈혈 등에서는 행하지 않는다. 또한 조작하기 전에 환자에게 설명하고, 협력적인 태도를 취하도록 한다. 출혈량에 대해서는 병인(病因)과 환자에 따라 다르므로 일률적으로 말할 수 없다.

### (9) 열결(列缺)과 후계(後谿)에 자침하여 후경부(後頸部)의 통증을 치료한 진료록

환자: 여성, 12세. 1979년 8월 초진(初診).

발병하고 2개월 남짓 되었다. 발작성의 좌후경부(左後頸部)의 통증이 있다. 몇 년 동안에 걸쳐 오후 1시간 정도 발작이 일어난다. 매일 발작이 일어나고, 통증으로 울어 머리를 좌측으로 비튼다. 오랫동안 치료했지만 낫지 않는다.

검사: 영양상태가 나쁘고, 얼굴색은 윤기가 없고 말라 있다. 손으로 아래턱을 받치고, 뒷목을 좌측으로 기울여서 저항(抵抗)이 있고, 흉쇄유돌근(胸鎖乳突筋)은 경련이 일어난 상태이고, 혓바닥은 엷게 되고, 설태는 옅은 흰색, 현세맥(弦細脈)이다. 기혈(氣血)부족으로 풍(風)이 낙도(絡道)에 머물러 혈맥(血脈)이 부조화되어 근맥(筋脈)이 옥죄었기 때문에 경련이 일어났다고 변증(辨證)한다. 치료는 기기(氣機)를 통해서 낙도(絡道)를 소통시키고, 옥죄는 것을 완화시켜 통증을 멈추게 한다. 열결(列缺)과 후계(後谿)를 빠르게 자침하고, 기가 얻어지면 동보침법(同步鍼法)을 행하고, 1분 정도 운침(運鍼)하면 바로 통증이 완화된다. 그리고 30분 정도 치침(置鍼)하고, 그 사이에는 3회 정도 운침한다. 밤에는 바람을 피해 자도록 당부하였다. 다시 4회 정도 자침하자 발작이 일어나지 않게 되고, 5년 후에 재조사를 했으나 재발하지 않았다.

열결(列缺)은 수태음폐경(手太陰肺經)의 낙혈(絡穴)로 나누어서 수양명(手陽明)으로 간다. 팔맥 교회혈(八脈 交會穴)의 하나이기도 하며, 임맥(任脈)을 지나고 있을 뿐만 아니라, 사총혈(四總穴)의 하나이기도 하고, 소풍해표(疏風解表), 선폐평천(宣肺平喘), 통경활락(通經活絡), 통증을 멈추게 하는[止痛] 등의 효능이 있다. 후계(後谿)는 수태양소장경(手太陽小腸經)의 수목혈(輸木穴)로 소장의 맥기(脈氣)가 흐르는 곳이다. 팔맥 교회혈(八脈 交會穴)의 하나이기도 하며, 독맥(督脈)을 통해서 선통양기(宣通陽氣), 영심안신(寧心安神), 청리습열(淸利濕熱), 통락지통(通絡止痛)의 효능이 있다. 양혈(兩穴)을 병용하면 임맥과 독맥의 2맥을 통조(通凋)시켜 태양의 경기(經氣)를 선통(宣通)하고, 활락지통(活絡止痛)의 효과를 서로 강하게 한다.

(10) 신문(神門) 등의 혈에 약물주사하여 발작성 동면
(發作性 瞳眠)을 치료한 진료록

환자: 남성, 40세.

깜짝 놀라 공포를 느끼고 나서 갑자기 발병하고, 주간에 일하는 동안 참지 못하고, 바로 잠을 자고, 10분 정도 있다가 눈이 뜨인다. 그리고 나서 자주 발작이 일어나게 되었고, 나날이 심해진다. 며칠 후에는 빈번하게 발작이 일어나고, 잠자는 시간도 길어졌다. 1년 정도 현대약으로 치료했지만, 나빠질 뿐 효과가 없고, 얼마 전부터 머리가 어지럽고, 기억력이 감퇴하며, 잘 자지 못하고 꿈만 꾼다. 검사해도 양성 증후(陽性 症候)는 없다. 비타민$B_1$ 2ml에 3ml의 주사용액을 추가해 신문(神門)과 신도(神道) 등에 교대로 주입한다. 3단계 정도로 수면발작이 일어나지 않았다. 치료효과를 안정시키기 위해 다시 1단계 치료했는데, 치료를 끝냈을 때는 머리 어지러움과 꿈을 꾸는 증상은 사라졌다.

이 질병은 임상에서는 드물다. 그러나 환자는 상당히 괴롭고, 일이나 공부에 영향을 준다. 일반적으로 약물치료를 해도 만족할 만한 효과가 없지만, 침구치료는 뛰어나다. 혈위(穴位)주사는 증상에 맞았으며, 잘 소독하고, 약물농도와 용량을 파악하고 있으면 순번대로 주사하여 뛰어난 치료효과가 있다.

(11) 환도(環跳)와 질변(秩邊) 등에 자침하여 좌골신경통(坐骨神經痛)을 치료한 진료록

〔예 1〕 318례의 좌골신경통을 침술치료했다. 그 내역은 남성 261례, 여성 57례, 최연소 19세, 최고령 84세이다. 경증(輕症) 89례, 중증(重症) 229례.

원인: 요추추간판(腰椎椎間板)의 병변(病變) 87례, 요추의 골극형성(骨棘形成) 76례, 척주관내종양(脊柱管內腫瘍) 2례, 항스트렙트리

진 O가 높은 것 6례, 혈침속도(血沈速度)가 빠른 것 11례, 기타 136 례이다. 그 중에 1군(群)은 질변(秩邊)을 주혈(主穴)로 하였다.

수법(手法): 질변혈에 3~4촌 정도 자입하고, 침감(鍼感)이 발가락에 방산(放散)되면 좋다. 보법(補法)을 많이 이용한다.

치료결과: 임상적 치유 294례, 저효(著效) 53례, 호전 20례, 무효 4례. 병력이 짧고 원발성의 좌골신경통일수록 치료기간이 짧고 치료효과도 좋지만, 병력이 길고 속발성의 좌골신경통은 치료기간이 길고 효과도 나쁘다.

[예 2] 284례의 좌골신경통을 침술치료했다. 병력(病歷)이 가장 짧은 사람은 1일, 최장은 30년이었다.

원인: 풍습(風濕) 131례, 외상(外傷) 60례, 근염(筋炎)에 의한 사람 10례, 종양(腫瘍)에 의한 사람 4례, 산후(産後) 2례, 기타 원인 77례였다. 취혈(取穴)에서는 환도(環跳)와 양릉천(陽陵泉)을 주로 하고, 일정한 깊이까지 자입했으면 마비되는 듯한 부은 느낌이 있을 때까지 염전(捻轉)한다. 그리고 침감이 상하로 분산되면 염전을 멈추고, 30분 이상 치침(置鍼)하고, 5~10분마다 1회 염전한다. 매일 또는 격일로 1회 치료하고, 15회를 1단계로 한다.

결과: 치유 52례(18.3%), 저효 89례(31.7%), 개선 140례(49.3%), 무효 3례(1.1%)였다.

좌골신경통에 대한 침술치료의 효과는 좋다. 환도(環跳)와 질변(秩邊)은 피하(皮下)의 근육이 두껍기 때문에 상당히 깊게 자입한다. 단, 주의해야 할 것은 정확하게 취혈하고, 혈관과 신경을 피해 혈관손상에 의한 맥관염(脈管炎)과 운동장애를 일으키지 않도록 한다.

(12) 족삼리(足三里)의 혈위주사로 만성동위염(慢性洞胃炎)을 치료한 진료록

족삼리(足三里)와 담낭혈(膽囊穴)에 서장경(徐長卿) 주사액을 주사(注射)하여 40례의 만성동위염을 치료했다. 모든 증례를 전부 3단계로 치료한 결과, 저효 19례, 호전 18례, 무효 3례였다. 위장의 X선 촬영에서는 호전 혹은 정상으로 회복한 사람 11례, 약간 호전된 사람 14례, 변화 없음 15례였다. 중의(中醫) 분류에 의하면 40례 중 24례가 허한형(虛寒型)으로 저효 10례, 호전 11례, 무효 3례로 40례 중 37례가 유효로, 유효율은 92.5%였다.

위염(胃炎)의 혈위주사에서는 일반적으로 서장경 주사액의 용량 4ml(8g의 생약을 포함), 0.25~0.5% 염산프로카인 8~10ml를 사용하여 교차배혈법(交叉配穴法)을 한다. 또한 소용량의 염산페티진이나 아트로핀의 희석액(稀釋液)도 사용되었다. 이 치료법으로 증상이 빠르게 완화된다. 단, 혈위주사의 조작에서는 잘 소독할 필요가 있고, 또한 함께 사용하는 약물의 배합금기(配合禁忌)에도 주의하여 약물에 과민한 환자에게는 알레르기 테스트도 해야 한다.

## 3. 정리

(1) 강평(講評)

혈관은 인체의 전신 각부에 분포되어 있으며, 동맥과 정맥으로 나누어진다. 경부(頸部)에는 총경동맥 및 그 분지가 분포하며, 그 중간에 갑상선(甲狀腺)이 위치한다. 경부의 자침에서는 동맥을 피하는 것이 중요하며, 깊게 자입하지 않는 것이 좋다. 옛 사람들은 "너무 깊으면 불행하게도 사람을 죽인다"고 말하고 있는데, 완전히 그대로이다. 갑상선종(甲狀腺腫)에는 다양한 원인이 있으며, 기능이 항진하고 있는 것, 갑상선낭포

(囊胞), 갑상선암 등이 있다. 중의학에서는 영(癭)이라 명명(命名)하고, 5영(五癭)으로 구분하고 있다. 이 글에서 서술한 혈영(血癭)은 금침(禁鍼)이지만, 현대의학에서 보면 갑상선에는 혈관이 많으므로, 가령 다른 4영(四癭)에서도 신중하게 자침하여 사고가 일어나지 않도록 한다. 더 나아가 중의학의 갑상선질환에 대해서는 침구(鍼灸)가 주요한 치료법은 아니다. 체간(體幹)과 사지(四肢)의 혈위에서는 자침이든 뜸이든 혈위주사이든 모두 동맥을 피하고, 제대로 소독해야 한다. 사고의 사례에서는 동맥을 자상(刺傷)해서 출혈시키거나, 동정맥류(動靜脈瘤)가 되게 하거나 하는 것은 물론, 불완전한 소독으로 감염시켜 다른 질병이 생기게 하는 예도 있다. 특히 혈위주사에서는 주의하지 않으면 안 된다. 그것은 사고의 발생이 선택한 약물의 농도, 취혈처방 등과 관련이 있기 때문이며, 특히 일부의 약물은 혈관을 강하게 자극한다는 보고가 있다. 혈위주사로 약물을 잘못하여 혈관에 들어가면 반사성 국부(局部) 혈액공급 장애를 일으켜, 결국은 국부가 괴사(壞死)해 버린다.

### (2) 구급치료의 방법

자침에 의한 혈관 손상에는 경도(輕度)와 중도(重度)가 있다. 경도는 정맥과 소동맥을 자상한 것으로 압박지혈법을 사용하면 얼마 후에 멈춘다. 그러나 중도이면 절대로 수술하지 않으면 안 된다. 동정맥류(動靜脈瘤)가 된 것은 국부를 절개하여 수복(修復)한다. 심부의 혈관을 손상한 경우도 수술에 의해 결찰지혈(結紮止血)한다. 감염을 일으킨 것은 먼저 국부를 처치하고, 더불어 항균(抗菌)치료를 한다. 혈위주사에 의해 사지 말단이 괴사한 것은 현재도 유효한 치료방법이 보고되지 않았다. 클로르프로마진을 혈위주사하여 폐쇄성 혈전혈관염(血栓血管炎)이 일어난 보고에서는 사묘용안탕(四妙勇安湯)을 사용하여 도움이 되었는데, 한방약을 이용한 치료수단의 힌트가 된다.

### (3) 예방조치

잘못된 자침에 의해 발병한 사례에서는 혈관 손상을 방지하는 것이 첫째이다. 먼저 시술자에게는 책임있는 태도가 요구되며, 정확하게 취혈하여 중요부위에서는 짧은 침〔短鍼〕을 사용하거나, 천자(淺刺)나 사자(斜刺)하고, 유아에게는 가볍게 자침하고〔輕刺〕 치침(置鍼)하지 않는다. 출혈성 질환과 만성질환 말기나 진단할 수 없는 위독환자에게는 신중하게 자침한다. 자혈(刺血)요법은 출혈성 질환에 대해 신중하게 사용할 뿐만 아니라, 병상(病狀)에 의한 출혈량을 파악하고, 너무 많지 않도록 한다. 혈위 주사에서는 약물의 종류와 농도를 정확하게 파악하고, 약물 알레르기의 유무(有無)를 묻는다. 좌자(挫刺)와 매선(埋線)도 마찬가지로 합리적으로 응용하지 않으면 안 된다. 어떠한 방법이든 제대로 소독하고, 치료 후에는 침공(鍼孔)에서 출혈의 유무를 관찰하며, 한동안은 침부(鍼孔)부분을 위생적으로 건조하도록 유지한다. 이러한 것을 행하고 있으면, 일반적으로 예상 외의 사고는 일어나지 않는다. (趙宇明 鄧培德)

◆ **부기(附記)**: 고전에서의 발췌(拔萃)

중국의학(中國醫學)에서는 자침(刺鍼)으로 순환기계(循環器系)를 손상(損傷)한 사례(事例)에 대하여 논술(論述)하고 있다.

자침하여 출혈(出血)하는 사고(事故)는 일찍부터 알려져 있으며, 가장 많은 사례이다. 내장(內臟)을 자상(刺傷)하여 중대한 사고를 일으킨 사례도 많이 논술되어 있다. 즉, 『소문·진요경종론(素問·診要經終論)』에는 "가슴, 배를 자침할 때는 반드시 오장(五臟)을 피한다. 심장을 자상한 자는 환(環: 氣瀉하는 것)처럼 죽는다. 비장을 찔린 자는 5일 내에 죽는다"라고 하였다.

환(環)에는 두가지의 해석이 있다. 왕빙(王氷)은 "기(氣)가 환(環)처럼 가지만, 그것이 일주(一周)하면 죽는다"고 하였으며, 이것은 하루 낮과 밤이다. 또 하나는 오곤(吳昆)의 "약 2각(刻)으로 경기(經氣)가 순환하는 것을 일주라고 한다"고 했으며, 이것은 4시간이다. 『소문·자금론(刺禁論)』에 심장을 찔리면 하루 만에 죽는다. 환(環)은 하루가 바른 것이라고 한다. "즉 심장에 찔리면 하루 만에 죽고, 그것이 움직이면 트림이 된다. 비장(脾臟)에 찔리면 10일 만에 죽고, 그것이 움직이면 연하(嚥下)로 된다"고 하였듯이, 비슷한 기록이 있다. 혈관을 자상하여 대출혈시켜 중증(重症)이라면 죽는다.

『소문·자금론』에는 "대맥 내측의 대맥을 찔러, 출혈이 멈추지 않으면 죽는다"고 기록되어 있다. 또 『소문·자금론』에 "유부(乳部)를 찔러 유방에 닿으면 유방이 붓거나, 유근(乳根)이 궤양(潰瘍)으로 되기도 한다. 또 기충(氣衝)을 찔러 맥(脈)에 닿아 피가 나지 않으면 쥐가 엎드린 것처럼 붓는다"고 하였다.

유방의 상하에는 유중(乳中)·유근(乳根)·신봉(神封)·천지(天池) 등이 있고, 부당한 자침이면 늑간동맥(肋間動脈)을 자상하여 대출혈을 일으킨다. 기가(氣街)는 기충(氣衝)이라고도 하며, 서경부(鼠徑部)에서 천복벽동정맥(淺腹壁動靜脈)의 분지(分枝)가 있고, 외측에는 하복벽동정맥(下腹壁動靜脈)이 있으므로, 자침하여 동맥에서 출혈시키면 혈종(血腫)이 되거나 파행(跛行)이 되기도 한다.

『소문·자금론』에 "무지구(毋指球)를 찔러서 속이 꺼지고 붓는다"고 기록되어 있다.

수어복(手魚腹)이란 어제(魚際)이며, 무지본절(拇指本節)의 뒤로서 산맥리(散脈裏) 뒤에 있다. 혈위(穴位) 아래에는 요골동맥(橈骨動脈)의 분지가 있고, 자침(刺鍼)하여 요골동맥에 상처를 입히고, 피가 피하(皮下)에 넘치면 혈종(血腫)으로 된다. 그리고 "손의 태음맥(太陰

脈)을 찔러 출혈(出血)이 많으면 금방 죽는다"고 하였다. 경거혈(經渠穴)은 촌구맥(寸口脈) 중에 있어 수태음폐경(手太陰肺經)에 속하지만, 삼릉침(三稜鍼)이나 굵은 침으로 혈관을 찢고, 유혈(流血)이 멈추지 않으면 생명(生命)에 위험(危險)도 있을 수 있다. "장딴지쪽을 찌르면 속이 꺼지면서 부어 오른다"라고 하였다. 천장(腨腸)은 승산(承山)이나 어복(魚腹)이라고도 하며, 심부(深部)에 후경골동맥(後脛骨動脈)이 있으므로, 자상(刺傷)하여 피가 피하(皮下)로 넘치면 국부(局部)의 혈종(血腫)으로 된다. "구멍을 찌르면 대맥이다. 쓰러져서 색이 벗겨진다"라고 하였다. 극중(郄中)이란 위중(委中)인데, 슬와횡문(膝窩橫紋) 중앙의 동맥 함중(陷中)에 있다. 심부(深部)에는 슬와동맥(膝窩動脈)과 슬와정맥(膝窩靜脈)이 있다. 슬와동맥을 찔러 찢어서 출혈이 너무 많으면, 안면(顔面)이 창백(蒼白)해져 실신(失神)한다. 또 "발등을 자침하여 대맥에서 피가 그치지 않으면 죽는다"고 하였다. 태충맥(太衝脈)·행간(行間)·충양(衝陽) 등은 족배(足背: 발등)에 있으며, 심부(深部)에는 동맥(動脈)이 있으므로, 자상(刺傷)하여 동맥에서 출혈이 너무 많으면 사망할 수도 있다. "족저(足底)에 분포하는 낙맥(絡脈)을 찔러 맥(脈)에 닿아서 내출혈(內出血)하면 붓는다"고 하였다.

즉, 전신(全身)의 어느 혈위(穴位)이든 신중하게 자침(刺鍼)하지 않으면 안 된다고 해설하고 있다. 그러나 중국(中國)의학의 역사(歷史)는 길고, 사고(事故)가 일어나는 것은 그것의 1만분의 1이다. 조작기준(操作基準)을 정확하게 지키고, 책임있는 태도로 치료하면 대부분의 혈위(穴位)는 안전하고 유효하므로, "숨이 막혀서 음식 같은 것을 거절한다. 실패했으므로 중지한다"고 되어 있으며, 침구(鍼灸)를 터부시하는 일이 없도록 해야 한다고도 기재되어 있다.

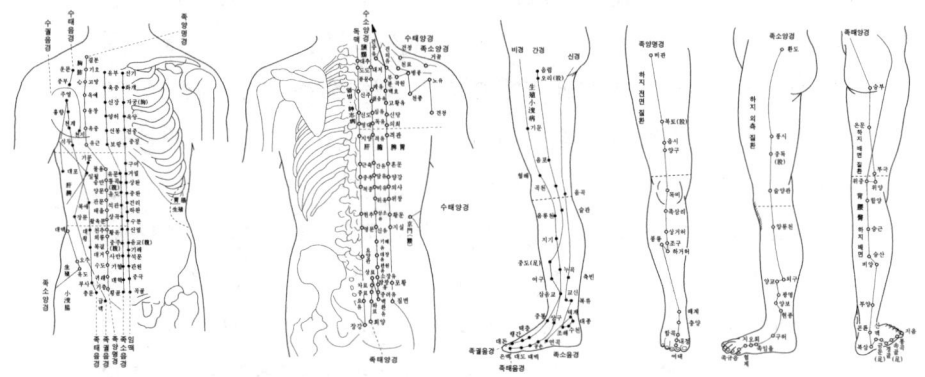

〈흉복부 경혈도〉  
체침경락은 일부를 제외하고 경락작용의  
입증이 안 된다.

〈하지의 내·외측 경락도〉  
하지에서는 삼음교·장딴지 부위에서만  
반응이 있다.

※ **번역 출판사 주(註)**: 위의 내용에서 "사고가 일어나는 것은 그것의 1만분의 1이다"라고 했는데 여기에는 문제점이 있다. 1만분의 1이라고 하면 침의가 시술할 때 부작용이나 사고가 극히 없다는 것과 같다. 그러나 일본식의 가는 침, 짧은 침을 사용해도 많은 이상증상과 부작용과 위험성이 수시로 나타난다.

더구나 중국식의 장침, 굵은 침으로 깊이 찌를 때는 어느 곳을 막론하고 이상증상(통증, 저림, 뻐근함, 운동곤란, 내출혈, 무기력 등)이 나타나고 부작용이나 위험(위에서의 각종 사고들)이 자주 나타난다.

이러한데도 침술의 사고가 1만분의 1이라고 하는 것은 중국체침의 위험성, 사고 가능성을 축소하려는 의도라고 보아야 한다.

독자나 침의들은 1만분의 1이라는 사고 내용을 그대로 믿지 말기 바란다. 장침은 인체에 깊이 찌르고 강자극을 주면 ─ 잘못 실수하면 모든 환자에게서 부작용이 나타날 수 있으므로 주의한다.

특히 뜸은 위험성은 적으나 뜸을 직접구를 할수록 음양맥진 반응이 악화되어 나타나 특히 주의해야 한다.

# 제4장 소화기계(消化器系)

◆ 위(胃)·장(腸)·간(肝)·담(膽)의 해부부위와 수혈(腧穴)의 관계

　소화기계는 소화관과 소화선의 두 개로 구성되어 있다. 소화관(消化管)은 그 부위와 구조·형태·기능의 차이에 따라 구강(口腔)·인두(咽頭)·식도(食道)·위(胃)·소장(小腸: 십이지장·공장·회장)·대장(大腸: 맹장·충수·결장·직장)·항문(肛門)으로 구분된다. 소화선(消化腺)의 주요한 것으로는 타액선(唾液腺)·위선(胃腺)·소장선(小腸腺)·췌장(膵臟)·간장(肝臟)과 담낭(膽囊) 등이 있다.

　소화관에서 구강(口腔)을 제외한 각 부분은 상당히 외관(外觀)이 다르지만, 조직구조에는 공통점이 있다. 예를 들면 소화도(消化道)의 단면(斷面)은 강(腔)의 내부에서 외측으로 순서대로 나뉘어 있다. 일반적으로 소화관벽을 점막층·점막고유층·근육층·장막층의 4층으로 구분한다.

　위(胃)는 소화관 중에서 가장 부푼 부분이다. 그 형태와 위치는 사람의 체형(體型)·체위(體位)·위(胃) 내용물의 충실도(充實度) 등에 의해 어느 정도 변화한다. 일반적으로는 위(胃)의 대만부(大彎部)는 좌계륵부(左季肋部)에 있으며, 소만부(小彎部)는 상복부에 있다. 그 5/6는 정중선의 왼쪽에 위치하고, 분문(噴門)은 제11흉추체(胸椎體)

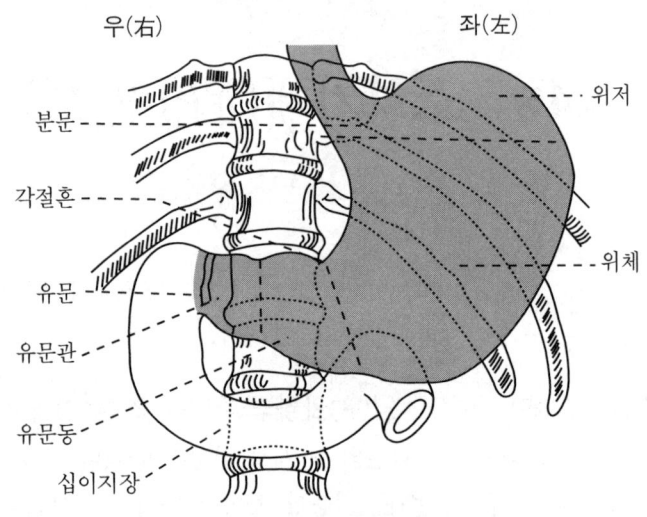

〈위(胃)의 위치와 부분〉

의 좌측, 유문(幽門)은 제1요추체(腰椎體)의 우측에 있으며, 위(胃)에 내용물이 있을 때는 대만(大彎)이 배꼽까지 내려간다. 위(胃)가 비어 있을 때는 작아져 관상(管狀)이 되고, 위치도 높아진다.

　위(胃)의 우측 전벽(前壁)은 간장(肝臟)의 좌엽(左葉) 좌측에 붙어 있고, 횡격막 옆에 있으며, 좌늑골궁(左肋骨弓)으로 덮여 있다. 중간부(中間部)는 전복벽층(前腹壁層)에 붙어 있고, 위후벽(胃後壁)은 좌신(左腎) 및 좌부신(左副腎)·췌장이 인접해 있다. 위저(胃底)에는 횡격막과 비장이 옆에 있다. 위대만(胃大彎)의 후하방(後下方)에는 횡행결장(橫行結腸)이 가로지르고 있다.

　장(腸)은 십이지장·소장·대장으로 구분된다. 십이지장은 소장의 처음 부분으로 길이는 약 30cm, 대부분은 후복벽(後腹壁)에 붙어 있어 위치가 고정되어 있다. 전체는 마제형(馬蹄形)을 하고 있고, 췌두

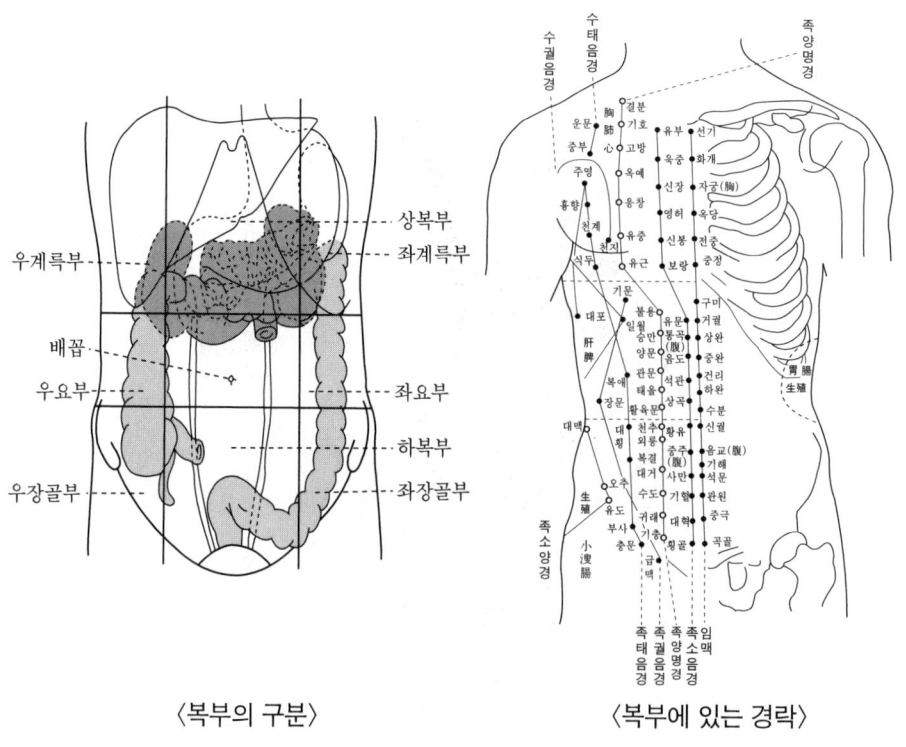

〈복부의 구분〉  〈복부에 있는 경락〉

(膵頭)를 둘러싸고, 위에서는 위(胃)의 유문(幽門)과 이어졌으며, 아래는 공장(空腸)으로 계속되고, 부위(部位)의 차이에 따라 4개로 구분되어 있다. 상부(上部: 球部)는 가장 짧고, 거의 제1요추(腰椎)와 수평으로 유문(幽門)에서 시작하여 오른쪽으로 수평으로 지나며, 간장 아랫면에서 돌아서 아래로 향하고, 하행부(下行部)로 이어진다. 하행부는 가장 길고, 제1~2요추체(腰椎體)의 우측에 위치하여 췌두(膵頭)를 따라 하행하며, 제3요추체의 높이로 왼쪽을 향하고, 아래로 이어진다. 하행부(下行部) 후내측벽(後內側壁)의 점막에는 작은 융기(隆起)가 있는데, 이것을 십이지장 유두(乳頭)라 한다. 총담관(總膽

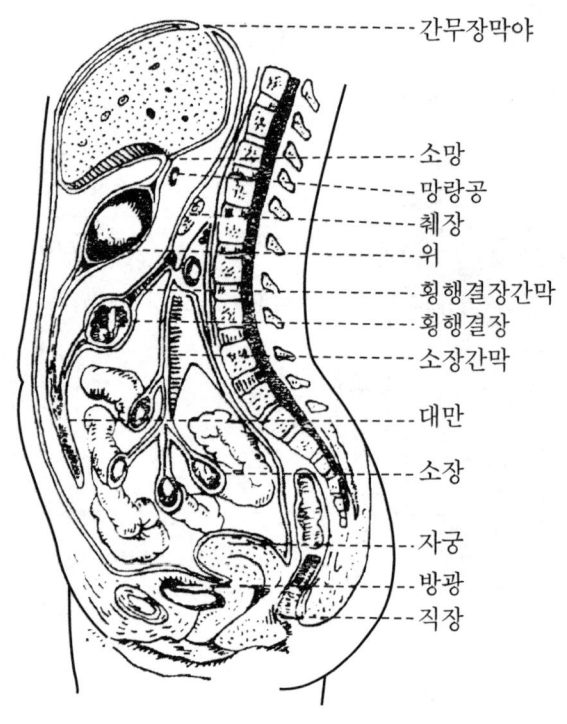

〈복막과 복막강(시상면)〉

管)과 췌관(膵管)이 함께 그곳에서 개구(開口)하고 있다. 하부(수평부)는 아래 십이지장(十二指腸)에서 돌기 시작하여 제3요추와 수평으로 오른쪽에서 왼쪽으로 하대정맥(下大靜脈) 및 복대동맥(腹大動脈)을 가로질러 상행부(上行部)로 이어진다. 상행부는 복대동맥의 전방(前方)에서 시작하여 좌전상방(左前上方)으로 상승(上昇)하고, 제2요추체(腰椎體)의 좌측에 도달한 후 예각(銳角)으로 전하방(前下方)으로 만곡(灣曲)하고, 십이지장 공장곡(空腸曲)을 만들어 공장(空腸)으로 이어진다.

소장(小腸)은 공장(空腸)과 회장(回腸)으로 되어 있다. 공장은 십이지장 공장곡(空腸曲)에서 시작하여 마지막은 회장이 맹장과 접해 있다. 공장과 회장에는 분명한 경계(境界)가 없다. 일반적으로 시작의 2/5를 공장으로 좌상복부에 위치한다. 마지막의 3/5은 회장으로 우측 하복부에 위치한다. 공장과 회장은 모두 장간막(腸間膜)에 의해 후복벽과 이어져 있으므로 가동성이 크다.

대장(大腸)은 우장골와(右腸骨窩)로 회장(回腸)과 이어지고, 마지막은 항문으로 끝난다. 전체 길이는 약 1.5m, 맹장·결장·직장의 세 가지로 구분된다. 맹장(盲腸)은 대장의 시작으로 우장골와 내에 위치하고, 회장의 말단(末端)이 맹장과 이어져 있다. 충수(蟲垂)는 맹장의 후내측(後內側)으로 이어지고, 길이는 약 2~20cm, 충수간막이 있다. 결장(結腸)은 사각형을 하고 있고, 공장과 회장을 싸고 있다. 그것은 다시 상행결장·횡행결장·하행결장·S상결장의 네 가지로 구분할 수 있다. 상행결장은 맹장에 계속해서 상행하고, 간우엽(肝右葉)의 하방(下方)에 이르면 좌로 돌아 우결장곡(右結腸曲)을 만들고, 횡행결장으로 이어진다. 횡행결장은 좌계륵부(左季肋部)에서 아래로 향하여 하행결장으로 이어지는데, 이 굴곡 부분을 좌결장곡(左結腸曲)이라 한다. 하행결장은 아래로 향하여 좌장골릉(左腸骨稜)에서 S상결장으로 이어진다. S상결장은 S자형으로 만곡(灣曲)하여 아래로 향하고, 제3선추(仙椎) 상연(上緣)에서 직장(直腸)으로 이어진다. 직장은 대장의 말단으로, 길이는 12~15cm 정도 된다. 위는 S상결장과 연결되고, 아래로 향하여 골반 하부를 지나 항문에서 끝난다. 여자는 직장의 전방(前方)이 자궁과 질(膣)이 인접해 있으며, 남자는 방광·정낭(精囊)·전립선(前立腺)이 있다.

간장(肝臟)은 인체에서 최대의 선(腺)이다. 간장의 대부분은 우계륵부(右季肋部)와 상복부(上腹部)에 있으며, 작은 부분이 좌계륵부에 있다. 상계(上界)는 일반적으로 우중액와선(右中腋窩線)에서는 제7늑골(肋骨)과 수평(水平), 우쇄골중선(右鎖骨中線)에서는 제5늑골과 수평, 정중선(正中線)에서는 흉골체(胸骨體) 하단(下端)과 같은 높이, 좌측은 쇄골중선의 약간 내측에서 제5늑간(肋間)에 도달한다. 간장의 하계는 간장 앞부분과 일치하고, 우중액와선에서 제11늑골과 수평, 계속해서 우늑골궁(右肋骨弓) 아랫부분을 따라 올라가고, 우측은 제8·9늑연골(肋軟骨) 접합부(接合部)에서 늑골궁을 벗어나며, 경사(傾斜)로 좌상방(左上方)을 향하고, 좌측 제7·8늑연골 접합부에서 좌계륵부(左季肋部)로 진입(進入)하여 간장 상부(上部)의 좌단(左端)으로 이어진다. 간장의 하부(下部)는 전정중선(前正中線)에서 검상돌기(劍狀突起)의 약 3cm 아래에 있으며, 그곳에서 복벽(腹壁)과 접하고 있으므로 검상돌기의 아래에서라면 간장을 촉지(觸知)할 수 있다.

　담도(膽道)는 담낭(膽囊)과 담관(膽管)으로 구성된다. 담낭은 간장 하면의 담랑와에 위치하며, 윗면은 결합조직에 의해 간장과 이어지는데, 아랫면은 떨어져 있고, 표면은 복막(腹膜)으로 덮여 있다. 담낭은 저(底)·체(體)·경(頸)의 3부분으로 구분된다. 담낭저(膽囊底)는 간장(肝臟) 앞부분에서 약간 돌출되어 있으며, 전복벽(前腹壁)에 접해 있다. 체표에 있어서의 담낭저의 투영(投影)부분은 우측 복직근 외측연(外側緣)과 늑골궁(肋骨弓)의 교차점 아래에 있다. 담낭염에서는 담낭이 붓고, 이곳에 압통이 나타난다. 담낭체(膽囊體)는 간문(肝門)을 향하여 서서히 좁아지며, 담낭경(膽囊頸)으로 이어지고, 담낭경 아래로 담낭관(膽囊管)이 계속되고 있다.

　총간관(總肝管)과 담낭관이 하나가 되어 총담관(總膽管)이 된다. 총담관은 췌두(膵頭)와 십이지장의 하행부(下行部) 사이에서 십이지

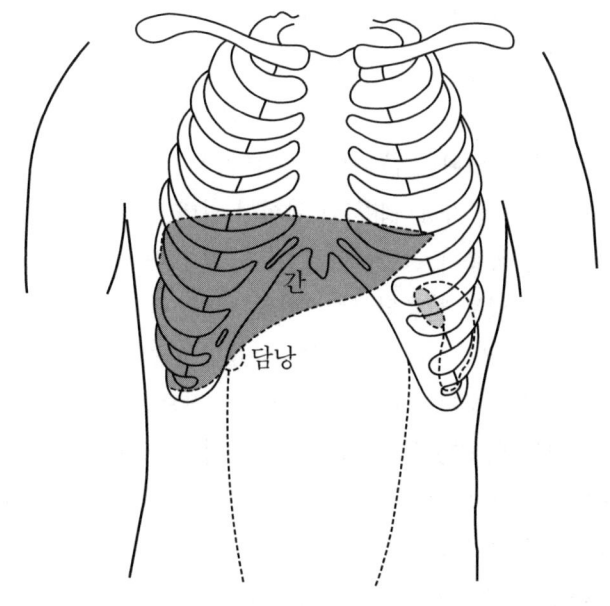

〈간과 담의 위치〉

장 하행부의 좌후벽(左後壁)으로 진입하고, 그곳에서 췌관(膵管)과 합류하여 십이지장유두(流頭)에 개구(開口)한다. 개구부(開口部)에는 괄약근(括約筋)이 둘러싸여 있다. 간관·담낭·담낭관과 총담관을 합해 임상상(臨床上)으로는 담도(膽道)라 부르고 있다.

　복부는 흉곽(胸廓) 아래 골반의 위에 위치한다. 복벽(腹壁)이란 복강(腹腔)의 외벽(外壁)을 말하며, 후액와선(後腋窩線)을 경계(境界)로 하여 그 전부(前部)는 전복벽(前腹壁), 그 뒤를 후복벽(後腹壁)이라 한다. 전복벽의 윗부분은 흉골검상돌기(胸骨劍狀突起)·늑골궁(肋骨弓)·제11·12늑골의 유리연(遊離緣)이고, 아랫부분은 치골(恥骨)결합·서경부(鼠徑部)·장골릉(腸骨稜)이다. 복벽에 의해 둘러싸인 복강(腹腔)은 실제로는 복벽의 경계보다 크다. 그것은 복강의 윗부분이 횡격막 원개(圓蓋)이며, 아랫부분이 소골반(小骨盤)과 접하기 때문이다. 복강장기(腹腔臟器)는 때때로 복벽의 경계에서 튀어나오므로, 흉부(胸部)의 혈위(穴位)에서 자입(刺入)이 잘못되면, 간장과 비장 등의 복강장기를 자상(刺傷)할 위험이 있다.

　복막(腹膜)은 복부나 골반(骨盤) 내면, 복강과 골반강(骨盤腔)장기의 표면을 덮고 있는 한층의 장막(漿膜)이며, 복벽과 골반벽 내의 장막을 벽측판(壁側板), 각 장기(臟器)의 표면을 덮고 있는 장막을 장측판(臟側板)이라 부른다. 벽측판(壁側板)이 장측판으로 이어지는 사이에 틈이 생기는데, 그것을 복강이라 부른다. 복막은 염증과 손상, 이물질 등의 자극에 의해 주변조직이나 기관(器官)과 유착(癒着)하여 장유착(腸癒着) 등을 일으킨다.

　복강내는 소화기관이 대부분을 차지하고 있는데, 그 이외에도 순환기계의 비장·혈관·임파관, 비뇨생식기관의 신장·방광·자궁 등이 있다.

　이 장(章)에서는 자침(刺鍼)에 의해 손상되기 쉬운 위(胃)·장(腸)·간장(肝臟)·담낭(膽囊) 등에 대해서 약간만 해설하며, 비장·신장·방광·자궁 등 인접한 기관에 대해서는 각각 관련된 장절(章節)에서 해설한다.

　늑골궁(肋骨弓) 아랫부분(제10늑골 아랫부분을 최저점으로 한다)과 상전 장골극(上前 腸骨棘)은 각각 하나의 수평선을 긋고, 다시 양측의 서경인대(鼠徑靭帶) 중심점에서 하나씩 수직선을 긋는다. 수평선과 수직선에 의해 복부를 9개의 부분으로 나눈다. 그것이 상복부, 좌계륵부(左季肋部)·우계륵부(右季肋部), 배꼽, 좌요부(左腰部)·우요부(右腰部), 하복부(배꼽 아래 또는 치골 상부), 좌장골부(左腸骨部)·우장골부(右腸骨部)이다. 각 부분의 복강(腹腔)에는 전부 상응

(相應)하는 장기(臟器)가 있다(해부와 침구학이 참고가 된다. 여기서는 생략한다). 이것은 임상검사나 진단과 침구치료에 중요한 의의가 있다.

복부의 수혈(腧穴)은 분명히 각부(各部)에 분산되어 있는데, 주로 상복부·배꼽·하복부에 집중되어 있으므로, 자침을 잘못하면 상응하는 부위에 있는 장기를 손상한다.

# 제1절 위질환(胃疾患)

## 1. 잘못된 침술의 사례

### (1) 중완(中脘)을 자침해 위천공(胃穿孔)되어 복막염을 일으킨 사례

환자: 남성, 20세.

음주하면 복부에 불쾌감이 있어 중완혈(中脘穴)에 자침했다. 약 10분 정도 지나자, 복부 전체에 지속성(持續性)의 격통(激痛)이 시작됐다. 30분 후에 검사했더니 백혈구 18,000/㎣, 호중성 과립구(好中性顆粒球) 82%, 발병하고 10시간 후에 구급으로 입원했다.

검사: 체온 38.6℃, 맥박 88회/분, 호흡 22회/분. 복식호흡은 사라지고, 복부는 판상(板狀)으로 되어 복부 전체에 압통 및 반도압통(反跳壓痛)이 있으며, 장명음(腸鳴音)은 소실되어 있다.

임상검사: 헤모글로빈 13.3g/dl, 백혈구 18,500/㎣, 호중구 96%, 임파구 4%.

복부의 X선 검사에서는 양횡격막(兩橫隔膜)의 아래에 반월형(半月形)의 유리기체(遊離氣體)가 있으며, 좌상복부(左上腹部)와 중복부

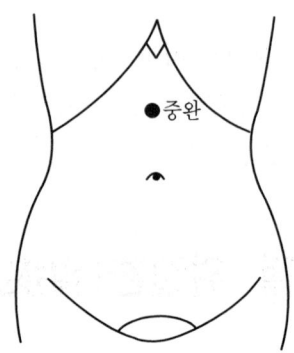

중완을 자침하여 위천공으로 복막염을 일으켰다.

(中腹部)에 얼마간의 소액면(小液面)이 보이고, 일부의 장관(腸管)에 가스가 차 있다. 천공(穿孔)에 의한 복막염(腹膜炎)이라 진단했다. 입원하고 1시간 후에 수술했더니, 위(胃) 및 결장(結腸)에 가스가 차고, 우간장부(右肝臟部)와 골반강와(骨盤腔窩)에 백색의 점조(粘稠)한 농액(膿液)이 100ml 정도 차 있었다. 위소만부(胃小彎部)는 4cm×4cm×4cm의 동혈(洞穴)이 있고, 국부(局部)의 대만(大彎)은 충혈하여 있고, 이미 천공은 대만에 의해 덮혀 있다. 건착봉합(巾着縫合)으로 수보(修補)하고, 농즙을 흡인(吸引)하여 깨끗하게 하고, 각각 좌간장 부분과 골반강와에 드레너지를 설치했다. 11일 만에 퇴원했다.

— 초설당(肖雪塘)『중국농촌의학(中國農村醫學)』1985; (1) :9

중완(中脘)은 수태양(手太陽)과 수소양(手少陽), 족양명(足陽明)과 임맥(任脈)의 대회(大會)로, 위(胃)의 모혈(募穴)이다. 상복부에 위치하며, 상완(上脘) 아래 1촌, 배꼽 위 4촌에 있다.

국부 해부: 복부 백선(白線) 안에 있으며, 상복벽동맥·상복벽정맥, 제7·8늑간신경(肋間神經)의 전피지(前皮枝)와 내측지(內側枝)가 분포하고, 복강(腹腔)의 심부(深部)는 위소만(胃小彎)이다.

침법과 주치: 똑바로 누워 배꼽 위 4촌을 택한다. 직자(直刺)로 0.8~1촌에서 한다. 위통(胃痛)·복창(腹脹: 복부의 팽만감)·설사(泄瀉: 下痢)·이질(痢疾: 세균성 하리), 위액을 토하는 것, 소화불량 등을 주로 치료한다.

중완혈(中脘穴)은 소화기계 질환의 상용혈(常用穴)이다. 이 예에서는 음주 후 복부에 불쾌감이 있으며, 위체(胃體)가 팽만하여 위(胃)부분이 얇아져 있는 것을 상상할 수 있다. 그곳에 자침(刺鍼)하면 천공(穿孔)한다. 위천공(胃穿孔)에 의한 대출혈, 또는 속발성 복막염(腹膜炎)에 의한 사례가 보고되고 있다. 이것은 경고이며, 상용혈위라도 안전하다고 생각해서는 안 된다.

중완혈에 자침했기 때문에 오히려 격통(激痛)이 일어난 것이라면, 먼저 취혈(取穴)이 정확했는지 어떤지를 검사하고, 다음으로 자입이 너무 깊지 않은지를 생각한다. 만약 분명하게 위벽을 자상한 것이라면 환자를 눕혀 안정하게 하고, 심하게 움직이지 않게 하며, 위(胃)부분을 압박하여 위(胃)의 내용물을 천공(穿孔)에서 복강내로 흐르지 않도록 한다.

그리고 운남백약(雲南白藥)과 같은 화어지통(化瘀止痛)의 한방약을 투여한다. 식사는 반 유동식으로 하고, 날것과 차가운 음식, 기름기 있는 식사를 금지한다. 2~3시간 지나서 통증이 멈추고, 기운이 좋아지면 관찰을 계속하는 것만으로 다른 처치를 할 필요는 없다. 반대로 통증이 심해져서 진행되고 있으면 다시 검사하고, 필요하면 수술탐사(手術探査)하여 생각지 않은 사고를 막는다.

(2) 상복부의 혈을 자침해 위천공(胃穿孔)과 복막염을
   일으킨 사례

환자: 남성, 28세.

입원하기 하루 전날 일한 후 폭음·폭식했더니 복부가 팽만해지고, 상복부가 발작적으로 아프고, 울렁거림과 구토가 있어 소량이지만 먹은 음식을 토했다. 현지에서 상복부 몇 곳을 자침했는데, 오히려 증상이 악화되어 입원했다.

검사: 환자는 기운이 없고 바르작거리며, 침착하지 못하고, 급성증상으로 피부는 탈수(脫水)되어 있다. 혈압 14.63/11.97 kPa, 맥박 105회/분이고, 상복부는 팽만하고, 장연동음(腸蠕動音)은 약하다. 상복부에 분명한 압통과 반도압통(反跳壓痛)이 있다.

X선 소견: 양측의 횡격막이 높이 올라가고, 횡격막 아래에 유리기체(遊離氣體)가 있으며, 심장은 약간 이동되어 있다.

임상검사: 적혈구 542만/㎕, 백혈구 26,000/㎣, 호중성 과립구(好中性 顆粒球) 82%, 임파구 18%, 헤모글로빈 14g/dl.

수술치료: 복막(腹膜)을 절개(切開)하고 액체를 배출하자, 위(胃)는 이완(弛緩)되어 퍼졌다. 가벼운 부종(浮腫)이 있고 연동(蠕動)은 없다. 위전벽(胃前壁)에 4개 정도의 구멍이 있으며, 그것은 농액(膿液)에 의해 덮여 있다. 수술처치하고 15일 후에 치유되어 퇴원했다.

최후 진단: 급성위확장, 외상성(外傷性) 위천공(胃穿孔) 복막염으로 진단되었다.

― 장상(張祥) 등『중의학술회의자료선편(中醫學術會議資料選編)』내몽고1980

『소문(素問)·자금론(刺禁論)』에는 "아주 지쳐 있는 사람에게는 자침하지 말고, 복부가 가득찬 사람에게 자침하지 말며, 공복(空腹)인 사람에게 자침하지 말라"고 나와 있다.

이 예(例)는 육체 노동에 의해 힘을 써서 기(氣)가 부족하면 흐름이 막혀 적체(積滯)되고, 그것이 막혔기 때문에 구토와 복통이 있다. 이러한 경우에는 자침해서는 안 되고, 특히 위장부분의 천응혈(天應穴)을 직접 취혈해서는 안 된다. 위장에 내용물이 쌓여 있을 때는 팽만하여 위벽과 장벽이 얇아져 있다. 그 곳에 자침하면 파열되어 구멍이 생기고, 내용물이 혈에서 흘러나온다. 지병이 사라지지 않아, 다시 질병이 걸리게 되었다.

### (3) 복부를 자침해 유문경색 복막염(幽門梗塞 腹膜炎)을 일으킨 사례

환자: 여성, 58세.

입원하기 3일 전에 위통(胃痛)과 복부의 팽만감, 구토 때문에 복부(혈위는 불명)에 침술치료했다. 자침 후 악화만 되고 호전되지 않아 입원했다. 환자에게는 7년간의 위통력(胃痛力)이 있다.

검사: 환자는 기운이 없고, 영양상태도 나빠서 말라 있다. 가벼운 탈수증상이 있으며, 혈압은 14.63/11.97kPa, 맥박 90회/분이다. 상복부는 팽륭(膨隆)되어 있고, 위(胃)의 모양과 연동파(蠕動波)가 있다. 상복부에는 압통이 있으며, 경도(輕度)의 근육긴장과 반도압통(反跳壓痛)이 있지만, 응어리는 없고 간장·비장이 모두 만져지지 않는다. 우측의 폐(肺)와 간(肝)의 경계(境界)는 소실되고, 이동성 탁음(濁音)은 없으며, 장연동음(腸蠕動音)은 약하다.

X선 소견: 양측의 횡격막 아래에 다량의 유리기체(遊離氣體)가 있다.

임상검사: 적혈구 379만/㎕, 백혈구 14,000/㎜², 호중구 62%, 임파구 38%, 헤모글로빈 9g/dl이다. 유문경색 복막염.

수술: 복강을 절개하여 기체 및 소량의 담황색 액체를 배출한다. 위체(胃體)는 확장되고 하계(下界)는 복강에 들어가 있으며, 위벽(胃壁)은 이완되어 충혈되어 있으며, 부종으로 위(胃)의 전벽(前壁)과 대만(大彎)은 유착되어 있다. 아직 침흔(鍼痕)은 보이지 않지만(자침하고 3일 후에 입원수술), 유문부(幽門部)에 반흔(瘢痕)에 의한 협착(狹窄)과 폐색(閉塞)이 있다. 위 절제수술(胃 切除手術) 및 위장 문합술(胃腸 吻合術)을 한다. 수술 후 2주 만에 치유되어 퇴원했다.

― 장상(張祥) 등『중의학술회의자료선편(中醫學術會議資料選編)』내몽고 1980

이 환자는 7년간 위통력(胃痛歷)이 있으며, 침술치료는 대증요법(對症療法)으로 하였다. 자침한 후 통증은 강해졌으나 약해진 적은 없었다. 이것이 자침에 의한 것이라고는 확정할 수 없지만, 자침 실수에 의해 복막염(腹膜炎)이 일어난 가능성도 부정할 수 없다. 침술사고를 일으킨 시술자는 복부에의 자침을 두려워하지 않는다. 하지만 실은 복부의 혈위에 너무 깊게 자입하지 않고, 일반적으로는 0.8~1촌이며, 1촌 이상 자입하면 위(胃)와 장(腸), 신장과 간장·비장 등의 기관을 자상(刺傷)한다.

※ 번역 출판사 주(註): 현재 침시술에서 복부에 장침으로 깊이 자침하고 있어 매우 위험하며, 얕게 시술하는 경우는 효과가 의문스럽다.

## 2. 임상경험

### (1) 중완혈(中脘穴)에 자침하여 위경련(胃痙攣)을 치료한 진료록

환자: 여성, 17세. 1992년 3월 15일 초진(初診).

주증상: 점심 식사 때 고기와 찬 음식을 너무 많이 먹어 복통(腹痛)이 일어났다. 발작적(發作的)으로 통증이 심해진 지 3시간이 된다. 이전에 복통력(腹痛歷)이 있다.

검사: 환자는 허리를 숙이고 고통스러운 표정을 짓고 얼굴색은 하얗지만, 본래는 검었다. 환자는 양손으로 위(胃)를 누르고, 몸을 비틀며 연거푸 신음(呻吟)하고 있다. 복근(腹筋)은 평평하고 부드러우며, 분명하게 위부(胃部)에 압통(壓痛)이 있고, 따뜻하게 하면 기분이 좋으며, 설사도 구토도 없다. 백니태(白膩苔)로 침현맥(沈弦脈)이다.

진단: 급성위경련.

중의변증(中醫辨證): 위완통(胃脘痛)으로 한응기체형(寒凝氣滯型).

치료: 2촌의 호침(毫鍼)을 중완혈(中脘穴)에 약 1.5촌 정도 직자(直刺)하고, 기(氣)가 얻어지면 치침(置鍼)한다. 10분 후에 통증이 완전히 사라졌다. 치료효과를 안정시키기 위해 40분 정도 치침(置鍼)했지만, 그날의 재발은 없었다. 6개월 후의 추적(追跡)조사에서도 복통의 재발은 없었다.

중완혈(中脘穴)은 위(胃)의 모혈이며, 팔회혈(八會穴)의 하나이다. 부회(腑會)이기도 하여 고금(古今)의 치료가가 위통을 치료하는 상용혈(常用穴)이기도 하다. 이 혈위에는 경락(經絡)을 소통시키고, 풍(風)이나 한(寒)을 분산시키며, 음양(陰陽)을 조절하는 등의 작용이 있다. 실험에 의하면 중완(中脘)에 자침하면 위장에 양방향성(兩方向性)의 조절작용이 일어난다. 그래서 중완혈에 자침하면 위경련(胃痙攣)에 뛰어난 효과가 있다.

## (2) 중완혈에 자침하여 급성위염(急性胃炎)을 치료한 진료록

환자: 남성, 38세, 간부. 1993년 8월 18일 진찰(診察).

본인에 의하면 만성위염(胃炎)의 병력(病歷)이 3년이 됐으며, 대부분은 냉(冷)해지거나, 음식의 부주의로 위통(胃痛)이 일어난다. 이번에는 찬 것을 먹어, 위(胃)에 급격한 통증이 2시간 계속되고, 구토를 동반하였다. 구토물은 위(胃)의 내용물이다.

검사: 환자는 고통스러운 표정을 하고, 가끔씩 신음(呻吟)하고 있다. 복부를 촉진했더니, 좌측 위유혈(胃兪穴)에 경결(硬結)과 압통이 있으며, 강하게 압박하면 환자에게 기류(氣流)가 위(胃)를 향해 방사(放射)하는 듯한 감각이 있음과 동시에, 통증도 전보다 분명하게 가벼워졌다. 중완혈도 마찬가지로 민감한 압통이 있다.

진단: 급성위염으로 바로 중완혈(中脘穴)에 자침한다. 15분 후에 증상이 전부 사라졌다.

중완혈(中脘穴)은 위(胃)의 모혈이며, 장부(臟腑)의 경기(經氣)가 모이는 곳이기도 하다. 『난경본의(難經本義)』는 "음양경락(陰陽經絡), 기(氣)가 서로 뚫고 교차한다. 장부복배(臟腑腹背), 기(氣)가 서로 통하는 길이다"라고 하였다. 즉, 내장의 질환은 모혈(募穴)과 배유혈(背兪穴)에 나타나고, 또한 모혈에 자침하는 것으로도 내장의 질환을 치료할 수 있다. 한사(寒邪)를 감수(感受)하거나 찬 것을 과식해서 일어난 위통(胃痛)에 대해서는 중완혈에 자침하고, 경(經)을 따뜻하게 해서 낙(絡)을 통하게 하고, 기(氣)를 가도록 해 혈(血)을 활발하게 하고, 습(濕)과 한(寒)을 몰아낼 수 있으므로, 위통(胃痛)도 한 번에 사라진다.

(3) 관원(關元)과 천추(天樞)에 자침하여 암(癌)의 화학요법에 의한 위장반응(胃腸反應)을 치료한 진료록

환자: 남성, 49세, 노동자.

폐암(肺癌)을 절제(切除)하고 나서 2개월이 되었다. 화학요법과(化學療法科)로 옮겨 칼포프라틴 Vp-16으로 화학요법으로 치료하였다. 약물치료를 하자, 환자는 울렁거림·구토·식욕부진·피로감, 누운 채 일어나지 못하는 등의 증상이 나타나, 지지요법(支持療法)을 썼지만 완화되지 않았다. 그래서 관원(關元)과 천추(天樞)의 양혈(兩穴)에 침구(鍼灸)를 썼다. 자침(刺鍼)한 후 뜸을 추가해 30분 정도 치료하자, 복부가 산뜻해지고 울렁거림과 구토도 가벼워졌으며, 3회의 치료부터 증상이 분명하게 호전되고, 4회의 치료로 증상이 사라지고, 식욕이 정상으로 회복되었다. 이어서 5~6회의 뜸을 떠 치료효과를 안정시켰다. 3개월 후의 재조사에서는 뜸을 멈춘 후, 한 번도 증상의 재발은 없었다.

암의 화학요법에서는 위장점막(胃腸粘膜)에 대한 약물의 자극과 손상에 의해 위장기능이 실조(失調)되어 일련의 증상이 발생한다. 그래서 관원과 천추의 양혈에 자침 후, 뜸을 추가로 떠 기혈(氣血)을 따뜻하게 통하게 하고, 경(經)을 통하게 해 낙(絡)을 활발하게 하여, 위장점막 상피(上皮)세포의 영양(榮養)과 함께 위장의 혈액순환을 개선하여, 위장의 작용과 기능을 정상으로 회복시킨다.

※ 번역 출판사 주(註)
　항암 치료시에 부작용이 있을 때 침구치료로 증상이 안정은 되었다고 하나, 음양맥진상으로는 악화된다. 그래서 복부의 뜸은 특히 주의해야 한다. 약 20일 정도는 따뜻해지다가 갑자기 냉증이 생기면서 악화된다

(4) 중완(中脘)과 기문(期門) 등의 혈위를 자침해 급성위염
(急性胃炎)을 치료한 증례

급성위염(急性胃炎) 56례를 치료한 보고가 있다. 그 내용은 남성 30례, 여성 26례였다. 최고령 65세, 최연소 14세로, 20~50세가 많았다. 증례(症例)는 모두 발병하여 1~5일 이내에 내진(來診)하여 침술치료를 받았다. 취혈은 중완(中脘)·기문(期門)·위유(胃兪)·내관(內關)·족삼리(足三里)·내정(內庭) 등으로, 병상에 따라 매회 2~4혈(穴)을 자침해 염전사법(捻轉瀉法)이나 평보평사법(平補平瀉法)을 채용했다. 전체 증례 중에 치료횟수가 가장 많은 것은 10회, 최소가 1회로 평균 35회였다. 단기치료 효과는 증상이 없어진 것 40례, 저효(著效) 10례, 호전 6례였다. 일반적으로 1~3회의 자침 후에 통증이 완해(緩解)되었다.

급성위염은 다양한 원인에 의한 위점막(胃粘膜)의 급성염증성 병변(病變)이다. 이 질환은 급격하게 발병하고, 상복부에 지속성의 통증이 있고, 울렁거림·구토·설사·발열 등의 증상을 동반한다. 중완(中脘)·기문(期門)·위유(胃兪) 등의 혈위에 자침하고, 경기(經氣)를 소통시켜 비위(脾胃)를 조리(調理)하고, 족양명위경(足陽明胃經)의 원단혈(遠端穴)인 내관(內關)과 족삼리(足三里)를 배혈(配穴)한다. 대부분은 1~3회의 자침에 의해 효과를 볼 수 있다.

(5) 국부혈(局部穴)과 원도혈(遠道穴)을 조합하여 위(胃) 및
십이지장궤양을 치료한 진료록

국부혈(局部穴)과 원도혈(遠道穴)을 조합(組合)시켜 자침하고, 위(胃)와 십이지장궤양 71례를 치료했다. 원도혈은 족삼리(足三里)·삼음교(三陰交)·내관(內關)·중봉(中封)을 택하고, 국부혈(局部穴)은 중완(中脘)·상완(上脘)·구미(鳩尾)·비유(脾兪)·위유(胃兪)를

택한다. 선혈(選穴)은 증상에 따라 더 변경하거나 증가한다.

제1군(群)의 배혈: 족삼리·상완.

제2군의 배혈: 내관·위유. 양군(兩群)의 배혈은 상호 사용한다. 급성기(急性期)에는 매일 1회 또는 격일 1회로 하고, 만성이면 매주 1~2회로 한다.

결과: 71례 중 45례에서 통증·울렁거림·구토·식욕부진이 완전히 사라졌다(63%). 일부의 환자는 수일 후 혹은 수년 후에 때때로 재발했지만, 자침을 반복하자 치료됐다. 20명의 환자는 경련성의 통증이 사라졌지만, 압박감과 우발적인 울렁거림은 남아 있다. 효과가 없었던 것은 불과 6명의 환자였다.

원도혈(遠道穴)이란 상·하지(上·下肢)에 있는 유효(有效)한 혈위를 말하며, 국부 선혈(局部 選穴)은 척수분절(脊髓分節)의 위치와 해부(解剖)를 바탕으로 한 것으로, 어느 종(種)의 계(系)나 기관(器官)과 관련이 있는 혈위이다. 원도혈은 주로 전신의 자율신경기능을 조절하지만 특히 혈관운동에 대해 작용한다. 국부혈(局部穴)은 신체의 특정기관과 부분에 지향성(指向性) 있는 작용을 한다. 원도혈과 국부혈을 자극하면 자율신경의 균형을 정상으로 회복할 수 있으며, 환부의 혈액순환을 조절하여 유합(癒合)을 촉진한다. 그와 동시에 시상(視床) 및 뇌하수체를 통해 호르몬을 조절하며, 기능이 정상이 되도록 촉진하고, 신체를 자극하여 자연적으로 회복하도록 촉진한다.

### (6) 복부의 장침(長鍼) 투침법(透鍼法)으로 위하수(胃下垂) 640례를 치료한 증례

장침(長鍼)을 사용한 투침법(透鍼法)으로 640례의 위하수(胃下垂)를 치료한 보고(報告)가 있다. 치료 전에 발륨(valium)을 마시고 투시(透視)하며, 위각(胃角)이 장골릉(腸骨稜) 아래 6cm 이상의 환자인데, 그 중 I도(6~7.5cm)가 112례, II도(7.6~10cm)가 322례, III도(10.1cm 이상)가 206례였다.

　치료법: 28호 8촌의 호침(毫鍼)을 검상돌기(劍狀突起) 아래 1촌에서 자입하며, 피부와 30도의 각도로 피하를 따라 염침(捻鍼)하면서 자입하고, 배꼽의 좌측 0.5에 도달하게 한다. 이때 환자에게는 허리가 부은 듯하고, 하복부가 끌려올라가는 느낌이 들며, 시술자가 침을 뺄 때는 무겁게 당겨지는 느낌이 든다(시술자가 무겁게 끌어당기는 느낌이 없어지거나, 탈락감이 있었을 때는 다시 염침하여 자입하고, 무겁게 끌어당기는 느낌이 다시 발생하고 나서 침을 잡아당긴다). 그리고 15도 각도로 하여 염침하지 않고 40분 놓고 뺀다. 발침(拔鍼)하기 전에는 침을 흔드는 수법(手法)으로 10~15회 정도 운침(運鍼)한다. 매주 1회 치료하여 전부 2회 치료하지만, 격일에 1회 자침하고 10회를 1단계로 해도 좋다.

　결과: 치료하고 3개월 후에 발륨 투시를 했는데, 치유 243례(38%), 현저효 160례(25%), 호전 188례(29.4%), 무효 49례(7.9%)로 총 유효율은 92.4%였다. 그 중 150례를 장기간에 걸쳐 방문조사했지만, 거의 단기효과와 차이가 없었다. 더욱이 치료 1년 후에는 치료 3개월 후와 비교하여 유효율이 올라가 효과가 안정되어 있었다.

　장침(長鍼)은 1침으로 다경(多經)과 다혈(多穴)에 자침할 수 있으며, 강한 보법(補法)작용이 있다. 동물실험에서는 장침은 소화도(消化道)의 평활근(平滑筋) 장력(張力)을 높여 연동운동을 증강(增强)하고, 위하수의 위치를 상승시켜 소화기능을 강하게 한다.

　예를 들어 아토로핀을 정맥 주사하여 미주신경의 흥분을 억제하고 있는 경우라도, 장침으로 자침하면 역시 평활근 장력은 증가하여 위체(胃體)가 수축한다. 이 방법을 사용한 환자에게도 동일한 결과가 나타났다. 그러나 침은 반드시 횡자(橫刺)하고, 체내에 깊게 자입하지 않도록 하여 사고의 발생을 방지한다.

※ 번역 출판사 주(註)
 침으로 복부의 근육층에 자입하여 내장의 질병을 치료한다는 것은 신빙성·효과성이 의문스럽다. 복부 근육층의 신경과 내장의 신경과는 연결되지 않았기 때문에 장침으로 투과 자입하는 것은 강자극으로 위험하다.

## 3. 정리

### (1) 강평(講評)

상완(上脘)·중완(中脘)·기문(期門)·관원(關元)·천추(天樞) 등의 복부혈은 위(胃)의 질환을 치료하는 상용혈(常用穴)이다. 예를 들어 임상치료 1~6의 위경련·급성위염·위장 및 십이지장궤양, 위하수 등을 치료한 진료록에서는 임상시에 적응증인지 아닌지, 자침(刺鍼)의 심도(深度)와 침끝의 방향 등을 파악하고, 상응하는 배혈(配穴)을 추가만 하면 대체로 침이 병소부(病巢部)에 도달하면 증상이 낫는 효과가 있다. 특히 위경련과 급성위염 등에서는 뛰어난 임상효과가 있으며, 일반적으로 사고 등은 있을 수 없다. 그래서 상술한 혈위(穴位)는 위(胃)의 질환을 치료하는 상용혈이 된다. 그러나 자침의 금기증(禁忌症)이거나, 자침방향과 자입심도를 정확하게 파악하고 있지 않으면, 임상 중에 자침의 잘못에 의해 사고가 발생하는 경우도 있다.

예를 들어 오자(誤刺)의 예1·2인데, 전자(前者)는 음주 후에 위(胃)에 불쾌감이 있어 그 침술치료로 위를 손상하여 위가 천공(穿孔)하여 복막염이 되었다. 후자는 피로한 후 폭음·폭식했기 때문에 복부의 팽만감과 상복부의 통증이 발생하여 침술치료에 의해 위천공(胃穿孔)하여 복막염을 일으키고 있다. 이 두 가지 예는 음주와 폭음·폭식한 후에는 위체(胃體)가 팽만해 있고, 위벽(胃壁)이 얇아져 탄력성이 저하되어 있기 때문에, 그러한 때 복부에 자입심도 및 자입방향, 자침

조작을 조금이라도 잘못하면, 쉽게 위체(胃體)를 손상하여 합병증이 생긴다. 그래서 잘못된 침술의 사례를 통해서 복부 취혈의 임상에서는 적응증과 금기증(禁忌症)을 정확하게 파악하고, 환자에게 자세하게 병력(病歷)을 묻고, 상세하게 신체검사를 행한다. 음주 후와 폭음·폭식에 의해 위(胃)에 불쾌감이 있는 환자에게는 복부의 혈위를 취혈하지 말고, 사지(四肢)에 있는 원단(遠端)의 혈위를 사용하도록 한다. 복부의 혈위를 택하지 않으면 안 되는 환자에게는 반드시 자침심도와 자입 방향을 파악하고, 수법(手法)에도 주의하며, 제삽(提揷)으로 강하게 누르는 일이 없도록 하여 내장을 손상하지 않도록 한다.

### (2) 구급치료의 방법

상복부의 혈위에 자침하여 위(胃)를 손상한 질병에서는 주로 위체(胃體) 자체의 손상이다. 즉 위천공(胃穿孔) 및 천공(穿孔)에 의해 내용물이 복강내에서 흘러 일어난 복막염이지만, 중증의 환자에게는 염증성(炎症性)의 쇼크가 발생한다. 손상한 침공(鍼孔)의 수량과 침공의 크기에 따라 위천공의 증상도 급성과 만성으로 구분된다. 급성에서는 자침하여 몇 분(分)에서 몇 시간 내에 복통이 일어나며, 그것이 서서히 심해져 진행성으로 격심함을 증가시키고, 심한 경우에는 복부 전체가 아프게 된다. 이러한 환자를 수술할 수 있는 병원이라면, 바로 외과의(外科醫)의 입회 진찰을 요청하고, 확정진단 후 외과병동으로 옮겨 수술치료를 한다. 기저층(基底層)에 있으면 적극적인 항염증(抗炎症), 대증(對症)치료를 행함과 동시에, 다시 종합병원으로 전송(轉送)한다. 본 절(節)에서는 위천공(胃穿孔)에 의해 일어난 복막염, 그리고 감염성(感染性) 쇼크의 구급치료에 대해 중점적으로 소개한다.

위천공(胃穿孔)에 의한 급성복막염 환자에게는 적극적으로 항염증 및 지속적인 위장감압(胃腸減壓)을 행하여, 복강의 오염(汚染)을 감소시킨 후 혈압변동과 전신(全身)상태를 관찰하고, 쇼크발생을 신중하게 예방한다. 혈압이 갑자기 저하하거나(수축기압이 11.97kPa), 말초의 혈액순환이 나쁜, 예를 들어 수족이 차거나 치아노제(zyanose) 등의 환자에게는 항쇼크 치료를 하지 않으면 안 된다.

먼저 환자를 똑바로 눕히거나 머리를 낮게 하여, 바로 산소호흡과 수액(輸液), 수혈(輸血)함과 동시에 대사성 아시드시스를 주입한다. 일반 환자는 24시간당 액체 총주입량을 1,800~2,500ml로 하는데, 그 중 1,000ml는 생리식염수로 2~3g의 염화칼슘이 포함되어 있지 않으면 안 된다. 수액 치료를 하면 바로 쇼크가 일어나는 환자가 있다. 그래도 회복되지 않으면 바로 혈관수축제를 투여한다.

① 혈관수축제(血管收縮劑)의 응용

경도(輕度)의 쇼크이면 페니레프린 10mg, 메트키사민 20mg, 혹은 주석산수소(酒石酸水素) 메타라미놀 10mg을 근육주사(筋肉注射)해도 좋다. 그리고 혈압이 11.97~13.33kPa까지 상승하고, 그것이 1~2시간 이상 유지될 수 있으면 계속해도 좋다.

만약 근육주사의 효과가 없거나, 쇼크가 심한 환자라면 정맥주사(靜脈注射)한다. 주석산수소 메타라미놀 10mg, 또는 노르아드레날린 1mg에 100~200ml의 액체를 추가하여 정맥에 점적주입(點滴注入)한다. 2~3분마다 혈압을 측정하고, 1분간 8방울의 주입속도로 조절하며, 혈압이 11.97~13.33kPa까지 상승하면, 이 정도로 안정시킨다. 혈압이 안정되면 매분 필요한 주석산수소 메타라미놀 또는 노르아드레날린 용량을 바탕으로 용액 및 주입속도를 조절하여 수액량이 과다하지 않도록 한다(일반적으로 15~40방울/분이면 좋다). 이상의 치료를 행하면 혈압은 일반적으로 안정된다.

② 항생물질의 응용

수액(輸液)과 동시에 적극적인 항감염(抗感染) 치료를 하지만, 가능한 한 정맥투약(靜脈投藥)한다. 그리고 약물은 장내세균(腸內細菌)을 억제하는 항생물질 등을 사용한다.

③ 기타

고열(高熱)이 있는 환자에게는 물리적으로 차갑게 하여 온도를 내린다. 예를 들어 알코올로 두부(頭部)와 액와(腋窩)·서경부(鼠徑部) 등을 씻어 주거나, 두부(頭部)에 얼음주머니를 얹져 놓는다.

(3) 예방조치

복부 자침의 적응증 및 금기증(禁忌症)을 파악한다. 특히 환자에 대해 상세하게 병력(病歷)을 묻거나, 자세하게 신체검사를 하고, 평소에 위장질환이 있거나, 음주한 후 및 폭음·폭식에 대해서는 신중하게 시술한다. 이러한 환자에게는 복부의 혈위(穴位)를 택하지 않고, 사지(四肢)의 원단혈(遠端穴)을 사용하여 치료하는 것이 최선이다.

복부에 자입한 침의 심도와 자입방향을 파악하고, 자입이 너무 깊지 않도록 한다. 또한 운침수법(運鍼手法)에도 주의하고, 강한 제삽(提挿)과 염전(捻轉)하는 등의 수법(手法)은 하지 않는다.

시술한 후 복통이 심해지거나 불쾌감이 있으면 누워서 쉬도록 하고, 격심한 운동은 하지 않도록 한다. 위(胃)를 누르거나 안마하면, 손상 부위에서 위(胃)의 내용물이 체내에 흐를 위험성이 있으므로 금지한다. 또한 동시에 운남백약(雲南白藥) 등, 활혈화어(活血化瘀)의 한방약을 투여하여 예방적인 치료도 한다. 그리고 반 유동식(流動食)으로 하고, 날것과 찬 음식, 기름기 있는 식품을 금지하며, 위장에 대한 자극을 감소시킨다. (陣玉華)

# 제2절 장도질환(腸道疾患)

## 1. 잘못된 침술의 사례

(1) 천추(天樞)와 신궐(神闕)을 자침해 장천공(腸穿孔)되고, 복막염(腹膜炎)을 일으킨 사례

환자: 남성, 42세.

장경련(腸痙攣) 때문에 중완(中脘)·천추(天樞)·신궐(神闕)·족삼리(足三里)에 침술치료했다. 발침한 후 바로 통증이 심해지고, 계속해서 발열(發熱)하여 3일 후에 입원했다.

검사: 이전에는 건강했다. 체온 38℃, 맥박 86회/분, 호흡 27회/분, 혈압 13.3/9.31kPa. 고통스러운 표정이지만, 양폐(兩肺)의 호흡음은 선명하고, 폐(肺)와 간(肝)의 경계는 제6늑간에 있다. 심박(心搏)은 규칙적이고 잡음은 없다. 복부는 평탄하고 장의 연동파(蠕動波)도 없지만, 전복근(全腹筋)이 긴장하고, 분명한 압통 및 반도압통(反跳壓痛)이 있다. 간장과 비장은 만져지지 않는다. 이동탁음계(移動濁音界)는 없고, 장명음(腸鳴音)이 약하다.

임상검사: 헤모글로빈 14g/dl, 백혈구 15,000/㎣, 호중구 88%, 임파구 12%.

인상: 화농성 복막염. 위장감압(胃腸減壓)하고, 대용량의 항생물질을 투여하며, 전해질(電解質)을 보충하고, 보존(保存)요법을 한다. 2일째는 병상이 다시 악화되어 혈압 6.65/5.32kPa, 맥박 100회/분이 되며, 수족(手足)이 차가워져서 중독성 쇼크의 증상을 나타내고 있다. 앞의 치료에 추가하여 혈관작동성(血管作動性) 약물을 증가시켜, 혈압이 11.97/7.98kPa로 상승하는 것을 기다려, 바로 진사개복(診查

開腹)을 행한다. 개복해서 보니 복강내에는 노란색으로 혼탁한 액체가 가득 차 있고, 대변의 냄새가 난다. 아스피레터로 750ml의 액체를 배출했더니, 회장(回腸) 가운데에 침공(鍼孔)이 하나 있고, 그 주벽(周壁)은 황백색의 농양(膿瘍)이 덮고 있다. 침공을 건착봉합(巾着縫合)하고 포매(包埋)하여 닫고, 외측은 장막근층(漿膜筋層) 단속봉합(斷續縫合)한다. 다시 복강을 탐색했지만 이상이 없고, 생리식염수로 복강을 씻고 드레너지를 설치하고 복강을 닫는다. 시술 후도 대용량의 항생물질을 계속 투여하고 지지요법(支持療法)을 강화한다. 1주일 후에 실을 뽑고 드레너지를 빼내, 6개월 후에 회복하고 치유되어 퇴원했다.

퇴원시의 진단: 장천공(腸穿孔)에 화농성(化膿性) 복막염이 병발(倂發)하였다. ― 단군록(段群祿) 등『하북중의(河北中醫)』 1984; (1) :36

천추(天樞)는 장계(長谿)나 장문(長門)·곡문(谷門)·순제(循際)·순원(循元)·보원(補元)이라고도 부른다. 족양명위경(足陽明胃經)의 혈(穴), 대장(大腸)의 모혈(募穴)이다. 혈위(穴位)는 복부에서 배꼽 주위 2촌에 있다.

국부(局部) 해부: 상층은 복직근(腹直筋) 건초전엽(腱鞘前葉), 하층은 복직근이며, 하복벽동맥(下腹壁動脈)이 있고, 늑간신경(肋間神經)이 분포한다.

침법과 주치: 환자를 눕히고 신궐 옆 2촌을 택한다. 침은 0.5~1촌 자입한다. 구토·설사·소화불량, 배꼽 주변의 찌르는 듯한 통증, 장명 복창(腸鳴 腹脹), 세균성 설사, 황달, 변비, 피에 농(膿)이 섞인 대하(帶下), 생리불순을 치료할 수 있다.

신궐(神闕)은 제중(臍中)·기합(氣合)·기사(氣舍)·명대(命帶)라고도 부르며, 임맥(任脈)의 혈이고, 배꼽의 중앙에 위치한다.

국부 해부: 상복벽동맥(上腹壁動脈)이 있으며, 늑간신경(肋間神經) 전피지(前皮枝)가 분포하고, 심부(深部)에는 소장(小腸)이 있다.

침법과 주치: 환자를 눕히고 배꼽 중앙을 택한다. 고대(古代)의 문헌에서는 금침(禁鍼)이라고 기재되어 뜸을 뜨는데, 적어도 7장(壯), 많으면 200~300장을 뜬다. 시구(施灸)는 격염구(隔塩灸)를 행한다. 회양구역(回陽救逆)의 효능이 있고, 중풍(뇌졸중)·시궐(尸厥: 假死)·인사불성·장명복통(腸鳴腹痛), 설사가 멈추지 않는 것, 탈항(脱肛), 소아의 설사를 치료할 수 있다. 『침구설약(鍼灸說約)』에서도 "0.5촌 자입한다"고 주장하고 있다.

이 예(例)에서는 중완(中脘)·천추(天樞)·신궐(神闕)·족삼리(足三里)에 자침하여 장경련(腸痙攣)을 치료하고 있으나, 이것은 정확하다. 4혈(四穴) 중 천추(天樞)와 신궐(神闕)만이 회장(回腸)을 상처입힐 가능성이 있다. 그 중에서 신궐은 대부분의 고대문헌(古代文獻)이 "뜸이 좋고 침이 나쁘다"고 말하고 있다. 『갑을경(甲乙經)』에는 "제중(臍中: 배꼽)을 자침해서는 안 되며, 찌르면 사람에게 심하게 종기가

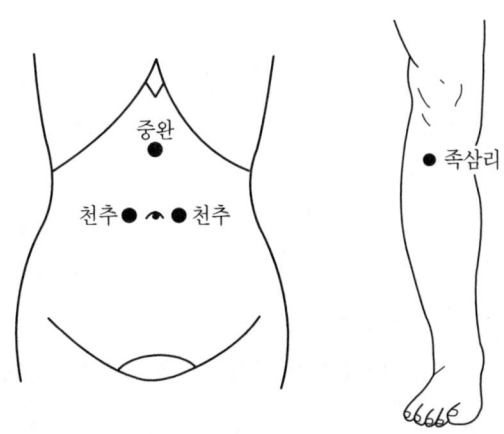

위의 혈에 자침하여 복막염을 일으켰다.

생기게 된다. 이것이 뚫려 방귀(가스)가 나오는 사람은 죽거나 불치가 된다"라고 하였고, 『소문·기혈론(氣穴論)』에서는 배꼽의 1혈을 왕빙(王氷)은 "배꼽이라 찔러서는 안 되며, 찌르면 사람의 배꼽은 심하게 종기가 생기게 되고, 그것이 뚫려 가스가 나오는 사람은 죽음에 이르거나, 불치가 된다"라고 해설하고 있다. 양자를 모두 자침해서는 안 된다고 기재하고 있으나, 그것은 소장을 상처입히기 때문이 아니라, 자침하면 궤양(潰瘍)이 되기 때문이라고 한다. 이것은 소독(消毒)의 개념이 당시에는 없었기 때문에 자침하여 화농(化膿)이 되었다고 생각된다.

천추(天樞)와 신궐(神闕)은 심부(深部)에 장(腸)이 있으므로, 자침이 너무 깊은데 제삽염전(提挿捻轉)을 추가하면 장관(腸管)을 상처입히고, 장의 내용물이 밖으로 흘러 복강내 감염(感染)을 일으키므로, 화농성(化膿性) 복막염이 일어나는 것은 필연적이다.

### (2) 관원(關元)과 천추(天樞)에 화침(火鍼)하여 장천공(腸穿孔)이 일어난 사례

환자: 여성, 56세.

회충에 의한 장폐색(腸閉塞)으로 복통이 있은 지 2일. 관원(關元)과 천추(天樞)에 화침(火鍼)치료를 했다. 다음날은 복부 전체가 심하게 아프기 시작하고, 탈수증상과 쇼크증상이 일어났다.

검사: 복부 전체의 근육이 긴장되고 압통이 있다. 수술하면서 회맹부(回盲部)에서 80cm 떨어진 부위에 원형의 침공(鍼孔)이 있는 것을 발견하고, 수복수술(修復手術)을 한 후 복강 드레너지를 추가했다. 입원하고 24일 후에 치유되어 퇴원했다.

— 함지방(咸志芳) 등 『강소중의(江蘇中醫)』 1963; (10):25

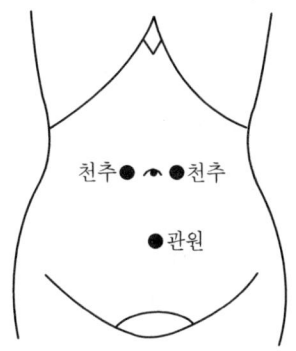

화침(火鍼)해서 장천공을 일으켰다.

관원(關元)은 단전(丹田)·차문(次門)·하기(下紀)·대중(大中)·삼결교(三結交)·발앙(脖胦)·혈해(血海)·명문(命門) 등으로도 불린다. 임맥(任脈)에 속하며, 소장의 모혈, 족삼음(足三陰)과 임맥이 만나는 곳이다. 혈위는 배꼽 아래 3촌에 있다.

국부(局部) 해부: 배꼽 아래의 백선(白線) 가운데로 하복벽(下腹壁)동맥이 있고, 제11·12늑간신경의 전피지(前皮枝)가 분포하며, 심부(深部)에는 소장이 있다.

침법과 주치: 환자를 눕히고 배꼽 아래 3촌을 취혈하고, 침을 0.8~1촌 자입한다. 생리와 대하(帶下)의 질환·불임(不妊)·무자(無子: 不妊)·오로 부지(惡露 不知: 산후 오로가 멈추지 않음)·실정(失精: 정액이 샘)·임탁(淋濁: 尿의 질환)·설사·혈뇨(血尿)·유정(遺精)·배꼽 아래가 몹시 아픈 증상, 산기(疝氣: 鼠徑헤르니아)·빈뇨(頻尿)나 소변불통·졸중(卒中)·탈증(脫症: 뇌졸중에 의한 혼수) 등을 치료할 수 있다.

장(腸)이 막혀 있기 때문에 장내에는 대변이 쌓여 있어 충만하고, 팽만해 있으며, 화침(火鍼)으로 심자(深刺)하면 천공하기 쉽다. 화침은 허한(虛寒)과 적취(積聚)·음증(陰症) 등에 대해 우수한 전통요법이지만, 그 자극성은 매우 강하고, 이 예와 같이 화침으로 심자(深刺)하면 장천공(腸穿孔)이 일어난다. 침공이 커서 자연히 유합(癒合)하는 것은 어려워 수술치료했다.

### (3) 천추(天樞)와 하완(下脘)에 화침(火鍼)하여 장천공(腸穿孔)이 된 사례

1955년 돌아가신 아버님이 남양현 왕촌포 인민공사(南陽縣 王寸鋪 人民公社)의 결증(結證: 장폐색) 환자에게 침치료를 하였다. 화침(火鍼: 굵기 24호)을 천추(天樞)와 하완(下脘)에 자입하였으나, 효과가 없었다. 그래서 우리 병원에 입원시켜서 외과수술을 하고, 복강(腹腔)을 열어 본즉, 장관벽(腸管壁)에 몇 군데 화침에 의한 상흔(傷痕)이 있고, 가벼운 염증(炎症)이 있었다.

— 이세진(李世珍)『상용수혈임상발휘(常用腧穴臨床發揮)』1085 : 828

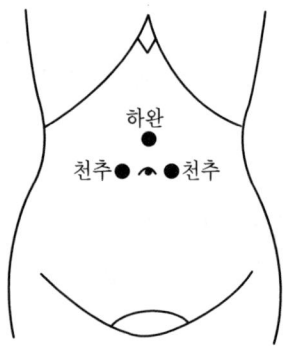

하완·천추를 화침하여 장천공을 일으켰다.

하완(下脘)은 유문(幽門)이라고도 부르며, 임맥혈(任脈穴)이고 족태음(足太陰)과 임맥(任脈)이 만나는 곳이기도 하다. 혈위(穴位)는 건리(建里)의 아래 1촌으로 배꼽 위 2촌에 있다.

국부(局部) 해부: 배꼽의 상복부로 백선(白線) 중에 있으며, 상복벽동맥(上腹壁動脈)이 있고, 늑간신경(肋間神經) 전피지(前皮枝)가 분포하며, 내부에 위(胃)와 장(腸)이 있다. 침은 0.8~1촌 자입한다.

이 양혈(兩穴)은 심부(深部)에 위장이 있어 깊이는 1촌까지 자입한다. 이 예에서는 화침(火鍼)으로 장관(腸管)을 손상시켰다. 여기에서 알 수 있듯이, 천추(天樞)와 하완(下脘)은 1촌 이상 자입해서는 안 되며, 화침을 사용해서는 안 된다.

(4) 복부의 혈위(穴位)를 자침해 소장이 천공(穿孔)된 사례

환자: 여성, 50세 농민(農民).

복부의 통증이 8일간 계속되고, 항문에서 배기(排氣)와 배변(排便)이 없어서 3일간 입원하고 있다. 발병하고 2일째 아침, 현지의 시술자가 상복부에 침구치료를 행했다. 침의 길이는 3~5촌, 거의 침의 2/3를 자입하여 20분 정도 치침했다. 상복부의 검상돌기(劍狀突起) 아래는 상술한 장침(長鍼)을 3개 사용하고, 나머지는 단침(短鍼)을 사용하였는데, 그 숫자는 모른다. 당일 오후 4시에 상복부의 통증이 양쪽 하복부로 퍼지고, 통증이 심해지고 복창(腹脹)까지 시작되었다. 3일째는 현(縣)의 모 병원에서 양측 신부(腎部)에 블록주사를 했지만 통증은 좋아지지 않았다. 5일째는 한방의 탕액(湯液)을 복용하여, 그날 밤 1회만 방귀가 나왔지만, 그 후도 통증은 좋아지지 않고, 방귀도 대변도 나오지 않았다. 8일째에 우리 병원에 왔다. 입원하여 진사개복(診査開腹)했더니, 맹장이 유리(遊離)되어 좌하복부(左下腹部)로 이동하고, 더욱이 시계반대방향으로 320도 돌아가 있었지만, 맹장은 괴

사하지 않았다. 소장은 전체가 확대되어 있고, 회장(回腸) 상단에 4×3cm와 2×3cm의 괴사(壞死)한 천공(穿孔)이 있고, 그것은 검상돌기와 배꼽 사이에 위치한다. 또한 회장 한가운데에도 2곳에 5mm 정도의 원형 천공(穿孔)이 있고, 괴사하여 2개의 구멍은 2cm 정도 떨어져 있다. 부근의 장관(腸管)에는 괴사와 염증을 일으킨 조직은 없었다. 수술 후의 경과는 양호했다.

— 주정(周霆)『침구 잡지(鍼灸 雜誌)』1966; (2) :41

이 환자는 장염전(腸捻轉)이기 때문에 당연히 부기(腑氣)는 통하지 않고, 장관(腸管)에는 내용물이 가득 차 있다. 장벽(腸壁)은 내용물이 채워져 있기 때문에 얇아져 손상하기 쉽다. 장침이 장관을 2군데 자상(刺傷)했다. 일반적으로 복부에서는 1촌까지의 깊이로 자입한다.

### (5) 복부의 복수개소(複數個所)에 자침하여 장천공(腸穿孔)에 의한 복막염이 일어난 사례

환자: 남성.

우측 서경(鼠徑)헤르니아(hernia: 脫腸)가 1년간 있어, 평상시는 스스로 원래대로 되돌리고 있다. 입원하기 7일 전, 서경헤르니아가 부어 돌출된 채 원래대로 돌아가지 않고, 복통과 구토를 동반하여 방귀와 배변(排便)을 할 수 없게 되었다. 입원 5일 전에 현지(現地)의 시술자가 복부에 10군데 정도 자침하고 제삽염전(提挿捻轉)하였다. 혈위는 배꼽 옆과 하복부·상복부 정중앙 등이었다. 자침한 밤부터 복통이 계속되고, 누르면 통증이 격심하고 발열하고, 그리고 나날이 심해져 4일째에 치료하러 내원했다.

복부의 X선 촬영에서는 양측의 횡격막이 제7늑골 후부(肋骨 後部)까지 올라가고, 우측 횡격막 아래에 유리(遊離)가스가 있고, 장곡(腸曲)은 가스로 부풀어, 하복부에는 몇 군데 액면(液面)이 있다.

임상진단: 우측 서경부(鼠徑部)의 감돈(嵌頓)헤르니아 및 복막염. 일반적인 보존요법을 한 후, 헤르니아 수복(修復)과 함께 진사개복(診査開腹)을 했는데, 복강내에 대변 냄새가 나는 다량의 가스를 발견하고, 농(膿)이 섞인 삼출액(滲出液)을 약 100ml 정도 흡출(吸出)했다. 배꼽 옆과 배꼽 위 양측(兩側), 우측 하복부(下腹部) 등의 장간막(腸間膜)에 7군데 정도 유착한 농양(膿瘍)이 있고, 그 농량(膿量)은 몇 밀리리터(ml)에서 수십 밀리리터(ml)였다. 농(膿)이 고인 장관(腸管)을 자세하게 검사했더니, 굵은 호침(毫鍼)의 천공(穿孔)이 적어도 1개, 많으면 몇 개나 발견하였고, 그것은 복부의 시술부위와 일치하였다. 장벽(腸壁)의 천공(穿孔)된 부분을 하나씩 수복하고, 치골(恥骨) 위에 드레너지를 설치하고, 복강내에는 페니실린 20만 단위와 스트렙토마이신 1g을 넣고, 시술 후 18일로 치유되어 퇴원했다.

― 진한위(陳漢威)『중의 잡지(中醫 雜誌)』1963; (4) :26

복부의 대부분은 소화기계의 장기(臟器)가 차지하고 있다. 복부의 혈위에 자침할 때는 먼저 해부부위 및 내장까지의 거리를 생각하고, 침끝이 내장을 손상하지 않도록 한다. 침구치료의 유효(有效)와 무효(無效)를 구분하는 포인트는 정확한 진단과 취혈이며, 침의 수(數)로 결정하는 것이 아니고, 더욱이 깊으면 깊을수록 효과가 있는 것은 아니다. 일반적으로 거칠은 침, 굵은 침, 또는 심자(深刺)해서 상하로 제삽(提揷)하거나, 좌우로 염전(捻轉)하는 등은 장기(臟器)가 천공(穿孔)하는 원인이 된다. 예를 들어 복부의 종양(腫瘍), 장(腸)의 폐색(閉塞), 장의 감돈(嵌頓), 강한 시술로는 더욱 위험하다. 이 감돈헤르니아는 알기 쉬운 문제점을 설명하고 있다.

복부의 자침으로 주의해야 하는 것은 옛 사람들의 경험이며, 자입심도(刺入深度)는 숙지(熟知)하지 않으면 안 된다. 사용하는 수법(手

法)도 메뉴얼화해서 상처입히지 않도록 한다. 일반적으로 자극을 강하게 하기 위해 심자(深刺)가 필요한 경우는 장기(臟器)를 피해 자입하거나 사자(斜刺)한다. 만약 자입시에 환자가 통증을 호소하면, 바로 자입을 그만두거나 침을 뽑는다. 이미 장관(腸管)을 손상하여 구토를 하거나, 복통이 심해지거나, 복근(腹筋)이 긴장하는 등의 상태가 나타나면 바로 환자를 눕게 하여 안정시키고, 보존요법을 하면서 관찰을 계속하고, 심하면 수술한다.

### (6) 복부의 혈위를 자침해 장천공(腸穿孔)을 일으킨 사례

환자: 여성, 46세.

발작성(發作性)의 복통으로 18시간 입원했다. 오심(惡心) 구토가 있고, 배변(排便)과 방귀가 나오지 않는다. 복부에 침술치료를 한 적이 있지만, 취혈(取穴)은 불명(不明)이다. 복부의 X선 사진으로 장폐색(腸閉塞)이 확정되었다. 수술했더니 장간막근(腸間膜根)이 시계방향으로 360도 비틀어져 있다. 정복(整復)하여 검사했더니, 회장(回腸)에서 회맹부(回盲部)로부터 60cm 떨어진 곳에 세 개의 침공(鍼孔)이 있고, 그곳에서 장(腸)의 내용물이 밖으로 넘치고 있었다. 수복(修復)하여 수술 후에 창상(創傷)이 감염(感染)되어 20일 입원한 후에 치유되어 퇴원했다.

— 성지방(成志芳) 등 『강소중의(江蘇中醫)』 1963; (10) :25

이 예(例)는 취혈(取穴)이 명백하게 드러나지 않지만, 수술에 의해 회맹부(回盲部) 부근의 회장(回腸)에 침공이 있었다. 이것은 복부에 너무 깊이 자입했기 때문에 장관(腸管)을 손상하고, 통증이 심해진 것을 나타내고 있다. 진료기록(診療記錄)에서 "환자는 경산부(經産婦)이다. 따라서 복벽(腹壁)조직은 상당히 얇고, 더욱이 장염전(腸捻轉)

이 있기 때문에 장관(腸管)은 넓어지고, 장관 표면의 장력(張力)이 증가하여 연동(蠕動)이 완만해져 있다. 그 때문에 복부에 깊게 자입하자, 장관을 상처입히기 쉽다. 그래서 복통의 원인을 알지 못할 때는 신중하게 자침해야 하며, 경험부족인데도 엉뚱하게 자침하여 너무 깊게 자침을 하면 내장을 손상하는 것은 당연하다"고 해설하고 있다.

(7) 복부를 취혈하여 장관(腸管)을 손상한 사례

환자: 여성, 38세.

갑자기 배꼽 주위에 발작성 선통(仙痛)이 시작되고, 자주 구토한다. 배변(排便)과 방귀가 12시간이나 없다. 이전에 복부에 침치료를 받고, 자침 후에 통증이 격심해져 바로 병원으로 옮겨졌다.

신체검사: 혈압 14.63/13.3kPa, 맥박 100회/분. 급성증상의 모습으로 사지(四肢)는 차갑고 복부가 나와 있어, 복근(腹筋)이 긴장되어 있다. 상복부에 10여 개의 침흔(鍼痕)이 있다. 복부 전체에 압통과 반도압통(反跳壓痛)이 있으며, 간탁음계(肝濁音界)는 소실되고, 꾸륵소리가 들린다.

복부의 투시(透視): 다양한 크기의 계단상 액면(階段相 液面)이 있고, 횡격막 아래에 유리(遊離)가스가 있다.

진단: 급성 기계적 장폐색(腸閉塞), 장천공(腸穿孔), 비만성 복막염이라 진단하여 개복수술(開腹手術)을 하였다. 수술 중에 회장 말단(回腸末端)이 시계방향으로 180도 틀어져 있고, 장관이 심하게 기(氣)를 포함하고 있어 암적색(暗赤色)이 되어 있으므로, 바로 정복(整復)했다. 그 후 자세히 소장을 검사했더니, 12개의 침공(鍼孔)을 발견하고, 그 중 3개에서 끊임없는 가스와 액체가 새어 나오며, 장천공(腸穿孔)이 되어 있다. 수복(修腹)하여 배를 닫고 14일 만에 치유되어 퇴원했다.

― 설지강(薛志强)『광서적각의생(廣西赤脚醫生)』1979; (10) :24

이 예(例)는 자침에 의해 장천공(腸穿孔)과 복막염(腹膜炎)을 일으켰지만, 이것은 시술자의 침구지식이 모자라 두통이라면 머리를 택하고, 족통(足痛)이라면 발에 침을 놓는 등, 잘못 자침한 결과, 소장관(小腸管)에 10여 곳의 침공(鍼孔)을 남겼다. 즉, 시술자는 많이 자침하고 깊게 자입하면 통증이 멈춘다고 생각하고 있지만, 장폐색(腸閉塞)에서는 장관내(腸管內)가 내용물로 부풀어 관벽(管壁)이 얇아졌기 때문에 몇 번이고 제삽(提揷)하면 1침(鍼)이라도 많은 부분이 손상한다.

### (8) 복부의 혈위(穴位)를 자침해 회장(回腸)을 천공(穿孔)하여 복막염을 일으킨 사례

환자: 남성, 57세.

복부 전체의 통증, 오심(惡心), 구토 등으로 구급(救急)입원했다. 환자는 입원하기 15시간 전에 상복부가 불쾌하고, 누르면 아팠다. 1시간 지나자, 복통은 지속성 발작적(發作的)으로 격심해지고, 울렁거림·구토를 동반하고 배변(排便)이 없었다. 이전에 위생원(衛生院)에서 진통(鎭痛) 주사를 맞았다. 기왕증(旣往症)으로 위질환이 있다.

검사: 체온 36℃, 맥박 86회/분, 혈압 17.29/9.31kPa. 급성증상의 모습으로 고통스러운 표정을 하고 있지만, 의식(意識)은 분명하다. 심폐(心肺)는 이상이 없고, 복부는 조금 팽만해 있고, 복식호흡(腹式呼吸)에 경도(輕度)의 제한이 있다. 복부 전체에 중등도(中等度)의 근육긴장이 있고, 압통 및 반도압통(反跳壓痛)이 있지만, 간장과 비장은 만져지지 않는다. 타진(打診)했더니 고동음(鼓動音)이고, 이동탁음계(移動濁音界)의 의문(疑問)이 있고, 간탁음계(肝濁音界)는 소실(消失)되었으며, 장명음(腸鳴音)은 약해서 꾸륵 소리가 들리지 않고, 신경계에 이상은 보이지 않는다.

임상검사: 헤모글로빈 11g/dl, 적혈구 396만/㎕, 백혈구 8,300/㎜³, 호중구(好中球) 86%, 임파구 14%. 요(尿)검사는 정상.

X선 검사: 양폐(兩肺)의 투명도(透明度)가 증가하고, 횡격막의 운동도(運動度)가 감소하며, 우측 횡격막 아래에는 높이 약 0.5cm의 유리(遊離)가스가 있고, 좌측 횡격막 아래의 약 2횡지(橫指)에 위포(胃泡)가 있으며, 좌복부 및 우측 아래의 장계제(腸係蹄)에는 기체공간(基體空間)과 액평면(液平面)이 보인다.

진단: 위·십이지장궤양에 의한 급성천공(穿孔)과 미만성(彌漫性) 복막염으로 진단하였다.

입원하고 2시간 후에 진사개복(診查開腹) 수술을 했다. 수술 중에 회장(回腸) 상단이 시계방향으로 360도 비틀어져 있는 것을 발견하였다. 회장의 장벽에 8×6mm의 선혈(鮮血)이 흐르고 있는 부위가 있고, 그 중앙부분에 작은 구멍이 있으며, 압박하면 가스가 구멍에서 샌다. 바로 결절봉합법(結節縫合法)을 하고 복강(腹腔)을 닫았다. 병력을 들어 본 결과, 환자가 복통이 있을 때 인민공사위생원에서 복부에 진통 자침을 한 것을 알았다. X선 검사에서 횡격막 아래에 가스가 발견되었는데, 이것은 자침에 의해 생긴 장관(腸管)의 파열부분에서 흐른 것이었다.

— 조구상(趙九相)『광서적각의생(廣西赤脚醫生)』1978; (4) :34

장염전(腸捻轉)의 침술치료에서는 병상(病狀)에 따라 선혈(選穴)하지만, 심자(深刺)할 수 없는 국부혈(局部穴)이 있으므로, 원격혈(遠隔穴)로 치료하는 것이 최선(最善)이다. 이 예(例)에서는 수술에 의해 우측 회장벽(回腸壁) 위에 침공(鍼孔)이 발견되었으나, 그것은 국부에 너무 깊게 자입한 것이 원인이다.

(9) 복부의 혈위(穴位)를 자침해 장벽(腸壁)을 손상한 사례

환자: 남성, 28세.

갑자기 발작성 복부선통(腹部仙痛)이 발생하고, 격심하게 구토(토한 것은 다량의 황록색 액체)하고, 배변과 방귀가 10시간이나 하지 못했다. 현지에서 복부에 5~6회 정도 침술치료를 받았지만, 오히려 통증은 복부 전체로 퍼져 입원했다.

검사: 혈압 14.63/10.64kPa, 맥박 100회/분, 복부가 팽배하여 장(腸)의 형태가 보인다. 복근(腹筋)이 긴장하고, 압통과 반도압통(反跳壓痛)이 있으며, 특히 배꼽 주위가 심했다. 응어리는 만져지지 않고, 꾸륵 소리가 났다. 투시했더니 액면(液面)이 있지만, 횡격막 아래에 유리(遊離)가스는 없다.

진단: 급성 기계적 장폐색(腸閉塞), 미만성 복막염(彌漫性 腹膜炎).

치료: 진사개복(診査開腹)해서 보니, 장간막근부(腸間膜根部)가 시계방향으로 360도 비틀어져 있고, 3군데에 3×3cm의 출혈반(出血斑)이 있다. 장관(腸管)은 전체적으로 기체(基體)와 부종(浮腫)이 있고, 십이지장 제근(提筋)에서 약 2cm 떨어진 장관(腸管)에 3개의 침공(鍼孔)이 있지만, 압박해도 가스와 액(液)이 흐르지 않았으므로 처치하지 않고, 정복(整復) 및 감압(減壓)하고 배를 닫았다. 병상(病狀)은 서서히 호전되어 퇴원했다.

— 설지강(薛志强)『적각의생 잡지(赤脚醫生 雜誌)』1979; (10) :24

장 염전(腸 捻轉)에서는 자입이 너무 깊으면 장관(腸管)을 자상(刺傷)하기 쉽다는 것에 관해 많은 사례를 들었다. 대부분의 환자는 자침이 난폭하거나 제삽(提揷)을 반복했기 때문에 장(腸)을 천공하여 장의 내용물이 복강(腹腔)으로 흘러 천공성 복막염(穿孔性 腹膜炎)을 일으키고 있다. 이 예(例)에서는 호침(毫鍼)이 가늘었기 때문에 천공

이 일어나지 않고, 불과 3개의 출혈반(出血斑)이 있을 뿐이었다. 즉, 장폐색 등의 질환에서는 복부의 혈위에 천자(穿刺)하고 부드럽게 운침(運鍼)을 하면, 심하게 손상되지 않는 것을 알았다.

### (10) 복부의 아시혈(阿是穴)을 자침해 장천공(腸穿孔)에 의한 복막염을 일으킨 사례

환자: 남성, 14세. 입원하기 2일 전에 현기증과 두통이 생기고, 발열하여 목이 따끔따끔하고 울렁거린다. 입원 당일의 오전 중에 복통 때문에 진찰했다. 급성충수염(蟲垂炎)이라 진단받고, 우측 하복부(下腹部)의 아시혈(阿是穴)에 화침(火鍼)을 자입했지만, 오후가 되자 복통이 심해지고, 구급으로 입원했다.

검사: 환자는 기운이 없고, 고통스러운 표정이지만 진찰에 협력적이다. 체온 38℃, 맥박 90회/분, 혈압 11.97/7.32kPa. 우측 하복부에 응어리는 없지만, 분명한 압통이 있고, 복근(腹筋)은 긴장되어 있으나 이동탁음계(移動濁音界)는 없으며, 장명음(腸鳴音)은 항진하고 있다.

임상실험: 적혈구 390만/㎕, 헤모글로빈 11g/dl, 백혈구 18,000/㎣, 호중구 85%, 임파구 15%.

수술결과: 복막(腹膜)을 절개했더니, 황색의 혼탁한 이상한 냄새가 나는 액체가 소량이지만 유출(流出)되고, 충수간막(蟲垂間膜)에는 가벼운 충혈과 부종(浮腫)이 있으며, 충수간막의 임파절은 팽창되어 있다. 회맹부(回盲部)에서 떨어진 회장(回腸) 전부(全部)에는 2×2mm의 침공이 있고, 그것을 장내(腸內)의 잔유물(殘有物)이 막고 있으며, 표면은 선유(線維)로 덮여 있었다. 충수(蟲垂)를 처치하고 침공을 봉합하여 복강을 깨끗이 했다. 수술 후 7일 만에 치유되어 퇴원했다.

결론: 외상성 장천공과 한국성(限局性) 복막염.

― 장상(張祥) 등 『중의학술회의 자료선편』 내몽고(內蒙古) 1980

급성충수염에 직접 화침(火鍼)을 자입하는 치료 등을 해서는 안 된다. 가령 충수염이 아니더라도 화침을 심자(深刺)해서는 안 된다. 화침에 의한 창상면(創傷面)은 커서 유합하기 어려우므로, 장천공에 의한 복막염을 일으킬 가능성이 높다. 이 환자는 처음에 두통·발열·울렁거림이 있고, 이어서 복통이 일어났으므로 충수염으로 생각된다. 급성충수염에서는 침술치료를 할 수 있지만, 조작 메뉴얼을 지키지 않으면 안 된다. 그렇지 않으면 환자의 고통을 증가시킬 뿐이다. 이 예(例)는 실제로 잘못한 교훈이다.

### (11) 하복부의 혈위(穴位)를 자침해 충수(蟲垂)에 의한 화농성(化膿性) 복막염을 일으킨 사례

환자: 여성, 18세.

입원하기 5일 전에 위(胃)의 불쾌감과 울렁거림이 있고, 4시간 후에 하복부로 전이(轉移)됐다. 3일 후에 우측 하복부(下腹部)에 응어리가 있는 것을 발견하였고, 땀과 발열이 동반되었다. 페니실린과 스트렙토마이신을 투여했지만 무효(無效)였다. 입원하기 전날 오전, 의자(醫者)가 우측 하복부의 아시혈(阿是穴) 2군데에 화침(火鍼)을 자입했는데, 복통이 심해져 입원했다.

검사: 환자는 기운이 없지만 영양상태는 좋고, 고통스러운 표정이다. 체온 37.8℃, 맥박 92회, 혈압 12.64/9.31kPa. 우측 하복부가 약간 팽배해 있고, 응어리가 만져지지만 경계(境界)가 분명하지 않다. 국부(局部)에 분명한 압통과 반도압통(反跳壓痛)이 있고, 복근(腹筋)이 긴장하여 장명음(腸鳴音)은 약하고, 우하지(右下肢)에 운동제한이 있다.

임상검사: 적혈구 410만/㎕, 헤모글로빈 12g/dl, 백혈구 18,000/㎣, 호중구 89%, 임파구 11%.

복막에 누렇고 끈적끈적한 냄새가 나는 농(膿)이 유출하고 있는 것을 수술 중에 발견하였다. 응어리의 주위가 유착(癒着)하고, 응어리의 상부에 농양(膿瘍)이 있어 농(膿)이 복강(腹腔)으로 유입되고 있다. 충수(蟲垂)를 처치하고, 복강을 깨끗하게 하고, 드레너지를 설치하여 수술을 끝냈다. 20일 만에 치유되어 퇴원했다.

결론: 충수 주위에 농양(膿瘍)이 생겨 한국성(限局性) 복막염으로 되어 있다.

— 장상(張祥) 등 『중의학술회의 자료선편(中醫學術會議 資料選編)』 내몽고 1980

화침(火鍼)으로 우측 하복부의 응어리를 찔러 충수(蟲垂)에 화농(化膿)을 일으켰다. 충수부분에 농양이 있으며, 그곳에서 농(膿)이 복강에 유입(流入)되고 있는 것이 복막염의 원인이었다고, 진사개복(診查開腹)에 의해 판명되었다. 자침과 소작(燒灼: 외과에서 약품이나 전기로 병 조직을 태우는 치료법)은 화농과 천공(穿孔)을 촉진시키기 때문에 충수염의 화침치료에서는 병소 국부(病巢 局部)에 직자(直刺)해서는 안 된다는 것을 말하고 있다.

(12) 자침(刺鍼)으로 장천공(腸穿孔)된 4례

여기에서는 급성 복부증상을 4례(例) 정도 모았다. 모두 임상에서 자세하게 검사하고, 소화기의 천공(穿孔) 혹은 복막염(腹膜炎)이라 확정진단한 후 진사개복(診查開腹)하였다. 1례를 제외하고, 모두 천공부분이 발견되어 보철(補綴)수술했다. 그 중 1례는 위독(危篤)하여 수술 후 36시간 만에 사망했지만, 다른 3례는 치유되어 퇴원했다.

4증례의 발병순서를 분석한 후, 침술사고(鍼術事故)의 발생을 방지하기 위해 다음의 6가지가 중요하다고 보고되었다.

① 침구서(鍼灸書)에서 서술하고 있는 자침의 적응증과 금기증(禁忌症)을 숙독(熟讀)한다.

② 침구를 학습하는 데 있어서, 먼저 정확한 자침혈위를 파악하고, 금침혈(禁鍼穴)에 주의한다.

③ 침구와 혈위의 피부를 제대로 소독하고, 침은 일반적으로 26호를 한도(限度)로 한다.

④ 자입하는 깊이와 속도에 주의하고, 염전(捻轉)하는 운침(運鍼)은 너무 강하지 않고, 제삽(提揷)은 너무 빠르지 않도록 한다.

⑤ 수법(手法)을 숙련(熟練)하고 메뉴얼대로 조작한다. 무책임하게 제멋대로 하면 불행한 사고가 일어난다.

⑥ 복부에 자침한 환자로 체온이 높아져 복통이 심해지고, 울렁거림과 구토를 동반하고, 복부에 압통과 근육긴장(筋肉緊張)이 있으며, 백혈구와 호중구(好中球)가 많으면 정밀검사하고, 소화기 천공에 의한 복막염이라 확정진단되거나, 그 의심이 있으면 수술을 한다. 수술 전에 충분한 준비를 하고, 환자의 탈수증(脫水症)이나 쇼크를 개선해 둔다. 수술 전에 항생물질을 사용하는 것도 중요하며, 그것에 의해 수술 후의 사망률을 저하시킬 수 있다.

— 장봉길(張逢吉) 등 『협서의약위생(狹西醫藥衛生)』 1959; (3) :255

위의 보고에서 서술하고 있는 조치는 타당한 것이다.

## 2. 임상경험

### (1) 천추(天樞)와 신궐(神闕)을 자침해 만성결장염(慢性結腸炎)을 치료한 증례(症例)

환자: 남성, 48세. 1994년 5월 8일 초진(初診).

주증상: 잦은 배변이 3년 정도 됐다. 환자는 3년 전에 적리(赤痢)가 되어 치료하여 나았지만, 매일의 배변이 발병(發病) 전의 1~2회/일에서 약 4~5회/일로 증가하고, 매일 새벽 4~5시에 1회 배변하고, 피로하면 배변의 횟수가 분명하게 증가하며, 복창(腹脹: 복부의 팽만감), 전신의 피로감, 냉증과 현기증 등을 동반하며, 모 병원에서 만성결장염이라고 진단받았다. 한방약과 현대약을 투여받아 증상이 조금 경감되었지만, 치료를 중지하자 곧 재발하였다. 환자의 배변(排便)은 4~5회/일 부드럽고 봉상(棒狀)으로 양(量)은 중등도(中等度)이고, 복창(腹脹)과 탈력감, 두통과 현기증, 식욕부진 등을 동반하고, 설질(舌質)은 묽고〔淡〕, 설태(舌苔)는 옅은 흰색이고, 심세맥(沈細脈)이다. 만성결장염(結腸炎)으로 진단되었다.

중의(中醫) 진단: 설사(중초의 양허로 위장이 따뜻해지지 않고, 대장이 기능하지 않게 되었다).

치료원칙: 장위(腸胃)를 온보(溫補)한다.

자침: 천추(天樞)와 신궐(神闕)에 자침보법(刺鍼補法)하고, 30분 치침한다. 4회의 치료로 배변 횟수는 2~3회/일이 되고, 그 후는 효과안정을 위해 20회 정도 치료하자, 1일 1회의 정상적인 배변 횟수가 되었다.

천추혈(天樞穴)은 족양명위경(足陽明胃經)의 혈위(穴位)이지만, 이 혈에서는 비위(脾胃)를 조절하는 작용이 있으며, 대장의 모혈(募穴)이기도 하여 대장의 경기(經氣)도 조절할 수 있다. 그래서 이 질환의 치료에는 천추혈(天樞穴)을 주로 하여 신궐(神闕)을 배혈(配穴)하면 우수한 치료효과를 얻을 수 있다.

### (2) 천추(天樞)와 신궐(神闕)을 자침하여 급성복통을 치료한 사례(事例)

환자: 여성, 16세.

1987년 7월 16일에 돌발성(突發性)의 복통이 생겨 직장(職場) 의무실에서 2mg의 아트로핀(atropine)을 근육주사했지만 효과가 없었다. 진찰했더니 복부가 팽륭(膨隆)하고, 장(腸)의 형체(形體)가 보이고 얼굴색은 새파라며, 이마에서 땀이 나고, 수족(手足)은 차갑고, 더욱이 쇼크가 일어났다. 바로 천추(天樞)에 침을 1~1.5촌, 신궐(神闕)에 0.5~0.8촌(자입방향은 배꼽 아래 복벽근층내를 향하여 사침) 자입한다. 모두 평보평사(平補平瀉)했다. 침이 들어가면 복통은 곧바로 멈추었다. 그대로 10분 정도 치침(置鍼)하고, 환자에게 방귀가 나온 듯한 감각이 있었지만 방귀는 나오지 않고, 복부의 팽만감(膨滿感)은 상당히 사라지고, 장(腸)의 형체도 보이지 않게 되었다. 그대로 다시 10분 치침(置鍼)하고, 복통이 재발하지 않게 되었다.

신궐혈(神闕穴)은 고금(古今)의 문헌에서는 금침혈(禁鍼穴)이다. 그것은 이 혈이 중요한 장기와 동맥의 가까이에 있기 때문에 자침이 나쁘면 좋지 않은 결과가 되기 쉽기 때문이다. 현재의 침은 개량되고, 그와 더불어 해부(解剖)부위가 명확하게 되었으므로, 제대로 소독하고, 자입방향과 심도(深度)가 적절하기만 하면, 나쁜 요인을 피하거나 제거할 수 있으므로 역시 치료할 수 있다.

(3) 복부의 혈위(穴位)를 자침해 40례의 습관성 변비(便秘)를 치료한 증례

복부의 혈위를 자침해 40례의 습관성(習慣性) 변비를 치료한 보고가 있다. 그 중 남성 16례, 여성 24례로, 연령은 20~40세가 많다. 자침하는 취혈(取穴)은 1회째가 지구(支溝)와 족삼리(足三里), 2회째가 대장유(大腸兪), 3회째가 천추(天樞)와 풍륭(豊隆)이다. 경자극(輕刺戟)에 의한 흥분법(興奮法)을 채용하여 장(腸)의 연동(蠕動)을 촉진한다. 장경련(腸痙攣)에 의한 변비에 대해서는 강자극의 사법(瀉法)을 사용한다. 자극한 후 나른하거나 마비되는 등의 감각이 있으면, 도침법(搗鍼法: 침끝으로 찌르는 수법)으로 3~5분 자극하고 발침(拔鍼)한다. 또한 일부의 증상에서는 15분의 치침을 하거나, 봉구(棒灸)로 양측의 대장유(大腸兪)를 5~10분 따뜻하게만 하는 방법을 채용했다. 매주 3회 치료하고, 6~12회를 1단계로 한다. 침구치료의 기간 중에는 하제(下劑)의 사용을 중지하였다.

결과: 자침한 당일에 배변이 있었던 것은 9명, 자침하기 전은 5~6일에 1회였던 것이 자침한 후는 1~2일에 1회로 단축한 것도 유효로 했다. 전체 환자 중 유효는 36례, 무효는 4례였다. 자침 횟수가 가장 적었던 것은 4회, 최다는 20회였다.

배변(排便) 횟수의 감소는 대변을 건조시켜 나오기 어렵게 하지만, 배변 간격이 48시간을 초과한 것을 변비로 한다. 자침은 주로 장의 연동(蠕動)운동을 활발하게 하는 것으로 치료된다. 그러나 병력(病歷)의 길이가 일정하지 않고, 임상효과에도 즉효성이 있는 환자와 지체되는 환자가 있다. 일반적으로 병에 걸렸던 기간이 짧을수록 효과도 좋지만, 그렇지 않으면 치유율(治愈率)이 좋지 않다.

### (4) 중완(中脘)과 천추(天樞) 등에 자침해 설사를 치료한 증례

침구치료에 의해 40례의 설사를 치료한 보고가 있다. 그 중 아동이 30례, 성인이 10례였다. 병에 걸렸던 기간이 가장 짧은 것은 3일, 최장 3개월, 배변 횟수가 적은 것으로 1일 3~5회, 많으면 10회 이상이다. 자침(刺鍼)에서는 중완(中脘)·천추(天樞)·대장유(大腸兪)·기해(氣海)·족삼리(足三里)를 주혈(主穴)로 하여 비유(脾兪)·신유(腎兪)·연곡(然谷)·태충(太衝)을 배혈(配穴)하고, 1~2일에 1회 자침한다. 실열증(實熱證)에는 투천량(透天涼), 허한증(虛寒證)에는 소산화(燒山火)를 사용하여 치료한다. 1~12회 치료한 결과, 28례가 치유되고, 9례가 개선되었다.

중완(中脘)은 위(胃)의 모혈(募穴)인데, 천추(天樞)는 대장(大腸)의 모혈이며, 양혈(兩穴)은 소화기계 질환을 치유하는 상용혈(常用穴)이다. 특히 소아(小兒)가 소화불량에 의해 설사가 되어, 그다지 약물치료로 효과가 없었던 환자에게 침술치료를 하자 분명하게 효과가 있었다. 단, 자입깊이와 방향에 주의하고, 너무 깊거나 강하게 제삽(提揷)하여 내장을 손상하는 일이 없도록 한다.

### (5) 천추(天樞)와 복결(腹結) 등에 자침해 장폐색(腸閉塞)을 치료한 증례

이 증례의 51례 중 44례가 회충성 장폐색(回蟲性 腸閉塞), 마비성(痲痺性) 장폐색 4례, 장중적(腸重積) 2례, 유착성(癒着性) 장폐색 1례였다. 자침(刺鍼)은 천추(天樞)와 복결(腹結)을 주혈(主穴)로 하여 대장유(大腸兪)·족삼리(足三里)·중완(中脘)을 배혈(配穴)하여 신궐(神闕)에는 뜸을 떴다. 자침해서 득기(得氣)가 있으면 강자극하여 30~60분 치침하고 5분마다 염전(捻轉)하며, 봉구(棒灸)로 30분 뜸

들인다. 이 방법으로 치료한 결과 47례는 1회의 침구(鍼灸)로 폐색(閉塞)이 없어졌다. 1례의 장중첩(腸重疊)만이 장(腸)을 절제(切除)한 60시간 후에 고열(高熱)에 의한 경기(驚氣)로 사망했다. 치유율은 98.3%였다.

장폐색(腸閉塞)에 대한 침구치료는 주로 보조적 작용이며, 대부분은 한방약을 병용하여 치료한다. 이러한 가벼운 증례(症例)에 대해서라면 침구(鍼灸)만으로도 치유한다. 많은 임상자료에 의해서 자침의 기능적(機能的) 일리어스(ileus: 腸閉塞症·吐糞症)에 대한 뛰어난 진통효과, 그리고 효과의 지속(持續)시간이 길다는 것이 증명되어 있다. 기계적 일리어스에 대해서도 진통효과가 있다. 일반적으로 침구(鍼灸)를 시술(施術)하고 3~5분 후에 장연동(腸蠕動)과 장명(腸鳴)이 있고, 일부의 증례에서는 30분 후에 울렁거림과 구토가 있으며, 2시간 후에 설사와 방귀(가스)가 시작되었다.

(6) 복부의 혈위(穴位)를 자침해 장중첩(腸重疊)을 치료한 증례

이 증례의 장중첩(腸重疊)은 8례〈전부 현대의(現代醫)의 외과(外科)에서 확정진단하고, 현대의학의 엄밀한 관찰하에서 침구치료했다〉이다. 관원(關元)·기해(氣海)·중완(中脘)·백회(百會)·대돈(大敦)·천추(天樞)·삼음교(三陰交)를 주혈(主穴)로 택해 합곡(合谷)·태충(太衝)·족삼리(足三里)·대장유(大腸兪)·소장유(小腸兪)·위유(胃兪)를 배혈(配穴)한다. 소산화(燒山火)를 주요한 자침수법(刺鍼手法)으로 자침하여 환자에게 산마중창감(酸麻重脹感: 나른하고, 저리고, 무겁고, 부은 듯한 등의 감각)이 분명히 있게 되었다. 일반적으로 2시간 치침(置鍼)하고, 치침 중에 15분 간격으로 염전(捻轉)함과 동시에 작탁술(雀啄術)을 사용한다. 자침한 후는 봉구(棒灸)

로 1시간 정도 뜬뜬다. 그 이후는 12시간마다 시술하고, 뜸을 추가한다. 통증이 심해지면 1시간 정도 치료하고, 증상과 징후가 사라질 때까지 계속한다. 이 방법으로 치료를 계속하면 8례 중 6례가 침구(鍼灸)로 치유되고, 2례는 만족스러운 효과를 얻지 못한 수술이었다. 치유된 6례 중 가장 침구 횟수가 많았던 것은 6회, 최소가 2회, 평균 4회로, 침구 횟수의 평균은 3.6회였다. 입원 일수가 가장 긴 것은 11일, 최단이 3일, 평균 6.8일이었다.

장중첩(腸重疊)의 보존요법은 반드시 외과의 관찰하에 행한다. 외과수술의 설비가 없는 작은 병원에서는 절대로 시술해서는 안 된다.

## 3. 정리

### (1) 강평(講評)

복부혈(腹部穴)을 이용한 장질환(腸疾患) 치료에서는 삼완(三脘: 上脘·中脘·下脘)·천추(天樞)·기해(氣海)·관원(關元) 등의 혈위를 택한다. 임상에서는 위장염·결장염(結腸炎)·변비와 설사 등의 질환치료에 사용하지만, 이를 위해서는 자침의 적응증과 금기증(禁忌症), 자입하는 깊이와 방향 등을 알고 있지 않으면 뛰어난 효과를 거둘 수 없다. 특히 상술(上述)한 질환에서는 약물치료의 효과가 보이지 않는 환자에게도 침구치료로 뜻하지 않은 곳에 효과가 나타나기도 한다. 단, 장폐색과 장중첩(腸重疊)에서는 적응증과 자입심도를 알고 있을 필요가 있다. 이러한 환자는 폐색에 의해 장강(腸腔)이 팽만하고, 장벽(腸壁)이 얇아져 있으므로 손상하기 쉽다. 이러한 경우는 자침의 깊이와 자침수법(刺鍼手法)을 정확하게 파악하고 있지 않으면, 극히 장강(腸腔)을 손상하기 쉽다. 예를 들어 잘못된 침술의 사례 1~12는 모두 복부의 혈위에 자침한 것에 의해 장천공(腸穿孔)하거나 충수(蟲垂)를 손상하여 복막염을 일으킨 사례도 있다. 그 때문에 복부의 혈위를 자침해 장질환 환자를 치료하는 경우는 신중에 신중을 기하여 나쁜 결과를 남기지 않도록 한다.

(2) 구급치료의 방법

복부의 혈위에 자침하여 장강(腸腔)을 손상한 질병에서는 장강 자체의 손상 및 장강을 손상한 것에 의한 복막염(腹膜炎), 중증(重症)의 환자에게는 감염(感染)에 의한 쇼크를 치료하지 않으면 안 된다.

자침(刺鍼)으로 손상한 면적 및 부위에 따라 임상증상도 완급경중(緩急輕重)으로 구분한다. 일반적으로 손상된 면적이 크고 손상부분도 많으면 수술할 수 있는 병원에서 곧바로 외과수술이 필요하지만, 작은 병원에서 수술할 수 없으면 대증요법(對症療法)을 함과 동시에, 곧바로 수술할 수 있는 병원으로 전송(轉送)하지 않으면 안 된다. 손상면적이 작아서 손상부분도 적고, 전신 상태도 좋아 복부증상이 분명하지 않은 환자라면 외과(外科)의 꼼꼼한 관찰하에서 보존치료한다. 침상(寢床)에서 안정하고, 움직임을 적게 하여 위장감압(胃腸減壓)을 계속하고, 항생물질과 활혈화어(活血化瘀)의 한방약을 복용하고, 반 유동식(流動食)으로 위장(胃腸)에 대한 자극을 줄여 자연치료를 기다린다.

급성복막염에 의해 세균성 쇼크가 나타난 환자에 대한 치료는 제1절의 위질환의 구급치료를 참조한다.

(3) 예방조치

복부의 혈위(穴位)를 자침해 장강(腸腔)을 손상하는 원인은 제대로 자입하는 깊이를 파악하지 못했던 것이다. 그래서 이 병의 예방에서는 복부의 자입심도를 정확하게 파악하고, 수법(手法)에 주의하여 제삽(提挿) 등에 의해 내장(內臟)을 손상하지 않는 것이 중점(重點)이다. 또한 다양한 원인에 의한 폐색(閉塞) 환자로 복부의 혈위를 자침해 치료할 때에는 외과수술을 갖춘 시설에서 엄중하게 관찰하면서 치료하지 않으면 안 된다. 만일의 경우를 생각하지 않고 치료하면 사고가 일어났을 경우 때를 놓칠 수 있다. (陣玉華, 王治隆)

# 제3장 간장질환

## 1. 잘못된 침술의 사례

(1) 구미(鳩尾) 등에 자침해 간장(肝臟)을 자상(刺傷)하여
내출혈(內出血)이 된 사례

환자: 여성, 40세.

급성의 복부 창통(腹部 脹痛) 때문에 12시간 후에 구급으로 입원했다. 환자는 입원하기 전, 식후(食後)에 위(胃)가 아파 모 위생소(衛生所)에서 침술치료를 받아 상복부의 세 곳(구미 · 상완 · 중완)에 자침했다. 자입과 치침(置鍼) 중 환자는 심한 통증을 느껴 발침(拔鍼)한 후 2정(錠)의 약물(약물명은 불명)을 먹고, 통증이 일단 완화되어 잠을 잤다. 그러나 야간에 복통 때문에 눈을 떴다. 복부 전체가 지속적으로 아프고, 호흡곤란과 목마름, 울렁거림이 있었다. 입원시는 입술이 창백하고 초조 불안, 복부 전체가 약간 나왔고, 검상돌기(劍狀突

起) 아래에 세 개의 침공(鍼孔)이 있지만, 출혈이 있거나 혈종(血腫)은 없고, 복벽(腹壁) 전체가 긴장되어 있어 광범위하게 압통과 반도압통(反跳壓痛)이 있으며, 복근반사(腹筋反射)가 소실되어 있다. 혈압 10.64/7.98kPa. 백혈구 16,000/㎣, 간상핵구(杆狀核球) 2%, 분절핵구(分節核球) 88%, 임파구 18%, 적혈구 202만/㎕, 헤모글로빈 5g/dl, 출혈시간과 혈액응고 시간은 정상치내(正常値內), 혈소판 25만/㎕, 복강 천자(穿刺)로 선혈(鮮血)이 추출되었다. 진사개복(診査開腹)에서는 복강내에 선혈이 고여 있고, 간장은 우측 쇄골 중심선에서 계륵(季肋) 아래 4~5cm, 검상돌기 아래 5~6cm에 있으며, 부드럽고 표면이 매끈매끈하다. 복강내의 혈액을 깨끗이 했더니, 간장 좌엽(左葉: 검상돌기 아래)에 5mm×5mm의 출혈공(出血孔)이 3개 늘어

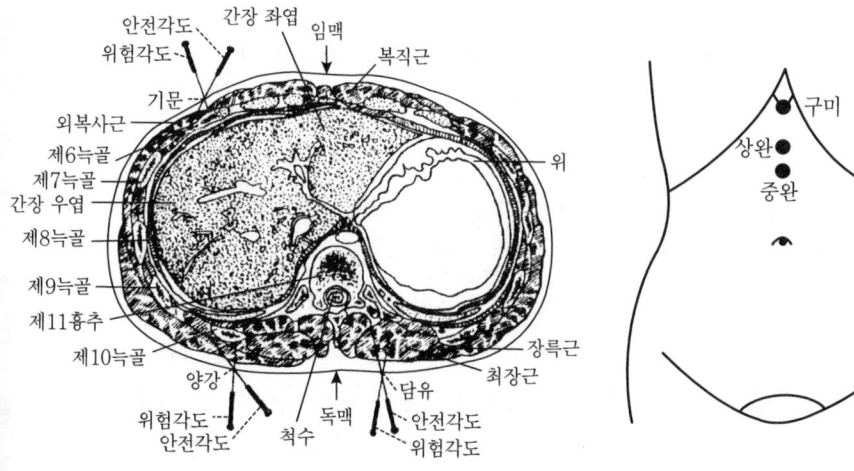

〈기문 · 담유 · 양강 3혈의 자입 수평단면도〉   간장을 자상하여 내출혈되었다.

서 선혈을 분사(噴射)하고 있으며, 출혈 주위의 조직세포가 괴사되어 있다. 곧 간장 좌엽을 절제(切除)하고, 충분히 지혈(止血)한 후 봉합한다. 수술 후는 수혈(輸血)과 수액(輸液), 감염예방 및 간보호제(肝保護劑)로 치료한다. 1개월 반 만에 치유되어 퇴원했다. 각각 3개월, 6개월 및 1년 후에 외래로 재검사했지만 상태는 양호했다.

교훈: 침구치료하기 전에 기왕력(旣往歷)을 상세하게 물음과 동시에 신체검사를 한다. 만약 간장병의 기왕력이 있고, 검사해서 간장이나 비장이 비대해 있으면, 신중하게 혈위(穴位)를 선택해서 간장과 비장을 자상(刺傷)하지 않도록 한다.

― 빙립충(憑立忠) 『중급의간(中級醫刊)』 1965; (9) : 585

이 사례는 병력(病歷)과 이학검사(理學檢查)를 적당히 하지 않았기 때문에 침술사고를 일으킨 것이 교훈이 된다.

### (2) 양문(梁門)을 자침해 간장(肝臟)을 자상(刺傷)하여 사망시킨 사례

양문혈(梁門穴)을 자침해 자침하기 전에, 먼저 간장과 비장이 비대(肥大)해 있는지 살펴본다. 그리고 비대하여 끝이 양문혈보다 아래에 있으면 자침할 수 없다. 자상(刺傷)할 위험이 있다.

수년 전 어느 30세가 넘은 간염 환자〔肝腫大〕가 어느 의사에게 구울적괴(久鬱積塊)의 치료를 받아 우측 양문(梁門)에 자침(24호의 호침을 2촌 자입)하여 간장을 자상했기 때문에 내출혈(內出血)로 사망했다.

― 이세진(李世珍) 『상용수혈임상발휘(常用腧穴臨床發揮)』 인민위생출판사, 1985 : 155

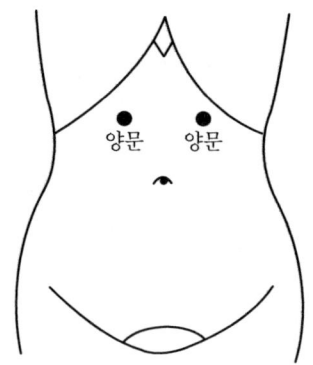

양문을 자침해 간장을 자상하여 사망하였다.

양문(梁門)은 승만(承滿) 아래 1촌에 있으며, 제8늑연골(肋軟骨) 아래로 우측 심부(深部)는 간장 하연(下緣)에 해당하고, 위(胃)의 유문부(幽門部)이다. 여기에 깊게 자입하고, 특히 침끝을 약간 위를 향해 자입하면 간장을 자상한다. 만일 간장이 비대해 있으면, 이곳에 직자하면 역시 간장을 자상(刺傷)한다. 이 환자는 간염인데, 문진(問診)도 분명하게 하지 않고 검사도 잘못해 양문에 심자(深刺)하여 간장을 자상하여 내출혈로 사망했다.

양문혈(梁門穴)을 자침해 간장·담낭·위장을 자상한 보고(報告)는 있다. 자상이 경미하고 출혈이 많지 않으면 보존(保存)치료로 좋다. 그러나 심하게 손상해 있으면 구급수술밖에 없다. 이씨(李氏)는 "신체가 허(虛)해 있거나 정기(正氣) 부족에는 양문혈을 택한다. 또한 위(胃)를 앓고 있거나 만성의 위증상이 있기 때문에 파상정기(破傷正氣)의 약물을 많이 복용하여 정허사실(正虛邪實)이 된 환자에게는 상복부의 양문·상완·승만·중완 등의 혈에 24호의 호침(毫鍼)으로 2촌 정도 자입한다. 만약 자입하고 있을 때 기폐(氣閉: 숨이 막힘)하거나 빈호흡(頻呼吸), 안면 창백(顔面 蒼白), 말하기 어렵고, 신체의 힘이 빠지는 등의 증상이 나타나면 침을 몇 푼(分)에서 1촌까지 끌어올린다. 만약 침을 끌어올려도 상태가 변하지 않으면 바로 발침하거나, 서둘러 합곡(合谷)과 족삼리(足三里)에 보법(補法)하고, 기(氣)를 보충하고 신체에서 빠져나가지 않도록 한다"고 말하고 있는데, 이것은 일반적인 구급조치이다. 만약 쇼크 징후나 심계(心悸: 심장이 두근거림), 머리가 멍함, 혈압강하 등이 나타나면 진사개복(診査開腹)해야 하며, 머뭇머뭇거리면 되돌릴 수 없게 된다.

### (3) 상완(上脘)을 자침해 간장을 자상(刺傷)하여 사망한 사례 Ⅰ

몇 년 전 어느 소년이 논에서 작업을 하고 있었는데, 갑자기 배가 아프기 시작했다. 당시의 한 시술자가 바로 풀밭에 앉혀 옷 위에서 자침(刺鍼)하여 자입하고 바로 발침(拔鍼)했다. 몇 분 후에 환자는 빈호흡(頻呼吸)이 되어 가슴이 아프고, 2시간 후에는 가슴과 겨드랑이가 붓고, 초조하여 가만히 있지 못하며, 땀을 범벅으로 흘리고 2일째에 사망했다(시술자는 24호 3촌의 직접 만든 호침을 사용하여 상완혈을 위로 향해 2촌 정도 자입하고 있다. 아마도 간장을 자상했을 것이다).

— 이세진(李世珍)『상용수혈임상발휘(常用腧穴臨床發揮)』 1985 : 852

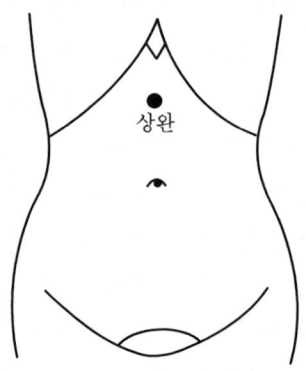

상완을 자침해 간장을 자상하여 사망하였다.

상완혈(上脘穴)은 위완(胃脘)이라고도 부르며, 임맥혈(任脈穴)의
상용혈(常用穴)이다. 그 위치는 거궐(巨闕) 아래 1촌, 배꼽 위 5촌에
있으며, 심부(深部)에는 상복벽동맥(上腹壁動脈)이 있고, 위부(胃部)
에 해당한다. 자침할 때 침끝을 약간 위를 향해 자입이 너무 깊으면
간장을 자상(刺傷)한다. 이 예(例)는 해부에 의한 뒷받침이 없는데, 2
촌 이상 심자(深刺)하고 있고, 바로 사망한 것에서 내장(內臟)을 자상
(刺傷)해서 일어난 것으로 생각된다. 이 혈위는 위장에 속하지만, 위
(胃)를 자상해도 이렇게 금방 죽지는 않는다. 역시 환자는 평소부터
간종대(肝腫大)가 있었던지, 혹은 자입이 너무 깊은데다 침끝도 약간
위로 향했기 때문에 간장을 자상하여 내출혈한 것이지만, 정확한 진
단과 구급치료가 없었기 때문에 사망했다.

(4) 상완(上脘)을 자침해 간장을 자상(刺傷)하여 사망한 사례 Ⅱ

1례의 40대 간염 환자로 간종대(肝腫大)가 있다. 모 의사가 구울적
괴(久鬱積塊)에 의해 상완혈(上脘穴)에 24호의 호침을 2촌 정도 자침
했다. 그 때문에 간장에 내출혈하여 사망했다.

— 이세진(李世珍)『상용수혈임상발휘(常用腧穴臨床發揮)』1985 : 851

간장(肝臟)의 대부분은 우계륵부(右季肋部)와 상복부에 위치하며,
작은 부분만이 좌계륵부(左季肋部)에 있다. 간장의 상부는 횡격막과
완전히 일치하고 있다. 우측 쇄골 중심선은 제5늑골에 도달하고 있다.
간장의 하부는 늑골(肋骨) 하연(下緣)에 일치하고 있다. 정상이라면
우늑골궁(右肋骨弓)의 아래에는 간장이 만져지지 않거나, 약간 만져
질 정도이다. 그러나 간종대(肝腫大)에서는 간장 하연이 늑골 부분보
다 몇 센티미터 아래에 달한다. 이 예(例)에서는 상완(上脘)을 자침해
응어리에 직자(直刺)하고 있는데, 시술자는 응어리에 자침하는 것은

알고 있어도, 그 응어리가 간장이라는 것을 모르고 자상하여 내출혈(內出血)을 일으켰으며, 또한 구급조치도 모르기 때문에 환자는 사망에 이르렀다.

## 2. 임상경험

(1) 급성 황달성 간염(黃疸性 肝炎) 206례를 침술치료한 증례

이 증례의 206례 중 남성 109례, 여성 97례이다. 3~30세가 많고, 아동 125례, 성인 81례이다. 전원(全員)이 간기능 검사로 확정진단되어 황달(黃疸)이 나타나고 나서 10일 이내에 치료를 시작하고 있다. 자침 취혈은 3그룹으로 나눈다. 제1그룹은 중봉(中封)을 주혈(主穴)로 하고, 후계(後谿)·합곡(合谷)·족삼리(足三里)를 배혈(配穴)한다. 제2그룹은 중봉(中封)과 후계, 제3그룹은 중봉이다. 대부분은 사법(瀉法)을 한다. 모든 조작과정에 있어서 복식사법(複式瀉法: 복수의 사법 시술식을 조합시킨 것)을 사용하고, 발침시(拔鍼時)에는 침공(鍼孔)을 덮지 않는다. 후계에 자침할 때는 심자(深刺)하여 노궁(勞宮)에 도달시킨다. 합곡에 자침할 때는 합곡에서 노궁에 투자해도 좋다. 매일 한쪽을 취혈 치료하고, 좌우를 교대로 사용한다. 2주간을 1단계로 하고, 필요하면 1단계 정도 치료를 계속한다. 시작은 제1혈위 그룹에 자침하고, 황달이 사라지면 제3혈위 그룹만을 사용한다. 치료 중에는 영양부족 및 다른 상황 때문에 보존적 요법을 하는 이외에는 어떠한 약물도 사용하지 않는다. 간기능 검사를 매주 한다. 결과는 단기치료 효과로 저효(著效)와 유효(有效)가 성인군(群) 95.3%, 아동군 92.7%였다. 장기치료 효과는 성인군 96%, 소아군 98.9%로 증가했다. 주요증상의 소실(消失)은 발열(發熱)이 사라질 때까지의 일수(日數)가 성인은 평균 4.2일, 소아는 2.9일이었다. 식욕부진이 사라질 때

까지는 성인은 평균 3.8일, 소아는 3.2일이다. 권태감(倦怠感)이 사라질 때까지는 성인은 평균 4.5일, 소아는 3.5일이다. 간장의 통증이 사라질 때까지는 성인은 평균 3.5일, 소아는 4.2일이다. 황달은 90% 가까운 증례로 15일 내에 사라진 것은 성인군은 평균 10.1일, 아동군은 평균 8.9일로 황달의 자연소실 일수가 25~30일인 것과 비교하여 분명히 짧다. 간종대(肝腫大)의 소실상태는 자침 전은 간장이 만져지지 않았던 환자가 30례, 간장이 3cm 이상 종대(腫大)하고 있는 환자가 41례 있었지만, 자침 후 만져지지 않는 환자가 177례로 증가하고, 3cm 이상 종대하고 있는 환자는 제로(0)였다. 이것은 자침이 간장의 축소에 효과가 있다는 것을 나타내고 있다. 간기능의 회복상황은 혈청 빌리루빈(血淸 bilirubin) 측정(測定)으로, 자침하고 1주일 후에 회복한 환자는 성인군 48.2%, 소아군 60.8%이며, 정상까지 회복하는 평균일수는 성인군 1.8주, 소아군 1.6주였다. 티몰 혼탁시험(混濁試驗)은 2주 이내에 정상으로 회복한 환자는 양측 모두 60% 전후였지만, 일부는 4주간 이상 지나지 않으면 정상으로 회복되지 않았다. 세파린 콜레스테롤 서상시험(絮狀試驗)이 4주 이내에 정상으로 회복한 환자는 성인군 86.1%, 소아군 94.4%였다. 유산아연(硫酸亞鉛) 혼탁시험은 앞의 2항목과 대체로 동일하다. 혈청(血淸) 중의 글루타민산 필빈산 트랜스아미나제(글루타민산 초성 포도산 아미노기 전이효소)의 회복도 현저하고, 그 중에도 아동군이 눈에 띄고, 2주간에 정상이 된 환자가 63.2%였지만 성인군은 조금 떨어졌다. 추적조사(追跡調査)는 퇴원 후 1개월, 3개월, 6개월 및 1년에 행한다. 단, 조사간격이 장기이므로 208명만을 조사했는데, 그 결과는 황달이 재발한 환자는 없고, 간장이 퇴원시보다 커진 환자는 아동군의 1례뿐이었다. 퇴원시는 정상으로 회복되지 않은 증례에서는 모두 정도의 차이는 있지만 간종대(肝腫大)가 축소하여 있다. 간장은 정상을 유지하고 간기능은 소수의 증례로 아직 정상으로 회복되지는 않았지만, 증상면에서는 일부의 증례만으로 권태감과 식욕부진이 있을 뿐이었다.

급성과 만성간염을 자침만으로 치료하는 것은 임상에서는 없고, 대체로 종합치료이다. 이 보고는 자침만으로 급성 황달성 간염을 치료하고, 증상의 경감과 소실뿐이거나, 징후와 간기능 검사에서도 분명한 효과가 있고, 더구나 장기치료 효과가 단기치료보다 높다. 이것은 자침이 신체의 방위능력과 대사기능을 높이고, 조직기관의 생리기능을 조절하는 작용과 관련될 것이다.

### (2) 급성 A형 간염(肝炎) 63례를 치료한 증례

이 63례는 모두 입원환자이며, 남성 53례, 여성 10례로 연령은 15~40세이다. 63례 전원에게 강막황염(强膜黃染)이 있고, 권태감 62례, 간장부(肝臟部)의 압통 61례, 식욕부진 33례, 간장이 1~4cm 종대(腫大) 53례, 발열(發熱) 49례, 복부의 팽만감 45례, 한기(寒氣) 38례이다. 자침은 간유(肝兪)·담유(膽兪)·족삼리(足三里)·태충(太衝)을 주혈(主穴)로 하고, 발열에는 합곡(合谷), 기침에는 열결(列缺)과 폐유(肺兪), 협통(脇痛)에는 기문(期門), 복통에는 천추(天樞), 변비에는 대장유(大腸兪), 불면에는 삼음교(三陰交), 복창(腹脹: 복부의 팽만감)에는 중완(中脘)을 추가하여 복식사법(複式瀉法)을 사용한다. 치료기간 동안은 어떠한 약물도 사용하지 않았다. 7~10일마다 간기능(肝機能) 검사를 하고, 임상증상이 없어지거나, 간기능 측정에서 정상으로 회복되거나 정상에 가까워지거나, 발병(發病)하여 30일 이상 경과한 환자를 퇴원의 기준으로 했다. 그리고 퇴원한 후, 장기간의 치료효과를 추적조사로 관찰하였다. 결과는 퇴원의 기준에 일치한 것은 56례로, 나머지 7례는 약물치료나 종합치료로 바꾸고, 치유되어 퇴원했다. 56례의 치유되어 퇴원한 환자는 입원 평균일수가 21.6일,

황달 소실(黃疸 消失)까지는 최단(最短)으로 3일, 최장(最長)으로 25일, 평균 10.9일이었다. 간기능이 정상으로 회복되기까지는 최단 5일, 최장 32일, 평균 17.4일이었다. 간장의 압통 소실까지는 최단으로 3일, 최장 30일, 평균 8.1일이었다. 장기간에 걸친 치료효과는 2.2년의 추적조사에 의하면 퇴원시보다 간장이 종대(腫大)한 환자는 1례도 없고, 황달도 일어나지 않았다. 소수의 환자에게 식욕이 조금 없거나, 권태감이 있는 이외에 다른 불쾌감은 없다. 식욕이 없거나 권태감이 있는 환자도 다시 간기능 검사를 했더니 정상이었다.

보고에 의하면 중국에서는 많은 지역에서 A형 간염(肝炎)에 침술치료를 하고 있는데, 그 대부분은 급성 황달성(黃疸性) A형 간염이다. 한방약과 현대약을 사용한 약물치료를 침구치료와 비교하여 침술치료가 약물치료보다 효과가 뛰어나다는 것을 증명한 기관(機關)도 있다.

## 3. 정리

### (1) 강평(講評)

급성과 만성의 간염을 침술치료만으로 치료한 임상보고는 적으며, 대체로 약물치료를 주로 하여 침술치료를 보조(補助)하고 있다. 본절(本節)에 수록한 2례는 모두 간염(肝炎)의 급성기(急性期)를 치료하고 있고, 황달의 유무(有無)에 관계없이 뛰어난 효과가 있으며, 특히 장기적 치료효과가 단기적 치료효과보다 우수하였다. 이것은 혈위(穴位)에서의 자침이 신체의 방위능력과 대사기능(代謝機能)을 높이는 것, 또는 조직기관의 생리기능을 조절하는 작용과 관련이 있을 것이다. 그 때문에 현재도 간장치료의 약물이 다수 있는 가운데, 여전히 침구치료를 병용(倂用)하고 있는데, 침구가 약물치료를 보조하거나, 약물이 미치지 않는 효과를 가지고 있기 때문일 것이다.

그러나 급성과 만성의 간장병(肝臟病)에서는 간장 자체가 종대(腫大)하여 있고, 정상적인 간장에 비교하여 부드러워지거나 단단해지고, 이에 따라 체표에 나타난 내장(內臟)상태도 변화하고 있으므로, 제대로 촉진(觸診)하지 않고, 잘못된 자침조작을 하면 복부의 혈위에 자침할 때 극히 간장을 손상하기 쉽다. 그것이 사례(事例) 1~4이다. 4례의 취혈은 모두 간장질환을 치료하는 것이 아니라, 상복부의 불쾌감을 치료하기 위해 중완(中脘)과 양문(梁門) 등의 혈위를 자침해 간장을 손상하고 있다. 사례를 분석해 보면 시술자가 시술 전의 자세한 신체검사를 태만히 하고 있다. 이렇게 해서는 간장에 병변(病變)과 종대(腫大)가 있을 때, 시술하여 취혈이 조금이라도 어긋나 있으면 간장파열(破裂)이 일어나고, 경우에 따라서는 사망한다고 하는 따가운 교훈이다. 반대로 임상경험에 수록한 『급성 황달성 간염 206례를 침술치료한 증례』와 『급성 A형 간염 63례를 치료한 증례』의 보고(報告)에서는 자침수법을 파악하고 있을 뿐만 아니라, 사지(四肢)의 혈위를 많이 이용하여 복부의 선혈(選穴)은 적지만, 임상에서는 마찬가지로 뛰어난 효과를 올리고 있다. 즉, 간장질환이 있는 환자에게 시술할 때는 사지 원단(四肢 遠端)과 배부(背部)의 혈위를 자침해야 하며, 복부에서는 선혈(選穴)하지 않는 것이 좋다. 어쩔 수 없이 복부에서 취혈할 경우는 확실하게 자입심도를 기억해 두지 않으면 안 된다. 또한 어떠한 질병이더라도 복부의 혈위, 특히 중완(中脘)·기문(期門)·양문(梁門)·일월(日月) 등의 혈위를 택할 때는 첫째로 자세하게 병력(病歷)을 묻고, 둘째로 자세하게 신체검사를 하고, 간장과 담낭, 비장이 종대(腫大)하지 않았는가를 조사하는 것이다. 양자(兩者)는 사고의 발생을 막는 키포인트이다.

(2) 구급치료의 방법

자침에 의한 간장(肝臟) 손상은 주로 간장 파열과 간장 출혈인데, 위독한 경우는 실혈성(失血性) 쇼크를 일으켜 사망하는 경우도 있다. 그래서 복부에 자침하는 시술자는 복통이 갑자기 시작되어 악화되어 가거나, 빈호흡(頻呼吸)이 되거나, 목이 마르거나, 울렁거림, 심하면 입술이 창백·초조하여 안정하지 못하는 등의 상태가 나타나면 내장을 손상했을지도 모른다고 생각하고, 수술할 수 있는 조건을 갖춘 병원에서 외과의(外科醫)의 입회(立會)하에 진찰을 요청하고, 진단이 확정되면 외과(外科)로 옮겨 수술한다. 만약 작은 진료소라면 최초의 혈위의 위치를 바탕으로 이학적(理學的) 검사 등을 하고, 내장 손상의 유무 및 손상부위를 특정하지 않으면 안 된다. 간장 손상의 특징은 복통뿐만 아니라, 안색과 입술, 눈동자가 창백하게 되는 등의 실혈(失血) 증상과 복부 전체가 융기(隆起)하거나 복벽(腹壁)이 긴장하거나, 광범성(廣汎性)의 압통 및 반도압통(反跳壓痛)이 있으며, 복근반사(腹筋反射)가 소실되는 등 복부에 출혈증상이 있고, 혈압·적혈구·헤모글로빈이 저하(低下)되는 등의 실혈 징후가 있다. 그리고 임상증상과 신체검사·이학검사 등으로 진단할 수 있다. 따라서 작은 진료소에서는 먼저 지혈(止血)과 항염증(抗炎症), 실혈성(失血性) 쇼크를 예방함과 동시에, 바로 조건을 갖춘 병원으로 옮겨 수술하지 않으면 안 된다. 여기에서는 실혈성 쇼크의 치료에 포인트를 두고 소개한다.

먼저 지혈하지 않으면 안 된다. 복부에는 지혈대(止血帶)를 감고 다이시논, 어글리모닌(선학초에서 얻어지는 지혈 성분), 운남백약(雲南白藥) 등, 지혈약(止血藥)을 마시거나 근육주사한다.

수혈(輸血)과 수액(輸液): 조건과 출혈량에 따라 결정한다. 수혈할 수 있으면 최선이지만, 수혈할 수 없으면 덱스트린(dextrin)을 수액해도 좋다. 그러나 출혈량이 너무 많으면, 역시 일정량의 전체 혈(血)

을 수혈하지 않으면 안 된다. 만약 덱스트린이 없으면 5% 포도당 식염수라도 좋다. 혈액량이 충분하게 보충되지 않았는데, 노르아드레날린(noradrenalin) 및 다른 승압약(昇壓藥)을 투여해서는 안 된다. 혈압이 약간 저하하고, 심박(心搏)이 조금 빠르고, 피부가 건조하고 한기(寒氣)가 없으며, 실혈량(失血量)이 전체 혈액량의 20~30%라면 일반적으로 1,000~1,500ml를 보충하는데 6% 덱스트린만으로도 좋다. 증상이 무거운 환자는 출혈량이 30% 이상이지만, 6% 덱스트린과 전혈을 50%씩 해서 수액해도 좋다. 다량으로 출혈한 경우는 덱스트린의 총량이 2,500ml를 초과하지 않도록 하고, 나머지는 전부 전체 혈로 한다. 수축기 혈압은 11.97kPa 이상, 요량(尿量)이 매번 25~30ml 이상이면 병상(病狀)이 호전되어 쇼크가 나은 것을 나타내고 있다. 쇼크가 낫지 않고, 정맥혈압이 높아져 있으면 심근(心筋)기능의 불량이 의심되므로, K-스트로팬틴 0.25mg을 50% 포도당 40ml에 추가해 천천히 정맥에 주입하고, 적절하게 수액량을 제한하는 것도 고려하지 않으면 안 된다. 혈액량이 충분히 보충되었는데 혈압이 낮으면 저농도(低濃度)의 노르아드레날린이나 주석산수소(酒石酸水素) 메타라미놀 등을 정맥주사해도 좋다. 그리고 효과가 좋지 않으면 히드로콜티존 100mg을 정맥주사해도 좋다.

항생물질: 광역감성(廣域感性) 항생물질을 사용하여 장내세균(腸內細菌)을 억제한다.

(3) 예방조치

복부의 혈위에 자침하는 경우는 자침하기 전에 신체를 자세하게 살피고, 간종대(肝腫大)가 있으면 양문(梁門)·기문(期門)·중완(中脘)·상완(上脘) 등의 자극은 피하고, 간장(肝臟)을 손상하지 않도록 한다.

자침한 후 특히 양문(梁門)과 기문(期門) 등, 간장 부근의 혈위(穴位)에 자침하여 복통(腹痛)이 시작되거나, 복통이 심해진 환자에게는 침상(寢床)에서 안정하고 움직이지 않도록 지시하고, 지혈(止血) 약물을 투여한다. 이것은 예방적 치료목적의 하나와, 만약 간장을 자상해도 침공(鍼孔)이 작아 출혈량이 적은 환자에게는 치료작용이 있기 때문이다. (陣玉華)

## 제4절  담도(膽道)질환

### 1. 잘못된 침술의 사례

(1) 기문(期門)·일월(日月)·불용(不容)을 자침해 담낭 천공(膽囊 穿孔)을 일으킨 사례

환자: 남성, 60세.

때때로 우측 상복부(上腹部)가 아프고, 구토와 위액(胃液)을 토해서 모 병원에 입원하여 치료했다. 하루 전에 우측 기문(期門)·일월(日月)·불용(不容) 등에 자침하고, 자침한 후 통증이 심해져 몇 시간 후에 복부 전체가 아프게 되어 쇼크 상태가 되었다. 당시는 혈압 7.98/5.32kPa, 체온 38.8℃, 맥박 120회/분이었다. 우리 병원에서 입회(立會) 진찰하여 위천공(胃穿孔) 및 광범성(廣汎性) 복막염으로 의심되어, 이 병원으로 옮겨와 치료했다. X선 사진에서는 유리(遊離)가스는 없었다. 복강 천자(腹腔 穿刺)에 의해 담황색(淡黃色)으로 담즙(膽汁)과 같은 액체 5ml가 추출되어 담낭 천공에 의한 담즙성 복막염으로 진단하였다. 항(抗) 쇼크치료를 하고 나서 진사개복(診査開腹)을 하고, 약 200ml의 담즙(膽汁)을 뽑았다. 간종대(肝腫大)가 우늑골연(右肋骨

緣) 아래 손가락 4마디에 달하고, 담낭은 비대(肥大)해 있다. 담낭벽은 충혈되어 부종(浮腫)이 되고, 담낭 밑이 천공하여 담즙이 흘러나오고 있다. 천공한 부위는 자침한 체표의 혈위와 일치하고 있다. 담낭 절제수술(切除手術) 중에 총담관(總膽管)에 땅콩 크기의 돌이 3개, 회충(回蟲) 1마리가 있으며, 위소만(胃小彎)에 1.5×1cm의 천공되지 않은 궤양(潰瘍)이 있었다. 궤양은 처치하지 않고, 총담관에 T자관을 유치(留置)하고, 복강 드레너지를 행한다. 3주 후에 치유되어 퇴원했다.

― 진한위(陳漢威) 등 『중의 잡지(中醫 雜誌)』 1963; (4) :26

기문(期門)은 족궐음간경(足厥陰肝經)의 혈위로 간(肝)의 모혈(募穴)이고, 다리의 궐음(厥陰)과 태음(太陰), 음유(陰維)가 모인다. 혈위(穴位)는 유방에서 2늑간(肋間) 정도 아래에 있다.

국부 해부: 제6·7늑골(肋骨) 사이에 위치하며, 늑간동맥(肋間動脈)이 있고, 전흉신경(前胸神經)과 늑간신경(肋間神經)이 분포한다.

자침법과 주치: 똑바로 누워 유방의 바로 아래 2늑간. 바로 제6·7 늑골 사이를 택해 침은 0.3촌 자입한다. 여성의 상한(傷寒)은 나았는

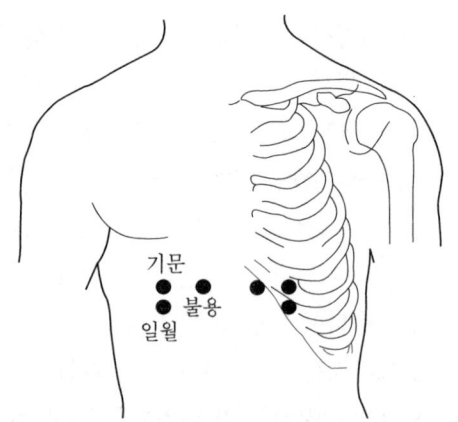

위의 혈에 자침해 담낭 천공을 일으켰다.

데 흉협(胸脇)의 통증이 사라지지 않고, 음식을 넘기지 못하고, 위액을 토하고, 기침이 나면서 기운이 치밀어 올라 숨이 차고, 가래가 끓고 숨이 찬 증상 등을 치료할 수 있다.

일월(日月)은 달리 신광(神光)이라 부르며, 족소양담경(足少陽膽經)의 혈로, 담(膽)의 모혈이다. 기문(期門)의 아래 1.6촌에 있다.

국부 해부: 제7·8늑연골(肋軟骨) 사이에 위치하며, 늑간동맥이 있고, 전흉신경과 늑간신경이 분포한다.

자침법과 주치: 똑바로 누워 유방의 바로 아래 3늑간. 즉, 기문 아래 1.6촌(상호 제1늑간씩 떨어져 있다)을 택한다. 침은 0.3~0.5촌 자입한다. 협륵(脇肋)의 통증, 구토·딸꾹질·황달을 주로 치료한다.

불용(不容)은 족양명위경(足陽明胃經)의 혈위이며, 거궐(巨闕)의 옆 2촌에 있다.

국부 해부: 제8늑연골 부착부(付着部)의 하연(下緣)에 해당하며, 피하(皮下)에는 복직근(腹直筋) 초전엽(鞘前葉)이고, 그 아래에는 복직근이 있다. 상복벽동맥(上腹壁動脈)이 있으며, 늑간신경이 분포하고 있다.

담낭(膽囊)은 우간엽(右肝葉) 하면의 담낭와(膽囊窩)에 위치하고 있으며, 담낭 밑은 우측 제9늑연골과 복직근 외연(外緣)이 만나는 구석에 노출되어 있으므로, 담낭을 상처입힐 가능성이 있는 혈위로는 기문(期門)·일월(日月)·불용(不容)·승만(承滿) 등이 있다. 만약 간종대(肝腫大)와 담낭 자체에 담낭 결석(結石)·담관 폐색(閉塞)·담즙 울체(滯)·담낭 체적(體積)의 증가가 있으면 체표(體表)에 자침하면 담낭을 손상할지도 모르는 혈위(穴位)는 증가한다. 이 환자는 담낭이 부풀어 있기 때문에 부적당한 자침에 의해 담낭이 파열(破裂)되었다.

우측 상복부가 아픈 환자는 담낭질환을 고려해야만 한다. 자세하게 병력(病歷)을 문진할 뿐만 아니라, 세밀하게 검사하고, 간장과 담낭이 부풀어 만져지지 않는지를 살펴보고, 그 후에 자침할 혈위를 선택하며, 자입방향과 깊이를 결정한다. 만약 간장이나 담낭이 부풀어 있으면, 그 부근(附近)을 취혈하지 않아야 한다.

자침에 의해 간장이나 담낭을 손상할 가능성이 있으면 보는 것만으로는 판단할 수 없으므로, 우측 복부의 통증이 심해지거나, 복부가 판(板)처럼 단단하고, 복근(腹筋)의 긴장(緊張), 국부(局部)의 압통이 있거나, 심하면 쇼크가 일어나는 등, 수반(隨伴) 증상의 몇 가지에 주의해야 한다. 만약 손상되어 있으면 복강 천자(腹腔 穿刺)로 담황색(淡黃色)의 담즙을 추출(抽出)하고, X선 사진으로 우측 늑골(肋骨) 횡격막각(橫隔膜角)의 움직임이 완만해지는 등의 현상이 보인다. 병상(病狀)의 진행상태를 관찰하고, 위독해서 증상이 분명하게 진행되거나 악화되어 있으면, 바로 수술이 필요하다.

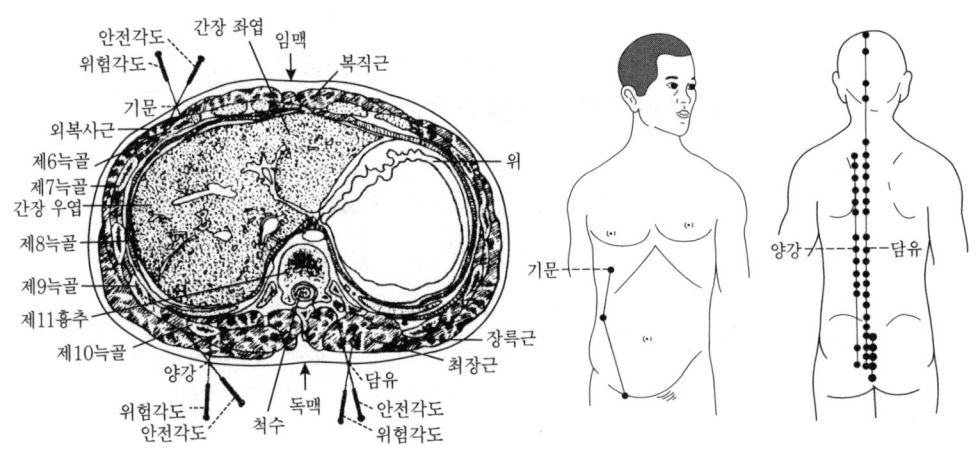

〈기문·양강·담유 3혈의 자침 수평단면도〉

(2) 기문(期門)과 일월(日月)을 자침해 담낭 천공(膽囊 穿孔)을 일으킨 사례

환자: 남성, 33세.
위통 때문에 구급으로 입원했다.

주증상: 이틀전 위통(胃痛) 때문에 침술치료를 받고 나서 급성복통이 하루 정도 계속되고 있다. 처음 침구(鍼灸)로 위통이 조금 경감하여 보통 때처럼 일을 하고 있었는데, 역시 반나절 후에도 경미(輕微)한 통증이 있었다. 그래서 두번째의 침구를 받았다. 발침(拔鍼)하자 상복부가 살살 아프고, 서서히 통증이 복부 전체에서 어깨를 향해 퍼졌고, 복부가 점점 팽배해졌다. 통증이 격심해지고, 발열하여 한기(寒氣)가 들고, 보이는 것이 노래졌다. 그리고 2일째 밤에 긴급하게 병원에 치료를 하러 왔다.

검사: 발육은 정상으로 영양상태는 보통, 지친 모습으로 반 혼수상태이다. 말하고 싶어하지 않고, 낮은 목소리로 응답할 뿐이다. 체온 37.9℃, 맥박 120회/분, 혈압 13.3/9.3kPa. 두경부(頭頸部)는 정상으로 강막황염(强膜黃染)이 있으며, 피부에 경도(輕度)의 황염(黃染)

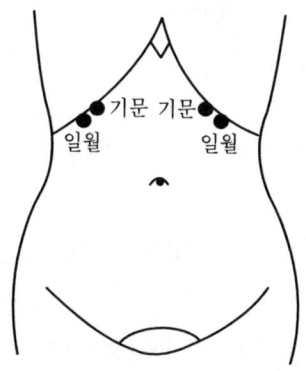

기문과 일월에 자침하여 담낭 천공을 일으켰다.

이 있지만, 임파계는 정상이고, 폐부(肺部)도 정상이다. 맥박은 빠르고, 심음(心音)은 약하고 잡음은 없다. 상복부의 양 늑골연(肋骨緣) 아래(기문과 일월에 해당한다)에 뜸뜬 후의 둥근 화상(火傷)이 몇 군데 있으며, 복부는 팽만하고 긴장하고, 저항이 있어 만지면 아프고, 특히 우측 늑골(肋骨) 아래의 증상이 가장 분명하다. 더욱이 복강(腹腔)에 파상(波狀)의 충격감(衝擊感)이 있으며, 머피(murphy) 징후가 양성(陽性)이고 장명음(腸鳴音)이 없었다.

임상검사: 백혈구 20,400/㎣, 호중구(好中球) 73%, 간상핵구(杆狀核球) 12%, 임파구 14%, 단구(單球) 1%, 헤모글로빈 9g/dl, 적혈구 485만/㎕. 요(尿)우로비리노겐 양성(陽性), 요단백(+), 반응은 산성(酸性)이다.

X선의 복부 투시(腹部 透視)에서 좌측 늑골 횡격막각(肋骨 橫隔膜角)이 둔각(鈍角)이 되고, 분명하게 움직임이 감약(減弱)하고 있는 것을 알았다. 복부에 유리(遊離)가스는 없다. 그러나 기종(氣腫)으로 확장된 장(腸)과 액면(液面)이 보인다. 병력(病歷)과 검사를 바탕으로 급성 비만성 복막염(腹膜炎)이라 진단했다. 에텔 마취하고, 급성병의 진사개복(診査開腹)을 행했다. 복막을 절개하자 초록색을 한 다량의 복수(腹水)가 흘러나오고, 복막내벽(腹膜內壁)과 대만(大彎)이 충혈되어 있으며, 전부 800ml의 복수(腹水)를 배출했다. 보았더니 담낭 저부(低部)의 전벽(前壁)에 봉침(縫針)과 같은 천자(穿刺: 천자 주변은 정리되어 있고, 뒤집히거나 염증 침윤 등은 없다)가 있어, 그곳에서 담즙(膽汁)이 계속해서 흘러나오고 있지만, 담낭의 크기와 색은 정상이다. 환자의 상태가 나쁘므로, 담낭 조루술(造瘻術)에 추가하여 드렌하기로 결정하였다. 복벽을 봉합하고, 수술 후는 2일 정도 위장 감압(減壓)하고, 8일간 드레너지를 유치(留置)했다. 황염(黃染)은 서서히

사라지고, 체온과 식욕도 나날이 회복되고 경과는 양호했다. 수술 후 20일 만에 치유되어 퇴원했다. 4개월 후에 다른 병원에서 담낭을 촬영하여 담낭이 결석(結石)이나 다른 이상이 없다는 것이 증명되었다.

— 유석동(劉錫桐), 우신민(于新民) 『중화외과 잡지』 1959; (10) : 36

환자는 위통(胃痛)이 있고, 간장과 담낭에 병(病)이 없으며, 검사에서도 담낭은 크지도 않고 결석(結石)도 없으며, 해부위치에도 이상이 보이지 않았다. 담낭을 자상(刺傷)한 것은 자입이 너무 깊었기 때문이다. 유(劉)씨는 "우측 상복부의 계륵(季肋) 하연(下緣)에 뜸뜬 흔적이 있고, 그것이 기문(期門)과 일월(日月)의 위치에 해당한다"고 보고하고 있다. 일월(日月)은 유두(乳頭) 아래 제3늑골(肋骨)로 제7·8늑골의 사이에 있으며, 그 심부(深部)에는 담낭이 있다. 침구문헌의 기재(記載)에 의하면 이 혈은 0.3~0.5촌만 자입해야 하며, 심자(深刺)하면 담낭을 자상(刺傷)한다.

(3) 양문(梁門) 등에 자침해 담낭 천공(穿孔)된 사례

환자: 남성, 35세.

상복부의 통증으로 2일간 입원했다. 2일 전에 아침식사를 하고 나서 갑자기 위가 아파왔다. 통증은 지속성으로 처음에는 그렇게 심하지 않았다. 발병(發病) 당일 오후 2시경, 상복부에 침구치료를 받았다. 양문(梁門) 혹은 삼완(三脘)으로 생각되는 부위에 3촌 정도의 침을 전부 자입하여 30분 정도 치침(置鍼)했다. 하지만 복통은 좋아지지 않고, 오후 5시경은 우측 하복부에 지속성의 통증을 느끼고, 얼마 지나 복부 전체가 아프게 되었다. 입원한 후 진사개복(診查開腹)했는데, 복강내에 다량의 담즙이 있는 것을 발견했다. 담낭체(膽囊體)의 내측에는 2곳 정도 밤 크기의 천공(穿孔)이 있는데, 두개의 구멍은

5mm 떨어져 있으며, 경사(傾斜)로 나란히 있고, 천공한 부분에서 담즙이 밖으로 새어 나오고 있었다. 담낭의 크기는 7×5×5cm로 낭벽은 부드럽고, 괴사나 분명한 염증은 없으며, 담도(膽道)에도 이상이 없었다. 수술 후의 경과는 양호하다.

— 주정(周霆)『침구 잡지(鍼灸 雜誌) 1966; (2) :41

이 보고(報告)에서는 어느 시술자가 환자의 상복부의 통증에 대해 양문(梁門)과 삼완(三脘)을 택했다. 해부부위에서 보면 삼완에 자침하여 담낭을 자상할 가능성은 없지만, 양문은 담낭부(膽囊部)에 가깝다. 진사개복(診査開腹)에 의해 담낭체의 내측에 두 개의 천공이 발견되고, 그것은 자침에 의한 것이라 인정되었으므로, 이것은 양문을 자침했기 때문임이 틀림없다. 양문은 제8늑골(肋骨) 아래에 있으며, 중완(中脘)의 옆 2촌이고, 자침하여 간담(肝膽)을 자상할 가능성이 있다.

### (4) 우측 상복부(上腹部)의 혈위를 자침해 담낭(膽囊)을 관통한 사례

환자: 남성, 62세.

20년 가까이 기관지염(氣管支炎)을 앓아, 겨울에는 심하지만 여름에는 호전되곤 하였다. 입원하기 3일 전에 치구치료를 받아, 그 중 하나는 우측 상복부였는데, 자입한 직후 참을 수 없는 통증을 느껴, 1시간 후에 발침했다. 그래도 환자의 복통은 좋아지지 않고, 복부 전체로 퍼지고, 심한 울렁거림과 구토를 동반한다. 구토물은 위액(胃液)과 황수(黃水)이다. 치료해도 효과가 없었기 때문에 2일 후에 우리 병원에서 진찰했다.

검사: 체온 38.2℃, 맥박 102회/분, 혈압 17.29/11.97kPa. 복부는 평탄(平坦)하고, 복부 전체에 압통과 반도압통(反跳壓痛) 및 근육

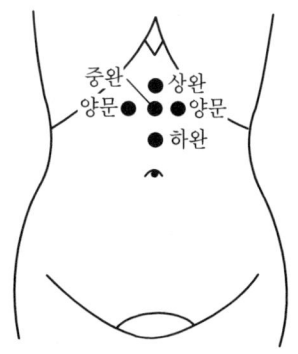

위의 혈처에 자침하여 담낭을 천공했다.

긴장(筋肉緊張)이 있으며, 특히 우측 하복부에서 분명하다. 장명음(腸鳴音)은 감약(減弱)하고 있지만, 기타의 징후는 없다(-). 백혈구 14,900/㎣, 호중구(好中球) 86%, 임파구 14%.

X선 검사: 양측의 폐문리(肺紋理)는 거칠어져 있고, 횡격막하에는 유리가스가 없으며, 복부에 액면(液面)도 없다.

입원 경과: 입원하고 바로 다량의 항생물질을 투여하고, 수액(輸液)과 함께 300ml 수혈했다. 척수 마취(脊椎 麻醉)를 진사개복(診査開腹)하자, 복강(腹腔)에 다량의 황록색의 액체가 있고, 담낭은 9×5×5cm로 부풀어 있고, 표면의 충혈에는 단편 괴사(壞死)와 농양(膿瘍)이 있다. 담낭 밑에 자침점(刺鍼點)이 있고, 그것이 담낭 측벽을 관통(貫通)하여 간·십이지장간막(肝·十二指腸間膜)의 외연(外緣)까지 도달하고 있다. 충수(蟲垂)에 분명한 병리변화는 없었다. 담낭은 절제한다. 수술 중의 경과는 순조롭고, 수술 후 40일에 치유되어 퇴원했다.

이 예(例)에서는 만성기관지염의 환자로 우측 상복부를 취혈(取穴)하고 있다. 혈위에는 언급하고 있지 않지만, 자상(刺傷)의 상태에서 보면 일월(日月)이나 불용(不容) · 아시혈(阿是穴) 등일 것이다. 이러한 혈위는 기관지염과 전혀 관계가 없고, 반대로 담낭을 자상했다. 취혈에서는 혈위의 작용 및 자침한 결과를 고려하는 것이 중요하다.

## 2. 임상경험

### (1) 복부를 취혈(取穴)하여 담낭염(膽囊炎)과 담석증(膽石症)을 치료한 증례

이 증례는 14례가 있으며, 그 중 입원환자는 10례, 외래가 4례이다. 입원하고 있는 증례(症例) 중 상복부의 돌발성(突發性) 동통(疼痛)이 있어 근육성 방어하는 것은 10례, 한기(寒氣)가 들거나 발열하는 것은 9례, 복창(腹脹) · 울렁거림[惡心] · 구토는 10례, 식욕감퇴 10례, 강막황염(强膜黃染) 10례, 비만체질 4례, 머피 징후가 양성 10례, 담낭 과민징후(담낭관 증후군)가 양성 4례, 담낭 종대(膽囊 腫大) 2례, 담낭 축농(蓄膿)을 합병한 것 2례, 수술 후에 담즙이 잔류한 것 2례, 백혈구의 수가 많은 것 7례, 간기능이 정상인 것 8례, 요(尿)우로비리노겐 · 빌리루빈 · 케톤체가 정상인 것 10례, 황달지수가 정상보다 높은 것 10례였다. 병력(病歷) 1년이 2례, 2년이 1례, 4년이 3례, 16년 이상이 3례, 30년 이상이 1례이다. 장문(章門) · 기문(期門) · 일월(日月) · 간유(肝兪) · 담유(膽兪) · 족삼리(足三里) · 합곡(合谷) · 태충(太衝) · 양릉천(陽陵泉) · 행간(行間) · 족임읍(足臨泣)을 취혈한다.

자침조작: 최초에 환자를 똑바로 눕혀 취혈하고, 다음으로 엎드리거나 옆으로 누운 자세로 하여 취혈한다. 주혈(主穴)의 장문(章門) · 기문(期門) · 일월(日月) · 간유(肝兪) · 담유(膽兪)는 모두 피내침(皮內鍼)을 사용하고, 혈위 표층(穴位 表層)에서는 안요중진괄침술(按搖

重震刮鍼術)을 사용하지만, 각혈의 수법(手法)은 5분간만 한다. 사지(四肢)의 혈위는 매일 2혈을 택해 보통의 호침(毫鍼)을 심자(深刺)하고, 얼마 후(30분 정도) 치침(置鍼)하여 활혈진통(活血鎭痛)을 행한다. 매일 1회 치료하지만, 통증이 심하면 1일 2회 시술해도 좋다. 치료기간 중에는 항생물질과 진통제를 사용하지 않아도 된다. 결과는 10례(입원환자) 중 2례는 간기능이 나쁘기 때문에 한방약을 내복하고 있고, 6례는 다른 치료법으로는 무효였으므로 침구치료로 바꾸었다. 침구 후 환자는 경쾌하고 기분이 좋아짐을 느끼고, 통증도 경감되거나 소실되었다. 평균적으로 3일 자침(刺鍼)했더니, 식욕이 생기고 통증이 사라지고 체온도 내려가며, 맥박·황달지수·백혈구수 및 그 종류가 정상으로 회복되었으며, 강막황염(强膜黃染)도 사라졌다. 10례 중 1례는 자침 전에 담석(膽石)이 있었지만, 7일의 침술치료로 담석은 사라졌다. 평균 입원기간은 1주일, 그리고 침술치료한 환자에게는 재발이 없었다.

장문(章門)은 비장(脾臟)의 모혈(募穴)이고, 기문은 간(肝)의 모혈, 일월은 담(膽)의 모혈이다. 임상은 담낭계(膽囊系)의 감염과 담석증에 침술치료하면 진통작용이 있을 뿐만 아니라, 담석의 배출에도 유리(有利)하며, 신체의 방위능력(防衛能力)과 대사기능(代謝機能)을 증강시키고, 조직과 기관의 생리기능에 대해서도 분명한 조절작용이 있는 것을 증명하고 있다.

(2) 복부의 혈위를 자침해 담도 회충증(膽道 蛔蟲症)을 치료한 증례

여기에는 271례가 있다. 자침에서는 중완(中脘)과 상완(上脘)을 주혈로 한다. 우측의 복통(腹痛)에는 우양문(右梁門)을 추가하고 좌측의 복통에는 좌양문(左梁門)을 추가한다. 통증이 견배부(肩背部)로

확산되는 환자에게는 아픈 부분을 아시혈(阿是穴)로 추가한다. 자침에서는 강자극한 후 20~30분 치침하고, 회충(回蟲) 배출도 병용(併用)해서 치료한다. 결과는 임상적인 치유 231례로 85.2%를 차지했다. 이 질환에 대한 자침의 치료효과는 좋아, 일반적으로 3~5회의 자침으로 치유되었다. 그 중 60례는 아트로핀, 그레란, 안통정(페나세틴·아미노피린·페노발비탈) 등을 주사하는 경우가 있으며, 17례에서는 아트로핀, 몰히네, 염산페티진 등을 주사하는 경우가 있지만, 복통은 완화되지 않았다. 그러나 침술치료에서는 2례를 제외하고 자침 후에는 통증이 멎었다.

이 질병은 회충이 담도(膽道)에 들어가 담도에 기계적 자극이 더해지고, 경련과 수축이 일어나기 때문에 발작성(發作性)의 격통(激痛)이 발생한다. 회충체(回蟲體)의 자극 및 회충이 가지고 들어온 장내(腸內) 세균에 의해 담도에 염증이 생기고, 체온이 상승하며, 담즙의 배출이 장애받으면 황달이 된다. 자침은 옷디괄약근(括約筋) 이완(弛緩)을 촉진하여 경련을 완해(緩解)시킴으로써 통증을 경감시키고, 회충을 배출하기 쉽게 한다.

## 3. 정리

### (1) 강평(講評)

장문(章門)은 비장(脾臟)의 모혈, 기문(期門)은 간(肝)의 모혈, 일월(日月)은 담(膽)의 모혈이다. 이 3혈은 담도(膽道)질환을 치료하기 위한 상용혈(常用穴)의 하나이다. 보고(報告)에 의하면 이들 혈위에 자침하면 괄약근(括約筋)을 이완시키고, 혈위에 따라서는 담낭 수축을 촉진한다. 그리고 임상에서는 담낭염(膽囊炎)·담석증(膽石症)·담도 회충증(膽道 蛔蟲症) 등으로, 때때로 침술치료로 선택되어 담낭을 살리고 돌을 빼내거나 담낭 경련을 이완시키는 보조치료로도 사용된다. 임상경험의 예 1과 2는 담낭 자체의 병변(病變)은 아니지만, 국부(局部) 취혈도 하여, 마찬가지로 뛰어난 효과를 올리고 있다. 하지만 자침의 수법과 자입심도(深度)는 파악하지 않으면 안 된다. 임상에서는 이들을 파악하고 있지 않았거나, 시술시에 복부를 자세하게 검사하지 않았거나 하는 경우가 많다. 그 때문에 위부(胃部)의 불쾌감 등을 호소할 경우, 복부의 혈위에 자침하면 담낭 천공(穿孔)이나 담낭 관통(貫通)을 일으켜 복막염(腹膜炎)이 된다. 잘못된 침술의 사례 1~4례는 모두 위장의 불쾌감을 호소하고 있는데, 시술자는 위장의 질환이라고 생각해 담도계의 질환을 무시하고, 자세하게 신체검사를 하지 않았다. 그 때문에 담낭에 질환이 있다고 생각되는데도, 그 부근(附近)의 혈위에 자침하고, 자입심도를 알지 못했기 때문에 담낭 천공 등을 일으켰다. 따라서 복부의 혈위를 택할 때는 어떠한 질환이든 자세한 병력(病歷)을 묻고, 자세하게 신체검사를 하여 사고를 일으키지 않도록 해야 한다.

### (2) 구급치료의 방법

자침에 의한 담낭 천공(膽囊 穿孔)은 심하면 복막염을 일으키고, 위독하면 세균성 쇼크를 일으킨다. 이러한 경우의 치료는 위장 손상의 구급치료와 마찬가지로, 최종적으로는 수술이 필요하다. 수술 전의 중점(重點)은 위장의 감압(減壓)과 항염증(抗炎症)·항(抗)쇼크이며, 모두 최초에 있었던 위손상(胃損傷)의 구급치료방법이 참고가 된다.

### (3) 예방조치

이 사고의 예방은 기본적으로 앞의 3절과 마찬가지로, 병력(病歷)을 묻는 것과, 신체검사에 중점을 두고, 담낭이 종대(腫大)해 있거나,

결석(結石)과 회충이 있는 등, 담낭 자체의 병변(病變)이 있으면 복부에서의 취혈(取穴)은 주의하고, 가능한 한 담낭 부근에서는 취혈하지 않는다. 만약 복부를 취혈할 경우는 자입심도와 자입방향에 주의하고, 사고를 일으키지 않도록 한다.

　복부를 취혈한 환자는 자침 후는 안정을 취하고, 심하게 움직이지 않도록 한다. (陣玉華, 王麗)

### ◆ 부기(附記): 고전에서의 발췌(拔萃)

　중국(中國)의 의학문헌(醫學文獻)에는 침술치료(刺鍼治療)가 잘못되었기 때문에 소화기관(消化器官)을 손상(損傷)하였다는 기재(記載)가 많다. 『영추(靈樞)·종시편(終始篇)』에는 "만복(滿腹)한 사람에게는 자침하지 말고, 자침한 사람은 만복이 되지 않도록 하며, 굶주린 사람에게도 자침하지 말고, 자침한 사람은 굶주리지 않도록 한다. 목이 마른 사람에게도 자침하지 말고, 자침한 사람은 목이 마르지 않도록 하라. 더욱이 술 취한 사람에게도 자침하지 말고, 자침한 사람은 취하지 말라"고 하였다.

　기(飢)·포(飽)·갈(渴)·취(醉)는 인간의 정력(精力)과 위장기능(胃腸機能)에 영향을 준다. 만복(滿腹)하면 위(胃)의 체적(體積)도 커지고, 위벽(胃壁)도 얇아지므로, 자침으로 상처 입기가 쉽다. 공복(空腹)일 때는 위장의 연동운동(蠕動運動)이 활발해지므로 상처가 커진다. 목이 마르거나, 술에 취해도 같은 결과가 된다.

　『소문(素問)·자금론(刺禁論)』에는 "간장을 찌르면 5일 내로 죽게 된다. 현기증이 나고 헛소리를 하게 된다. 담낭을 찌르면 하루 만에 죽게 된다. 현기증이 나고 구토를 한다"는 기록이 있듯이, 장기(臟器)를 자상(刺傷)해서는 안 된다는 것이 기록되어 있다. 각 장기에는 각각 특수성(特殊性)이 있고, 심하게 자상해도 일수(日數)를 연장할 수 있는 장기도 있으나, 자상하면 얼마 안 돼서 죽는 장기도 있다. 그러므로 수술(手術)해서 구명(究明)하는 일이 급선무(急先務)다.

『영추(靈樞)·옥판(玉版)』에서 "사람은 곡(穀)에서 기(氣)를 받는다. 곡이 들어가는 곳은 위(胃)이다. 위는 수곡기혈(水穀氣血)의 바다로 바다가 있어 구름이 가는 곳은 천하(天下)이다. 위(胃)에서 기혈(氣血)이 나온 것이 경수(經隧)이다. 경수는 오장육부(五臟六腑)가 서로 연계되는 대락(大絡)이므로 받아들여 뺏으면 끝난다"고 기백(岐伯)이 설명하고 있다.

이것은 위장(胃腸)이 수곡(水穀)을 거두어, 식물(食物)을 부숙소화(腐熟消化)시켜 기혈(氣血)을 만들어낸다는 것을 말하고 있다. 가령, 경수대락(經隧大絡: 대혈관)처럼 중요한 부위를 자침하여 손상(損傷)시켜 영이탈지(迎而奪之)의 자침법(刺鍼法)을 시술하면 천진(天眞)의 기(氣)를 빼앗게 되고, 잘못된 치료로 사람을 죽이게 된다. 그것을 명대(明代)의 마원태(馬元台)는 "그 기(氣)가 올 때 받아들이면 그것을 빼앗는다. 그것은 살아 있는 사람을 죽일 수가 있다"고 주석(注釋)하고 있다. 침술치료에서는 절대로 정기(正氣)를 쳐서 사기(邪氣)를 돕는 일을 하면 안 되며, 하물며 수곡(水穀)을 화생(化生)하는 원천(源泉)인 위(胃) 등의 장기(臟器)를 손상해서는 안 된다.

# 제5장  비뇨 · 생식기계

◈ **비뇨기(泌尿器)와 생식기(生殖器)의 해부위치 및 수혈(腧穴)의 관계**

비뇨기계(泌尿器系)는 신장 · 요관 · 방광 · 요도 등이다. 생식기계(生殖器系)는 남성은 고환(睾丸) · 정소상체(精巢上體) · 정관(精管) · 정낭(精囊)이며, 여성은 난소(卵巢) · 난관(卵管) · 자궁(子宮) · 질(膣) 등이다. 양자는 발생학적으로 관계과 깊으며, 위치도 가깝기 때문에 자침(刺鍼)이 잘못되면 함께 손상되는 경우가 많다. 그래서 하나로 정리하여 서술한다.

• 신장(腎臟): 좌우에 하나씩 있는 누에콩 모양을 한 실질성(實質性) 장기이다. 신장의 외측 부분은 튀어나와 있고, 내측 부분은 움푹 들어가 있다. 내측 부분의 중앙부는 신문(腎門)이며, 신동맥(腎動脈)과 신정맥(腎靜脈), 요관(尿管)이 출입한다. 신문이 신장내를 향해서 깊이 들어가는 움푹한 곳을 신동(腎洞)이라 부르며, 내측에 신배(腎杯)와 신우(腎盂) · 신혈관(腎血管) 등이 있다.

신장은 후복벽(後腹壁)으로 척주(脊柱)의 양측에 있으며, 제11흉추(胸椎)와 제3요추(腰椎) 사이에 있다. 우신(右腎)은 간장이 있기 때문에, 좌신(左腎)에 비해 추체(椎體)의 반 정도 위치가 낮고, 제12늑골이 경사로 우신(右腎) 상부를 가로지르고 있다. 양쪽 신장의 위 내측(內側)에 부신(副腎)이 인접해 있다. 우신(右腎) 전면 외측(前面 外側)의 위 2/3는 간장 우엽(肝臟 右葉)과 인접하고, 아래 1/3은 우결장곡(右結腸曲)에 인접하며, 그 내측(內側)은 십이지장 하행부(下行部)이다. 좌신(左腎) 전면 내측(前面 內側)의 위 1/3은 위(胃)와 인접하고, 가운데 1/3은 췌체(膵體)에 가까우며, 아래 1/3은 공장(空腸)과 접하고 있으며, 외측(外側)은 비장(脾臟), 좌결장곡(左結腸曲)과 가깝다. 양쪽 신장의 후상방(後上方)은 횡격막에 붙어 있으며, 횡격막의 후방은 횡격늑골동(橫隔肋骨洞)이고, 흉막(胸膜)의 아래는 신장의 위 1/3까지 달한다.

• 요관(尿管): 좌우에 하나씩 있으며, 가늘고 긴 근육성 관도(管道)로, 길이는 약 25~30cm, 직경 4~7mm이다. 상단(上端)은 신우(腎盂)에 연결되며, 후복벽의 척주(脊柱) 양측을 따라 하행하고, 하단은 방광의 후하방(後下方)에서 경사로 방광벽으로 들어가 방광이 시작된다.

방광은 낭상(囊狀)의 요(尿)를 저장하는 기관(器官)으로 신축성이 높고, 성인의 방광은 약 700ml의 요액(尿液)을 저장할 수 있다. 방광이 비었을 때 그것은 골반강내(骨盤腔內)에서 치골결합(恥骨結合)의 후방에 위치하며, 약간 추체형(錐體形)을 하고 있어, 첨단(尖端)은 전상방(前上方)을 향해 치골결합의 상연(上緣)에 달한다. 후하부(後下部)는 방광저(膀胱底)라 불리며, 저부(底部)의 하각(下角)은 요도(尿道)로 이행(移行)한다. 방광이 충만해 있으면 복막(腹膜)은 치골결합의 위까지 올라가며, 방광 전벽(前壁)은 전복벽(前腹壁)과 접근해 있다. 방광저의 후방은 여자는 자궁(子宮) 하부와 질(膣)과 접하고, 남자는 정낭선(精囊腺), 정관(精管)의 말단(末端), 직장(直腸)과 접한다.

• 남성 생식기: 내생식기(內生殖器)에는 고환(睾丸)·정소상체(精巢上體)·정관(精管)·정낭선(精囊腺)과 전립선이 포함되며, 외생식기(外生殖器)에는 음경(陰莖)과 음낭(陰囊)이 포함된다. 고환은 좌우

에 하나씩 있으며, 약간 편평한 난원형(卵圓形)으로 표면은 매끈하고, 후연(後緣)을 제외하고 장막(漿膜)으로 덮혀 있으며, 음낭(陰囊) 내에 위치한다. 정소상체(精巢上體)는 고환의 후상방에 위치한다.

• 여성 생식기: 내생식기에는 난소(卵巢) · 난관(卵管) · 자궁(子宮) · 질(膣)이 포함되며, 외생식기는 외음(外陰)이다. 난소는 좌우에 하나씩 있으며 편평한 타원형을 하고 있다. 골반강(骨盤腔) 측벽으로 총장골동맥(總腸骨動脈)과 교차하는 곳에 위치하며, 자궁후광막 후엽(子宮後廣膜 後葉)에 포함되어 있다. 난소 상단은 난소제색(卵巢提索)에 의해 골반 측벽과 연결되고, 난소 하단은 고유 난소색(卵巢索)으로 자궁저(子宮底)로 연결된다. 자궁은 근육성 중강성(中腔性) 기관으로 일반적으로 길이는 7~8cm, 폭 3~4cm, 두께 2~3cm이다. 자궁 상부는 팽팽하여 자궁체(子宮體)가 되며, 양측은 수란관(輸卵管)과 연결되고, 자궁 하부는 원주상(圓柱狀)으로 되어 자궁경(子宮

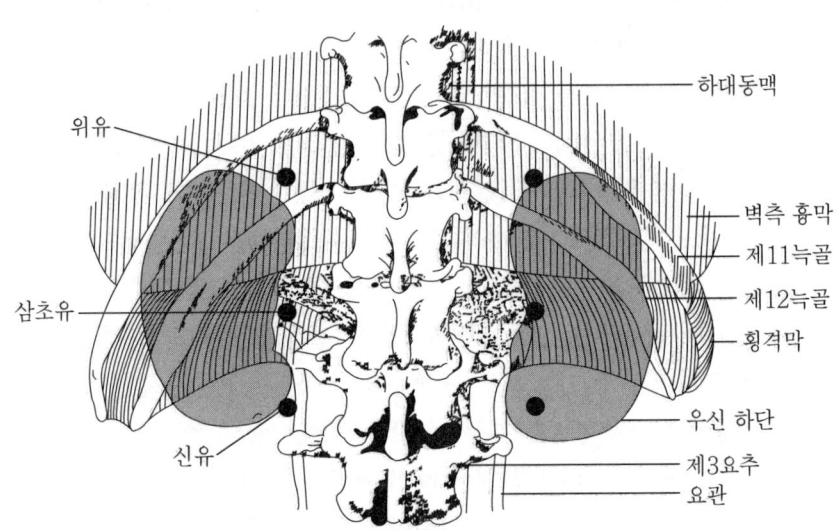

〈신장의 위치(후측)과 늑골 · 추골의 관계〉

頸)이라 부른다. 자궁은 골반강 내에서 직장(直腸)과 방광의 사이에 위치한다.

신장(腎臟)은 후복벽에 척주(脊柱) 양측에 있으며, 제11흉추에서 제3요추 사이에 위치하기 때문에 위유(胃兪)와 삼초유(三焦兪)·위창(胃倉)·황문(肓門)과 같은, 이 구간에 있는 수혈(腧穴)에 심자(深刺)하면 신장을 손상하기 쉽다.

자궁은 임신기(妊娠期)를 제외하고, 대부분 사고는 일어나지 않는다. 그러나 임신기에는 절대로 금침(禁鍼)한다. 난소(卵巢)를 자상(刺傷)하는 일도 드물지만, 난소낭종(卵巢囊腫)에서는 극히 손상되기 쉽다.

# 제1절 신장질환(腎臟疾患)

## 1. 잘못된 침술의 사례

(1) 요부(腰部)의 혈을 자침해 신주위염(腎周圍炎)을 일으킨 사례

환자: 남성, 37세.

상복부의 통증과 위장병 때문에 침구치료를 행하여 2~3회째 모두 신장부(腎臟部)의 좌우에 자침했다. 침구하고 3일 후 모 병원에서 검사를 받았는데, 우측 하복부에 응어리가 발견되고, 신주위염(腎周圍炎)이라 진단받았다. 다량의 페니실린 주사로 발열(發熱)은 사라지고 응어리도 축소되었다. 그러나 수일 전부터 다시 오한(惡寒)과 발열이 나고, 허리가 아프고 요(尿)가 적었다. 페니실린과 스트렙토마이신으로 억제하고 우리 병원으로 옮겨왔다. 그날에 역행성(逆行性) 신우(腎盂)를 살펴보니, 우신(右腎)이 조금 외하방(外下方)으로 이동해 있다. 다음날은 우신 천자(穿刺)했더니, 오래된 혈액이 200ml 추출되었다.

신체검사에 의해 우신부(右腎部)에 다시 응어리가 발견되었는데, 그 크기는 천자 전(前)과 동일한 정도였다. 입원하고 6일째에 신장 진사(診査)수술하여 신피막(腎被膜) 내에 오래된 혈액이 약 100ml 정도 차 있는 것이 발견되었다. 신장 내 상방에는 호도 크기의 낭포가 1개 있고, 안에는 피가 섞인 액체가 있으며, 신장 후면 중부(中部)에는 길이 6~8cm, 깊이 0.5~1cm의 횡열구(橫裂口)가 있었지만, 이미 출혈은 멈추어 있고, 신장 주위는 상당치(相當値) 유착되어 있다. 우신(右腎)과 주위의 피막을 함께 절제했다. 보름 후 회복되어 퇴원했다.

— 유사이(劉士怡)『중급의간(中級醫刊)』1957;(10):11

신장(腎臟) 부분에는 심자(深刺)해서는 안 된다. 신장부에 분포하는 위유(胃兪)·삼초유(三焦兪)·위창(胃倉)·신유(腎兪)·황문(肓

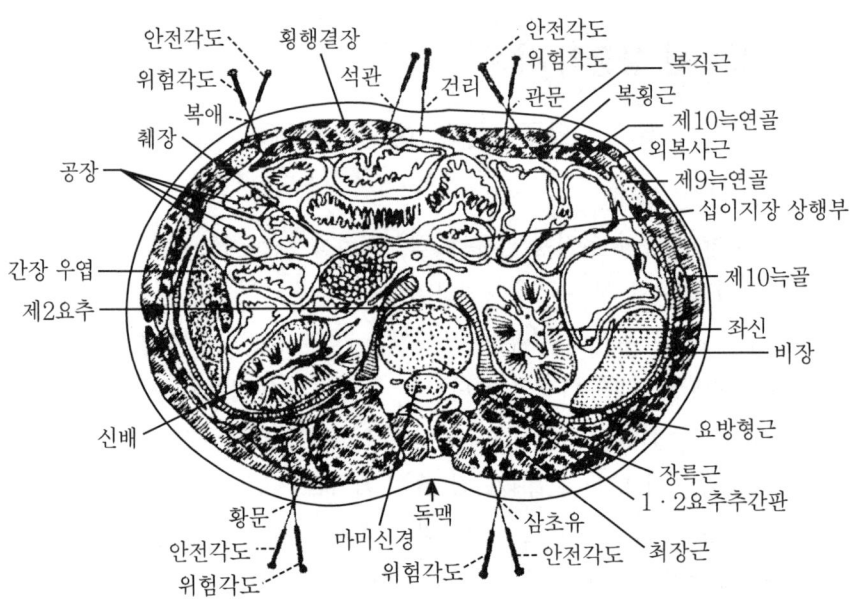

〈석관·복애·황문·삼초유·관문·건리 6혈(穴)의 자입 수평단면도〉

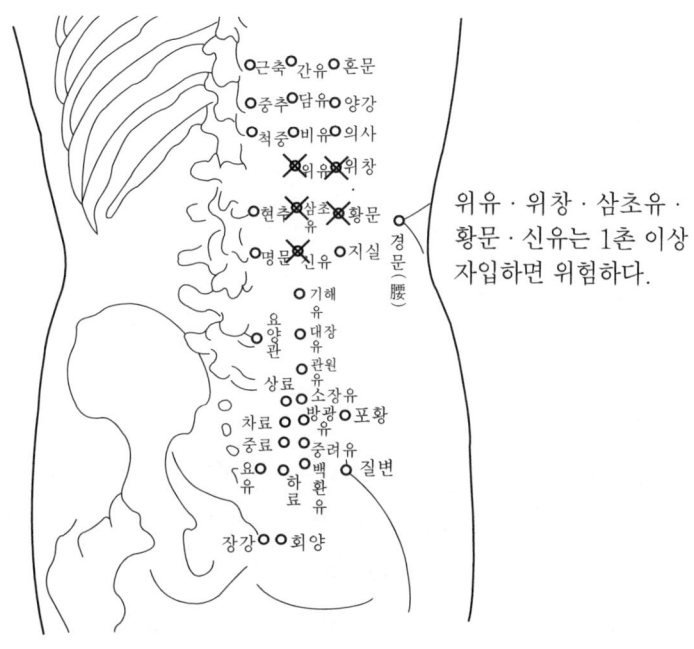

위유·위창·삼초유·
황문·신유는 1촌 이상
자입하면 위험하다.

門) 등을 택할 때는 반드시 신중히 하고, 0.5~0.7촌 깊이라면 괜찮지만, 1촌 이상 자입하면 위험하다. 자입심도는 보고되지 않았지만, 결과에서 보면 침끝이 신장실질(腎臟實質)에 따르고 있으며, 열구(裂口)의 깊이는 0.5~1cm에 달하고 있다. 유 씨(劉 氏)는 "수술 및 병리(病理)에 의해 신장(腎臟) 상부의 낭포(囊胞)뿐만 아니라, 신체(腎體) 중부(中部)에도 길이 약 6cm의 열상구(裂傷口)가 있었으므로, 분명히 자침에 의한 손상임을 뒷받침하고 있다. 침을 신장에 깊게 자입하면 환자는 통증 때문에 힘을 들여 호흡할 뿐만 아니라, 시술자도 자입한 침을 강하게 쥐고 있었기 때문에 상처입기 쉽다. 또한 환자가 통증 때문에 체위(體位)를 바꾸거나, 시술자가 신체(腎體)에 침을 자입한 후 방향을 변경해도 열상(裂傷)이 일어난다. 그러지 않으면 침이 신장에 들어갔다고 해도 이런 일은 생기지 않는다"고 보고하고 있다.

## (2) 요부(腰部)에 노보카인 블록 주사하여 혈뇨(血尿)를 일으킨 사례

환자: 남아, 생후 8일.

양쪽 하지(下肢)의 피부에 붉은 경결(硬結)이 생기고, 움직이지 못하게 되어 하루 만에 입원했다. 오전 중 좌대퇴부의 외측에 붉은 부종을 발견하고, 그것이 바로 양측 대퇴부로 파급되고, 좌측의 피부가 검어졌다. 프레그모네로 진단되었다. 국부(局部)에서의 삼출물(滲出物)을 세균배양(細菌培養)했더니 그램양성 간균(杆菌)이었지만, 혈액 및 인두부의 도말배양(塗抹培養)은 전부 음성이고, 모친의 매독(梅毒)반응도 음성이다.

입원 1일째는 페니실린과 스트렙토마이신을 주사함과 동시에, 양측 요부(腰部)를 노보카인(novokain) 블록 주사했다. 그날 밤 요(尿)에 피가 섞여 나오는 것이 전부 3회 발견되었다. 다음 날도 심한 혈뇨(血尿)가 계속되었으므로, 수액과 50ml 수혈했다. 3일째는 혈뇨가 조금 줄어, 신장부위에 찜질을 하였다. 반나절 지나도 요(尿)의 현미경 검사에서는 적혈구가 시야 전체에 퍼져 있지만, 농세포(膿細胞)는 없었다. 26일 정도 입원하여 국부의 괴사조직은 없애고, 궤양면(潰瘍面)도 서서히 유합(癒合)되고, 요(尿)의 현미경 검사에서도 적혈구가 사라져, 1개월 만에 퇴원했다.

— 유사이(劉士怡)『중급의간(中級醫刊)』1957; (10) :11

신생아의 질환에 대해 노보카인으로 요부(腰部)를 블록 주사하는 것은 상당히 위험하다. 신생아의 근육은 부드럽고, 요부의 체벽(體壁)은 얇아 얕게 주사한 약액(藥液)은 흡수되기 어려우며, 주사가 너무 깊으면 신장을 손상한다. 유씨(劉氏)가 보고한 환자는 자침에 의해 신장을 상처입혀 혈뇨가 되었다. 다행히도 바로 처치했으므로 병상(病狀)은 나았다.

### (3) 요부(腰部)에 노보카인 블록 주사하여 신장염(腎臟炎)을 일으킨 사례

환자: 남성, 28세.

주증상: 좌요부(左腰部)에 응어리가 1개월 정도 되었다. 이전에 폐결핵 때문에 모 병원에 입원하여 요양하고, 그때 요통으로 2개월 전에 좌측 요부(腰部)를 노보카인 블록을 주사했다. 주사한 후 바로 고열이 나고, 그것이 1개월 정도 계속된 후 열이 내려가기 시작했다. 그리고 주사하고 2일째, 좌측 요부가 종창(腫脹)하여 아프기 시작하여 촉진했더니 단단한 응어리가 만져졌다. 우리 병원에 외래로 왔다. 촉진했더니 좌계륵(左季肋) 아래에 아이 머리 정도의 혹이 있고 단단하였다. 소변 및 혈액검사는 음성으로 나왔다. 5일째에 방광경(膀胱經) 검사를 했더니 점막은 정상이었다. 각각 양쪽 신장에서 요도 카테텔법으로 소변을 채취하여 경검사(鏡檢査)를 했더니 적혈구가 전체에 퍼져 있고, 백혈구도 조금 있다. 역행성(逆行性) 신우(腎盂) 투영의 소견으로는 좌신(左腎)이 극도로 종대(腫大)해 있지만, 신우・신배(腎盂・腎杯)의 주변은 매끈하다. 흉부(胸部) 투시에 의하면 양측 폐결핵으로 좌측 흉막비후(胸膜肥厚)가 있다. 외래의 인상으로는 좌측 손상성(損傷性) 신염(腎炎)이지만, 신장결핵도 배제할 수 없다. 항결핵약(抗結核藥)으로 치료하고 좌신부(左腎部)는 온찜질한다. 3개월 후에 재검사했더니, 역시 좌신부(左腎部)에는 혹이 만져졌는데, 역행성 투영에서는 좌신이 이전에 비해 분명하게 축소되고, 우신은 정상이었다. 루틴(routine) 요(尿)검사도 이상이 없었다. 10개월 후의 재검사에서는 좌신부의 촉진에서도 이상이 없고, 소변의 현미경 검사에서는 소량의 적혈구가 있지만, 양쪽 신장(腎臟)의 역행성 투영의 소견은 정상이었다.

— 유사이(劉士怡)『중급의간(中級醫刊)』1957; (10) :11

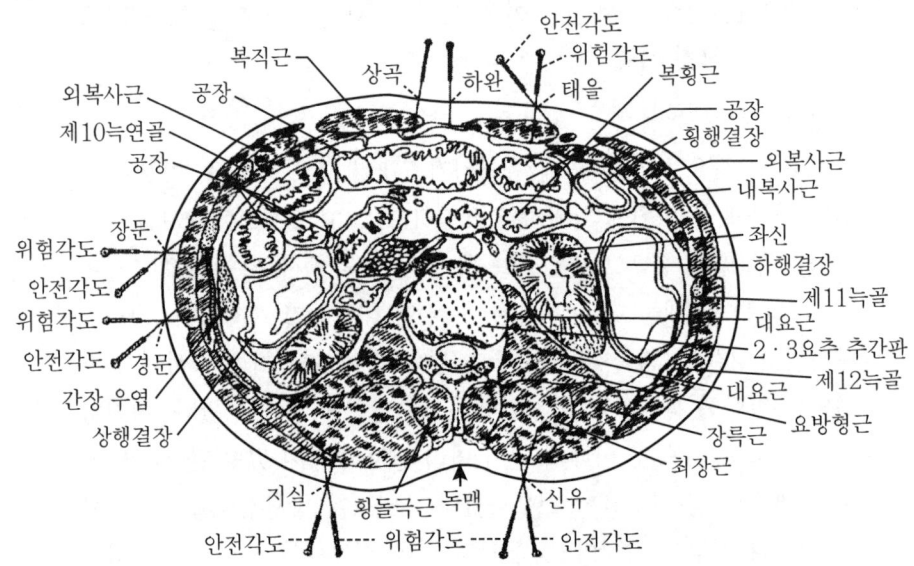

〈하완·상곡·장문·경문·지실·신유·태을 7혈의 자입 수평단면도〉

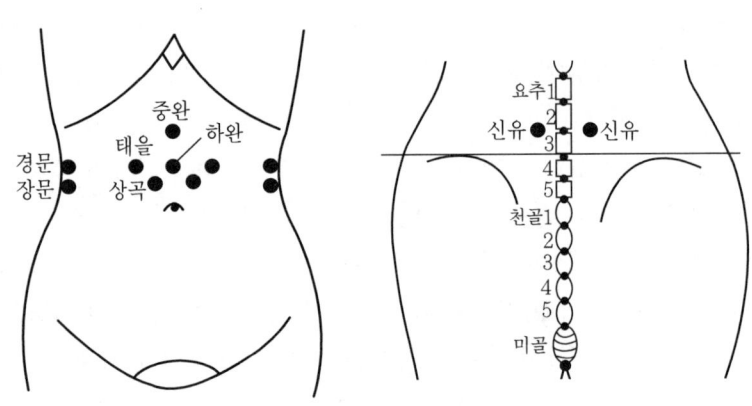

허리 부위에 주사하여 신장염을 일으켰다.

보고에 의하면 요통의 노보카인 블록 주사에는 일정한 효과가 있다. 시술자는 병상(病狀)의 완급(緩急)에 따라 선혈(選穴)하거나 약물을 선택하는 것은 물론이지만, 너무 깊게 자입하여 신장을 손상하지 않도록 한다. 이 환자는 폐결핵이 있어 저항력이 약하기 때문에 요통과 권태감·식은땀·미열 등이 나타나면 속발성(續發性)의 신결핵(腎結核)인지, 자침에 의한 손상인지를 결정할 수 없기 때문에 다양한 검사를 하지 않으면 감별할 수 없다. 유씨(劉氏)의 보고에서는 "주사한 후 발열(發熱)하여 신체(腎體)가 종대(腫大)하고, 요검사(尿檢査)에서도 결핵균(結核菌) 및 다른 이상이 발견되지 않았으므로, 신장 종대(腫大)의 원인은 결핵이 아니고, 주사에 의한 손상이었다. 역행성 신우(腎盂) 투영(透影)의 소견으로 종대(腫大)하고 있는 것은 별로 없지만, 이 예는 약액(藥液)이 신실질(腎實質)을 비만 침투했기 때문에 균일하게 팽창했고, 신우·신배(腎盂·腎杯)도 비정상적으로 확장되어 있다. 이를 실질성(實質性) 전신장염(全腎臟炎)이라 부르는 것이 적절한지 모르며, 병리면에서의 증명도 결여되어 있다"고 서술하고 있다. 이 보고는 상당히 참고가 된다.

## 2. 임상경험

(1) 삼초유(三焦兪)·신유(腎兪)·방광유(膀胱兪)에 자침하여 허림(虛淋)을 치료한 사례

환자: 여성, 39세. 1993년 4월 8일 진찰.

주증상: 소변이 적고, 자주 소변을 보게 된 지 6개월 정도됐다. 이 환자는 6개월 전에 급성요로감염(急性尿路感染)이 되어 항생물질로 치료하여 증상이 완해(緩解)되었다. 그리고 나서 피곤하면 증상이 가벼워졌다 무거워졌다 하여, 한방약과 약물을 장기간에 걸쳐 복용하고 있지

만 치유되지 않았다. 현재는 1일 12~13회 이상 배뇨(排尿)하고, 멈추려고 해도 멈추어지지 않는다. 언제나 일을 할 때면 하복부가 부은 듯 하고, 허리가 노근하고, 소변이 조금씩 나오며 멈추어지지 않는다.

검사: 환자는 안면이 창백하고, 기운이 없으며 말라 있다. 혀는 엷고 설태(舌苔)는 백색이며, 맥은 침세(沈細)하고 약하다. 요(尿)의 루틴검사에서는 백혈구가 5개/고배율 시야(高倍率 視野), 적혈구 4개/고배율 시야로 다른 것은 정상이다.

현대의학의 진단에서는 만성 요로감염이고, 중의진단에서는 허림(虛淋)이었다. 30호 3촌의 호침을 양측의 삼초유(三焦兪)·신유(腎兪)·방광유(膀胱兪)에 직자(直刺)하고, 전부 평보평사(平補平瀉)한 후 30~40분 치침한다. 매일 1회 치료하고, 4회 정도 치료하자, 환자의 배뇨는 1일 7~8회로 줄고, 하복부의 팽만감(膨滿感)도 사라졌지만, 소변이 새어 나오고 멈출 수 없는 느낌은 남아 있다. 15회의 침치료로 소변은 정상이 되고, 1일 약 3~4회가 되었다. 다른 증상도 전부 없어져, 6개월 후에 재검사했지만 재발하지 않았다.

허림(虛淋)은 중기부족(中氣不足)과 비신양허(脾腎兩虛)가 주(主)이지만, 습열(濕熱)의 상(象)이 섞여 있기도 하다. 그래서 족태양방광경(足太陽膀胱經)의 혈위를 택함으로써 비신(脾腎)을 보익(補益)하여 신관(腎關)을 단단하게 하고, 삼초유(三焦兪)를 조절하여, 방광의 기기(氣機)를 통하게 하고, 수도(水道)를 청리(淸利)하게 한다. 이렇게 해서 허(虛)를 보하면, 림(淋: 尿의 질환)을 살릴 수 있는 효과가 있다.

(2) 위유혈(胃兪穴)에 혈위주사(穴位注射)하여 급성위염(急性胃炎)을 치료한 사례

환자, 여성, 35세, 노동자, 1992년 8월 16일 진찰.

환자에 의하면 만성위염 병력이 3년 정도 됐으며, 항상 냉증과 음식을 주의하지 않으면 위통이 일어나며, 이번에는 점심 때 차가운 것을 먹은 후, 위(胃)가 심하게 아프기 시작한 지 3시간이 되었다. 구토를 하는데 토사물은 위(胃)의 내용물이다. 환자는 괴로운 모습으로 때때로 신음하고 있다.

검사: 설질(舌質)은 옅고 얇은 백태(白苔)이고, 침긴맥(沈緊脈)이다.

진단: 급성위염. 바로 디스포의 5ml 주사기와 5호 주사침을 택해 비타민B₁ 2ml를 혼합하여 양측의 위유혈(胃兪穴)에 주입하였다. 15분 후에 상술한 증상은 전부 소실(消失)됐다.

위유(胃兪)는 위(胃)의 유혈이며, 장부(臟腑)의 경기(經氣)가 배부(背部)로 흐르는 부위이다. 혈위 부근에는 위(胃)의 부(腑)가 있으며, 위맥(胃脈)의 경기(經氣)가 수송(輸送)되고, 위(胃)의 모든 질환을 주로 치료한다. 약물로 위유혈을 자극하는 것으로 비(脾)를 건전하게 하고 위(胃)를 온화하게 하여, 거꾸로 올라가는 위(胃)의 기(氣)를 내려가게 하는 효과가 있으며, 또한 신체의 기능도 조정하므로 병리상태를 개선한다.

(3) 신유(腎兪)와 요안혈(腰眼穴)에 혈위주사하여
 요통을 치료한 사례

환자, 남성, 36세, 노동자. 1993년 5월 19일 진찰.

주증상: 1년 전에 과로한 후 몸을 냉(冷)하게 하여 허리가 아프게 되었다. 현재는 기후가 바뀔 때마다 심해져, 똑바로 누워 자거나, 웅크릴 수 없다.

검사: 허리를 앞으로 굽힐 수 있는 각도가 70도까지로 제4요추의 우측에 분명한 압통이 있다. 설질(舌質)은 옅고, 엷은 백태(白苔)이고, 심세맥(沈細脈)이다. X선 사진과 요(尿)검사에 의해 뼈의 병변(病變)과 신장의 병변이 제외되었다.

진단: 요근(腰筋) 피로.

중의(中醫) 진단: 요통. 5ml 디스포 주사기와 5호침을 사용하여 2% 프로카인 주사액 2ml, 데키사메타존 1ml, 당귀(當歸) 주사액 1ml를 흡입(吸入)시킨 후 흔들어 균일하게 하고, 양측의 신유(腎兪)와 요안혈(腰眼穴)에 주입하였다. 3회의 혈위주사에 의해 요부(腰部)는 자유롭게 움직일 수 있게 되어 6회의 치료로 치유되었다. 1년 후의 추적조사에서는 재발하지 않았다.

요(腰)는 신(腎)의 부(府)이며, 신유(腎兪)는 신장과 대응(對應)하고 있으며, 신맥(腎脈)의 경기(經氣)가 보내지는 부위이다. 요(腰)는 신(腎)의 부(府)이므로, 신유혈(腎兪穴)을 자침해 신(腎)의 기(氣)를 보조하고, 요척(腰脊)을 통리(通利)하여 정기를 돕고 사기(邪氣)를 없앤다. 요안(腰眼)은 기혈(奇穴)이며, 요(尿)를 강하게 하여 신(腎)을 보(補)하고, 경(經)을 통하게 해 한기(寒氣)를 흐트러뜨리기 때문에 임상에서의 요통 치료에 필요한 혈위이다. 이 2혈을 병용하면 경(經)을 따뜻하게 하여 신(腎)에 도움이 되고, 낙(絡)을 통하게 해 통증을 멈추게 하는 효과를 발휘한다.

### (4) 신유혈(腎兪穴)에 혈위주사하여 생리통을 치료한 사례

환자, 여성, 26세, 노동자, 미혼. 1994년 8월 6일 진찰.

주증상: 16세에 초경(初經)이 있었지만, 월경기에 냉(冷)하게 하여 생리통이 된 지 4년 정도 됐다. 한방약과 약물을 복용하고 치료했지만 호전되지 않았다. 지금은 월경이 시작된 지 3일이 되는데, 배가 아파

참을 수가 없고, 3시간 전에 모 진료소에서 아트로핀 0.5mg을 근육주사하였지만, 통증이 계속되고 있다.

검사: 설질(舌質)은 옅고, 엷은 백태(白苔)이고, 침긴맥(沈緊脈)이다.

진단: 생리통. 바로 5ml 디스포 주사기와 5호침을 사용하여 당귀(當歸) 주사액 1ml를 흡입시켜 양측의 신유(腎兪)에 혈위주사하여 10분 후에 복통은 해소되었다. 3일 후에 환자의 생리는 순조로웠고, 통증은 재발하지 않게 되었다고 알려왔다. 6개월의 추적조사에서 생리는 순조롭고 이미 나았다고 하였다.

생리통은 부인과질환에 많이 나타나는 증상이다. 생리통에 대한 침구치료는 만족할 수 있는 효과가 있다. 그래서 이 진료록의 치료에서는 신유혈(腎兪穴)에 주사하여 간신(肝腎)의 부족을 보충하고, 기(氣)를 조절하여 혈(血)을 보내게 했다. 기(氣)가 조절되면 혈은 자연히 흐르게 되므로, '통즉불통(通卽不痛)'하게 된다. 혈위(穴位)주사는 혈위에 대한 기계자극뿐 아니라, 얼마 후 혈위에 멈추기 때문에 혈위자극을 강하게 하고 지속시키므로, 경맥(經脈)을 소통시켜 혈을 활발하게 하여 막힘을 없애는 작용으로 혈을 잘 통하게 하여 통증을 없애는 효과를 얻을 수 있다.

## 3. 정리

### (1) 강평(講評)

본절(本節)에서는 요부(腰部)의 혈위에 자침하거나 블록 주사하여 신장(腎臟)을 손상한 3례를 보고했다. 요부의 경혈은 심자(深刺)하면 안 되며, 일반적으로 0.5~0.7촌 정도 사자(斜刺)할 수 있다. 각부의 해부적 특징을 바탕으로 근육의 두께에 따라 하방(下方)에 사자하거나, 배골(背骨)의 옆을 향하여 사자하거나, 외측에서 배골을 향해 사자함으로써 신장을 손상하지 않도록 한다. 즉, 자침과 혈위주사를 안전하고 효과적으로 하기 위해서는 정확한 취혈뿐만 아니라, 혈위 아래의 해부구조를 잘 알고 있고 문제를 알고 난 뒤에 침끝이 도달하는 부위의 조직구조를 파악해야 한다. 사례 1에서는 시술자가 요부의 혈위에 자침할 때, 환자의 체형(體型)과 자침부위의 개인차(個人差)를 고려하지 않고, 너무 깊게 자입해서 일어난 것이다. 사례 2는 신생아의 피부와 근육은 부드럽고, 허리의 근육도 얇은데, 시술자가 너무 깊게 자입하여 일어났다. 사례 3도 요부 블록 주사로 너무 깊게 자입하여 발생했다.

삼초유(三焦兪)·신유(腎兪)·방광유(膀胱兪)·위유(胃兪)·요안(腰眼) 등의 혈위는 임상에서 사용되는 상용혈(常用穴)이다. 이러한 부위에 자침할 때 자침의 주의사항을 제대로 지키면, 사고가 일어나는 일은 없을 것이다.

### (2) 구급치료의 방법

신장손상(腎臟損傷)이 가벼운 것은 바로 절대안정을 2주간 계속한다. 단기간으로 안정을 멈추고 움직이면, 손상이 심해져 속발성(續發性) 출혈이 일어날 위험성이 있다. 이 기간은 관찰을 계속하고, 증상이 나타나면 바로 대증(對症)치료를 한다. 만약 출혈징후가 나타나면 임상증상을 주의 깊게 관찰하고, 신장의 손상 정도를 판단함과 동시에 혈압의 변화에도 주의하고, 지혈약을 먹거나, 근육주사를 함과 동시에, 국부(局部)를 냉습포(冷濕布)로 압박하여 지혈(止血)하고, 양혈(涼血) 지혈과 이뇨통림(利尿通淋)의 한방약인 소계음자(小薊飲子)를 복용시킨다. 또한 감염(感染)을 방지하기 위해 다량의 항생(抗生)물질도 복용한다.

광범위하고 중상(重傷)인 신장손상에 대해서는 가능한 한 빨리 수술해야 한다.

(3) 예방조치

자침하여 신장을 손상했을 때는 자상(刺傷)한 상황과 증상을 바탕으로 부상(負傷)의 경중(輕重)과 완급을 분석하여 판단한다. 일반적으로 손상이 경미하고 상처도 작고, 출혈이 적으며 병상(病狀)도 안정되어 있으면 보존치료로 된다. 하지만 심한 자상으로 상처가 크고, 내출혈도 많고 분명한 증상이 있으며, 점점 심해지는 경우라면 경계하고, 병상변화를 관찰하여 일반적인 처치를 함과 동시에 구급수술의 준비를 한다. 이러한 상황에서는 예를 들어 인공기복(人工氣腹)에서는 장기(臟器)를 손상하거나 혈관에 자입하지 않는 등 예방면을 강화해야 한다.

## 제2절 난소와 자궁의 질환

### 1. 잘못된 침술의 사례

(1) 복부의 혈위를 자침해 난소낭종(卵巢囊腫) 파열(破裂)을 일으킨 사례

환자, 여성, 25세.

입원 4개월 전, 하복부에 성인(成人)의 주먹만한 응어리가 있는 것을 발견했지만, 통증이 없고 누르면 이동된다. 최근 1개월은 응어리의 성장(成長)속도가 빨라지고, 통증이 심했다. 입원하기 2일 전에는 갑자기 복통이 심해지고, 울렁거림과 호흡곤란을 동반하였다. 현지의 시술자가 복부에 자침했지만(혈위는 불명), 효과가 없고 복통이 격심했으므로 구급으로 내원(來院)했다.

검사: 환자는 기운이 없고 말라 있고, 고통스러운 표정이었다. 복부는 팽창하고 응어리는 임신 8개월 정도처럼 되었고, 표면은 매끈하고 탄력

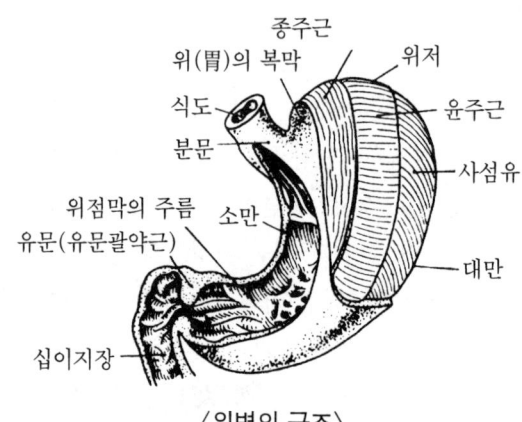

〈위벽의 구조〉

성이 있으며, 경계가 분명해서 누르면 이동하였다. 복벽(腹壁)은 약간 긴장되어 분명한 압통과 반도압통(反跳壓痛)이 있었다. 간장(肝臟)과 비장(脾臟)은 촉지(觸知)되지 않고, 폐(肺)와 간장의 경계는 있으며, 이동탁음계(移動濁音界)는 없었고, 장음 감소(腸音減少)가 있다.

진사개복(診査開腹): 절개하자 다량의 황색 점액(粘液)이 복강(腹腔)에 있어, 그것이 약 300ml 유출됐다. 액체에는 소량의 응혈(凝血)이 있다. 혹은 거대한 다방성 난소낭종(多房性 卵巢囊腫)이며, 표면은 파열되어 대만(大彎)과 유착(癒着)하고 있었다. 시술 후의 환자는 상태가 좋고, 2주 후에 치유되어 퇴원했다.

결론: 거대성 다방성 난소낭종의 복강내 파열.

― 장상(張祥) 등 『중의학술회의 자료선편(中醫學術會議 資料選編)』 내몽고 1980

침술치료의 변증(辨證)치료는 명확하지 않으면 안 되며, 치료하는 시기도 정확성이 필요하다. 침을 사용하는 것이 너무 빠르면 독(毒)이 혈행(血行)과 함께 전신을 돌고, 너무 늦으면 독이 나오지 않아 혹이 생긴다. 침을 혹에 사용하는 것은 금물(禁物)이다. 이 환자는 난소낭종(卵巢囊腫)이며, 그것은 복강(腹腔)의 종류(腫瘤)이기 때문에 국부(局部)를 심자(深刺)하면 파열되어 사고로 이어진다.

(2) 임신부에게 인공기복(人工氣腹)을 하여 공기전색(空氣栓塞)
을 일으켜 사망한 사례

환자: 여성.

환자는 폐결핵 때문에 인공기복(人工氣腹)을 하여 복부에 자침하여 사망했다. 해부했더니, 침은 불행하게도 임신 중인 자궁저부(子宮底部)에 있는 정맥내(靜脈內)를 찌른 것이 증명되었다. 다량의 공기를 주입(注入)하고, 심잠 및 관상동맥의 공기전색(空氣栓塞)을 일으켜 사망했다.

이 예(例)는 침술치료는 아니지만 침술치료에서도 주의를 불러일으키게 된다. 임신 5개월 이내의 임부(妊婦)는 배꼽 아래의 복부가 금침(禁鍼)이며, 5개월 이상에서는 배꼽 이상의 복부도 금침이다. 만약 자궁동맥에 자입하면 내출혈(內出血)을 일으켜 사망할 위험이 있다.

— 엽정광(葉廷珖)『강소중의(江蘇中醫)』1965; (6·7)

임신부의 복부가 금침이라는 원칙은 꼭 지키지 않으면 안 된다. 그렇지 않으면 두 사람의 목숨이 위험해진다.

## 2. 임상경험

(1) 관원(關元)과 자궁혈(子宮穴)에 자침하여
    징가(癥瘕: 복부의 응어리)를 치료한 사례

환자: 여성, 41세, 간부. 1994년 10월 6일 초진(初診).

주증상: 자궁근종이 생긴 지 1년 반이 되었다. 활혈화어(活血化瘀)의 한방약을 100제(劑) 이상 먹었지만, 근종(筋腫)이 작아지지 않아 내원(來院)했다.

B모드 초음파 진단법: 자궁의 크기가 6.7×7.1×7.3cm, 근종 6.1×4.3×5.1cm이다.

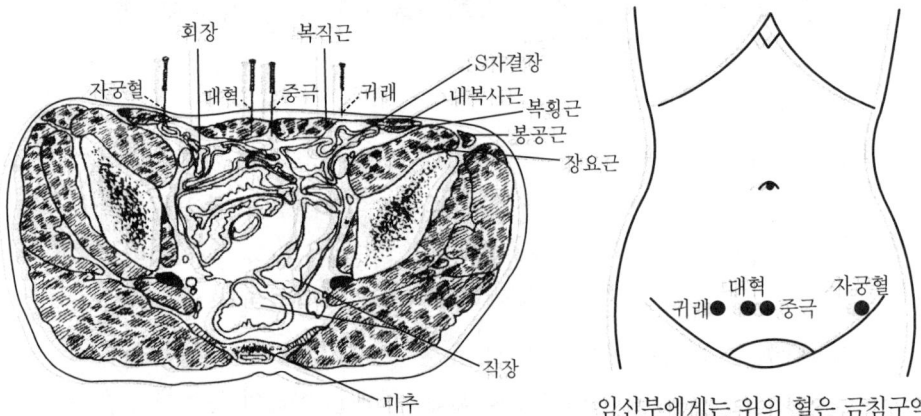

〈중극·대혁·귀래·자궁 4혈의 자입 수평단면도〉

임신부에게는 위의 혈은 금침구역이다. 자궁동맥에 자침하면 내출혈을 일으켜 사망할 위험이 있다.

이 환자의 현재 증상은 기운이 없고, 화를 잘 내고, 밤에 자도 안정하지 못하고, 안색은 하얗고(허증은 백색), 설질(舌質)은 옅고, 엷은 백태(白苔)이며, 맥은 침세(沈細)하고 막혀 있다.

진단: 자궁근종.

중의(中醫) 진단: 징가(癥瘕). 30호 3촌의 호침을 사용하여 관원(關元)과 자궁혈에 직자(直刺)하고, 족삼리를 배혈(配穴)한다. 이들 혈위에 자침하여 기(氣)가 얻어지면, 약간 제삽염전(提揷捻轉)한 후 40분 치침한다. 30회의 침치료 후 B모드법으로 재검사하자, 자궁은 4.2×4.2×4.9cm, 근종은 4.1×4.3×4.0cm로 작아져 있었다. 환자는 정신상태가 좋아졌다고 느끼고 있고, 80회 정도의 침치료에 의해 B모드법으로의 자궁근종은 보이지 않게 되었다. 6개월 후에 다시 B모드법으로 검사했는데, 전과 같은 보고였다.

자궁근종은 중국의학에서는 징가(癥瘕)이다. 중의(中醫)에서는 이 질병의 발생원인을 월경기나 산후(産後)에 포맥(胞脈)이 공허(空虛)하게 되어 나쁜 독(毒)이 들어가거나, 장부기능이 흐트러져 기(氣)의 흐름이 막혀 충맥(衝脈)과 임맥(任脈)이 실조(失調)되고, 담응혈어(痰凝血瘀)가 되며, 그것이 하복부에 정체하여 발생한 것이라 생각하고 있다. 기체혈어(氣滯血瘀)가 중요한 병기(病機)이다. 이 진료록은 임맥경(任脈經)의 관원혈(關元穴)을 택하고 있는데, 이 혈은 인체강장(强壯)의 요혈이며, 충맥과 임맥을 조정하여 정기를 돕고 사기를 없애는 작용이 있다. 자궁혈은 경외기혈(經外奇穴)이며, 임상에서 자궁강(子宮腔)의 치료에 많이 이용되는 경험혈(經驗穴)이다. 족삼리(足三里)는 족양명위경(足陽明胃經)의 합혈(合穴)인데, 양명경(陽明經)은 다기다혈(多氣多血)의 경(經)이다. 이 혈에 자침하면 비위(脾胃)의 기능을 조정하고, 후천(後天)을 충실하게 해 기혈을 화생(化生)하는 원천이 될 수 있음과 동시에, 강장보건(强壯保健)의 작용도 있다. 이러한 혈위를 조합(組合)하면 장부의 기혈을 조정하므로, 징가(癥瘕)와 적취(積聚)를 없애는 효과가 있다.

(2) 회음(會陰)과 관원(關元)에 자침하여 음위(陰痿: 임포텐츠)를 치료한 사례

환자, 남성, 28세, 기혼, 간부. 1990년 12월 19일 초진(初診).

주증상: 임포텐츠가 된 지 2년 정도 되었다. 결혼하기 6개월 전부터 음경(陰莖)의 발기가 약하고 무력하게 되었다. 청소년기에 자위경험이 있으며, 결혼하고 1년 후에 성생활을 할 수 없게 되었다. 프로피온산(酸) 테스트스테론과 녹용편(鹿茸片)·귀령집(龜齡集)·남보(男寶) 및 보신탕약을 먹었지만 효과가 없고, 현재는 머리가 빙빙 돌고 눈이 멍하며, 기억력이 감퇴되고, 심계(心悸: 動悸)와 불면(不眠)이 있고, 식은땀을 흘려 허리가 아프고 허벅지가 나른하며, 안색은 약간

노랗고, 목이 마르다. 혀는 검어지고 혀끝은 붉으며, 설태는 누렇고, 맥은 약하다. 정액(精液)의 루틴 검사는 정상이다.

  진단: 양위(陽萎: 腎陽虛型). 30호 3촌의 호침을 회음(會陰)에 2촌 정도 직자(直刺)하고, 가볍게 염전(捻轉)하여 환자에게 전기충격 같은 것이 귀두부에 전달되는 듯한 감각이 있으면 평보평사(平補平瀉)로 1푼 운침(運鍼)한다. 그 후 관원(關元)에 1.5촌 정도 직자하고, 기(氣)가 얻어지면 제삽염전수법(提挿捻轉手法)으로 운침한다. 이들 혈 위에는 30분 치침한다. 8회의 침술치료에서 음경(陰莖)이 발기하게 되었지만 시간이 짧고, 새벽에 배뇨를 참고 있으면 무의식적으로 발기하게 되어 다른 증상도 없어졌다. 21회의 침술치료로 음경은 발기하게 되고, 정상적인 성생활을 할 수 있게 되었다. 침술치료를 멈추고 1년 정도 관찰하고 있으나, 임포텐츠의 재발은 없었다.

  회음(會陰)과 관원(關元)은 특정혈(特定穴)이다. 회음은 『침구갑을경(鍼灸甲乙經)』에 "임맥(任脈)의 별락(別絡)으로, 독맥(督脈)을 끼고 충맥(衝脈)과의 만남이다"라고 되어 있다. 관원(關元)은 "다리의 삼음경(三陰經)과 임맥의 만남"으로 모혈이며, 신(腎)을 보(補)하고 정(精)을 늘리는 작용이 있다. 양혈(兩穴)을 임포텐츠의 치료에 조합(組合)하면, 다른 데서는 얻을 수 없는 효과가 있다. 또한 회음에 자침하면, 국부(局部)의 혈관과 신경기능을 개선할 수 있으므로, 그것이 음부신경(陰部神經) — 척수신경분절반사궁 작용을 조정하여 발기에 영향을 준다고 생각된다. 또한 관원혈(關元穴)이 생식기인 해면체의 혈액 충만기능을 조정하는 것을 관찰한 보고도 있다.

(3) 관원(關元)·중극(中極)·수도혈(水道穴)에 자침하여
임증(淋證: 尿의 질환)을 치료한 사례

환자, 남성, 58세, 노동자. 1993년 6월 8일 초진(初診).

주증상: 빈뇨(頻尿)와 잔뇨감이 1년 전부터 있고, 최근 심해진 지 20일째다. 20일 전에 모 병원에서 만성전립선염(慢性前立腺炎)이라 진단되어 15일 정도 치료했지만 효과가 없다.

현재의 증상: 매일 10회 정도 야간에 5~6회 배뇨(排尿)하고, 하복부가 쌀쌀 아프고, 회음부(會陰部)가 부은 듯이 불쾌감이 있으며, 요선부(腰仙部)가 나른하게 아프다.

검사: 혀가 부었고, 설질(舌質)은 검은 담색, 옅은 백설태, 맥은 침세맥(沈細脈)이다.

전립선액의 루틴 검사: 레시틴(+), 백혈구(+), 농구(膿球)(+). 전립선액을 배양했더니, 그램양성 구균(球菌)이 생장(生長)했다.

진단: 만성전립선염.

중의 변증(中醫 辨證): 임증(淋證: 신허협어형). 30호 2촌의 호침을 관원(關元)·중극(中極)·수도혈(水道穴)에 1~1.5촌 정도 직자(直刺)하고 침감을 회음부(會陰部)에 전달시켰더니 30분 치침하였다. 10회의 침술치료에 의해 배뇨(排尿)는 1일 5~6회, 야간에 1~2회가 되었고, 하복부의 통증 등의 증상은 사라졌으며, 전립선액을 재검사해도 정상이었다. 6개월 후의 추적조사에서도 재발하지 않았다.

만성전립선염은 부패한 정액(精液)이 요도를 막는 등이 원인이 되어 발생하는 경우가 많다. 그래서 신장의 기(氣)를 보충하는 것에 중점을 두고, 보조로써 운비화습(運脾化濕: 비장을 건전하게 운화시키고 습을 대사한다)과 활혈거어(活血祛瘀: 혈맥을 소통시키고 혈행을 촉진시켜 어혈을 없앤다)를 병용한다. 관원혈(關元穴)에서 신기(腎氣)를 얻고, 중극(中極)에서 신기를 보충하여 방광에 이롭게 하여 습

열(濕熱)을 맑게 한다. 수도혈(水道穴)에서 혈맥을 소통시키고 혈행을 촉진시켜 비장을 운화하여 습함을 없앤다. 이러한 혈위를 조합하여 경기(經氣)를 소통시키고, 기혈을 조화시켜, 인체의 장부 기혈의 기능을 조절하여 회복시켜 치료할 수 있다.

## 3. 정리

### (1) 강평

본절(本節)에서 보고한 2례의 환자는 전부 복부의 혈위를 자침했을 때, 자침이 잘못되었기 때문에 발생한 사고이다. 이러한 사례에 의해 침술치료의 변증(辨證)치료는 명확하지 않으면 안 되며, 치료하는 시기도 정확함이 필요하다는 것을 알 수 있다. 임상에서 복부의 응어리를 진단할 경우는 응어리가 있는 부위와 성상(性狀), 통증의 성질에 따라 병의 종류를 확정해야 한다. 중국의학에는 5적(五積)·6취(六聚)·7징(七癥)·8가(八瘕)가 있다. 이것들은 복부의 기체(氣滯)·혈어(血瘀)·한응(寒凝)·충고(蟲蠱) 등이며, 장기(臟器)의 종대(腫大)와는 구별되며, 치료법도 다르다. 신주위염(腎周圍炎)이나 난소낭종(卵巢囊腫)은 장기 자체의 종대이므로 국부(局部)를 직접 취혈하면 장기를 찔러 사고가 일어난다. 임신부(妊娠婦)에게 인공기복(人工氣腹)을 행하기 위해 자궁저부(低部)의 정맥(靜脈)에 침을 넣어 관상동맥(冠狀動脈)의 공기전색(空氣栓塞)을 일으켜 사망시켰다. 진단치료를 잘못하면 참혹하게 된다. 그래서 임상치료에서는 '임신부의 복부는 금침(禁鍼)'이라는 원칙을 지킬 수밖에 없다.

### (2) 구급치료의 방법

침술치료 중에 사고가 발생하면 긴급을 요하는 경우가 많으므로, 먼저 냉정(冷靜)하고 침착(沈着)하게 곧바로 대증(對症)치료를 행한다. 우선 환자를 침상에서 안정하게 하고, 산소흡입과 동시에 환자의 전신상태와 발생증상에 주의한다.

그리고 항생물질(抗生物質)을 사용한다. 가능한 한 신속하게 충분한 양의 광역감성(廣域感性) 항생물질을 사용한다. 예를 들어, 아미노글리코시드 항생물질, 페니실린류(類), 세파로스포린계(系) 항생물질, 그리고 염기성균(鹽基性菌)에 민감한 항생물질인 메트로다니졸 등으로 감염을 예방한다. 배뇨가 곤란한 환자에게는 4~6일, 카테텔을 유치(留置)해도 좋다.

출혈이 없거나 내출혈(內出血)이 적은 환자에게는 지혈약을 복용하거나 근육주사한다. 내출혈이 많으면 바로 환자는 쇼크상태가 되므로, 항(抗)쇼크의 처치를 할 뿐만 아니라, 수술의 설비가 없으면 바로 수술할 수 있는 병원으로 옮겨 구급치료와 진사개복(診査開腹)을 한다.

### (3) 예방조치

자궁이나 난소 등의 장기를 자상(刺傷)하지 않기 위해서 골반강(骨盤腔)의 혈위를 택할 때는 심자(深刺)하지 않는다. 특히 기관(器官)이 종대(腫大)해 있거나, 임신 중이라면 관련된 국부에서 취혈할 때에 주의한다. 일반적으로 임신 3개월 이내이면 배꼽 아래의 혈위(穴位)는 택하지 않고, 임신 3개월 이상이면 하완(下脘)이나 수분(水分) 등 배꼽 위의 혈위도 사용하지 않는다. 자입방향과 심도(深度)에 주의하여 자궁을 찌르지 않도록 한다. (回克義, 刑亞齊)

◆ **부기(附記)**: 고전에서의 발췌(拔萃)

　중국의학(中國醫學)에서 비뇨(泌尿)·생식기계(生殖器系)의 자침손상(刺鍼損傷)에 관해서 기술하였다. 비뇨계와 생식기계의 기관은 중국의학에서는 전부 신(腎)에 귀속한다.

　예를 들면 『소문(素問)·역조(逆調)』편에는 "신(腎)은 수장(水臟)이고, 진액(津液)을 관리한다"고 되어 있고, 『소문·수열혈(水熱穴)』편에 "신(腎)은 음장(陰臟)이다. 음기(陰氣)가 증발(蒸發)하여 상승하는 것은 신(腎)에 속하고, 그것에 의해서 비〔雨〕가 된다. 따라서 신은 지음(至陰)의 장(臟)이다"라고 하였다.

　또 『영추(靈樞)·본수(本輸)』편에 "방광은 진액(津液)의 부(腑)이다"라고 하였다. 그것은 비뇨기계에 속한다.

　중국의학의 신(腎)은 생식기계도 포괄하고 있다. 예를 들면 『영추·본신(本神)』편에 "신(腎)은 정(精)을 보관한다"고 하고, 『소문·육절장상론(六節藏象論)』에는 "신(腎)은 동면(冬眠)을 관리하지만, 그것은 정기(精氣)를 가두어 두는 곳이고, 정(精)이 수장(收藏)되는 곳이다"라고 하였고, 『소문·상고천진론(上古天眞論)』에서는 "여자는 7세에 신기(腎氣)가 왕성하게 되고, 치아가 새로 나고 머리카락이 생장(生長)한다. 14세에는 성호르몬이 나오고, 임맥(任脈)이 통하고, 태충맥(太衝脈)이 왕성하게 되고, 생리(生理)가 시작되고 아기를 낳을 수 있다. 남자는 8세에 신기가 충실(充實)하게 되고, 머리카락이 생장하고 치아가 새로 나온다. 16세에는 신기가 왕성하게 되고, 성호르몬이 나오고, 정액(精液)이 넘치게 되고, 남녀의 성(性)이 섞이면 아기가 생긴다"고 하였다.

　그리고 중국의학에서는 자궁을 포(胞)라고 부르고, 『소문(素問)·기병론(奇病論)』에는 "자궁의 혈관은 신(腎)과 연계되어 있다"고 하고, 또 『소문·평열병론(評熱病論)』에는 "월경이 없는 사람은 자궁의 맥(脈)이 닫혀 있다"고 하였다.

　이상의 내용에서 남녀의 비뇨와 생식기계가 신(腎)과 관계있다는 것을 설명하고 있다. 즉, 중국의학의 신은 현대해부의학에서 말하는 신장(腎臟)이 아니고, 비뇨와 생식기계의 기능을 함께 신이라고 부른다고 생각된다.

　자침에 의한 신장을 손상한 결과는 엄청나다. 『소문·자금론(刺禁論)』에는 "자침하여 신장을 찌르면 6일 만에 죽게 된다. 그것을 움직이면 기침이 나온다"고 하였다. 여기서 자중신(刺中腎)은 신장과 난소, 자궁을 자상(刺傷)하는 것도 포함되어 있다. 6일사(六日死)는 신장(자궁 등을 포함)을 자상해도 중뇌(中腦)나 중심(中心)과 같이 입사(立死)나 환사(環死)와 다르고, 즉사(卽死)는 하지 않는 것을 나타내고 있다. 그것에는 "하복부를 찔려서 방광을 찌르면 복강(腹腔)에 요(尿)가 나와서 하복부가 팽만해진다"와 "대퇴(大腿) 내측 아래 3촌을 찔러서 움푹 들어가게 하면 사람이 유뇨(遺尿)하게 된다"고 서술되어 있고, 방광을 손상하면 그 기능에 영향을 주어 소변이 자주 뚝뚝 흐른다.

　본 장(章)에서 서술한 사례 이외에 신장을 자상할 가능성이 있는 혈위로서 활육문(滑肉門)과 천추(天樞)가 있고, 심자(深刺)하면 신장에 닿게 된다. 또 방광과 자궁, 난소 등을 자상할 가능성이 있는 혈위로서 석문(石門)·관원(關元)·중추(中樞)·기혈(氣穴)·대혁(大赫)이 있다. 이러한 혈위는 깊이 찌르지 않고, 가볍고 부드럽게 염전(捻轉)한다. 강하게 염전하면 자상하는 범위가 크게 되어 상처도 심하게 된다.

# 제6장 시청각기(視聽覺器)

◆ **눈과 귀와 수혈(腧穴)의 관계**

　안구(眼球)와 그 부속기관(附屬器官)은 이마〔額〕 아래 뺨〔頰〕 위, 비근(鼻根)의 양측에 좌우 대칭(對稱)으로 붙어 있다. 안구(眼球)는 안구벽(眼球壁)과 내용물로 구성되어 안와(眼窩)의 전반부(前半部)에 위치하며, 그 앞 1/3은 안열(眼裂)에서 노출되고 안검(眼瞼: 눈꺼풀)으로 덮여 있다. 눈의 부속기관으로는 안와(眼窩)·안검(眼瞼)·결막(結膜)·누기(淚器)·안근(眼筋) 및 안와내근막(眼窩內筋膜)·지방(脂肪)·혈관(血管)·신경(神經) 등이 포함된다. 정명(睛明)·찬죽(攢竹)·양백(陽白)·사죽공(絲竹空)·동자료(瞳子髎)·승읍(承泣) 등 안부(眼部)의 혈위(穴位), 혹은 태양(太陽)·어요(魚腰)·구후(球後)·내정명(內睛明)·외정명(外睛明) 등의 경외기혈(經外奇穴)을 택했을 때, 자침(刺鍼)이 부적절하거나 너무 깊으면 안구와 부속기관을 손상하여 빨갛게 부어 아프거나, 출혈(出血)·혈종(血腫)·안구돌출(眼球突出) 등의 증상이 일어난다. 안부(眼部)는 혈관이 많아 출혈하기 쉬우며, 특히 구후(球後)에서 출혈하면 안구돌출이나 안검이 자색(紫色)으로 되고, 물체가 뚜렷하게 보이지 않는 등의 증상이 나타난다. 만약 안구 내부로 들어가거나, 시신경(視神經)이나 대혈관(大血管)을 손상하면 더욱 위험성이 커지고 중대한 결과를 가져온다.

귀의 침술사고(鍼術事故)란 주로 귓바퀴〔耳介〕에 자침하여 일어난 사고이다. 이개는 이갑개(耳甲介)라고도 부르며, 누두(漏斗)와 같은 모양으로 피부·연골(軟骨)·인대(靭帶) 등으로 구성되어 있다. 귓바퀴는 전외측면(前外側面)과 후내측면(後內側面)으로 구분되며, 귓바퀴의 아래 1/3이 귓불〔耳垂〕이다.

천용(天容)·청궁(聽宮)·청회(聽會)·이문(耳門)·화료(和髎)·곡빈(曲鬢)·각손(角孫)·노식(顱息)·계맥(瘈脈)·예풍(翳風), 그리고 경외(經外)기혈인 이첨(耳尖)·예명(翳明)·안면(安眠)·이중(耳中)·이수(耳垂) 등, 이부(耳部)의 경혈의 대부분은 귀의 전외측면 및 그 주위에 분포하고 있다. 최근 활발해진 이침요법(耳鍼療法)은 장부 조직기관과 그 치료작용에 따라서 명명(命名)된 100여 가지의 이혈(耳穴)이 이개(耳介)의 특정부위에 분포한다. 그 자침요법에서는 경혈(經穴)·기혈(奇穴)·이혈(耳穴)에 한하지 않고 소독을 적당히 하거나, 자침방법이 부적절하거나 하면 이부(耳部)에 격통(激痛)과 출혈(出血)·염증(炎症)·종창(腫脹)·화농(化膿) 등이 일어나고, 심하면 이개(耳介)가 변형하여 용모에 영향을 준다. 보고(報告)에 의하면 화농성 이개연골막염(化膿性 耳介軟骨膜炎)의 수술에서는 이제까지 절개하여 배농(排膿)하는 방법이 행해지고 있었는데, 그 결점으로서 수일 후에 염증(炎症)이 진행하고, 붉게 부어 아프며, 심하면 화농(化膿)하여 부패되는 경우가 자주 있다. 그래서 이곽방구 절제술(耳廓方口 切除術)로 바꾸었기 때문에 만족할 만한 효과를 얻을 수 있게 되었다. 이 방법은 참고로서 응용할 가치가 있다.

# 제1절 안부질환(眼部疾患)

## 1. 잘못된 침술의 사례

(1) 정명(睛明) 등을 자침해 안부(眼部)의 혈종(血腫)을 일으킨 사례

환자: 여성, 28세.

양쪽 눈이 붉게 부어 수명(羞明)하게 된 지 2일 정도 되었고, 두통을 동반하였다. 시술자는 정명(睛明)·동자료(瞳子髎)·양백(陽白) 등에 20분간 치침(置鍼)했다. 발침(拔鍼)하자, 바로 우정명혈(右睛明穴)이 출혈하여 점점 심해져 몇 분 후에 우상안검(右上眼瞼) 전체가 부어 눈을 뜨고 있지 못하게 되고, 탁구공 반 만한 모양이었다. 우선 냉찜질을 한 후 온찜질 등의 처치를 하여 3일 후에 부기(浮氣)가 빠지고, 눈 주위의 멍은 수 개월 후에 없어졌다.

— 양원덕(楊元德)『협서중의(狹西中醫)』1986; (7):319

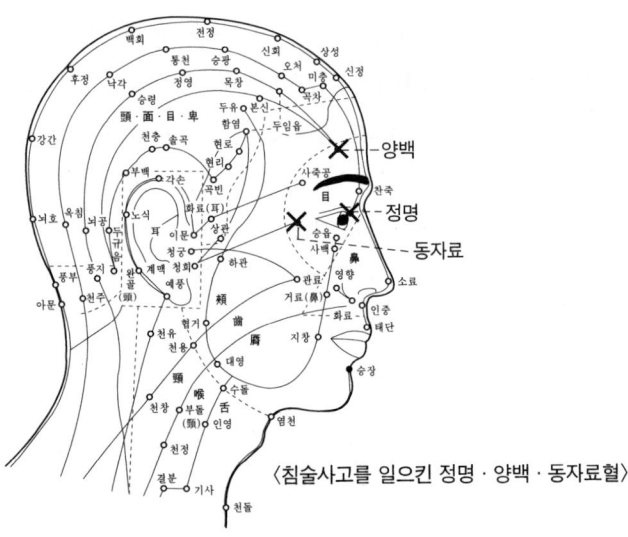

〈침술사고를 일으킨 정명·양백·동자료혈〉

안구(眼球) 주위는 혈관(血管)이 많으므로 자침(刺鍼)은 얕게 하는 편이 좋으며, 자침법이 특히 중요하다. 정명(睛明)의 취혈방법과 자입 심도에 대해서는 이세진(李世珍) 씨의 『상용수혈임상발휘(常用腧穴臨床發揮)』(인민위생출판사 1985년판)이 참고가 된다. 이 예(例)에서는 정명뿐만 아니라, 동자료(瞳子髎)와 양백(陽白)도 택하고 있는데, 안부(眼部)의 혈종(血腫) 발생과 진행상황으로 보면, 이 양혈(兩穴)과의 관계는 적으므로 생략한다.

### (2) 정명(睛明)을 자침해 좌안(左眼)의 내안각(內眼角)이 감염(感染)된 사례

환자: 여성, 36세, 농민.

안검경련(眼瞼痙攣) 때문에 현지에서 좌정명(左睛明)에 자침했다. 자침한 후 좌안(左眼)의 내안각(內眼角)이 아프고 붉게 부어 전신이 나른하고, 체온은 38.6℃, 황태(黃苔)·삭맥(數脈)이 되었다. 나중에

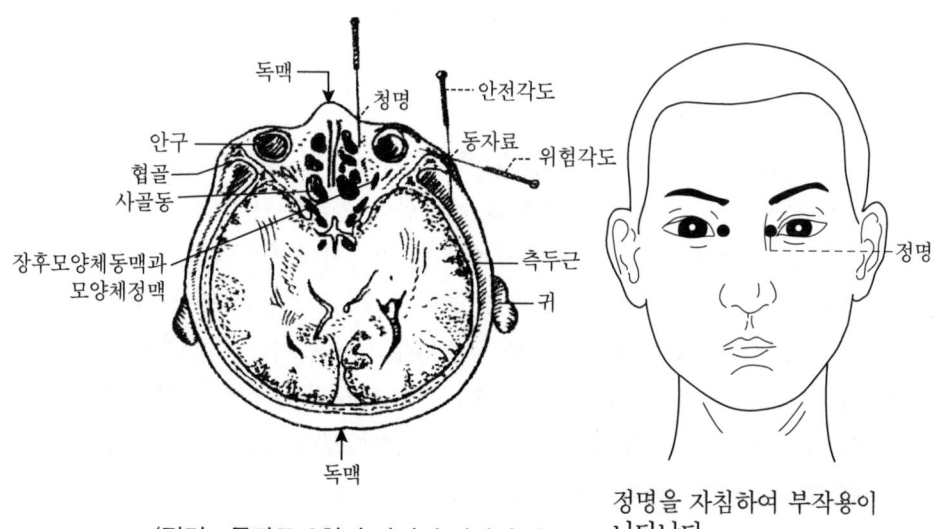

〈정명·동자료 2혈의 자입 수평단면도〉

정명을 자침하여 부작용이 나타났다.

서안(西安)의 모 안과에 가서, 자침에 의한 감염(感染)이라고 진단받았다.

분석: 정명혈(睛明穴)은 누구(淚丘)에 있는데, 이 곳의 결합조직(結合組織)은 스펀지상(狀)으로 혈액공급이 많기 때문에 소독이 불충분하면 감염되기 쉽다. 이 예(例)는 무균 조작(無菌 操作)을 지키지 않았기 때문에 일어난 사고이다.

— 장작현(蔣作賢)『협서중의학원학보(狹西中醫學院學報)』1988; (1) :26

안부(眼部)의 자침에서는 첫째로 소독을 엄격하게 하여 감염을 방지한다. 둘째로 안구와 혈관을 자상(刺傷)하지 않는다. 이 2가지를 특히 주의한다. 이 사례에서는 환자는 자침한 후 내안각(內眼角)이 붉게 붓고 아프기 시작했기 때문에 감염된 것은 틀림없다. 일반적으로 국부(局部)는 소염점 안약(消炎點 眼藥)을 외용(外用)하거나, 청열해독(淸熱解毒)의 한방약을 복용하면 효과가 있다.

### (3) 정명(睛明)과 구후(球後)를 자침해 안구 후부(眼球 後部)가 출혈한 사례

환자: 남성, 23세.

중심성(中心性) 망막염(網膜炎)이 된 지 6개월 정도되었고, 우리 병원에 와서 정명(睛明)·구후(球後)·합곡(合谷)·풍지(風池) 등에 침술치료를 했다. 시술이 나빴기 때문에 발침시에 오른쪽 눈에서 눈물이 흘러 나오고, 눈이 아파 뜨고 있을 수 없고, 사물이 뚜렷하게 보이지 않고 안구(眼球)가 밖으로 돌출(突出)했다. 서둘러 안과의(醫)에게 진찰을 요청했더니, 안구 후부(眼球 後部)의 출혈이라 진단하였다. 그래서 습포(濕布)와 지혈(止血)·진정(鎭靜) 등의 대증치료(對症治療)를 하여 6개월 후에 치유되었다.

— 왕수영(王秀英)『산동중의 잡지(山東中醫 雜誌)』1983; (6) :20

정명(睛明)은 별명으로 정명(精明)·누공(淚孔)·누강(淚腔)·목내비(目內眥)·목비외(目眥外)라고도 부르며, 족태양방광경(足太陽膀胱經)의 혈(穴)이고, 수족(手足)의 태양(太陽)·족양명(足陽明)·음교(陰蹻)·양교(陽蹻)의 5맥(五脈)이 교회(交會)하고 있다. 내안각(內眼角)의 외측 0.1촌에 혈위(穴位)가 있다.

국소 해부(局所 解剖): 안와(眼窩) 내연(內緣)에 위치하며, 안각동정맥(眼角動靜脈) 및 활차상동정맥(滑車上動靜脈)·활차하동정맥(滑車下動靜脈)이 있고, 심부(深部)의 상방(上方)에는 안동정맥(眼動靜脈)의 본간(本幹)이 있으며, 활차상신경(滑車上神經)과 활차하신경(滑車下神經)이 분포하고, 심부에는 안신경(眼神經)의 분지(分枝), 상방에는 비모양체신경(鼻毛樣體神經)이 있다.

자침법과 주치(主治): 앉아서 눈을 감고 내안각(內眼角)의 내측 약 0.1촌의 부위를 누르고, 코뼈의 주변을 택한다. 0.1~0.2촌의 깊이로 자입한다. 목적종통(目赤腫痛)·노육반정(胬肉攀睛)·영풍유루(迎風流淚), 내외(內外)의 예장(翳障)·안각(眼角)의 가려움, 오목(烏目)·시각(視覺)이 흐린 것을 치료할 수 있다.

안구 후부(眼球 後部)의 출혈은 주로 구후혈(球後穴)에 너무 깊게 자입했기 때문에 안와하동맥(眼窩下動脈)을 손상하여 발생한다. 정명혈(睛明穴)의 자침법에 대해서는 정설(定說)이 없으며, 『침구갑을경(鍼灸甲乙經)』은 0.6촌, 『침구명당(鍼灸明堂)』은 0.15촌 자입한다고 주장한다. 이것은 취혈법(取穴法)의 차이에 의한다. 일반적인 취혈법은 코뼈의 변연(邊緣)을 따르는 곳을 절피(切皮)하기 때문에 0.1~0.15촌 자입한다. 만약 사자(斜刺)하여 안구(眼球)를 피하면 깊게 자입할 수 있다. 『성제총록(聖濟總錄)』에는 "양눈의 내안각(內

眼角) 2혈은 안정(眼睛: 눈동자)을 뒤로 하여 경사지게 자입할 수 있지만, 직자(直刺)는 할 수 없다. 직자하면 안구(眼球)를 상처입히거나, 눈이 보이지 않게 된다. 그렇게 되면 고칠 수 없다"고 하였다. 정명(睛明)을 택하여 직자하거나 안구를 향해 심자(深刺)하여 안각동맥(眼角動脈)이나 안동맥(眼動脈)을 자상(刺傷)하면 안구 후부(眼球 後部)가 출혈된다. 이 혈위에 자침할 때는 반드시 안구를 보호하고 손상하지 않도록 한다.

### (4) 승읍(承泣)을 자침해 안후부(眼後部)가 출혈한 사례

1970년에 어떤 근시(近視) 환자를 치료했다. 26호의 호침(毫鍼)을 승읍(承泣)에 1.2촌의 깊이로 자입했다. 조작의 부주의로 자입이 빠르고 염전(捻轉) 폭(幅)도 크며, 재빨리 발침한 후 면(綿)으로 침공(鍼孔)을 압박하지 않았기 때문에, 금방 안구(眼球)가 붉어져 돌출하여 앞을 보지 못하게 되었다. 안과(眼科) 검사에서는 눈밑에 이상은

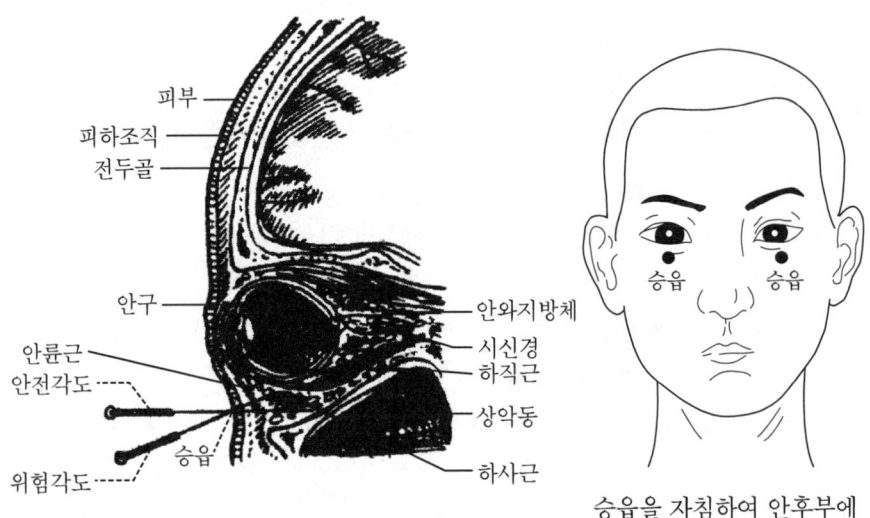

〈승읍혈 자입의 시상단면(矢狀斷面)〉

승읍을 자침하여 안후부에 출혈이 있었다.

없었다. 안부(眼部)에 10분간 냉찜질하고, 돌아가서 온습포(溫濕布)를 하라고 했다. 6개월 후에 안구·시력이 정상으로 회복되었다.

이 혈(穴)은 출혈하기 쉬우므로, 발침 후는 면(綿)으로 2~3분 압박하여 출혈을 예방해야 한다.

— 이세진(李世珍) 『상용수혈임상발휘(常用腧穴臨床發揮)』 1985 : 133

승읍(承泣)은 눈 아래 0.7촌, 동자(瞳子) 바로 아래에 있다. 해부부위는 안와하연(眼窩下緣)과 하안검(下眼瞼)의 경계로 안륜근(眼輪筋) 안에 있으며, 안와하동맥(眼窩下動脈)과 안와하신경(眼窩下神經)이 분포한다. 승읍혈(承泣穴)은 취혈을 잘못하면 안와하동맥을 손상하여 출혈시키고, 안구 후부(後部)의 혈종(血腫)을 일으키며, 안구돌출(眼球突出)이 되고 눈이 붓거나 아프고, 분명하게 보이지 않는 등의 증상이 나타난다. 이러한 경우는 바로 환자를 안정시키고, 냉수(冷水)에 적신 타월로 찜질〔濕布〕한다. 이를 반복하고, 안구의 부은 듯한 느낌이 없어지면 온찜질을 해 준다. 이를 몇 번이고 반복하면 붓기는 서서히 사라지고 치유된다. 승읍(承泣)과 정명(睛明)·구후(球後) 등에 자침해 출혈하여 맹인이 된 사람은 없지만 환자에게 육체적인 고통과 정신적 부담을 주었다.

### (5) 구후(球後)와 승읍(承泣)을 자침해 안구 후부(眼球 後部)가 출혈한 사례

환자: 여성, 41세.

사물(事物)이 잘 안 보이기 때문에 구후(球後)와 승읍(承泣) 등에 2촌의 침으로 제삽염전(提挿捻轉)했다. 시술 중에 환자의 안구가 분명하게 돌출했으며, 눈이 붓고 두통을 호소했다. 바로 발침했지만, 점점 안구의 돌출이 심해졌다. 잘못하여 혈관을 자상(刺傷)하여 안구 후부가 출혈했기 때문에 안구가 돌출됐다고 생각된다. 즉시 환자를 안정시키고, 국부에 냉찜질을 하고 몇 시간 관찰했더니, 그 이상 심해지지 않았다. 다음날은 환자의 안면(顔面)이 자색(紫色)이 되었지만, 시력에는 영향이 없었다. 그 후 또 냉찜질을 하여 안구는 원래로 돌아오고, 수주(數週) 후에 내출혈은 흡수되어 치유되었다.

— 엽정광(葉廷珖)『감숙의약(甘肅醫藥)』1983; (增刊) :44

승읍(承泣)은 별명으로 면료(面髎)나 계혈(谿穴)이라고도 한다. 족양명위경(足陽明胃經)의 혈로, 양명(陽明)과 양교(陽蹻)·임맥(任脈)이 만난다. 혈위(穴位)는 눈 아래 0.7촌(寸)에 있으며, 동공(瞳孔)과 수직이다.

국부 해부(局部 解剖): 안와 하연(眼窩 下緣)과 하검(下瞼)의 경계로 안륜근(眼輪筋) 안에 있으며, 안와하동맥(眼窩下動脈) 및 삼차신경(三叉神經)의 제2지(枝)가 있는데, 그것이 안와하신경(眼窩下神經)의 분포이다.

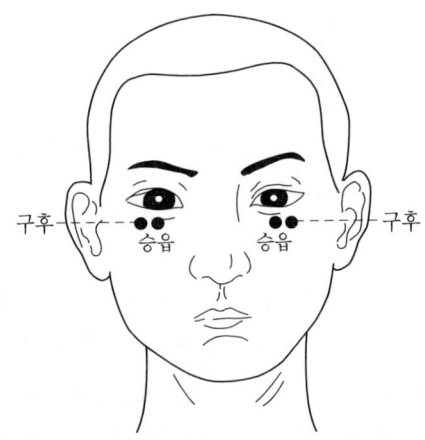

구후와 승읍을 자침해 안구 후부(後部)가 출혈하였다.

자침법과 주치(主治): 똑바로 보아 동공(瞳孔) 바로 아래인데, 하안검(下眼瞼)의 반월연(半月緣) 정중앙, 뼈 부분을 택한다. 0.3~0.4촌 자입하고, 30초 정도 치침한다. 눈이 뚜렷하게 보이지 않거나, 눈물이 나오고, 밤이 되면 보이지 않고, 멀리 보면 흐릿하거나, 구안와사(口眼喎斜), 눈이 뻑뻑하게 움직이는 것 등을 치료할 수 있다.

승읍(承泣)과 구후(球後)는 어느 것이든 안와 하연에 있다. 승읍은 눈의 아래로 동자(瞳子)와 수직(垂直)이고, 구후(球後)는 안와 하연의 외상방(外上方)에 있다. 어느 것이든 심부(深部)에는 안와하동맥이 있으며, 부적절한 자침으로 안구 후부가 출혈된다. 선인들은 0.2~0.3촌이라고 주장하며 심자(深刺)하지 않는다.『성제총록(聖濟總錄)』에 "승읍혈은 0.3촌만 자입할 수 있고, 깊게 자입하면 눈알이 튀어나와 치료할 수 없으며, 너무 깊으면 피가 검은자위에 들어가 사물이 보이지 않게 되어 치료할 수 없다"고 하였다. 이것은 아마 안구(眼球)에 자입하여 방수(房水)나 수정체가 유실되거나, 눈에 내출혈(內出血)이 있기 때문이다.

(6) 구후(球後)를 자침해 국부(局部)의 혈종(血腫)이 생긴 사례

이전에 치료한 눈병 환자이다. 한쪽의 구후(球後)에 26호의 호침(毫鍼)을 1.2촌 자입하였다. 자입이 빨라 염전(捻轉) 폭이 컸기 때문에 동맥을 자상(刺傷)했다. 발침하고 바로 안와(眼窩)가 부풀고 안구가 붉게 부어 돌출하고, 찢어지는 듯한 통증이 있고, 사물이 뚜렷하게 보이지 않았다. 안검(眼瞼)은 청자색(靑紫色)으로 감기지 않았고, 심한 혈종(血腫)으로 되어 버렸다. 안저(眼底) 검사에서는 시력에 영향을 주는 변화는 없었다. 환자에게 처음은 냉습포(冷濕布)하여 지혈하고, 다음에 온습포(溫濕布)로 출혈을 없애도록 지시하여 10일 후에 정상으로 회복했다.

— 이세진(李世珍)『상용수혈임상발휘(常用腧穴臨床發揮)』1985 :367

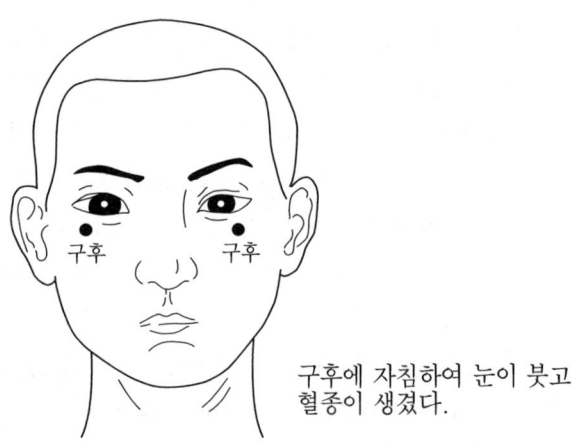

구후에 자침하여 눈이 붓고
혈종이 생겼다.

구후(球後)는 경외기혈(經外奇穴)이다. 혈위(穴位)는 안와 하연(眼窩 下緣)의 약간 상방에 있으며, 안와 하연의 외측 1/4과 내측 3/4이 만나는 곳에 있다.

국부(局部) 해부에서 자침하면 피부·안륜근(眼輪筋)·안와내(眼窩內)의 안근(眼筋)과 지방 등의 조직층을 통과한다. 안와하동맥(眼窩下動脈)·안면신경(顔面神經)의 분지(分枝), 안와하신경(眼窩下神經)이 분포한다.

자침법과 주치: 환자에게 전방(前方)을 주시(注視)하게 하고, 연필을 쥐는 식(式)으로 침을 잡아 안와하벽(眼窩下壁)을 따라 안와내에 1~1.5촌 자입한다. 침감(鍼感)은 안구(眼球)의 부은 듯한 느낌이나 안구 돌출감(突出感)이 많다. 시신경염(視神經炎), 시신경 위축(視神經 萎縮), 망막색소 변성(網膜色素 變性), 녹내장(綠內障)·백내장(白內障)의 초기, 청소년의 근시(近視) 등을 치료할 수 있다.

중국의학은 안정(眼睛: 눈동자)의 구조와 기능, 자침(刺鍼)에 의한 위해(危害) 등에 대해 자세하게 기재(記載)되어 있다. 예를 들어『영추(靈樞)·대혹론(大惑論)』에서 "눈은 오장육부(五臟六腑)의 에센스

(essence)이다"라고 했으며,『소문(素問)·맥요정미론(脈要精微論)』에는 "눈의 정명(精明)은 만물을 보고 흑백을 판별하고 장단(長短)을 구분한다"고 하였다. 안부(眼部) 유혈의 자침법을 잘못하면 병변(病變)이 일어나 심하면 눈이 먼다.『소문·자금론(刺禁論)』에 "안와부(眼窩部)에 자입하여 맥(脈)을 관통하면 눈물이 흐르거나 보이지 않게 된다"고 하였다. 또 장경악(張景岳)은 "눈물이 흘러 그치지 않는 것은 새는 것이고, 보이지 않는 경우 눈이 멀었다"고 해설하고 있다. 구후혈(球後穴)에 자침하여 맥락(脈絡)을 손상하면 눈물이 그치지 않고, 심하면 실명(失明)하게 된다고 선인들의 경험이 말해주고 있다.

이 씨(李 氏)는 "구후혈에서 출혈한 경우는 먼저 냉찜질하여 피를 멈추게 하고, 다음에 온찜질하여 내출혈을 흡수시키면 치유된다"고 보고하고 있다.

## 2. 임상경험

### (1) 정명(睛明) 등의 혈에 자침해 급성결막염(急性結膜炎)을 치료한 사례

환자: 여성, 37세.

왼쪽 눈이 타는 듯이 아프고 가려우며, 두통으로 머리가 부어서 부석부석하고, 눈이 부어서 밝은 빛을 바로 보지 못하고, 눈물이 흐르게 된 지 1일째다.

검사: 안검수종(眼瞼水腫)으로 결막은 모세혈관이 확장되고, 소량의 농성(膿性) 분비물이 있다. 급성결막염(結膜炎)이라 진단되었다. 정명(睛明)·태양(太陽)·합곡(合谷)에 자침하여 강자극한 후 30분 치침(置鍼)하였다. 발침하자, 상술한 증상(症狀)에 30분 하였다. 6시간 후에 다시 자침하자 통증이 없어졌다. 다음날 다시 자침하여 치유

되었다.

정명혈(睛明穴)은 족태양방광경(足太陽膀胱經)의 제1혈(穴)로 모든 눈병을 주치(主治)한다. 피하(皮下)에는 삼차신경의 제1지(枝)와 제2지, 그리고 안면신경의 분지(分枝)가 있으며, 더욱이 안각동맥(眼角動脈)이 있으므로 자침(刺鍼)에서는 가볍게 천자(淺刺)한다. 급성결막염은 안과(眼科) 임상에서 가장 많은 눈병의 하나이다. 정확한 치료를 하면 3~5일에 치유되고, 임상에서는 크로로마이세틴(chloromycetin), 엘리스로마이신, 소염점 안약(消炎點 眼藥)과 소염 안연고(消炎 眼軟膏) 등이 상용(常用)된다. 자침치료는 간단하고 사용하기 쉬우며 경제적이다. 특히 약이 부족하고 경제적으로 빈곤한 농촌에 적합하다. 많이 보고된 자료에 의하면 이 치료는 분명하게 효과가 있다.

### (2) 정명(睛明)의 자침을 주로 하여 2사례의 야맹증(夜盲症)을 치유시킨 사례

[예 1] 환자: 남아, 8세.

매일 밤이 되면 사물이 보이지 않고, 하늘이 밝으면 정상(正常)으로 된다. 피부는 거칠고 수척해져 있고 식욕이 없으며, 신체가 약하고 배꼽이 튀어나와 있다. 정명(睛明)·간유(肝兪)·족삼리(足三里)에 매일 1회 자침하여 5회로 치유되었다.

[예 2] 환자: 남성, 40세.

어릴 때부터 야맹증(夜盲症)으로 약물치료를 한 적이 있는데 효과가 없고, 8회의 침구(鍼灸)치료로 치유되었다. 정명(睛明)을 주로 하여 동자료(瞳子髎)·찬죽(攢竹)·어요(魚腰) 등의 혈을 순번으로 배혈하여 8회 치료하고 시력은 정상으로 회복되었다.

야맹증(夜盲症)은 체내의 비타민 A류(類)가 결핍되어 일어나는 것으로 간유(肝兪) 등으로 치료한다. 하지만 수유기(授乳期)에 모유의 영양성분이 결핍되면 유아기에 질병이 생기기 때문에 약물을 복용해도 효과가 없는 사례(事例)도 있다. 그러한 때에 자침요법을 병용(倂用)하거나, 자침치료를 하면 때때로 놀랄 만한 효과가 있다.

이상의 두 사례에서 야맹증에 대한 자침의 효과를 알 수 있다. 자침요법은 신경(神經)에 영양(榮養)을 주는 비타민의 흡수와 이용효율(利用效率)을 자극한다고 생각된다.

### (3) 구후(球後)를 주혈(主穴)로 2사례의 시신경 위축(視神經萎縮)을 치료한 사례

〔예 1〕 시신경이 위축되어 여러 가지 치료를 했지만 효과가 없었다. 왼쪽 눈과 오른쪽 눈의 시력(視力)은 각각 0.04와 0.06이고, 자침(刺鍼)요법을 사용하였다.

주혈(主穴): 구후(球後)·정명(睛明).

배혈(配穴): 예명(瞖明)·간유(肝兪)·풍지(風池) 등. 주혈과 배혈을 매회 2~3혈을 택해 저주파(低周波)의 소파(疎波)를 추가한다. 매회 10분 정도 치료하고, 매일 1회, 10회를 1단계로 한다. 7단계를 치료하자, 양쪽 눈의 시력은 1.2가 되고 1년의 추적조사에서도 정상이었다.

〔예 2〕 환자: 3세.

결핵성 수막염(髓膜炎) 후 시신경 위축이 속발(續發)하고, 시력이 저하하여 사물이 분명하게 보이지 않게 되었으며, 약물과 한방약으로 3개월 치료했지만 효과가 없어 자침치료로 변경했다. 2조(組)의 혈위(穴位) 그룹으로 나누어 교체 사용하였다.

1조(組): 구후(球後)·정명(睛明)·풍지(風池)·족삼리(足三里).
2조: 상명(上明)·승읍(承泣)·예명(瞖明)·족광명(足光明).

매일 1회 자침하여 치침(置鍼)은 하지 않고, 10회를 1단계로 한다.

4단계로 치료하자 거의 시력이 정상으로 회복되었다. 1년 반의 추적 조사에서는 전부 정상이었다.

시신경 위축(視神經 萎縮)은 안과에 많은 난치병(難治病)의 하나이다. 원발성(原發性) 시신경 위축 병변(病變)은 안구의 후부(後部)에서 시작하므로, 하행성(下行性) 시신경 위축이라고도 부른다. 그리고 속발성(續發性) 시신경 위축의 염증(炎症)은 망막신경절(網膜神經節) 세포에서 시작되고, 시신경 유두부(乳頭部)로 퍼지기 때문에 상행성(上行性) 시신경 위축이라고도 부른다.

임상증상은 눈의 외관(外觀)은 정상이지만, 시력은 감퇴(減退)하고, 심하면 보이지 않게 된다. 최근의 임상보고에서는 자침과 뜸법, 매화침(梅花鍼) 등으로 치료하며, 모두 만족할 수 있는 효과가 있고, 다른 종합치료를 병용하면 더욱 효과가 있다. 단, 치료를 3~6개월은 견지(堅持)하고, 1~2년은 임상관찰을 하지 않으면 안 된다. 또한 혈위의 블록 주사(block 注射)로 효과가 있는 환자도 있다. 약용 비타민 $B_{12}$ 500mg과 태반조직액(胎盤組織液) 2ml을 섞은 것을 혈위에 0.2ml 주입한다. 구후(球後)·풍지(風池)·사죽공(絲竹空)을 택해 매회 1혈씩 주입한다. 나머지 약액(藥液)에는 이노신, 안영(眼靈: 소의 안구에서 추출한 내용물), 비타민 $B_1$을 추가하여 근육주사한다.

### (4) 정명(睛明)과 구후(球後)에 자침하여 근시(近視)를 치료한 사례

환자: 남성, 26세.

평상시 눈의 건강에 주의하지 않았기 때문에 시력이 서서히 저하하여 각각 좌우가 0.4와 0.5가 되었다. 정명(睛明)·구후(球後)·합곡(合谷)·삼음교(三陰交)에 자침한다. 구후에는 1.5촌 자입하고, 염침(捻鍼)도 제삽(提揷)도 하지 않고 꼭 40~60분간 치침(置鍼)한다. 구후는 정명과 교대로 사용한다. 합곡과 삼음교는 보법(補法)한다. 전부 2개월간의 치료를 하여 시력은 좌 0.9, 우 1.0으로 회복했다.

근시(近視)는 굴절이상(屈折異常)에 의한 눈병으로 가까운 것은 확실하게 보이지만, 먼 것은 흐릿하다. 유전성이 있으며, 다른 눈병에 속발(續發)하는 경우도 있다. 그러나 눈의 건강에 주의하지 않는 것이, 이 병을 일으키는 최대의 원인이므로 청소년에서의 발병률이 높다. 또한 가성(假性) 근시의 치료는 간단하다. 자침에 의해 근시가 치유된 보고(報告)는 상당히 많으며, 이미 유효한 조치라 공인(公認)되어 있다. 금후(今後) 더욱 연구와 발전이 기대된다.

### (5) 정명(睛明)과 승읍(承泣)에 자침하여 영풍유루(迎風流淚)를 치유한 사례

환자: 남성, 55세.

오른쪽 눈에 바람이 들어 오면 눈물이 나온 지 몇 년 됐다. 안과에서 누도(淚道) 검사를 했다.

침구치료: 우측의 정명(睛明)·승읍(承泣), 양측의 합곡(合谷)에 자침하여 전부 사법(瀉法)한다. 3회의 치료에서 눈물이 멎고, 10회의 치료로 효과가 안정되었다. 이후 재발은 없었다.

영풍유루(迎風流淚)는 누관(淚管)의 협착(狹窄)과 폐색(閉塞)에 의해 정상으로 눈물이 누낭(淚囊)에 유입(流入)되지 않아 일어나는데, 고령이기 때문에 안륜근(眼輪筋)이 이완(弛緩)되어 눈물이 흐르는 경우도 있다. 자침은 국부(局部)의 혈행(血行)을 자극하여 말초신경을 조절하여 안륜근(眼輪筋)을 수축시켜 누관의 협착을 해소할 수 있다. 118례(例)의 유루증(流淚症)에 자침치료한 보고에서는 치유 75례, 호전 31례로 총 유효율은 89.9%였다.

## 3. 정리

### (1) 강평(講評)

 안부(眼部) 주변의 혈위(穴位)는 다양한 눈병 치료에 주혈(主穴)로 사용된다. 혈위는 안구(眼球)의 주변에 있으며, 자입법(刺入法)과 심도(深度)를 확실하게 파악하고 있지 않으면 혈관과 신경(神經) · 안구를 손상하기 쉬우며, 혈종(血腫)이나 시력 저하, 심하면 더욱 중대한 결과를 초래한다. 임상에서는 혈종이 가장 많다. 본장(本章)의 잘못해서 상처입힌 증례(症例)에서는 정명(睛明) · 구후(球後) · 승읍(承泣)을 자침해 안구 후부(眼球 後部)의 출혈을 일으키고, 1례는 내안각(內眼角)을 감염시키고 있다. 이 3혈은 안와연내(眼窩緣內)와 안구 사이에 있으므로, 이러한 혈위에 자침할 때는 신중하게 해야 한다는 것을 알 수 있다.

### (2) 구급치료의 방법

 ① 안부(眼部)를 발침(拔鍼)하여 출혈하거나 혈종(血腫)이 일어나면, 곧 냉습포(冷濕布)로 지혈한다. 피가 멎으면 눈 주위에 청자색(青紫色)의 출혈반(出血斑)이 남는데, 이때는 온습포(溫濕布)로 활혈산어(活血散瘀: 혈을 돌게 하여 어혈을 흩어뜨린다) 한다. 매일 1~2회의 온습포를 하면 일반적으로 10일 정도에 흡수되어 치유된다.
 ② 출혈이 있어 심해지면 지혈과 진정제(鎭靜劑)를 사용한다.
 ③ 필요하면 안과의사의 입회하에 진찰(診察)을 요청한다.

### (3) 예방조치

 ① 안부(眼部)의 혈위(穴位)는 메뉴얼에 따라 자입하고, 가벼운 수법(手法)을 사용하고, 일반적으로 염전(捻轉)과 제삽(提揷)도 하지

않는다.

② 안부의 자입에서는 왼손으로 안구(眼球)를 강하게 누르고, 침을 안와벽(眼窩壁)을 따라 자입한다. 자입 중에 저항감이 있으면, 이미 안와상(眼窩床)에 도달해 있으므로 멈춘다. 그 이상 자입하면 시신경 (視神經)을 손상한다.

③ 출혈성(出血性)의 질환이 있는 환자에게는 안부의 혈위는 신중하게 자입하여 혈종(血腫)을 일으키지 않도록 한다. 내출혈하면 안구를 강하게 압박하여 돌출시킨다. (劉海波)

# 제2절 이부(耳部)의 질환

## 1. 잘못된 침술의 사례

(1) 이침(耳鍼)에 의해 이개(耳介: 귓바퀴)의 화농성(化膿性) 연골막염(軟骨膜炎)을 일으킨 9례(例)

이개 화농성 연골막염(耳介 化膿性 軟骨膜炎)은 외상(外傷)에 의한 감염(感染)으로 일으키는 경우가 많다. 염증이 일어나면 증상이 무겁고, 바로 치료하지 않으면 잘 낫지 않으며, 귓바퀴가 변형(變形)하여 환자가 고통을 느끼고, 정신적으로 큰 부담이 된다. 우리 병원에서는 1966년 현재 33례의 이개 화농성 연골막염을 치료하여, 그 중 입원 치료는 27례, 외래 6례였다. 환자 33례 중 9례는 이침(耳鍼)에 의해 일어나고 있다. 그래서 이침은 이개 화농성 연골막염의 큰 원인의 하나로 생각하고 주의할 가치가 있다.

증례(症例) 분석: 9례는 모두 이침치료에 의해 발생하고 있으나, 그 중 4례는 자기가 스스로 이침을 시술했으며, 나머지 5례는 시술자가 자침해서 발생한 것이다. 9례 중 6례는 농(膿)이 세균을 배양한 곳이며, 모든 녹농균(綠膿菌)이 생장(生長)했다. 9례 중 1례는 다른 병원에서 치유한 후 귓바퀴가 변형되어 우리 병원에서 귓바퀴 정형수술을 했다.

치료방법과 치료효과: 문헌에 의하면 이개 화농성 연골막염의 치료는 전부 절개배농술(切開排膿術)을 하여 환자의 일시적 고통을 경감하고 있었다. 그러나 절개배농술은 며칠 지나면 염증이 진행되어, 다시 귓바퀴가 붉게 부어 아프기 시작하며, 심하면 화농(化膿)되어 커지고 심한 반흔(瘢痕)이 되며 수축변형(收縮變形)이 된다.

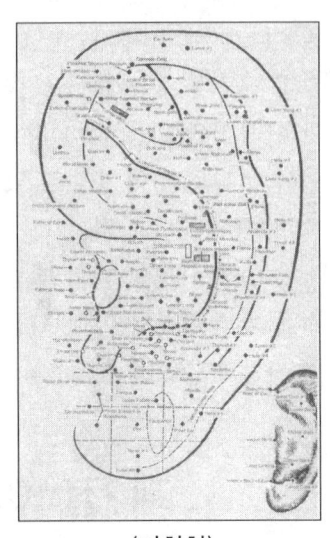

〈이침혈〉

〈번역 출판사 주(註): 이침혈의 귓구멍 주변은 미주신경 분포지역으로 침자극을 주면 미주신경의 억제와 교감신경의 항진으로 수많은 부작용 증상이 발생되어 위험하다.〉

우리 과(科)에서는 1968년부터 이 수술을 이곽방구 절제술(耳廓方口 切除術)로 바꾸었다. 9례 중 1례는 몇 번이나 이곽방구 절제술을 행했고, 그밖에는 1~2회의 수술로 치유되고, 치유까지의 기간이 짧으며, 변형(變形)의 정도도 상당히 줄었다. 우리 병원의 이곽방구 절제술을 여기서 소개한다.

전부 1% 노보카인(novokain)으로 귓바퀴 주위를 블록 마취한다. 마취약을 주사할 때, 농(膿)을 건강한 조직에 들어가지 않도록 한다.

가장 확실한 귓바퀴 부분을 병변(病變)이 있는 범위에 따라서, 귀의 전면과 후면의 피부를 2~3군데씩 메스와 작은 가위를 사용하여 사각으로 가른다. 각 방형(方形)의 한 변(邊)은 7~12mm로 한다.

괴사(壞死)한 연골(軟骨)이 방형구(方形口) 위에 있으면 방형구의 피부와 함께 절제(切除)한다. 방형구가 있으면 큐레트로 문질러 제거한다. 방형구 주위에 괴사한 연골이 없으면 가능한 한 2mm의 두께로 벗겨낸다. 괴사한 연골을 절제했으면 무균 식염수로 씻어 깨끗하게 하고, 다시 알코올로 닦는다. 그 후 한쪽의 방형구에서 다른 방형구로 몇 개의 피부변(弁)을 늘려 드레너지한다. 방형구에 피가 응고하지 않도록 방지한다.

수술 후에는 거즈로 싸서 교차감염(交差感染)을 방지한다. 약을 매일 바꾸고, 방형구 주위의 분비물을 깨끗이 함과 동시에 드레너지도 교환한다. 이것은 붉게 부은 것이 빠지고, 분비물이 나올 때까지 계속한다.

수술 후에 방형구 부근의 정상적인 연골이 다시 붉게 부어 염증이 진행하면, 상술(上述)한 방법으로 방형구 절제를 추가한다. 우리의 관찰로는 수술 후에 염증의 만연(蔓延)을 방지하고, 수술 후는 드레너지에 주의하며, 국부(局部)에 유효한 항생물질을 사용하면 많은 증례는 10일 이내에 거의 치유된다. 치유될 때 귓바퀴[耳介]는 방형구를 향하여 균일하게 수축하여 작아지는데, 원래의 귓바퀴의 형상(形狀)을 유지하며, 변형은 적다.

그 중 1례(例)는 다른 병원에서 치유되었으나, 귓바퀴는 감겨서 변형되어 있었다. 플라스틱의 귓바퀴를 사용해 정형하여 만족할 만한 효과가 있었다.

예방조치: 이침(耳鍼)으로 이개(耳介) 화농성 연골막염(化膿性 軟骨膜炎)이 일어난 것은 소독이 불충분했기 때문이다. 귓바퀴는 혈관이 얕고, 피부가 얇고, 피하조직이 적기 때문에 귓바퀴에 자침하거나, 분할 치료하거나, 피내침(皮內鍼)을 붙이면 전부 이개연골(耳介軟骨)에 미친다. 이개연골은 녹농균(綠膿菌)에 대해 특수한 친화성(親和性)이 있으며, 녹농균은 일반적인 항생물질이 잘 듣지 않기 때문에 일단 감염되면 염증이 바로 퍼지고, 이개 화농성 연골막염이 된다.

예방의 포인트는 무균 조작(無菌 操作)이다. 무균을 의식하고, 자입하기 전에 이개의 피부를 제대로 소독하고, 발침할 때도 알코올 소독을 한다. 호침(毫鍼)은 1회 사용할 때마다 소독하며, 이것을 생략해서는 안 된다. 또한 교육도 보급하여 의료종사자가 아닌 사람이 이침(耳鍼)치료를 할 때는 특히 소독에 주의하고 적당히 해서는 안 된다. 자침점(刺鍼點)에 동통(疼痛)이 나타나거나, 붉게 붓는 등의 반응이 나타나면 가능한 한 빨리 처치하고, 세밀하게 관찰을 계속하여 이개 화농성 연골막염이 되지 않도록 한다.

― 남경시 고루의원(鼓樓醫院) 이비인후과 『신중의(新中醫)』 1973; (7) :339

이침요법에서는 소독이 불완전하기 때문에 염증이 나타나거나 화농(化膿)하는 사람이 적지 않다. 그러나 염증이 일어나거나 화농하면 소염(消炎)의 방책(方策)을 강구하면 바로 치료할 수 있기 때문에 보고는 상당히 적다. 본문의 9례는 증상이 무겁고, 이개(耳介)가 변형된 환자도 있다. 이침의 임상치료에서는 정확하게 취혈(取穴)하는 것과 적절한 자입심도에 주의할 뿐만 아니라, 제대로 소독하는 것이 중요하다.

## 2. 임상경험

### (1) 양쪽 귀의 신혈(腎穴)에 자침(刺鍼)하여 5례의 만성신염(慢性腎炎)을 치료한 증례

매일 1회 0.5촌의 호침(毫鍼)을 염전(捻轉)하면서 자입하고, 4~6시간 치침(置鍼)한다. 치료기간 중에는 이뇨제(利尿劑)를 쓰지 않는다. 치료 후 5례(例)의 환자는 부종(浮腫)이 사라지고, 자각증상도 사라졌다. 4례는 요(尿)검사에서 음성(陰性), 1례가 단백(+), 적혈구 0~1개로 임상적으로 치유되었다. 평균 입원기간은 6주(週) 이내였다.

### (2) 이침(耳鍼)으로 불면의 39례를 치료한 증례

경(頸)·경추(頸椎)·견(肩)·침(枕)·신문(神門)·간혈(肝穴)에서 매회 2~3혈(穴)을 호침(毫鍼)으로 자입하고, 재빨리 염전(捻轉)하고, 강자극한 후 15~30분 치침(置鍼)하였다. 그리고 5분마다 1회 염침(捻鍼)하고, 그 사이는 환자에게 목을 움직이도록 지시하였다. 매일 1회 치료한다.

39례(例)의 환자는 병력(病歷)이 가장 짧은 사람은 반나절, 최장(最長) 3일이었다. 이상의 치료법에 의해 1회로 치유된 사람 27례, 2~3회로 치유 6례, 호전 4례, 중단 1례로 총 유효율(總 有效率)은 97.4%였다.

### (3) 이침(耳鍼)으로 생리통 40례를 치료한 증례

40례의 생리통 환자에게는 원발성(原發性)과 속발성(續發性)의 생리통이 포함된다. 치료횟수는 최소가 1회, 최다가 5회로 평균 3.2회였다. 3경기(經期)를 치료하여 생리통이 사라진 사람은 10례였다. 1~3월경기로 생리통이 사라진 것은 12례, 호전 15례, 무효 3례였다.

선택혈: 자궁을 주혈(主穴)로 하여 내분비(內分泌), 피질하(皮質下), 교감(交感), 허리, 복부를 배혈(配穴)했다.

치료방법은 호침을 자입하여 15~30분 치침하고, 1~3회 염전(捻轉)한다. 매일 1~2회 치료한다. 통증이 심한 사람은 원피침(圓皮鍼)을 붙여 24시간 치침하고, 병상(病狀)에 맞추어 원피침을 스스로 안압(按壓) 자극한다.

(4) 이침(耳鍼)으로 2례의 무월경증(無月經症)을 치유한 사례

〔예 1〕 21세 미혼.

16세 때 초경을 하고, 그 후는 3~5개월에 1회 정도 생리(生理)가 있지만, 양이 적고 2~3일 계속된다. 마지막 1회의 생리가 있고 나서, 현재까지 1년 이상 생리를 하지 않는다. 여러 가지로 치료했지만 효과가 없었다. 상술한 방법으로 3단계 치료하자 생리가 있었다. 치료효과를 안정시키기 위해 다음 월경의 5~7일 전에 동일한 방법으로 치료하여 월경량, 일수 모두 정상이 되었다. 6개월의 추적조사에서는 재발하지 않았다.

〔예 2〕 19세, 미혼.

13세에 초경이 있었고, 16세 때 무월경(無月經)이 되었다. 에스트로겐(estrogen) · 프로게스테론(progesterone) 요법으로 생리가 있게 되었는데, 약을 멈추자 무월경이 되었다. 상술한 방법으로 12회 치료하자 생리가 있고, 다시 3단계 치료하자 생리가 정상이 되었다.

(5) 이침(耳鍼)으로 86례의 유즙(乳汁)분비부족을 치료한 증례

86례 중 1회로 유즙(乳汁)의 분비가 증가한 사람은 63례, 2회의 치료에서는 전원(全員)에게 유효했다. 일부의 환자에게는 3회 치료하여 치료효과를 안정시켰다. 식욕부진, 불면, 기분이 산뜻하지 않는 등의 증상을 동반하면 대증배혈(對症配穴)을 하면 좋다. 치료법은 이개(耳介)의 흉구(胸區)에서 통점(痛點)을 찾아 호침(毫鍼)을 자입하여 10~15분 치침(置鍼)하면 좋으며, 그 사이는 운침(運鍼)하지 않아도 좋다. 상태에 따라 내분비(內分泌), 교감(交感), 비장(脾臟), 위장(胃臟)을 배혈한다.

(6) 2례의 중증 근무력증(重症 筋無力症)을 이침(耳鍼)으로 치료한 사례

〔예 1〕 남성 26세.

중증 근무력증이 된 지 6개월이 되었고, 안검하수(眼瞼下垂), 전신에 피로감이 있으며, 네오스티그민(neostigmine)을 마셨지만 효과가 없었다.

이침(耳鍼)요법: 피질하(皮質下), 비장(脾臟), 척수혈(脊髓穴), 뇌간(腦幹)을 주혈(主穴)로 하여 간장(肝臟)·신장(腎臟)·위(胃)·눈에 배혈하였다. 주혈(主穴)은 심자(深刺)하여 붓거나 부석부석하여 열감(熱感)을 발생시키는데, 특히 척수혈에서는 필요하다. 3~5시간 치침(置鍼)한다. 매일 1회 치료하고, 12회를 1단계로 한다. 3단계 치료하여 모든 증상은 사라졌고, 육체노동에 참가할 수 있게 되었다.

〔예 2〕 여성 19세.

중증 근무력증이 된 지 6개월이다. 최근 2개월은 증상이 심해져 침대에서 일어나지 못하게 되었다. 주변의 일도 스스로 할 수 없게 되었다. 네오스티그민을 마셨지만 효과가 없었고, 이혈(耳穴)의 원피침(圓皮針) 요법을 했다. 왼쪽 귀에서 비장(脾臟)·교감(交感)·신문(神門)의 위 1mm의 민감점(敏感點)을 택하고, 오른쪽 귀에서는 뇌점(腦點)·간장(肝臟)·내분비(內分泌)·신장(腎臟)을 택한다. 그리고 눈 및 사지(四肢)에 상응하는 부분을 배혈(配穴)하여 매주 1회씩 원피침을 붙이고, 네오스티그민을 마셨다. 전부 4회 치료하여 모든 증상은 사라지고 복용(服用)도 멈추었다. 1년 후의 추적조사에서는 이미 보통의 육체노동에 참가하고 있다.

### (7) 이혈자혈요법(耳穴刺血療法)으로 급성결막염(結膜炎)을 치료한 증례

삼릉침(三稜鍼)을 사용하여 이배부(耳背部)의 혈관(血管)을 점자(點刺)하여 21례(例)의 급성결막염 환자를 치료했다. 그 중 2회로 치유된 것은 20례, 1례는 각막궤양(角膜潰瘍)을 동반하고 있었지만, 5회의 치료로 치유되었다. 치유율은 100%였다. 다른 보고에서는 이첨(耳尖)을 점자(點刺)하여 65례의 급성결막염을 치료했다. 그 결과 1~2회로 치유된 것이 37례, 3~4회로 치유된 것 26례, 4회 치료했지만 치유되지 않은 것 2례였다.

### (8) 이침(耳鍼)으로 14례의 심상성 우췌(尋常性 疣贅)를 치료한 증례

선택혈(選擇穴)은 폐(肺)·피질하(皮質下)·내분비(內分泌) 및 상응하는 구(區)이다. 중자격(中刺激)을 사용하여 12회를 1단계로 한다. 14례 중 1회로 치유된 것은 13례였다.

각종 질환을 이침요법으로 치료한 보고는 대단히 많다. 상술한 것은 각과(各科) 질병 중 일부를 선택한 것인데, 이침요법(耳鍼療法)의 적응증이 많음을 나타내고 있다.

이상의 증례에서 이침요법은 분명히 간단하고 실효성이 있는 등의 장점을 알 수 있다.

## 3. 정리

### (1) 강평(講評)

　시청각기(視聽覺器)의 손상은 피하의 혈종(血腫)·감염(感染)·이개(耳介)의 변형(變形)이 주(主)이며, 잘못된 자침의 증례에서도 중대한 결과를 일으키는 일은 없으며, 이개의 변형도 외과(外科)에서 정형(整形)하면 만족할 수 있는 효과가 있다. 하지만 우리는 가볍게 생각해서는 안 된다. 어느 1례(例)의 정명(睛明)에 자침하여 내안각(內眼角)을 감염시킨 사례에서는 표층(表層)이었기 때문에 바로 치유됐지만, 만약 심부(深部)와 안구 후부(眼球 後部)의 감염이었다면 상당히 위험하며, 실명(失明)이나 뇌내감염(腦內感染)이 될 가능성도 있다.

　눈 주위의 혈위(穴位)는 대부분이 눈에 관한 질환을 치료하고, 혈위의 선택도 간단하다. 그 때문에 치료에서는 배혈(配穴)에 주의하지 않으면 안 되는데, 특히 원격선혈(遠隔選穴)이 중요하다. 수록한 임상치료 예에서도 대부분 원격혈을 배혈하고 있다.

　이침요법(耳鍼療法)은 전에도 설명했듯이, 많은 장점이 있기 때문에 임상에서 가장 보급되고 있는 치료법의 하나가 되었다. 이침에 의한 의료사고도 주로 감염이며, 임상에서 시술자가 정확하게 조작만 하면 완전하게 회피할 수 있다. 또한 현재에는 이혈(耳穴)의 압박요법이 성행(盛行)하고, 시술자는 일반적으로 자석(磁石)가루나 녹두, 왕불류행(王不留行)의 씨앗를 붙였을 뿐이지만, 환자에 따라서는 힘을 너무 주어, 그것을 압박하여 피부가 파열되고, 감염되는 경우가 있으므로 주의할 필요가 있다.

(2) 구급치료의 방법

① 귀에 염증이 생기면, 일반적으로 소염(消炎)의 약물을 바른다. 증상이 심하면 항생물질을 먹거나 주사한다.

② 이연골막염(耳軟骨膜炎)은 억제하기 힘들며, 만연되기 쉽다. 바로 절개하여 배농(排膿)하고, 효과적인 항생물질을 사용하여 치료한다.

(3) 예방조치

① 이부(耳部)의 자침에서는 무균 조작(無菌 操作)이 중요하다. 잘 소독하고, 발침하면 알코올로 닦는다.

② 이침(耳鍼)한 후의 침공(鍼孔)이 붉게 부으면 그 이상의 자침을 중지하고, 부기(浮氣)를 처치하여 치유되면 침술치료를 계속한다.

③ 귀에 감염과 외상(外傷)이 있으면 자침해서는 안 된다.

④ 이연골막염(耳軟骨膜炎)이나 연골염(軟骨炎)이 있으면 자침해서는 안 된다.

이개(耳介)의 원피침(圓皮針)은 외국의 침구사(鍼灸師)가 상용하는 치료법의 하나이다. 현재까지 이침에 의한 사고는 2례의 이연골막염 (耳軟骨膜炎)과 1례의 이연골염(耳軟骨炎)이 보고되었을 뿐이다. 이 연골염의 사례는 병상(病狀)이 상당히 심하면 항생물질을 사용하고, 외과의 창면청소술(創面淸掃術)로 치료한 후 연골조직(軟骨組織)의 대부분은 선유화(線維化)하여 이개(耳介)의 변형(變形)이 남는다.

이부(耳部)에서는 침술치료하기 전에 잘 소독하여 감염을 방지한다. 중국에서도 이러한 사례의 보고가 있었다. 이연골막염을 치료하여 이개가 변형되어, 일생의 고통을 떠안게 된 사례가 2례 정도 외국에서도 있었다. 동일한 잘못을 반복하지 않도록 해야 한다. (劉海波, 刑亞齊)

◆ **부기(附記)**: 고전에서의 발췌(拔萃)

『소문(素問)·맥요정미론(脈要精微論)』에 "눈의 정명(精明)은 만물을 보고, 흑백(黑白)을 판별하여 장단(長短)을 구분한다. 장단을 구별하지 못하고, 흑백도 판별하지 못하면, 이것은 정기(精氣)가 쇠퇴한 것이다"라고 하였다. 자침이 부당하다면, 필연적으로 정명을 손상하고 시력이 떨어진다. 또『소문·자금론(刺禁論)』에 "안면(顔面)을 자침하고, 유맥(溜脈)을 관통해도 불행하면 보이지 않게 된다"고 하였다. 유맥(溜脈)이란, 안구(眼球)에 통하는 혈관이다. 예를 들면 장경악(張景岳)은 "유(溜)는 흐르는 것이다. 혈맥(血脈)에서 눈에 흐르는 경우 전부 유맥(溜脈)이다"라고 했고, 또 "안와부(眼窩部)에 자입하고 맥(脈)을 관통하고, 새거나 보이지 않게 된다"고도 하였다. 마원대(馬元坮)는 "광상(匡上)이란 안와(眼窩)이다"라고 말하고 있다. 즉 구후(球後) 등에 자침하는 것은 그것이 안와연(眼窩緣)부터 자입한다고 하면 자침법이 틀렸다면 안구 후부(眼球 後部)의 출혈이 빈번하다. 또 안와(眼窩) 주위의 혈관을 자상(刺傷)하면 안부(眼部)의 피하출혈(皮下出血)을 일으켜서 안검(眼瞼)이 청자색으로 부어오른다.

『영추(靈樞)·구문(口問)』에 "귀는 모든 근육이 모이는 곳이다"라고 하고, 또『영추·오륭진액별(五癃津液別)』에는 "오장육부(五臟六腑)는 심장을 중심으로 하고, 귀는 청각, 눈은 시각으로 한다"라고 하였다. 이것은 귀도 신체 전체와 밀접한 관계를 나타내고 있고, 이부(耳部)에 자침하여 많은 질환이 치료되는 것은 이런 이유 때문이다. 이부에 자침을 잘못하면 난청(難聽) 또는 다른 병변(病變)이 발생한다. 이침요법은 이개(耳介)를 취혈하지만, 감염에 의한 염증과 화농(化膿)이 적지 않다. 이것에 경계심을 높이고, 사고가 생기지 않도록 해야 한다.

# 제7장  피부감염과 반흔구축

## ◆ 피부조직과 수혈(腧穴)의 관계

　피부는 신체와 외계(外界)가 접촉하는 부분이며, 냉(冷)·온(溫)·촉(觸)·통(痛)·압(壓) 등 각종 자극을 느낀다. 피부는 표피(表皮)와 진피(眞皮)로 구성되어 있다. 그리고 외계에서의 기계적인 손상(損傷), 건조(乾燥), 미생물의 침입(侵入)에 대해 표피는 신체를 보호하고, 감염을 방지할 뿐만 아니라, 심부(深部)의 창상(創傷)을 재생(再生)하거나 수복(修復)한다. 피부의 혈관은 진피에 있으므로, 표피의 영양과 물질대사는 진피 천층(淺層)에 있는 모세혈관망(毛細血管網)이 분산작용을 하고 있다. 진피의 심부는 천층 근육막의 지방층(脂肪層)이다. 지방층은 열의 불량 도체(不良 導體)이므로, 외계의 복사열(輻射熱)이 인체에 들어가지 않도록 제한함과 동시에, 체내의 열이 필요 이상으로 체외(體外)로 발산되지 않도록 하고 있다.

　근육조직은 그 위치와 형태, 기능의 차이에 따라 횡문근(橫紋筋)과 평활근(平滑筋)·심근(心筋)의 세 가지로 구분된다. 그 중 횡문근은 근육조직 가운데 최대의 비중을 차지하고 있고, 체간(體幹)과 사지(四肢) 각부(各部)에 분포하며, 골격(骨格)과 하나가 되어 운동계(運動系)를 구성한다. 그리고 신경에 지배되어 수의(隨意)운동을 하는데, 그 기본적인 운동양식은 근육수축이다.

피부와 근육은 널리 분포되어 있으므로, 자침(刺鍼)치료로 시술이 부적절하면 어느 수혈(腧穴)이라도 피부와 근육을 손상하여 침술사고 (鍼術事故)를 일으킨다.

침술치료법은 청결한 위생환경하에서 행하며, 침의 소독은 말할 것도 없이 시술부위의 피부 및 시술자의 손 등도 잘 소독하지 않으면 안된다. 어느 한 과정에서도 소독이 불충분하면 침과 함께 세균이나 미생물이 피부나 점막에 침입하여 감염되고, 염증이 생겨 화농(化膿)할 수 있다.

사지 말단(四肢 末端)의 자침이나 혈위주사는 이전에는 널리 행해지고 있었다. 그러나 취혈(取穴)이 부적절하거나, 자입(刺入)이 너무 깊거나, 약물농도가 너무 높거나, 용량이 너무 많거나 하여, 혈위 국부(局部)에 강렬한 자극을 주고, 근육을 손상하여 반흔구축(瘢痕拘縮)이 일어난 사례의 보고가 계속 있었다. 그것은 이러한 치료법을 행한 3주부터 3년 사이에 발생했으며, 그 중에서도 6개월에서 1년 사이에 발생한 사례가 다수를 차지하고 있다. 이러한 방법도 개선되어 안전한 상황하에서 사용하지 않으면 안 된다.

# 제1절 피부감염(皮膚感染)

## 1. 잘못된 침술의 사례

(1) 견부(肩部)의 혈위를 자침해 화농성(化膿性) 관절염을 일으킨 사례

환자: 여성, 31세.

우측 견관절(肩關節)이 나른하게 아프고, 한기(寒氣)가 나 공장의 의무실에서 침구(鍼灸)치료를 했다. 치료를 시작했을 때는 효과가 좋

았으나, 10회째의 자침을 한 다음날 견관절의 통증은 심하고, 움직이기 어려워졌다. 며칠 지나자 견관절을 움직일 수 없게 되고, 발열(發熱)이 나 국부(局部)가 분명하게 종창(腫脹)되고 열감(熱感)이 나타났다. 발열하고 6일째에 정형(整形)하러 왔다. 검사하여 우견(右肩)의 화농성 관절염(化膿性 關節炎)이라 진단했지만, 천자(穿刺)해도 농(膿)은 추출되지 않았다.

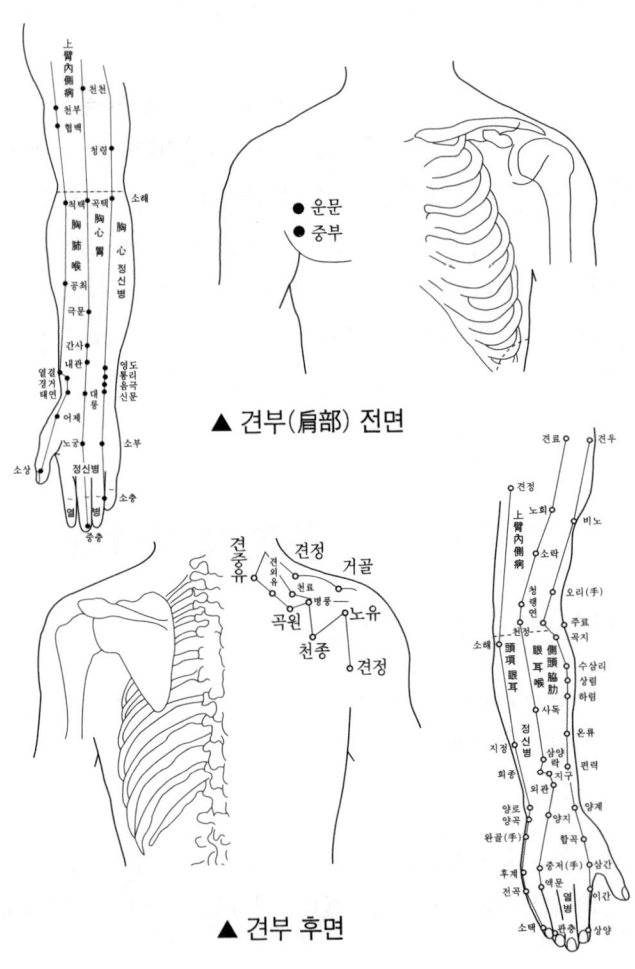

▲ 견부(肩部) 전면

▲ 견부 후면

X선 촬영에서는 연부조직(軟部組織)의 종창만이 아니라, 관절간격(關節間隔)도 분명했기 때문에 초기의 우견 화농성 관절염이라 진단했다. 이 감염은 자침의 소독이 불완전하기 때문에 일어났다고 생각되며, 테트라시클린(tetracycline) 등으로 종합치료하여 치유되었다.

— 진한위(陳漢威)『광동의학(廣東醫學)』조국의학판(祖國醫學版) 1965; (4) :39

소독이 불완전하여 침이 오염되어 있기 때문에 병원균(病原菌)이 침과 함께 인체에 들어가 화농성의 질환이 일어난 것은 임상에서 상당히 많다. 특히 진료조건이 열악한 장소에서 엉터리로 행하고, 옷 위에서 자침하면 피부가 감염되어 화농(化膿)하거나 짓무르는 등의 사고가 일어난다.

이 사례에서는 몇 번이나 침치료하여 효과가 좋았지만 소독이 제대로 되지 않고, 수법(手法)도 너무 강했기 때문에 국부(局部)의 조직을 손상하여 세균이 들어가 증식하는 조건이 마련되었다.

### (2) 소해(小海)를 자침해 척골신경염(尺骨神經炎)을 일으킨 사례

환자: 남성, 35세.

1개월 전에 모 병원에서 오른쪽 겨드랑이의 아포크린한선(apocrine 汗腺)을 절제(切除)했다. 2주 후에 절개부분은 유합(癒合)되었지만, 견관절의 거상장애(擧上障碍)가 일어나 나른하고 부석부석했다. 그래서 3회의 침치료를 했으나, 그 중 2혈(穴)이 소해(小海)와 신문(神門)이었다. 1회째의 자침에서는 견관절의 움직임이 호전됐다. 2회째의 자침으로 은근한 부기가 약지(藥指)와 소지(小指)에 번져 자침시에는 좋았지만, 자침 후에 소해에 붉은 점이 생기고 약간 아팠다. 3회째의 자침으로 그 부분이 붉게 붓고, 며칠 후에 약지와 소지의 관절에 신전장애(伸展障碍)가 나타났다. 중수지절관절(中手指節關節)은 조금 손가락

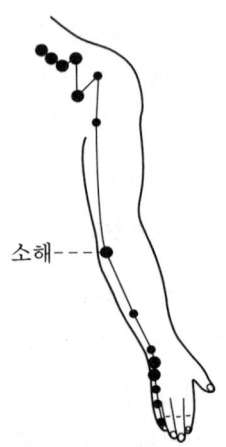

소해를 자침해서 약지와 소지에 관절장애가 나타났다.

을 굽히면 손톱모양이 되며, 소지와 엄지를 대립(對立)할 수 없고, 손가락의 펴고 굽힘이 자연스럽게 되지 않으며, 척측(尺側)의 장측면(掌側面)과 배측(背側)의 피부지각(皮膚知覺)이 과민하다. 팔〔肘〕내측의 자침부위(刺鍼部位: 소해혈)에 1×2cm의 염증성 응어리가 있으며, 척골신경염(尺骨神經炎)이라 진단했다(자침손상과 관계 있다). 항생물질과 복합비타민제로 치료했다.

— 진한위(陳漢威)『광동의학(廣東醫學)』중국의학판(中國醫學版)1965; (4) :39

소해혈(小海穴)은 척골신경구(尺骨神經溝) 안에 있으며, 잘못 자침하면 감염되어 화농(化膿)되고, 척골신경의 기능장애를 일으켜서 중수지절관절을 약간 굽혔을 때, 독수리의 발톱 모양처럼 날카롭게 된다.

이 예는 소해(小海)와 신문(神門) 및 다른 수혈(腧穴)을 택하고 있는데, 화농한 부위와 나타난 증상으로 보면 소해혈의 감염으로 발생하고 있다. 시술자에게 자침감염에 대한 지식이 있으면 소해혈에 자침한 후 붉게 붓고, 아픈 것을 발견한 시점에서 곧바로 냉습포(冷濕布)하거나 소염약(消炎藥)을 사용하거나 해서 염증(炎症)을 억제할 수 있으므로, 척골신경염(尺骨神經炎)은 일어나지 않았다. 그러나 현실적으로는 어떠한 처치도 하지 않고, 역시 3회째도 소해에 자침하고 있다. 그것이 염증을 진행시키게 되었지만, 다행히도 항생물질 등 유효한 약물로 치료했기 때문에 회복했다.

### (3) 수관절(手關節)의 혈위(穴位)를 자침해 골막염(骨膜炎)을 일으킨 사례

환자: 남성, 16세.

4개월 전에 오른쪽 손목을 염좌(捻挫)하여 손관절이 붓고 아프며, 운동장애가 있다. 1개월 정도에서 부기(浮氣)는 빠지고, 통증도 적어졌지만, 손목을 움직일 수 없다. 나중에 침술치료를 받았지만, 혈위(穴位)의 대부분은 손관절 부분으로, 특히 요측(橈側)의 손등이 많았다. 소독은 하지 않았다. 4회째의 자극으로 손등과 손관절 부근이 다시 붓고, 통증도 심해져 국부(局部)의 피부가 붉어지고 발열했다. 15일이 지나도 호전되지 않고 점점 심해졌으므로, 우리 병원의 정형 외래(整形 外來)에서 치료했다. 당시의 검사에서는 손목쪽의 연부조직(軟部組織)에 분명한 염증성 종창(炎症性 腫脹)이 있으며, 손관절을 움직일 수 없다.

X선 사진에 의해 연부조직의 염증성 종창이 확인되고, 오른손 관절은 외상성(外傷性) 불완전 탈구(脫臼), 요골(橈骨) 하단(下端)의 골막(骨膜)에는 염증성 반응이 있다. 항생물질 등으로 치료했다.

이 연부조직 및 골막염(骨膜炎)은 완부(腕部)의 연부조직이 손상됐기 때문에 저항력이 약해지고, 자침시에 소독하지 않았던 것도 더불어 세균이 함께 연부조직에 들어가 감염됐다고 생각된다. 연부조직의 염증이 골막(骨膜)에 파급되어 골막에 염증반응이 일어났다.

— 진한위(陳漢威)『광동의학(廣東醫學)』중국의학판(中國醫學版) 1965; (4) :39

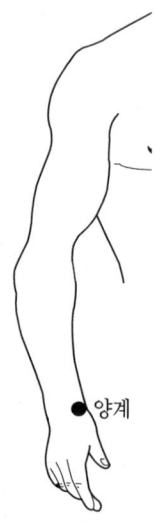

양계를 자침하면 골막염이 많이 발생할 수 있는 부위이다.

 진 씨(陳 氏)의 보고에 의하면, 이 예(例)는 "혈위(穴位)의 대부분은 손관절 부근으로, 특히 요측(橈側)의 손등이 많았다"고 하므로, 아마도 양계(陽谿)일 것이다.
 양계는 별명(別名)으로는 중괴(中魁)라 하고, 수양명대장경(手陽明大腸經)의 혈이다. 대장맥(大腸脈)이 지나는 곳이 경(經)이다. 혈위는 손관절 배측(背側)으로 손관절 횡문(橫紋)의 전요측(前橈側), 양근(兩筋) 사이 움푹한 곳에 있다.
 국부(局部) 해부: 주상골(舟狀骨)과 요골(橈骨) 사이에 요골 수근(手根)관절의 요측 움푹한 곳에 있으며, 단무지신근건(短拇指伸筋腱)과 장무지신근건(長拇指伸筋腱) 사이, 요골동맥(橈骨動脈)의 후방(後方)에 위치하며, 요골동맥부(橈骨動脈部)의 분지(分枝)가 있고, 요골신경의 천지(淺枝)가 분포한다.

자침법과 주치(主治): 손바닥을 옆으로 하여 엄지와 검지를 똑바로 펴고, 엄지를 위로 돌려 기골(岐骨: 제1중장골과 제2중장골)의 후방에 나타나는 움푹한 곳을 택해 0.3~0.4촌 자입(刺入)한다. 두통, 결막염과 각막백탁(角膜白濁), 난청(難聽)과 이명(耳鳴), 후비(喉痺), 손목의 통증, 치통 등을 치료할 수 있다.

이러한 혈위(穴位)에 감염되면 손목이나 손등이 붉게 부어 아프고, 심한 것은 화농(化膿)하여 짓무르고, 손관절의 운동제한과 기능장애 등이 일어난다. 손관절에는 근건(筋腱)과 건초(腱鞘)가 많고, 근육이 얇기 때문에 불완전한 소독으로 자침하면 감염되어 화농되고, 환자에게 고통을 가져다 준다.

(4) 사봉(四縫)을 자침해 중지(中指)에 장애(障碍)가 남은 사례

환자: 여아, 5세.

발열(發熱)과 기침 때문에 양쪽의 사봉혈(四縫穴)에 자침했다. 자침한 후 양손이 오염돼 2일 후에 다시 발열했다. 오른손의 중지가 부어 아파 움직이지 못한다. 소염제(消炎劑)를 마셨지만 효과가 없다. 모 병원에서 건초염(腱鞘炎)이라 진단받고, 페니실린과 스트렙토마이신을 근육주사하고, 국부(局部)를 절개 드레너지했지만 호전되지 않아 우리 원(院)에 왔다.

검사: 오른손 중지 손바닥측의 제2·3번째 손가락의 횡문(橫紋) 정중앙을 세로로 절개하여 배농관(排膿管)이 있다. 배농관을 제거하자 피가 섞인 농(膿) 안에 근건(筋腱)이 침투하고 있었다. 손가락은 손바닥쪽과 손등쪽이 모두 부어 분명하게 압통이 있었다. 자침에 의해 감염되었고 건초염(腱鞘炎)과 지골(指骨)에 골수염(骨髓炎)이 병발(併發)하였다. 페니실린과 스트렙토마이신을 근육주사하고, 손바닥 중앙의 감정선(感情線)을 따라서도 주사하며, 중지의 중수지절관절(中手

指節關節) 양측 사이 부분을 절개 드레너지하고 맞은편을 절개 드레너지하였다. 20일 후에 염증이 서서히 낫고, 환부(患部) 손가락의 절구(切口)에서 1.5cm의 부골(腐骨)이 하나 나왔다. 환부 손가락의 원위지절간관절(遠位指節間關節)은 주먹을 쥐는 등의 기능을 잃었다.

— 장경배(張景培)『적각의생 잡지(赤脚醫生 雜誌)』1980; (2) :14

사봉(四縫)은 경외기혈(經外奇穴)이다. 양손의 엄지를 제외하고 네 손가락에서 원위지절간관절(遠位指節間關節)의 손바닥쪽 중심점(中心點)에 있다.

해부: 자침하면 피부, 피하조직이 있고, 고유 장측 지신경(固有 掌側 指神經)과 고유 장측지 동정맥(掌側指 動靜脈)의 분지(分枝)가 있다.

자침법과 주치: 손바닥을 위로 향해 단침(短鍼)으로 0.1촌 정도 속자(速刺)하며, 소량의 황백색으로 투명한 액체가 혈액에 섞여 나온다. 소아의 영양장애와 소화불량·설사 등을 치료한다.

이 사례에서는 소아(小兒)의 발열(發熱)과 기침을 치료하기 위해 사봉에 자침하여 증상은 완해(緩解)되었다. 소아의 피부는 부드럽고 혈위(穴位)는 얕아 심자(深刺)하지 않는다. 자침한 후에는 시술부위를 긁거나, 비틀거나, 오염되지 않도록 반드시 부모에게 주의하도록 지시한다.

이 예(例)에서는 자침 후에 오염됐기 때문에 오른손 중지가 붓고 통증이 있었다. 몇 번 처치해도 효과가 없고, 결국에는 부골(腐骨)을 수술로 적출(摘出)하여 중지(中指)에 장애가 남아 환자에게 평생 고통을 주었다. 이러한 사태를 예방하고 초기에 적절한 처치를 하면 이러한 결과는 되지 않는다.

(5) 아트로핀으로 족삼리(足三里)를 블록 주사하여
    가스괴저(壞疽)를 일으킨 사례

환자: 여성, 42세.

위통(胃痛) 병력(病歷)이 있다. 최근에는 위액(胃液)을 토하고, 위통·울렁거림·구토·식욕감퇴 등이 있다. 어느 시술자가 아트로핀 1개로 족삼리(足三里)를 블록 주사하자, 바로 위통이 멎었다. 하지만 다음날 블록 주사한 곳이 붉게 붓고 약간 아프고, 점점 심해졌다. 5일째에는 붉게 부울 뿐만 아니라 오한(惡寒) 전율(戰慄)이 있고, 체온이 높아졌다. 주사에 의한 감염이라고 진단되어 페니실린과 스트렙토마이신을 주사했지만 효과가 없었다. 국부(局部)의 통증이 심해지고, 체온이 40℃ 이상 국부의 부기(浮氣)는 허벅지에서 무릎으로 퍼졌다. 우리 병원에서 가스괴저(壞疽)로 진단받았다. 후에 대학병원에서도 역시 가스괴저라 진단되었다. 병상(病狀)이 심하고, 보존(保存)요법도 효과가 없었기 때문에 대퇴부를 절단(切斷)해 생명을 건졌다.

— 초소란(肖素蘭)『광서적각의생 잡지(廣西赤脚醫生 雜誌)』1978; (10) : 19

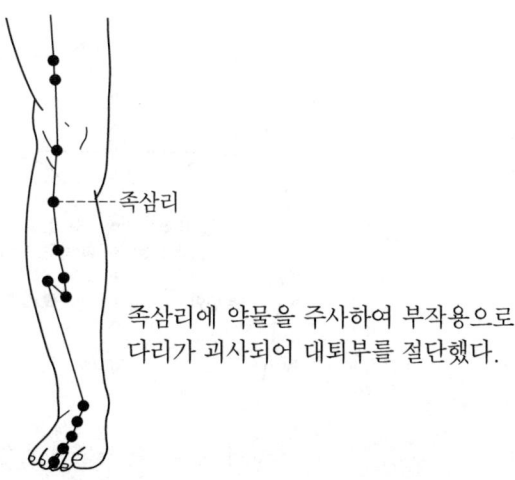

족삼리에 약물을 주사하여 부작용으로 다리가 괴사되어 대퇴부를 절단했다.

약물의 혈위주사, 혹은 자침요법에서는 엄격한 소독이 필요하다. 그렇지 않으면 생각대로 치료하지 못하며, 새로운 질병을 추가하게 된다. 이 환자는 생명을 건졌지만 고통받으며 한쪽 다리를 잃었고, 평생의 장애로 남았다. 그것도 전부 소독이 불충분했기 때문이며, 그 중대함을 알 수 있다.

(6) 차료(次髎)를 자침해 농양(膿瘍)이 일어난 사례

환자: 여성, 24세.

2년 전에 남아(男兒)를 출산하고 나서 항상 요선부(腰仙部)가 아프다. 1개월 전에 통증이 심해져 6개월 전에 요선부의 나른한 통증을 참을 수 없어 침치료를 했다. 방광경(膀胱經)의 차료(次髎)·질변(秩邊)·소장유(小腸兪)에 자침은 순조로웠지만, 우측을 발침(拔鍼)할 때 하나의 침혈(鍼穴)에서 출혈하여 바로 자신의 손으로 출혈부위를 눌렀다. 그 후 출혈부위가 조금 붓고 아팠으며, 범위가 나날이 확대되고 통증이 심해져, 1주일 후에는 오한 발열(惡寒 發熱)이 나고, 식욕

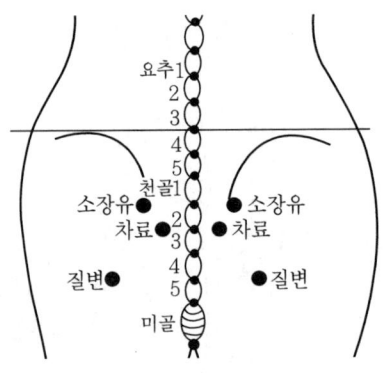

차료에 자침하여 농양이 발생됐다.

이 없고, 전신에 불쾌감이 있었기 때문에 외래로 진찰치료를 받았다. 그리고 매일 페니실린과 비타민 B₁류를 사용하여 치료하고, 국부(局部)에 온찜질하고 안정하는 등 종합치료했지만 호전되지 않았다.

국부의 응어리는 8×8cm 정도가 되며, 분명하게 맥이 뛰는 듯한 느낌이 있다. 다음에 다량의 항생물질을 사용하고, 절개해서 650ml 정도 배농(排膿)했다. 10일 후에 퇴원했으며, 외래와 약으로 치료하였다.

— 진한위(陳漢威)『광동의학(廣東醫學)』조국의학판(祖國醫學版)1965; (4) :49

차료(次髎)는 선골부(仙骨部)에 위치하며, 정중앙 선골릉(仙骨稜)의 외측에서 제2후선골공(後仙骨孔)에 해당한다. 소장유(小腸兪)는 제18추(椎) 아래의 양측으로 배골(背骨) 중앙에서 1.5촌에 있다. 질변(秩邊)은 제21추(椎)로서 양측 3촌의 움푹한 곳에 있다. 3개의 수혈(腧穴)은 전부 둔부(臀部)에 있으며, 앉거나 누우면 압박을 받고, 걸으면 마찰하는데, 이런 것은 오염(汚染)의 원인이 된다. 하나의 침공(鍼孔)이 출혈하여 환자가 손으로 눌렀기 때문에, 그것이 오염의 직접적인 원인이라고 생각된다. 통증과 부기(浮氣) 등 전조(前兆)증상이 나타나고 있으므로, 바로 조치를 강구하면 염증이 나았을지도 모른다. 그러나 처치가 늦었기 때문에 화농(化膿)됐다.

(7) 복부의 혈위(穴位)를 자침해 포충(包蟲)이 전이(轉移)한 사례

여성, 28세.

간장 포충증(肝臟 包蟲症)으로 반목구(半牧口)에서 왔다. 8년 전 우측 상복부(上腹部)에 달걀 크기의 응어리가 있어 해마다 커졌다. 1년 전에 응어리가 있는 곳에 2회의 침술치료를 받고 나서, 우측 상복부 2군데에 달걀 크기의 응어리가 만져지고, 우측 하복부(下腹部)에도 탁구공 정도의 응어리가 3개 만져졌다. 수술해보니 간문(肝門)에

달걀 크기의 응어리가 1개 있고, 대만(大彎)·소만(小彎)·장간막(腸間膜)·장벽(腸壁)·난소 등에 회백색의 농양(膿瘍)이 있었다.

— 사정웅(謝定雄) 등 『중국농촌의학(中國農村醫學)』 1983; (3) :173

이 환자는 포충증(包蟲症))이었는데, 포충낭포(包蟲囊胞)에 침을 직접 자입했기 때문에 포충이 전이(轉移)되었다. 이러한 사례를 임상에서 만나면 침구치료로는 절대로 응어리에 자입하는 것을 피하지 않으면 안 된다.

### (8) 자침(刺鍼)에 의해 경막농양(硬膜膿瘍)을 일으킨 사례

보고된 외상성(外傷性) 경막농양(硬膜膿瘍) 6례(例) 중 2례는 자침감염을 일으키고 있다. 이 2례의 환자는 요통으로 모두 허리 정중앙의 동통부(疼痛部)에 침술치료하고, 자침한 후 발병하고 있다. 아마도 자침시 소독(消毒)이 불완전하여 세균을 체내에 침입시켰거나, 원래 감염이 돼 있던 것을 침으로 심부(深部)에 밀어 넣었기 때문에 일어났다고 생각된다. 전부 적절한 처치에 의해 치유되었다.

— 적위정(翟爲楨) 『중화외과 잡지(中華外科 雜誌)』 1962; (10) :36

요통(腰痛)에 대해서 동통(疼痛) 국부에 침술치료하는 것은 대증요법(對症療法)이지만, 소독이 불완전했기 때문에 병원균(病原菌)을 척수강(脊髓腔)에 들어가게 해, 경막농양(硬膜膿瘍)을 일으킬 위험성이 있었다. 이 2례(例)의 구체적인 자침상황은 설명되어 있지 않지만, 전부 적절한 처치에 의해 치유되었다. 즉, 자침에 의해 일어난 경막농양은 적절한 치료를 하면 만족할 수 있는 효과가 있다.

### (9) 바이러스성 간염(肝炎)

미국의 버밍엄 지역에서 1977년에 간염(肝炎)의 소유행(小流行)이 발생했다. 현지의 모 침구사(鍼灸師)가 치료한 환자 중 바이러스성 간염으로 진단된 것은 36례(例)였다. 그 침구사는 정식의 중의(中醫)교육을 받지 않았고, 또한 현대의학의 교육도 받지 않았으며, 치료소의 위생상태도 기준에 미치지 못했는데, 더욱 문제인 것은 침을 소독하지 않고 반복해서 사용하고 있었던 것이다.

스위스에서는 1978년 연속해서 3례의 혈청(血淸) 간염환자가 발견되었는데, 발병 전에 전원이 동일 침구사에게 치료를 받았다. 모든 환자에게 동일한 침을 사용하고 있었지만 소독되지 않았다.

영국의 런던에서도 자침 후에 간염에 감염된 증례(症例)가 정리되어 있다. 이 침구사는 영국 국민이 상용(常用)하는 소독제(消毒劑) 킨센카틴키로 침을 소독하고 있었으나, 그것으로는 확실하게 간염 바이러스를 죽일 수는 없다.

이탈리아에서도 1975년에 침술치료를 받은 적이 있는 환자 그룹에게 혈청 간염의 일반검진(一般檢診)이 행해졌다. 그 결과, 그 그룹은 6%로 오스트리아 항원(抗原: HBs 항체)이 양성(陽性)이었다. 이 높은 양성률(陽性率)은 자침과 간염 유행(流行)과의 깊은 관계를 나타내고 있다.

— 진대인(陳大仁)「서방국가 침자의외분석(鍼刺意外分析) 적요(摘要)」『북경중의 1983; (3) :53

현재 전 세계에서 간염(肝炎)이 유행하고 있는데, 난감한 문제이다. 그것은 막기 어려울 뿐만 아니라, 낫기도 어렵기 때문이다. 자침에 의해 간염이 감염되는 것은 중국에서는 별로 보고(報告)되어 있지 않은데, 감염 등이 경시(輕視)되고 있기 때문일 것이다. 그러나 외국의 보고에서 간염이 유행하고 있는 지역에서는 자침에 의해 간염이 감염되고 있을 가능성이 있다. 그 때문에 시술자와 환자는 서로 소독의 관념(觀念)을 강하게 가지고, 주의하여 감염을 미연에 방지하는 것이 중요하다.

(10) 골수염(骨髓炎)

한국(韓國)의 모 교회병원에서 18년간 일하고 있던 미국인 의사(醫師)는 "내가 방문한 아시아의 병원에서는 그 대부분에서 골수염(骨髓炎) 환자의 병실(病室)이 있었는데, 그러한 골수염은 전부 침구치료에 의해 발생한 것이었다"고 보고(報告)하고 있다. 또한 현재도 한국에서 일하고 있는 다른 미국인 의사는 1례(例)의 좌족근골(左足根骨)의 만성골수염(慢性骨髓炎)이 침술치료에 의해 일어났다고 보고하고 있다. 그러나 그는 자침과 골수염의 관계를 확실하게 증명하는 것은 어렵다고 말하고 있다.

— 진대인「서방국가 침자의외분석(鍼刺意外分析) 적요(摘要)」『북경중의(北京中醫)』1983; (3) :53

자침요법은 시술자가 조작시에 소독이 불완전하면 감염되어 골수염을 일으킬 가능성이 있다. 하지만 아시아의 병원에는 거의 대부분에 골수염 환자의 병실(病室)이 있었는데, 그러한 골수염은 전부 침구치료에 의해 발생한 것이라고 하는 말은 적절하지 않다. 우리는 이러한 보고에 대해, 그가 본 증례의 원인이 무엇인가를 분석하고, 진지하게 받아들여 교훈으로 삼기 위해 임상의 참고로써 기재한다.

(11) 패혈증(敗血症)

영국(英國)에서 자침(刺鍼)에 의해 전신에 황색 포도구균성(球菌性) 패혈증이 되어 광범성(廣汎性) 혈관내 응혈(凝血)을 일으켜 안피시린정(錠) 등의 약물로 증상이 서서히 완해(緩解)되고, 6주간이나 입원하여 치유된 1례(例)가 보고된 경우가 있다.

— 진대인「서방국가 침자의외분석(鍼刺意外分析) 적요(摘要)」『북경중의』 1983; (3): 53

침술치료에 의해 감염되어 패혈증을 일으킨 사례는 중국에서는 보고된 바가 없다. 이 환자의 보고에서는 자침의 과정에서 침이 소독되어 있었을까? 어느 혈위를 취했는지 등을 다루지 않고, 단지 패혈증이 일어났다고만 되어 있고, 다른 원인은 생각하지 않고 자침에 의해 일어났다고만 하고 있다. 이러한 보고는 주의할 수밖에 없다

(12) 감염성 육아종(感染性 肉芽腫)

미국에서 1982년 자침에 의해 척주 심부(脊柱 深部)에 감염(感染)을 일으킨 1례(例)가 보고되었다. 이 환자는 하부(下部)의 요통 때문에 침술치료를 받고, 2개월 후에 좌골신경통(坐骨神經痛)이 일어났다.

X선 검사로 국부 점거성(占據性) 병변(病變)이 인정되었는데, 그것은 감염성 육아종(感染性 肉芽腫) 조직이었다. 이 병변은 심부의 세균 감염에 의한 것인데, 그것은 틀림없이 자침에 의해 일어난 것이다.

— 진대인「서방국가 침자의외분석(鍼刺意外分析) 적요」『북경중의』 1983; (3) :53

침술치료 전에 사용하는 자침기구와 환자의 시술부위는 반드시 소독하지 않으면 안 된다. 그렇지 않으면 세균을 체내 깊숙이 밀어넣어 감염시킨다. 이 환자는 취혈부위(取穴部位)와 소독에 대해 서술하고 있지 않으나, 2개월 후에 좌골신경통이 생기고, X선 소견(所見)에서 국부의 감염성 육아종(感染性)이 발견되었으므로 상황은 극히 나쁘다. 도대체 자침과의 관계는 어떻게 된 것인가? 우리들의 임상치료에서 참고로 하면 좋다.

## 2. 임상경험(臨床經驗)

(1) 견국부(肩局部)를 취혈하여 50례의 견관절주위염(肩關節周圍炎)을 치료한 증례

50례(例)의 환자 중 발병 1년 이내가 31례, 1년 이상이 19례였다. 전부 견우(肩髃)·견료(肩髎)·견정(肩貞) 등 국부(局部)에서 취혈(取穴)한다. 국부혈(局部穴)은 양쪽에 자침한다. 이 방법으로 치유 32례, 저효(著效) 12례, 호전(好轉) 6례로 총 유효율은 100%였다. 건강한 환자는 일반적으로 1~2회로 치유되고, 허약한 환자라도 10~20회로 치유나 호전(好轉)된다. 일부의 환자에게 추적조사를 했는데, 대부분의 환자는 치료효과가 안정되어 있고, 재발은 없었다.

견관절주위염(肩關節周圍炎)의 침구치료는 가장 효과가 있는 것 중에 하나이며, 이에 유사한 임상보고도 많고, 자침방법과 취혈에서도 각각 특색이 있다. 단, 대부분은 견부(肩部)의 국부(局部) 취혈을 하고 있다. 견삼침(肩三鍼)은 침체(鍼體)를 관절강내(關節腔內)에 직접 자입하기 때문에, 만약 소독을 적당히 하면 세균이 간단하게 관절강 내로 들어가 폐쇄성의 관절강내 감염이 일어난다. 어깨의 국부 취혈에서 화농성(化膿性) 관절염을 일으킨 잘못된 침술의 사례가 그것이다. 그 때문에 임상에서는 반드시 소독하지 않으면 안 된다.

(2) 척골신경마비(尺骨神經麻痺)의 침구치료시험

3례(例)의 환자는 모두 손목을 굽히는 힘이 약하고, 약지(藥指)와 소지(小指)를 굽힐 수 없으며, 손이 차고 지각장애(知覺障碍)가 있다. 소해(小海)·후계(後谿)·수삼리(手三里) 등에 자침했다. 1례는 5회로 치유, 1례는 16회로 치유, 1례는 40회로 치유됐다.

척골신경(尺骨神經)의 손상은 임상에서 많이 볼 수 있다. 그것은 압

박과 외상(外傷)·골절(骨折) 등으로 일어나는데, 소독이 불충분한 침구로 일어나는 척골신경염은 적다.

본 장(章)에서 1례의 잘못된 자침을 수록했지만, 중시할 가치가 있다. 척골신경 손상에서는 상술한 증상 이외에도 손가락 끝을 강하게 모을 수 없었다. 엄지를 굽히기 어렵고, 소지와 약지를 내측으로 굽히면 독수리 발톱처럼 된다는 등의 증상도 볼 수 있다. 침구치료의 효과는 좋고, 환지(患肢)를 따뜻하게 하고 재활(再活)을 행한다.

### (3) 손목의 아시혈(阿是穴)에 자침하여 손목의 강글리온 (결절종)을 치유한 증례

21례의 환자 중 남성 8례, 여성 13례이고, 연령은 최연소 7세, 최고령 56세이다. 발병하고 나서 짧게는 1주, 길게는 10년 이상으로 대부분의 환자는 다른 요법으로 치료했지만 효과가 없었다. 치료법은 먼저 소독면으로 강글리온(ganglion: 결절종) 및 주위의 피부를 소독하고, 다시 1촌의 호침(毫鍼)을 강글리온의 주위에서 중심을 향해 자침하여 낭저(囊底)를 관통하지 않도록 자입(刺入)하고, 제삽염전(提插捻轉)을 반복하며, 강한 침감(鍼感)이 있으면 발침(拔鍼)한다. 치침(置鍼)은 하지 않는다. 일반적으로 2회의 치료로 분명하게 축소되고, 3회로 소실(消失)되어 격일(隔日)로 다시 몇 회 자침하면 치유된다. 이 군(群)에서는 3~7회의 자침으로 전원(全員)이 치유되었다. 2례는 재발했지만, 이 방법으로 다시 1회 치료하자 치유되었다.

손목을 외상(外傷)한 환자가 자침에 의해 연부조직(軟部組織) 및 골막염(骨膜炎)을 일으킨 잘못된 침술의 사례를 소개했는데, 그때 "혈위의 대부분은 손관절 부근으로, 특히 요측(橈側)의 손등이 많았다"고 하고 있으므로, 마찬가지로 종통(腫痛) 부근의 아시혈(阿是穴)을 택하고 있다. 하지만 자입할 때 소독하지 않았기 때문에 감염시켜 환자에게 새로운 고통을 주었다. 아시혈은 적절하게 사용하면 다양한 질환을 치료할 수 있는데, 특히 염좌(捻挫)에 의한 종통에 효과적이다. 아시혈에서 강글리온을 치료한 임상보고는 상당히 많으며, 적절하게 사용하면 상당히 효과가 있다.

### (4) 사봉혈(四縫穴)의 임상치료시험 2사례

〔예 1〕 백일해(百日咳)

여아(女兒), 생후 14일.

환아(患兒)에게는 백일해(百日咳) 환자와의 빈번한 접촉 경력이 있다. 현재는 발열이 나고, 돌발성(突發性)·경련성(痙攣性)의 기침이 있으며, 숨이 막히는 듯하게 된 지 5일이 됐다. 매일 20회 이상 발작이 있으며, 1회의 발작은 수분간(數分間) 계속됐다. 우유를 토하고 입술이 새파래졌다. 혈액상(血液像)은 높고, 흉부(胸部) X선 촬영에서는 정상이고, 백일해의 경해기(痙咳期)로 진단되었다. 당일 사봉혈(四縫穴)에 자침하자, 그 다음날 기침이 경감되고, 숨이 막히는 것도 가벼워졌다. 연속 3회의 자침에 의해 모든 증상은 사라졌고, 3개월 후에 추적조사했더니 모두 정상이었다.

〔예 2〕 소아의 영양불량(營養不良)

소아의 영양불량은 음식의 부절제(不節制), 식사를 너무 많이 주거나, 공복을 너무 시키거나, 절도(節度)가 없는 등으로 생긴다. 사봉(四縫)의 자침 및 장강(長强)의 괘선(掛線)요법〈직장(直腸)에 고무관이나 약선(藥線)을 넣는 방법〉을 사용하여 소아의 영양불량 760례(例)를 치료했는데, 치유 553례, 호전 181례, 불명 26례로 총 유효율은 96.6%였다. 사봉의 점자(點刺)는 격일에 1회 행하고, 치유될 때까지 계속한다. 장강(長强)은 2촌의 괘선을 1회 행하면 좋으나, 필요하면 2회째도 한다.

사봉(四縫)·상사봉(上四縫)·하사봉(下四縫)에 점자(點刺)하여 소아 영양불량 220례를 치료한 다른 보고(報告)도 있으며, 205례가 치유되어 93.18%를 차지했다. 매일 1회 시술하고, 7~8회로 치유한다.

사봉은 기혈(奇穴)이며, 소아의 영양불량·소화불량, 복부의 더부룩함, 담도회충증(膽道回蟲症) 등을 주로 치료한다. 자침법은 속자(速刺)로 0.1촌 자입하고, 소량의 황백색으로 투명한 액체가 피에 섞여 나온다. 굵은 호침이나 원리침(圓利鍼)을 사용한다. 이 혈은 소아과에서 가장 사용빈도가 높은 혈위의 하나로 속자속발(速刺速拔)하므로 아동에게도 하기 쉽다. 백일해(百日咳)와 소아의 영양불량에 사봉혈(四縫穴)을 사용하여 주치(主治)한 예(例)는 대표적인 것이다. 사봉혈에 자침하고 바륨을 사용하여 위장을 관찰했는데, 분명하게 위장기능이 개선된 것이 실증(實證)되었다. 아마도 신경(神經)과 체액(體液)에 의해 신체가 전체적으로 조절되고, 그에 의해 비위(脾胃)의 기능이 건전하게 되며, 신체의 영양물질에 대한 소화와 흡수, 중간대사(中間代謝), 합성(合成), 그리고 이용 등이 개선되기 때문에 소아의 영양불량에 치료효과가 있다고 생각된다.

(5) 족삼리(足三里)에 혈위주사(穴位注射)한 5례의 치료시험

[예 1] 만성동위염(慢性洞胃炎)

족삼리(足三里)와 담낭혈(膽囊穴)에 서장경 주사액(徐長卿 注射液)을 주입한 40례(例)에서는 전부 3단계의 치료를 하였다. 그 결과 저효(著效) 19례, 호전(好轉) 18례, 무효(無效) 3례였다. 소화기(消化器) 조영(造影)에 의해 호전과 정상으로 회복한 것이 11례, 약간 호전 14례, 무변화 15례로 실증(實證)되었다. 40례 중 유효가 37례로 총 유효율은 92.5%였다.

〔예 2〕 담낭염 · 담석증 · 담도회충증에 의한 선통(仙痛)

92례를 치료했다. 담낭 조영에 의하면 담도회충증(膽道回蟲症) 71례, 담석증(膽石症) 21례이며, 그것에 대해 0.5~1%의 염산프로카인 5ml를 각혈에 2.5ml씩 매일 1~2회 주입한다. 통증이 심한 환자에게는 염산페티진 10mg에 2ml의 주사용수(注射用水)를 추가하여 양혈(兩穴)에 주입한다. 치료에 의해 통증이 완해(緩解)된 것 64례, 경감(輕減) 22례, 무효(無效) 6례이며, 그 중 30례에는 염산프로카인과 동시에 소량의 염산페티진을 주입했다.

〔예 3〕 급성충수염(急性蟲垂炎)

42례의 환자를 치료하여 40례가 치유되고, 2례는 효과가 없었기 때문에 수술했다. 1례에는 충수(蟲垂)에 분석(糞石: 장결석)이 쌓이고, 1례는 유착(癒着)하여 있는 것을 수술 중에 발견했다. 이 2례를 분석한 결과, 치료법을 파악하지 않았기 때문에 재발했다. 40례의 환자 평균 입원일수는 4.5일이며, 복통과 반도압통(反跳壓痛)은 거의 1~6일로 없어지고, 백혈구(白血球)는 1~2일로 정상이 됐다. 치료기간에 환자의 음식은 양호하고, 구토나 변비도 없었으며, 이 치료법의 사용은 충수 천공(蟲垂 穿孔)을 제외하고 특히 금기증(禁忌症)과 부작용은 없었다.

주사방법은 우측 족삼리(足三里)와 양측의 난미혈(闌尾穴)을 택해 이 3혈에 4ml의 주사용수를 주입한다. 매일 1~2회 행하고 치유될 때까지 계속한다.

〔예 4〕 수술 후의 장마비(腸痲痺)

네오스티그민(neostigmine) 1mg을 양측의 족삼리혈(足三里穴)에 주입하는데, 각혈(各穴)에 0.25~0.5mg씩 주사(注射)한다. 전부 47례를 치료했다. 그 중 40례는 주사하고 15~30분 후에 분명한 장(腸)

의 연동(蠕動)이 있으며, 20~60분 이내에 방귀(가스)나 배변(排便)이 있었다. 그리고 12~24시간에 복부의 팽만이 없어졌지만, 그 중 2례는 다시 배가 부풀어 오르기 시작했다. 그밖의 7례에서는 효과가 없었다. 이 치료법은 무균(無菌)으로 조작하고, 24시간 이내에 치료를 개시하면 좋다.

〔예 5〕 소아의 식욕부진

비타민 $B_{12}$ 주사액 100mg을 1ml의 주사용수에 녹여 양측의 족삼리에 주입한다. 매일 혹은 격일로 1회 주사하고, 5회를 1단위로 한다. 전부 72례의 식욕이 없는 소아를 치료하고, 1~2회로 증상이 사라진 사람 41례, 3~5회로 증상이 사라진 사람 18례, 확실하게 호전된 사람 11례, 1단계를 치료해도 효과가 없었던 사람 2례였다. 2례는 결핵(結核) 아동(兒童)이었다. 총 유효율(總 有效率)은 97.2%였다.

족삼리(足三里)는 임상에서 가장 많이 사용되는 혈위(穴位)의 하나이며, 그 주치(主治)범위는 넓고, 소화기계(消化器系)가 주로 있는데, 순환기·호흡기·비뇨생식기계에 대해서도 뛰어난 효과가 있다. 이 혈은 전신 강장(强壯)의 요혈(要穴) 중에 하나이다. 현재는 족삼리의 치료효과에 대해 많은 의료종사자가 관심을 가지고 있다. 이상(以上)에서 소개한 증례(症例)에서는 전부 만족할 수 있는 효과가 있다.

족삼리의 혈위주사(穴位注射)는 일반적으로 안전하다. 피하(皮下)에는 전경골근(前脛骨筋)과 장지신근(長趾伸筋)이 있으며, 대퇴신경(大腿神經)의 전피지(前皮枝), 외측 비복피신경(腓腹皮神經)·심비골신경(深腓骨神經)·전경골동맥(前脛骨動脈) 등이 지나고 있다. 잘못된 침술의 사례에서는 소독이 불완전한 혈위주사에 의해 환자가 감염되었고, 가스괴저(壞疽)가 되어 생명이 위험해져 대퇴를 절단하게 되어 평생 장애로 남았다. 이것은 상당한 교훈이 된다.

(6) 차료(次髎)·질변(秩邊)·소장유(小腸兪)에 자침하여
6례의 요선부통(腰仙部痛)을 치료한 증례

6례(例)의 환자 중 4례는 X선 사진으로 선골(仙骨)의 골화(骨化)가 확인되었는데, 2례에서는 이상이 없었다. 증상은 요선부(腰仙部)의 은근한 통증이다. 때로는 통증이 둔부(臀部)까지 미치고, 춥거나 과로하면 심해진다. 차료(次髎)·질변(秩邊)·소장유(小腸兪)의 3혈을 주로 하여 침구치료를 하는데, 병상(病狀)에 따라 환도(環跳)·승부(承扶)·위중(委中)·양릉천(陽陵泉) 등도 추가한다. 6례는 전부 1회의 치료로 통증이 가벼워지고, 평균 7회의 치료로 치유되었다.

비고: 요선부의 통증에 대한 침구치료에는 확실한 효과가 있으며, 임상에서 주요 치료법이지만, 이학(理學)요법을 조합하면 더욱 좋다. 요선부의 통증은 치질·생리통·만성 골반염증성 질환·후진통(後陣痛) 등, 다양한 질환이 발생하고 있는데, 전부 이 치료법으로 치료할 수 있다.

## 3. 정리

(1) 강평(講評)

본 장(章)에서는 자침에 의해 감염(感染)된 7편의 보고(報告)를 소개했는데, 그 중에는 화농성 관절염(化膿性 關節炎)·척골신경염(尺骨神經炎)·골막염(骨膜炎)·농양(膿瘍)·경막농양(硬膜膿瘍)·중지(中指)의 감염에 의한 절제(切除), 하지의 가스괴저(壞疽)에 의한 절단(切斷)이 있으며, 그밖에도 포충증(包蟲症)을 파종(播種)한 1례가 있었다. 선택혈 부위는 전신에 있지만, 일부에 불명한 혈위도 있고 아시혈(阿是穴)도 있다. 제대로 하지 않은 소독이 감염의 직접 원인이지만, 특히 뇌경막(腦硬膜)의 감염은 위험하다.

(2) 구급치료의 방법

① 감염되어 붉게 붓고, 열이 나고 아프거나 농(膿)이 있으면, 바로 침구(鍼灸)를 중지하고 항생물질을 외용(外用)하고 복용하거나 주사한다.

② 관절강(關節腔)이나 척수강(脊髓腔)·복강(腹腔) 등의 강내(腔內) 감염이 있고, 발열이나 백혈구의 증가, 관절이 붉게 붓거나, 운동 제한, 신경검사의 이상, 외과적 급성 복부증상 등이 있으면 신속하게 감염을 억제하고, 필요하면 관련된 과(科)로 옮긴다.

③ 화농(化膿)하여 부패하면 즉시 절개하여 배농(排膿)하고, 외과적 처치를 한다.

(3) 예방조치

① 제대로 자침기구를 소독하고, 알코올에 담근다. 단지 소독면으로 닦는 것만으로는 위험하다.

② 피부의 소독은 알코올면으로 중심에서 밖을 향해 2회 문지른다. 만약 강내(腔內)에 자입할 때는 최초에 요오드 용액으로 닦고, 그것을 알코올면으로 닦아내어 소독한다.

③ 감염되어도 서서히 발병하는 경우가 있다. 따라서 환자가 불쾌감을 호소하면 상세히 관찰하고, 원인을 찾아내 그것을 치료한다.

# 제2절 반흔구축(瘢痕拘縮)

## 1. 잘못된 침술의 사례

(1) 합곡(合谷)을 자침해 손의 소근(小筋)이 구축한 사례

환자: 여성, 24세.

6개월 전에 인플루엔자 때문에 합곡(合谷)에 자침했다. 당시는 국부(局部)에 어떠한 불쾌감도 없었다. 2개월 후에 왼손 엄지와 검지 사이가 가벼운 부종(浮腫)과 나른한 통증으로 엄지의 움직임이 불편하였다. 6개월 후에 우리 병원에서 검사하여 엄지의 외전(外轉)과 중수지절관절(中手指節關節)에 굴신(屈伸)하기가 제한되는 것을 발견했다. 엄지의 물갈퀴부분 심부(深部)에 단단한 것이 하나 만져졌다. 수술했더니 엄지 측골간근 심층(側骨間筋 深層) 및 엄지 내전근 천층

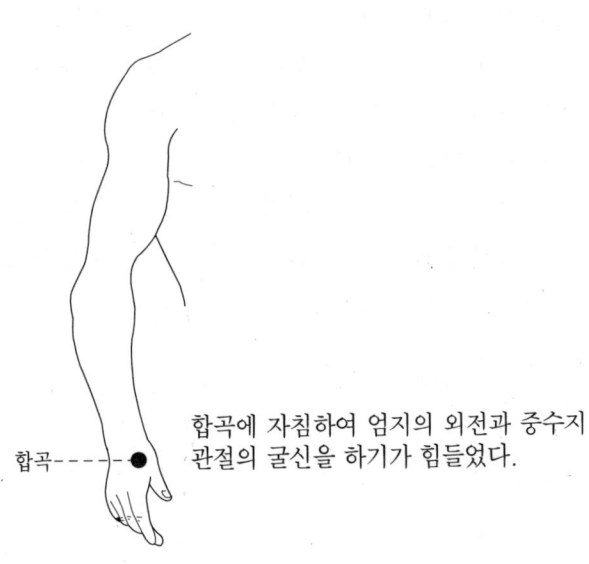

합곡에 자침하여 엄지의 외전과 중수지관절의 굴신을 하기가 힘들었다.

(內轉筋 淺層)에 1.5×1.0×1.0cm의 하얀 반흔(瘢痕)이 있었다. 이것을 절제(切除)하자, 엄지의 외전과 신전(伸展)의 수동운동은 건측(健側)과 동일하게 회복했다. 10개월 후에 추적조사했더니 왼손의 기능은 완전히 정상이었다. 반흔조직의 병리절편(病理切片)을 검사했더니 근선유내(筋線維內)의 반흔조직이었다.

- 정서서(程緖西)『중화외과 잡지(中華外科 雜誌)』1962; (7): 425

이 예는 합곡(合谷)에 자침하여 그때는 그다지 반응이 없었지만 2개월 후가 되어 국부(局部)의 병변(病變)을 발견했다. 이것은 자침 후의 감염은 아니며, 운침(運鍼)의 제삽염전(提揷捻轉)에 의해 근육조직을 손상하여 반흔(瘢痕)이 되어 손가락의 움직임과 지각(知覺)에 영향을 준 것이다.

손의 소근육(小筋肉)의 반흔구축에서는 초기라면 칠리산(七厘散)을 습포(濕布)하여 치료하거나 국부를 안마하거나 재활로도 치료할 수 있지만, 오래가면 단단하게 굳어 없어지기가 어려워진다. 수술은 간단하고 효과가 있다. 유사한 사례도 적지 않으므로, 시술자가 합곡혈(合谷穴)에서 크게 침을 움직이지 않도록 주의한다.

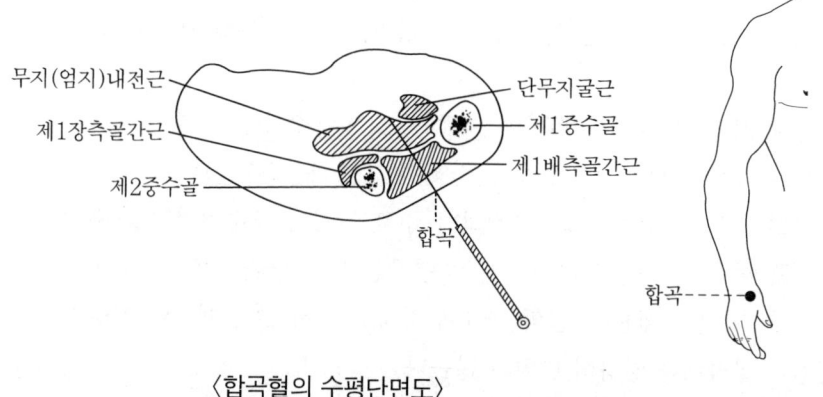

〈합곡혈의 수평단면도〉

## (2) 합곡(合谷)에 혈위주사하여 손의 소근(小筋)이 구축한 사례 I

환자: 남성, 29세.

4개월 전에 담도회충증(膽道回蟲症)이 되어 시술자가 양측의 합곡에 클로로마이세틴 종합제를 1회 주입했다. 그때는 국부(局部)에 이상을 느끼지 않았었지만, 약 3주 후에 주사한 부위에 불쾌감이 나타나고, 검지로 물건을 쥐는 것이 부자연스러우며, 점점 검지의 중수지절관절(中手指節關節)의 뻗고 굽히기가 제한되었다. 수동운동으로 뻗으면 그 손가락의 중수지절관절이 아프지만 지절간관절(指節間關節)의 능동적으로 뻗고 굽히기는 양호하다. 합곡부(合谷部)에 단단한 것이 만져진다.

수술 중 제1배측골간근(背側骨間筋)의 제2중수골(中手骨) 기점에 2.0×0.5×0.5cm의 반흔(瘢痕)이 튀어나와 있는 것을 알고, 그것을 절제하자 검지의 수동운동 범위는 정상으로 회복되었다. 수술 후 7개월의 추적조사로 아픈 손가락의 기능은 완전히 정상이 되었다.

- 정서서(程緒西) 『중화외과 잡지(中華外科 雜誌)』 1962; (7): 425

합곡혈(合谷穴)에 클로로마이세틴을 혈위주사하는 방법은 소아의 발열(發熱)·경기·설사 등을 치료할 수 있다. 중국의 일반 시술자들은 이 방법이 효과적인 것을 알고 있지만, 그 해(害)를 보려고 하지 않는다.

정씨(程氏)의 보고에 의하면 자침 혹은 약물주사에 의해 발생하는 병변(病變) 부위는 그것이 천층(淺層)이라면 제2중수골의 제1배측골간근뿐이다. 그것이 구축(拘縮)하면 주로 검지의 중수지절관절(中手指節關節)을 굴곡(屈曲)시켜, 제2중수골을 요측(橈側)으로 향해 비틀어진다. 병변은 제1중수골의 근육에 미치고 있지 않기 때문에 지절간관절의 굴곡에는 영향이 미치지 않는다.

심층(深層)에 병변이 일어나면 엄지 내전근(內轉筋)을 손상하고, 엄지를 외전(外轉)할 수 없을 뿐만 아니라, 중수지절관절의 뻗기에도 영향을 준다.

손의 구조는 복잡하고 기능도 중요하다. 손부위의 자침에서는 소독에 주의할 뿐만 아니라 너무 강한 자극조작은 하지 말고, 자극이 강하지 않은 약물을 사용하여 혈위주사를 하도록 한다.

### (3) 합곡(合谷)에 혈위주사(穴位注射)하여 손의 소근(小筋)이 구축한 사례 II

환자: 여성, 24세.

8개월 전에 척추고정을 하였다. 수술 후의 통증 때문에 양측의 합곡혈(合谷穴)에 몰히네 등의 약물을 주사했다. 6개월 후 갑자기 좌우의 검지를 편 채로 굽히지 못하게 되었고, 중수지절관절을 펴지 못하며, 엄지의 물갈퀴부분이 아프고, 주먹을 쥐는데 제한이 따랐다. 국부(局部)에 줄형상의 단단한 것이 하나 만져졌다. 환자는 수술을 동의하지 않았다.

- 정서서(程緖西)『중화외과 잡지(中華外科 雜誌)』1962; (7): 425

합곡혈(合谷穴)에 혈위주사해도 얼마간은 아무런 반응도 일어나지 않는다. 그것은 주사에 의해 국부에 분명한 병리변화가 일어나지 않았기 때문이다. 얼마가 지나 약물의 작용에 의해 조직에 무균성(無菌性) 염증이 시작되고 그것이 진행되어 심해지며, 나중에는 반흔구축(瘢痕拘縮)이 된다. 이때의 증상은 손가락의 구축·변형·기능장애·굴신(屈伸), 외전(外轉)·내전(內轉)장애 등이 나타난다. 병변(病變)은 만성으로 진행하므로 바로는 알아차리지 못하는 경우가 많다.

### (4) 합곡(合谷)에의 자침과 혈위주사에 의해 엄지 내전근
### (內轉筋)이 구축한 사례

환자: 여아, 5세.

4년 전에 상기도(上氣道) 감염에 의해 발열하여 좌우의 합곡혈(合谷穴)에 몇 번이나 자침하고, 각 측에 0.5ml의 안티피린(antipyrin)을 주사했다. 그때는 특히 별 이상 없었다. 1년 후에 양손의 합곡혈 부분에 단단한 줄 형상이 있는 것을 발견하고, 엄지의 움직임이 나빠졌다. 4년 후에 우리 병원에서 검사하여 엄지의 외전(外轉)과 중수지절관절(中手指節關節)의 펴기가 제한되는 것을 알고, 엄지의 물갈퀴 부분에 줄 형상의 단단한 것을 만질 수 있었다. 수술하자, 양손의 엄지(무지) 내전근(內轉筋)의 중수지절관절 정지부(停止部) 부근에 흰 반흔융기(瘢痕隆起)가 있었다. 좌측이 0.6×0.5×0.2cm, 우측이 0.5×0.3×0.3cm였다. 그것을 절제하자, 엄지의 수동운동은 정상범위가 되었다. 병리검사에서는 반흔(瘢痕)조직이었다. 2개월 후의 추적조사에서 양손의 기능은 정상으로 회복되었다.

- 상관존민(上官存民)『협서신의약(陝西新醫學)』1979; (8): 60

5세의 유아가 상기도(上氣道) 감염돼도 한방약이나 약물치료로 효과가 있다. 그러나 시술자는 경솔하게도 잘 소독하지 않을 뿐만 아니라 그 약물의 단점을 생각하지 않고 혈위주사를 하여 환자에게 고통을 주었다.

이 사례를 '근육주사할 수 있는 한방약과 약물은 모두 혈위주사에 사용할 수 있지만, 사용방법을 잘못하면 반드시 환자에게 위해(危害)를 가져온다. 자침 및 혈위주사가 근육구축을 일으키는 원인으로는 세 가지가 있다. 첫째는 소독이 불완전해서 감염된다. 둘째는 주입한 약물이 흡수되기 어렵거나, 강한 자극성이 있는 약물이어서 국부(局

部)의 조직이 괴사(壞死)한다. 셋째는 조작이 부적절하여 혈위 국부의 조직을 손상한다.

### (5) 승산(承山)을 자침해 장무지굴근(長拇趾屈筋)과 장지굴근(長趾屈筋)이 구축한 사례

환자: 남성, 24세.

우측의 족저(足底)가 변형된 지 1년 정도되어 입원하였다. 환자는 입원하기 2년 전 여름에, 수영훈련 중 2~3일 후에 오른쪽 장딴지에 경련이 있으나, 언제나 경련을 일으킬 때마다 위생원이 승산혈(承山穴)에 자침했다. 수영훈련은 40일 정도 됐다. 1년 후에 오른쪽 첫째 발가락과 둘째·셋째 발가락이 걸을 때 통증을 느끼게 되고, 발이 변형되어 있는 것을 발견했다. 다리의 굽히기도 제한되었다. 입원시의 검사에서는 오른쪽 첫째·둘째·셋째 발가락이 매의 발처럼 변형되어, 첫째 발가락의 족지절간관절(足指節間關節)은 40도로 굽어 있고, 둘째·셋째의 족지절간관절은 30도로 굽어 있어 능동운동의 굽히기에 제한이 있다. 첫째 발가락을 수동운동으로 펴면 장딴지 한가운데 후측에 줄 형상의 단단한 것이 있었다.

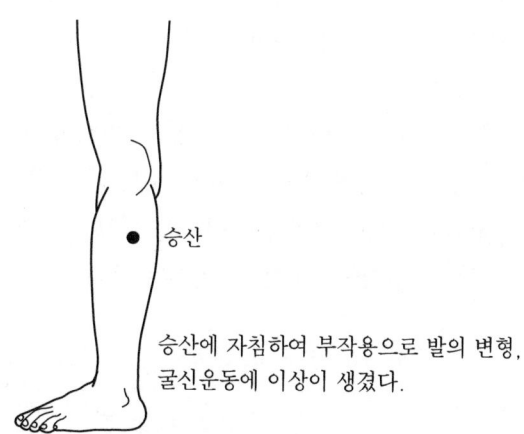

승산에 자침하여 부작용으로 발의 변형, 굴신운동에 이상이 생겼다.

임상진단: 장무지굴근(長拇趾屈筋)과 장지굴근(長趾屈筋)의 반흔구축(瘢痕拘縮)이다. 수술 중 장무지굴근건(腱)과 둘째·셋째 발가락의 장지굴근건이 접하는 부분에 2.5×1.5cm의 방추형(紡錘形)을 한 경결(硬結)이 있고 주위의 조직과 유착하고 있다. 경결을 절개했더니 전부 반흔조직이었다. 근선유(筋線維)의 방향으로 경결을 절제하고 유착을 긁어냈다. 수술 후는 족관절과 발가락을 굽히는 방향으로 하여 석고로 고정했다.

병리보고: 횡문근(橫紋筋) 조직의 퇴행성 변성(變性)으로 다량의 퇴행성 변성한 건조직(腱組織)을 동반하고 있다.

수술 후 2개월의 재검사로 발가락의 변형은 교정되고 걸을 때의 통증도 없어졌다.

— 양우전(梁雨田) 등 『인민군의(人民軍醫)』 1984; (5): 79

승산(承山)은 별명으로 어복(魚腹)·육주(肉柱)라고도 부르며, 족태양방광경(足太陽膀胱經)의 혈이다. 혈위는 천장(腨腸: 비복근) 아래로 살이 갈라지는 사이의 움푹한 곳이다. 즉, 비복근(腓腹筋)의 양측 근복(筋腹)이 만나는 하단으로 아킬레스건(腱)의 상단, 후경골동맥(後脛骨動脈)이 있으며, 경골신경이 분포한다. 침은 0.8촌 자입한다. 요통·장딴지의 경련·치질(痔疾)·변비, 무릎의 부종, 각기병(脚氣病) 등을 주로 치료한다.

이 사례에서는 이 혈위에 매일 자침했기 때문에 국부(局部)의 조직이 강렬한 자극을 받아서 퇴행성(退行性) 변성이 나타나 굳어서 반흔(瘢痕)이 되었으며 기능에 영향을 주었다. 여기서 같은 혈위에 몇 번이나 반복하여 자침해서는 안 된다는 것을 알 수 있다.

(6) 합곡(合谷)에 혈위주사하여 손이 변형(變形)된 사례

우리 병원에서는 1975년부터 1978년까지 합곡혈(合谷穴)에 약물주사하여 손이 변형된 환자 101례를 치료했다. 그 중 9례는 양손이 변형되어 있었으므로 전부 110례로 한다. 전원에게 수술하여 수술에 의해 변형이 교정되어 손의 기능이 회복되었다.

일반적 상황: 110례의 손 중 2례만이 클로르프로마진을 혈위주사하여 일어났는데, 그밖에는 전부 슬피린 0.1ml의 혈위주사에 의해 발생하고 있다. 1례의 성인 및 청소년은 약물주사한 국부(局部)에 붉은 부종과 통증이 일어났던 것을 선명하게 기억하고 있고, 1주일 후에 종통(腫痛)이 서서히 없어졌다. 변형이 일어난 것은 주사하고 나서 1개월에서 수년까지 다양했다.

해부의 특징과 변형의 분류: 합곡혈(合谷穴)에 자침하면 천층(淺層)은 제1골간근(骨間筋)을 통과하고, 심층의 무지내전근(拇指內轉筋) 횡두(橫頭)를 지난다. 국부에 약물주사하면 이 2개의 소근육(小筋肉)이 주로 구축하고 변형한다.

무지내전근에는 횡두와 사두(斜頭)가 있으며, 횡두는 제3중수골(中手骨)의 손바닥면에서 일어나고, 사두는 횡수근인대(橫手根靭帶) 및 유두골(有頭骨)에서 일어난다. 2두(頭)는 하나가 되어 근건(筋腱)이 되며, 하나는 무지기절골저(拇指基節骨底)의 척측(尺側)에서 멈추고, 또 하나는 무지신근건(拇指伸筋腱)의 확장부에서 멈춘다. 따라서 병변(病變)이 이 근육에 미치면 환측(患側) 손가락이 내전(內轉)하고, 중수지절관절(中手指節關節)은 굽어서 손가락 관절이 늘어나는 변형이 있다.

제1배측골간근(背側骨間筋)에는 2개의 근복(筋腹)이 있다. 제1중수골에서 일어나 제2중수골 기저부(基底部) 배측의 지신근건판조직(指伸筋腱板組織)에 닿는 근육은 검지를 요측(橈側)에 기울게 하거

나, 손가락 관절을 늘어나게 한다. 그리고 제2중수골의 근복(筋腹)에서 일어나, 전자의 심부(深部)를 거쳐 제2중수골 기저부 요측에 닿는 근육은 검지를 요측으로 기울게 하거나, 중수지절관절(中手指節關節)을 굴곡(屈曲)시킨다. 따라서 장애가 되면 검지가 요측으로 기우는 변형이 생길 뿐만 아니라, 장애된 근복(筋腹)의 차이에 따라 중수지절관절이 굴곡되는 경우도 있다.

정형(整形)과 수술 때문에 손상한 소근육(小筋肉)의 차이를 바탕으로 필자는 변형을 3가지로 분류했다.

• 제1류: 손의 소근육의 구축이 심층(深層)의 무지내전근(拇指內轉筋)에만 있으면 엄지의 내전(內戰)과 중수지절관절의 굴곡 변형(屈曲變形)이 된다. 검사시는 변형된 반대측 방향으로 엄지를 잡아당기면, 첫째 손가락 물갈퀴부분의 손바닥측에 줄 형상의 단단한 것이 하나 횡행하고 있다. 이러한 변형은 가장 많이 볼 수 있으며, 74례로 67.3%였다.

• 제2류: 손의 소근육의 구축이 천층(淺層)의 제1배측골간근에만 있으면 검지가 요측으로 기우는 변형이 된다. 검사시는 변형된 반대측 방향으로 검지를 잡아당기면 첫째 손가락 물갈퀴부분의 손바닥측에 줄 형상의 단단한 것이 하나 종행(縱行)하고 있다. 이러한 변형은 10례 중 9.1%를 차지하고 있으며, 그 중 7례는 검지의 관절이 굴곡되는 변형도 동반하고 있다.

• 제3류: 무지내전근(拇指內轉筋)과 제1배측골간근(背側骨間筋)이 구축하면 엄지의 내전과 중수지절관절의 굴곡 변형 및 검지가 요측으로 기우는 변형이 된다. 검사시는 2개의 아픈 손가락을 반대측으로 잡아당기면, 첫째 손가락 물갈퀴부분 손등측에 줄 형상의 단단한 것이 만져진다. 이러한 변형은 26례 중 23.6%였다. 그 중 14례에 검지의 중수지절관절(中手指節關節)에 굴곡 변형도 있었다.

합곡(合谷)에 약물을 주입하면 대체로 단무지굴근(短拇指屈筋)의 척측 부분의 근복(筋腹)으로 확산하여 국부(局部)에 반흔구축(瘢痕拘縮)이 발생하는 데, 이때 엄지의 중수지절관절이 분명하게 굴곡된다. 6례의 손의 척측연(尺側緣)에 반흔구축이 있으며, 그 중 제1·3류(類)의 변형도 있었던 것은 3례씩이었다.

▶ 수술방법

• 제1류 변형: 손바닥의 단무지굴근 척측연을 호형(弧形)으로 절개하고, 무지내전근을 노출시키면 그 근육에 구축이 있다는 것을 알 수 있다. 구축을 절제하거나 반흔을 절단하면 변형은 교정되며 손의 기능은 회복된다. 이러한 형태로 74례의 손 중 4례의 손은 반흔이 근복의 일부분이었기 때문에 그 반흔을 절제하는 것만으로 괜찮았지만, 다른 70례의 손은 근복 전체에서 근육의 정지부(停止部)까지 구축하여 있기 때문에 그것을 절단하지 않으면 변형이 교정되지 않았다.

• 제2류 변형: 손등측의 제2중수골 요측연(橈側緣)을 절개하여 제1배측골간근을 노출시키면 반흔에서 건(腱)과 같이 된 조직이 나타난다. 그것을 절제하거나 절단하면 변형은 교정될 수 있으며, 손의 기능은 회복된다. 수술하여 안 것인데, 검지가 요측으로 기울어 있을 뿐이라면 반흔은 제1중수골의 근복에만 있다. 그러나 검지의 중수지절관절도 굴곡하여 있으면, 반흔이 제1중수골의 근복만이 아니라, 제2중수골의 근복 혹은 그 골간근(骨間筋)의 근복에도 있는 경우가 많다.

• 제3류 변형: 절개하는 부분은 제2형 변형과 동일하다. 먼저 제1배측골간근(背側骨間筋)의 반흔구축을 절단한 후, 다시 심층의 무지내전(拇指內轉)의 반흔을 노출시켜 절단하면 변형은 교정되고 손의 기능은 회복된다.

수술의 효과: 노출시킨 연축(攣縮)에 의한 반흔(瘢痕)을 절단했을 때, 시술자에게 줄이 끊어지는 듯한 느낌이 있으면 변형은 교정된다.

우리들은 수술 후 6개월 이상 경과한 증례를 추적조사했더니 58례 중 42례는 형태도 기능도 완전히 정상으로 회복되어 있다(72.4%). 그리고 16례는 수술 전보다 분명하게 호전되어 있고(27.6%), 변화가 없었거나 악화된 사람은 없었다.

  검토의 정리: 손의 근육은 작고 섬세하지만 기능은 중요하다. 그리고 자극성이 강한 약물을 국부(局部) 주사하면 작은 근육은 극히 구축하기 쉽다. 이 예 중에 기억이 있는 환자에 의하면 국부에 주사하고 나서 붉게 붓고 아팠지만 화농(化膿)한 사람은 1례도 없으며, 병리절편(病理切片)에서도 횡문근(橫紋筋)의 반흔이 분명해졌다. 약물자극에 의해 소근육의 무균성 괴사(無菌性 壞死)가 일어나고, 그것에 의해 반흔이 구축하여 변형됐다고 우리들은 생각한다.

  이 예에서는 양손이 클로르프로마진에 의해 구축되어 있지만, 그밖에는 슬피린을 주사한 것에 의해 발생하고 있다. 몰히네, 염산페티진, 프로메타진 등을 합곡(合谷)에 주입해도 나쁜 결과가 된다.

  - 호보면(胡譜綿)『중화아과 잡지(中華兒科 雜誌)』1980; (4): 225~227

  호 씨(胡 氏)는 합곡혈(合谷穴)에 약물을 주사하여 손의 근육에 반흔구축(瘢痕拘縮)을 일으켜 변형된 환자들을 보고하고 있다. 여기서는 발병원인, 발생한 증상, 처치의 경과를 계통적으로 소개하고 있다. 그것은 합곡(合谷)에의 약물주사가 중대한 결과를 일으킬 뿐만 아니라, 수술에 의해 만족할 수 있는 효과를 얻을 수 있다는 것을 나타내고 있다.

### (7) 합곡혈(合谷穴)에 혈위주사하여 손의 내전(內轉)이 반흔구축(瘢痕拘縮)한 사례

  이것은 사천성(四川省) 인민병원외과 남통(南通)의학원부속병원 정형외과 자계현(慈溪縣)병원외과 신강석하자(新疆石河子)의학원부속병원 정형외과의 4기관이 1974년 이후의 176사례를 종합분석한 것이다. 그 원인·치료·예방을 발췌한 것이 이하의 것이다.

176례(217례의 손) 중 왼손 111례, 오른손 106례, 그 중 41례는 양손이었다. 연령은 최연소 1세, 최고령 44세이다. 11례는 발병원인이 불명이고, 4례는 윈타민, 콜티존, 비타민 B6을 혈위주사한 것에 의해 1례는 합곡(合谷)에 전기침을 한 것에 의해 발생했는데, 그밖의 106례는 전원이 슬피린, 종합 키니네(kinine) 주사액 등을 주사했기 때문에 일어나고 있다. 발병하기까지의 기간은 최단 3개월, 최장 12년이었다. 전원이 수술에 의해 변형이 교정되고 기능도 각각 회복되었다.

- 조문안(曺文安) 등 『중화외과 잡지(中華外科 雜誌)』 1979; (4): 267

이것은 신중하게 혈위주사를 하지 않으면 안 된다는 것을 보고(報告)하고 있다.

### (8) 합곡혈(合谷穴)의 혈위주사로 손의 내전근(內轉筋)이 구축하여 변형(變形)한 사례

내강지구(內江地區)의 제1인민병원은 1977년부터 1979년 8월까지 합곡혈(合谷穴)에 약물주사하여 손의 내전(內戰)이 구축변형(拘縮變形)한 환자 29례(41례의 손)를 발견하였다. 그 41례의 손 중 왼손 22례, 오른손 19례이며, 남성 12례, 여성 17례였다. 나이는 9~16세이다. 전원이 발열성(發熱性)의 질환에 의해 합곡혈에 약물주사하고, 열이 내려가고 나서 변형이 시작됐다. 그 중 24례에서 주사한 약물을 조사해보니, 슬피린 21례, 페니실린 1례, 백내정(이종 단백이 주성분) 1례, 페니실린과 스트렙토마이신의 혼합 1례였다. 주사한 약제량은 전원이 불명이다. 환아(患兒) 14례의 부모는 약물을 주사한 나이가 9개월에서 3세 정도였다고 기억하고 있었다. 약물을 주사한 다음날 주사한 국부가 붉게 붓는 반응이 있었던 환아도 있었다. 가장 빨리 손이 변형하기 시작한 것은 약물주사 후 3개월인데, 대부분은 5~6세가 되어 주의를 끌기 시작한다.

본 사례의 41례의 손을 4개의 형태로 구분한다. 엄지가 내전했을 뿐인 변형은 33례, 검지가 요측으로 기울어 중수지절관절(中手指節關節)이 약간 휜 변형은 3례, 엄지 내전(內轉)과 검지의 요측 변형(橈側變形)은 3례, 엄지 내전에 중수지절관절의 불완전 탈구(脫臼)를 동반한 것 2례 등이다.

이상의 4형태에는 분명하게 기능장애가 있는데, 앞의 3가지 형태가 가장 증상이 심하다.

모든 증례에서 수술치료를 했다. 3례는 완신경총(腕神經叢) 마취(麻醉)를 했지만, 그밖에는 손목의 신경을 블록 마취하거나 국부(局部) 마취했다. 지혈대는 사용하지 않았다.

어느 수술도 구축된 손가락 근육을 절단하지만, 손가락의 굴신근건(屈伸筋腱)은 상처입지 않는다. 그래서 기능은 회복한다. 전체 감염은 없었다. 수술 후 2개월에서 1년 동안 재검사한 결과 엄지는 50~90도 사이에서 자동운동에 의해 외전(外轉)할 수 있고, 수술하고 시간이 경과하고 있는 만큼 외전하는 각도도 컸다. 원래 내전(內轉) 변형이 심하면(엄지가 손바닥 내에 고정되어 있다) 외전할 수 있는 각도도 적었다. 검지의 변형은 전부 교정됐다. 엄지의 능동내전(能動內轉)과 검지의 자동외전은 정상과 큰 차이는 없었다. 근력(筋力)이 약해지는 일도 없고, 엄지와 검지로 잡는 기능은 거의 회복했다. 1례는 엄지의 내전 변형(內轉 變形)이 심했지만 그것은 시술 중의 출혈이 많았기 때문에 시술 후에 합곡(合谷) 부분을 압박지혈하여 압박이 너무 강했기 때문에 엄지굴근건(屈筋腱)이 중수지절관절(中手指節關節) 부근에서 유착하고, 엄지를 구부리는 움직임이 부분적으로 제한받게 되었다.

중수지절관절의 불완전 탈구(脫臼)를 동반한 2례는 석고로 고정했지만 완전하게는 돌아오지 않았다.

- 양선우(楊璇宇)『신의학(新醫學)』1980; 11 (6): 296

본문에서는 합곡(合谷)의 약물주사에 의해 손의 병발증(倂發症)이 일어난 사례를 형별(型別)로 나누어 소개하고 있다. 손상한 근육에 의해 치료법을 구분하고, 각각 우수한 효과를 들고 있다. '1례는 엄지의 내전 변형이 심했지만, 그것은 시술 중의 출혈이 많았기 때문에 시술 후에 합곡 부분을 압박 지혈하여 압박이 너무 강했기 때문에 엄지(무지)굴근건이 중수지절관절 부근에서 유착하고, 엄지를 구부리는 움직임이 부분적으로 제한받게 되었다. 중수지절관절의 불완전 탈구를 동반한 2례는 석고로 고정했지만 완전하게는 돌아오지 않았다'는 보고는 중시하지 않으면 안 된다.

(9) 혈위(穴位)에 약물주사하여 중대한 병발증(倂發症)을 일으킨 6례

6례의 병발증(倂發症) 중 3례는 사용기한이 지난 BCG 백신을 주사했기 때문에 다발성(多發性) 한성(寒性) 농양(膿瘍)을 일으키고, 2례는 클로르프로마진을 혈위주사하여 정중신경(正中神經) 손상과 외상성 기흉(外傷性 氣胸), 1례는 클로로마이세틴을 혈위주사하여 일어난 사지 말단(四肢 末端)의 괴사(壞死)이다.

3례의 다발성 한성 농양에서는 5년간의 추적조사에서 1례는 좌측 하지(下肢)가 근위축(筋萎縮)되고 좌족배동맥(左足背動脈)의 박동이 소실하며, 좌측 아킬레스건(achilles腱) 반사가 감약(減弱)하는 등의 후유증이 남았다. 노동시에 좌측 하지가 아프고 간헐성 파행(間歇性 跛行)이 된다. 사지 말단이 괴사한 1례는 10년간 추적조사하여 좌측 하퇴(下腿)와 좌족(左足)의 발육불량 및 좌측 하지가 우측 하지에 비

해 1cm 짧고, 좌족배동맥(左足背動脈)의 박동이 소실되는 등의 후유증이 남았을 뿐만 아니라, 경도(輕度) 혹은 간헐성 파행이 있다.

— 추운기(鄒運祺) 등『중화외과 잡지(中華外科 雜誌)』1986; (4): 48

추 씨(鄒 氏)는 보고에서 병발증(倂發症)의 원인을 ① 시술자가 혈위주사하는 약물을 모른다, 혹은 반쪽 지식밖에 안 된다. ② 약물이 너무 많거나, 농도가 너무 높다. ③ 해부부위를 알지 못하거나, 조작방법이 매뉴얼에서 벗어나 있다. ④ 제삽(提挿)과 염전(捻轉)을 여러 번 하거나 자입이 너무 깊다 등으로 분석하고 있다. 또한 예방조치를 ① 치료하는 사람은 책임감을 갖는다. ② 합리적인 약물을 사용한다. ③ 혈위를 숙지한다. ④ 신경과 혈관을 손상하지 않도록 주의한다. ⑤ 배부(背部)의 혈위는 신중하게 사용하고, 사자(斜刺)하거나 너무 깊게 해서는 안 된다. ⑥ 동일한 혈위에 여러 번 약물주사를 하지 않는다.

## 2. 임상경험(臨床經驗)

### (1) 합곡(合谷)을 취혈하여 55례의 난산(難産)을 치료한 증례

55례의 임신부의 비율은 조기파수(早期破水: 자궁이 완전히 열리기 전에 양막이 터져 양수가 흘러나오는 일), 변연성 전치태반(邊緣性 前置胎盤), 개구기(開口期)의 연장, 임신중독증(妊娠中毒症), 사태(死胎), 과기임신(過期妊娠) 등이다. 주혈은 양측의 합곡(合谷)과 삼음교(三陰交)를 주혈하여 지구혈(支溝穴)을 배혈하고, 홍분시키는 수법(手法)으로 조작한다. 많은 환자는 1회의 자침으로 효과가 있지만, 그 중에는 2~3회 자침하지 않으면 효과를 얻을 수 없는 환자도 있었다. 자침하고 12~24시간 후에 분만한 사람은 21례, 24~48시간 후에 분만한 사람은 18례로, 유효율은 70.8%였다.

### (2) 합곡(合谷)을 주로 혈위주사하여 212사례의 치통(齒痛)을 치료한 증례

0.5~0.75%의 염산프로카인 3~5ml를 합곡혈(合谷穴)에 주사한다. 대부분은 건측(健側)을 택하지만, 환측(患側)를 택해도 관계없다. 침감(鍼感)이 있으면 약물을 0.5~1ml 주입한다. 상치통(上齒痛)에는 태양(太陽)과 하관(下關), 하치통(下齒痛)에는 협거(頰車)와 하관을 배혈해도 좋다. 주사방법은 전(前)과 동일하며, 매일 1~2회 행한다.

경혈(經穴)에 주입하고 3분 이내에 통증이 사라진 사람은 180례, 경감 22례, 무효 6례였다. 이 방법은 상아질(象牙質) 지각과민증(知覺過敏症)·염증(炎症), 발치(拔齒) 후의 통증 등에 대한 효과는 좋으며, 괴저성 치수염(壞疽性 齒髓炎), 우와(齲窩)에 의한 치수 노출(齒髓 露出), 상악(上顎) 제3대 구치(臼齒)가 나기 어려운 등의 원인으로 일어난 치통에는 효과가 나쁘다.

### (3) 영향(迎香)과 합곡혈(合谷穴)에 혈위주사하여 비염(鼻炎)을 치료한 증례

양측의 영향(迎香) 또는 합곡혈(合谷穴)을 자침해 0.25% 염산프로카인 2ml를 매일 1회, 각 혈에 1ml씩 교체 주입하고, 10회를 1단계로 한다. 전부 24례의 비염환자를 치료했다. 그 중 14례의 단순성 만성 비염은 치유 9례, 저효 1례, 호전 2례, 무효 2례이다. 10례의 알레르기성 비염에서는 치유 4례, 저효 1례, 호전 2례, 무효 3례로 총 유효율(有效率)은 79.1%였다.

합곡혈(合谷穴)에의 혈위주사(穴位注射)는 임상에서 가장 많이 사용되는 방법으로 적응증도 많고, 많은 약물이 사용되기 때문에 이 혈에의 혈위주사에 의한 의료사고는 가장 많다.

합곡은 대장경(大腸經)의 원혈(原穴)이며, 사봉혈(四縫穴)의 하나이기도 하여 진통과 정신안정, 경(經)을 통하게 하여 낙(絡)을 활발하게 하고, 풍사(風邪)를 몰아내 체표(體表)를 사(邪)로부터 해방하는 등의 작용이 있으며, 침마취(鍼麻醉)에 사용되는 요혈의 하나이기도 하다. 그 심층(深層)은 엄지 내전근(內轉筋)의 횡두(橫頭)이며, 손등 정맥망(靜脈網)이 있고, 바로 요골동맥(橈骨動脈)이 손바닥을 향하는 부분에 해당하며, 요골신경의 천지(淺枝)인 배측지신경(背側指神經), 심부(深部)는 정중신경(正中神經)의 고유 장측 지신경(固有 掌側 指神經)이 있다.

이 장(章)에서는 합곡혈(合谷穴)에의 혈위주사에 의해 장애가 된 7편의 보고를 수록하고 있는데, 그 증례수는 310례이다. 손의 내전근의 반흔구축(瘢痕拘縮)은 176례, 손의 변형 101례, 손의 내전근의 구축변형 29례, 손의 소근(小筋)의 구축 4례였다. 이렇게 해서 보면 합곡혈의 혈위주사에 의해 손상되는 것이 많다.

### (4) 승산(承山)에서 조구(條口)에 투자(透刺)하여 경항부(頸項部)의 불쾌감 12사례를 치료한 증례

12례 중 잠을 잘못 잔 것 7례, 냉증에 의한 결림이 3례, 경추증식(頸椎增殖) 2례로 전부 경항부(頸項部)에 은근한 통증이 있어 불쾌하다. 승산(承山)에서 조구(條口)에 투과 자침하여 염전제삽(捻轉提揷)으로 10분 정도 강자극함과 동시에 환자의 머리를 좌우 전후로 움직여 발침한 후 경항부(頸項部)를 수분간 마사지한다. 1회의 치료로 전원(全員)이 호전하거나 치유되었다. 골증식(骨增殖)에서는 일반적으로 5회 치료한다.

승산혈(承山穴)은 족태양방광경(足太陽膀胱經)에 속하며, 근육을 이완(弛緩)하여 낙(絡)을 활발하게 하고 장(腸)을 조절하는 작용이 있다. 조구(條口)는 족양명위경(足陽明胃經)의 혈로 습비(濕痺)를 제거하고, 장위(腸胃)를 조절하는 효과가 있다. 2혈(穴)을 병용(倂用)하여 견관절주위염(肩關節周圍炎)에 의해 일어난 어깨 뒤의 은근한 통증을 치료하기 위해 상용되고 있다. 조구에서 승산(承山)에 투자(透刺)하여 470례 정도의 잠을 잘못 잔 환자를 치료하여 만족할 만한 효과를 얻었다는 보고가 있다. 또한 필자도 승산에서 조구의 투자로 12례의 불쾌한 경항부(頸項部)를 치료하고 만족할 수 있는 효과가 있었다.

### (5) 합곡혈(合谷穴)에 자침하여 중증의 유연(流涎)을 치료한 진료록

환자: 여아, 11세, 학생. 1996년 9월 16일 초진(初診).

주증상: 이 환자는 어릴 때부터 잘 때 침을 흘리고 잤다. 그 양이 많기 때문에 자주 머리와 베개, 옷을 더럽히고, 나이가 들수록 침(涎)의 양도 증가하고 증상이 심해졌다. 환자는 말랐으며 발육도 늦으며 소식(小食)한다. 혀는 옅고, 엷은 박태(薄苔)가 끼고, 침세맥(沈細脈)이다. 그리고 1.5촌의 호침(毫鍼)을 합곡(合谷)에 1촌 정도 직자(直刺)하여 기(氣)를 얻으면 평보평사법(平補平瀉法)을 하며, 40분 치침(置鍼)하고 10분에 1회 운침(運鍼)한다. 침술치료를 하고 나서는 자고 있을 때 침을 흘리는 일이 없어졌다. 치료효과를 안정시키기 위해 2회의 치료를 계속하고, 4개월 이후의 추적조사에서 재발은 없었다.

합곡혈은 대장경의 원혈(原穴)이며, 수양명대장경(手陽明大腸經)을 올라가서 경부(頸部)를 지나며, 면협(面頰)을 경과(經過)한다. 이것은 진액(津液)이 있는 곳에서 발생하는 병을 주로 치료한다. 그러면 이 혈은 얼굴의 각부의 중심을 통하므로, "얼굴은 합곡(合谷)으로 정리된다"가 임상의 명언(名言)이라는 것을 알 수 있다. 따라서 이 진료록에서는 합곡혈에 5회 자침한 것만으로 치유되었다.

## 3. 정리

### (1) 강평(講評)

이 장(章)에서는 잘못된 자침에 의해 피부감염되거나 반흔구축(瘢痕拘縮)한 사례를 소개했다. 임상에서는 일반적으로 경미한 감염이 많기 때문에 그에 의해 중대한 사태가 되는 경우는 없고, 치료하면 바로 호전되거나, 치료하지 않아도 자연히 치유되므로, 사람들이 관심을 갖지 않았다. 그러나 감염이 심하면 중대한 사태가 일어난다. 본문에서도 감염에 의해 손가락에 후유증이 남거나, 대퇴(大腿)를 절단하거나, 경막농양(硬膜膿瘍)이 일어난 사례가 있다.

반흔구축은 혈위 블록에서 많고, 특히 근육이 얇고 얕은 부위에서 발생하기 쉽다. 감염되면 피부가 짓무르고, 재생과정에서 반흔이 되는 경우가 많은데, 특히 반흔이 되기 쉬운 체질이면 일어나기 쉽다.

치료시험례에서는 치료한 병상(病狀)은 달라도 거의 선택혈은 일치하고 있으므로, 취혈이 정확하고 메뉴얼대로 조작하면 반흔이 되지 않고 끝난다.

### (2) 구급치료의 방법

근육의 연축(攣縮)에서는 한방약을 습포(濕布)하거나 이학(理學)요법한다. 변형되어 있으면 외과(外科)에서 정형(整形)한다.

### (3) 예방조치

혈위주사한 후 피하에 결절(結節)과 경결괴(硬結塊), 줄 형상의 응어리가 있으면 한방약을 습포하거나, 온찜질, 이학요법 등을 사용하여 약물의 흡수를 촉진한다.

◆ **부기(附記)**: 고전에서의 발췌(拔萃)

『영추(靈樞)·한열병(寒熱病)』에 "자침(刺鍼)의 해(害)는… 치기(致氣)에서 종기가 생긴다"고 하였다. 여기서 말하는 치기(致氣)란 병소(病巢)에 해당되지 않으므로 역(逆)으로 사(邪)를 내부에 고이게 하여 봉소염(蜂巢炎)으로 되는 것을 가리키고 있다. 또 『영추·관침(官鍼)』에서는 "질병이 얕은데도 깊게 찌르면 안쪽의 좋은 근육을 상처입혀 피부가 종양이 된다"고 서술하고 있다.

일반적으로 가벼운 병에 대해서 굵은 침을 무겁게 찌르고, 게다가 소독하지 않았다면 침과 함께 세균을 심부(深部)에 밀어 넣어서 염증을 일으키거나 화농(化膿)하여 짓물러진다. 『소문(素問·자금론(刺禁論)』에도 "유방(乳房)을 찔러 유방에 닿으면, 그곳이 부어오르고 유근(乳根)이 썩는다든가, 종아리를 찌르거나 깊게 들어가면 붓는다"고 하였다. 그것들은 자침해서 피부에 감염된 경우의 상태를 구체적으로 서술하고 있다.

『소문·자금론』에는 "자수어복(刺手魚腹), 내함(內陷), 위종(爲腫)"도 있다. 수어복(手魚腹)이란 수어(手魚)의 것, 어제(魚際)이고, 혈위는 수대지(手大指)에서 본절(중수지절관절)의 뒤쪽, 내측의 적백육제(赤白肉際: 손바닥과 손등의 경계)에 있다. 이곳을 자침하거나 혈위주사를 하면 근육조직을 손상하여 반흔구축(瘢痕拘縮)이 된다.

게다가 주와(肘窩)를 찔러서 심부(深部)를 상처입히면, 그곳에 기(氣)가 모이고, 굴신할 수 없게 된다. 또는 관절의 가운데를 찔러서 내부의 액(液)이 나오면 굴신할 수 없게 된다. 이러한 것은 근육조직이나 건초(腱鞘)를 상처입혀서 국부(局部)에 근련축(筋攣縮)이나 골통(骨痛)이 생기고, 관절의 굴곡이나 신전(伸展)이 장애가 되는 것을 가리키고 있다.

# 제8장  이상반응(異常反應)

◆ **자침에 의한 이상반응의 개요(概要)**

　자침(刺鍼)의 이상반응(異常反應)은 보고(報告)에 의하면 사용하는 혈위(穴位)의 결정이 불완전하거나, 더욱이 환자의 심리상태와 개인의 체질이 관계되어 있다. 대체로 자침에 의한 예상 외의 사태(事態)에는 촉각(觸覺)·통각(痛覺)·온각(溫覺)의 이상 및 절침(折鍼)과 예견(豫見)하지 못한 사고(事故) 등이 있다.

　본 장(章)의 제1절에서는 자침할 수 없는 환자에게 자침하거나 보사(補瀉)의 잘못으로 발생한 돌연사(突然死), 제2절에서는 변증(辨證)이 부적절하거나 자침법의 잘못에 의해 일어난 생각지 않은 상해(傷害), 제3절에서는 부정확한 취혈(取穴)과 부적절한 수법(手法)에 의한 지각이상(知覺異常), 제4절에서는 부적절한 체위(體位)와 부주의에 의한 절침사고(折鍼事故)에 대해 서술한다.

　자침에서 일어나는 이상반응은 다종다양(多種多樣)하다. 본 장(章)에서 다양한 사고에 대해 검토하거나, 유효한 구급치료의 방법을 열거했으므로 참고하기 바란다.

# 제1절  질병으로 쇠약해져 돌연사(突然死)

## 1. 중증 환자에게 자침하여 사망한 사례

### (1) 장년(長年)의 허증(虛證)으로 화를 낸 후 자침하여 급사(急死)한 사례

성인 남자는 평소부터 폐결핵을 앓고 있었다. 그가 다른 사람과 논쟁(論爭)하여 상당히 기분이 상해서, 의사에게 치료를 요청했다. 침술 치료가 끝난 후 차를 타고 돌아갔다. 자동차로 200m 달렸을 때, 이미 차 안에서 사망한 것이 발견되었다.

해부 소견: 취혈(取穴)한 위치는 정확하고, 자침한 국부(局部) 아래의 장기(臟器)에는 아무런 손상이 없으며, 다른 이상도 없었다. 자침과 사망은 직접 관련이 없지만, 자침이 환자를 사망시킨 유인(誘因)이 된 것은 부정(否定)할 수 없다.

— 엽정광(葉廷珖)『강소중의(江蘇中醫)』1965; (6, 7)

보고(報告)에서는 자침한 혈위와 나타난 반응에 대해 구체적으로 서술되어 있지 않지만, 사후(死後)의 해부에 의해 취혈(取穴)에 잘못이 없었던 것, 장기(臟器)에 손상 및 이상이 없는 것이 입증되었다. 그래서 보고자는 "자침과 사망에는 직접적인 인과관계가 없지만, 자침이 환자를 사망하게 한 유인(誘因)이 된 것은 부정할 수 없다"고 서술하고, 또한 "이 사례에서 배워야만 하는 교훈은 만성이고, 장기적인 질병으로는 상당히 중병(重病)이 되어 있으므로, 체력이 극도로 쇠약해져 있거나, 악액질(惡液質) 체질에 빠진 환자에게는 가능한 한 자침하지 않도록 한다"고 계속하고 있다. 원래 폐결핵이 있고, 더욱이 분노의 상태이므로, 그러한 환자에게는 자침하지 말라고 중국의학의 문헌은 지적하고 있다. 예를 들어 『영추(靈樞)·근결(根結)』에는 "신체가 약해져 있고, 질병으로 쇠퇴해 있으면 그것은 음양(陰陽)의 기(氣)가 모두 부족하다. 그러므로 자침해서는 안 된다. 자침하면 부족을 더욱 심하게 한다. 부족한 것을 더욱 부족하게 하면 음양은 말라 버린다. 혈기(血氣)도 다해서 오장(五臟)은 공허(空虛)가 되며, 근골수(筋骨髓)는 마른다. 그렇게 되면 노인이라면 사망하고, 장년이라도 회복되지 않게 된다"고 밝혀 있으며, 『소문(素問)·자금론(刺禁論)』에는 "심하게 화를 내고 있는 사람에게 자침해서는 안 된다. 사람을 실신(失神)시킨다"고 밝히고 있다. 이러한 고훈(古訓)은 마음 속에 새겨두지 않으면 안 된다.

### (2) 자침(刺鍼)한 후에 뇌일혈(腦溢血)을 일으켜 사망한 사례 I

환자: 남성, 59세.

15년간 고혈압증이 있으며, 평상시 혈압은 $30.59\sim25.27/17.29\sim14.63$ kPa의 사이에서 변동하고 있다. 10년 전에 급성뇌졸중(急性腦卒中)이 되어 좌반신불수가 되었지만, 치료하여 지체(肢體)의 기능이 거의 회복되었다. 이번에는 40일 전에 갑자기 재발하여 지체의 움직임이 나빠졌다(좌측이 심했다). 구급으로 우리 병원의 내과(內科)에 입원하여 두부(頭部)의 CT스캔했는데, 뇌 안에 다발경색(多發梗塞)이 있고, 비만성 뇌위축(腦萎縮)으로 24일간 입원하여 병상(病狀)은 안정되었다.

퇴원하고 나서 침구(鍼灸)치료하여 1회째와 2회째는 자침 후의 감각이 좋았다. 3회째는 태양(太陽)·백회(百會)·풍지(風池) 등을 택하자, 환자는 어지럽고, 식은땀을 흘리고, 발침하자 바로 구토하고, 30분 정도 혼수상태가 되고, 요실금(尿失禁)하여 3시간 후에 다시 구급으로 우리 병원의 내과에 입원했다.

검사: 깊은 혼수상태로 체온 39℃, 혈압 25.27/15.96kPa, 맥박 92회/분, 체인스톡스 호흡으로 분명한 부정맥(不整脈), 양폐(兩肺)에는 이상이 없었다. 오른쪽 동공은 직경 3mm, 왼쪽 동공이 직경 1.5mm로 양쪽 눈은 오른쪽 위를 향해 응시하고, 양쪽의 바빈스키(babinski) 징후(徵候)는 양성, 요추천자(腰椎穿刺)에서는 피가 섞인 수액(髓液)이 추출되었다. 뇌일혈(腦溢血)에 의한 뇌헤르니아(腦hernia)로 진단하고, 곧바로 뇌내혈종(腦內血腫)에 간단하게 천자(穿刺)하여 닦아낸다. 오른쪽 바깥 귓바퀴 위 2cm에서 약간 뒤의 두개골(頭蓋骨)을 드릴(drill)로 구멍을 내 침을 4.5cm 넣자, 선홍색의 피가 섞인 액체를 25ml 방출했다. 실리콘 고무 튜브를 설치하여 드레너지하자, 5시간 후에 피가 섞인 액체가 다시 10ml 유출(流出)했다. 수술은 순조로워 수술 후에 호흡이 호전되고, 동공(瞳孔)도 좌우 동일하게 되고, 빛반사도 좋아졌다. 수술 후 2일째에도 피가 섞인 액체가 소량 유출되고, 기관절개(氣管切開)와 비강영양(鼻腔榮養), 수액에 의한 지지(支持), 탈수(脫水), 치토크롬C, 감염예방 등으로 종합치료했지만, 병상(病狀)은 서서히 악화되었다. 2일째부터 가끔씩 제뇌경직 발작(除腦硬直 發作)을 시작한다. 수술 후 3일째도 오래된 피가 섞인 액

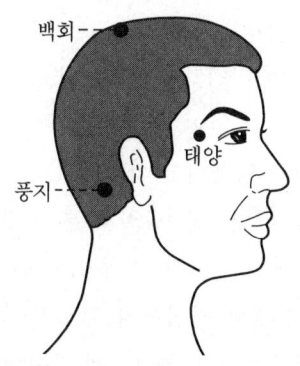

3회 자침한 후 빈혈·식은땀·구토·혼수 상태·요실금 발생

체가 끊임없이 유출하고, 양 안구(眼球)가 떠다닌다. 수술 4일째에 호흡부전(呼吸不全)과 순환부전(循環不全)으로 사망했다.

— 주천기(周天祺)『신강중의약(新疆中醫葯)』1985; (4): 24~25

환자는 고혈압이 된 지 15년이 됐으며, 뇌졸중을 1회 앓고 있다. 침술치료에서는 환자의 신체조건과 정신상태를 고려하여 받아들일 수 있는 자극의 강도(强度)를 결정한다. 특히 병상(病狀)이 변동하고 있을 때는 더욱 신중하지 않으면 안 된다.

### (3) 자침한 후에 뇌일혈(腦溢血: 뇌출혈)을 일으켜 사망한 사례 II

환자: 남성, 52세, 간부.

3개월 전에 뇌혈전(腦血栓) 때문에 우리 병원의 내과에 입원하여 치료했다. 나중에 좌반신 마비(左半身 痲痺) 때문에 움직임이 불편하여 침구치료를 했다. 좌측의 곡지(曲池)·합곡(合谷)·족삼리(足三里) 등의 혈에 침으로 보법(補法)을 했다. 4회 자침해도 환지(患肢)가 호전되지는 않았지만, 어떠한 불량반응(不良反應)도 없었다. 5회째의 자침은 취혈과 수법이 지난번과 같았지만, 발침하고 1~2분 지났을 때 환자의 표정이 이상해지고, 이미 말을 하지 못하게 되었다. 조금 지나자 눈이 멍하고, 호흡이 빨라져 담명(痰鳴)을 하고, 머리에서 땀을 흘리고, 구토한다. 바로 혈압을 측정했더니, 수축압이 39.9kPa(299mmHg) 이상이고, 집중 치료했지만 효과 없이 약 1시간 후에 사망했다. 입회 진찰로 뇌일혈(腦溢血)에 의해 사망했다고 확정되었다. 뇌일혈이 된 본래의 원인은 일상의 혈압이 불안정한 데, 당일 이른 아침과 아침 식사 후의 운동량이 많아 더욱 혈압이 높아졌다. 오후 5시에 혈압이 너무 높아져 있고, 극도로 피로한 상황에서 자침하여 좌곡지(左曲池)와 족삼리(足三里)에 보법(補法)한 것이 혈압을 높아지게 하여 뇌일혈을 일으켰다.

— 이세진(李世珍)『상용수혈임상발휘(常用腧穴臨床發揮)』1985: 105

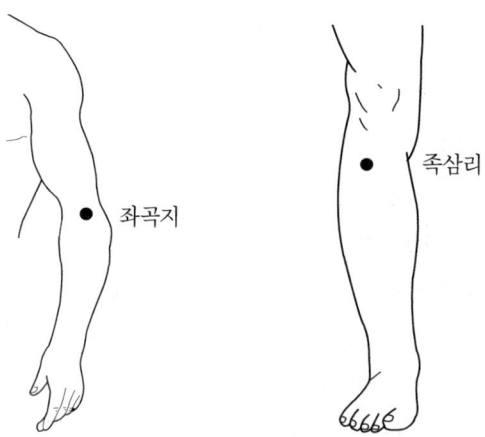

좌곡지, 족삼리에 자침 후 혈압을 상승시켜 뇌일혈이 발생되었다.

    고혈압과 뇌일혈에 대한 침술치료는 일반적으로 뛰어난 효과가 있지만, 반드시 변증논치(辨證論治)하지 않으면 안 된다. 천천히 침을 자입하여 사법(瀉法)은 평보평사(平補平瀉)가 좋으며, 빠른 보법(補法)은 혈압을 상승시키므로 나쁘다. 족삼리(足三里)·합곡(合谷)·곡지(曲池) 등의 혈위(穴位)를 택할 때는 특히 주의하지 않으면 안 된다. 이들 혈위는 민감하기 때문에 강렬한 자침보법의 자극에 의해 혈압이 상하(上下)로 오르내려 발증(發症)했다고 생각된다. 이 사례에서는 환자에게 뇌혈전(腦血栓)이 있고, 더구나 당일은 과로 상태였기 때문에 그것을 자침에서는 고려하여 자침하지 않거나, 휴식하여 회복하고 나서 자침해야만 했다. 『내경(內經)』에는 "피로한 사람에게 자침하지 말라"고 하는데, 고혈압 환자는 더욱 그렇다. 이상의 2례는 자침한 후에 뇌일혈이 되어 있으므로, 취혈이 올바르면 사고가 일어나지 않는다고는 한정할 수 없다.

### (4) 천돌(天突)을 자침해 질식(窒息)하여 급사(急死)한 사례

환자: 남성, 56세.

천식, 흉민(胸悶: 가슴앓이), 두훈(頭暈: 어지럼증)이 2년 남짓 계속되고 있다. 어느 침구원의 시술자가 천돌(天突)·폐유(肺兪)·백회(百會)·내관(內關)·기문(期門)을 배혈 처방(配穴 處方)하고, 다른 시술자가 먼저 기문에 침을 8cm 이상 자입했다. 환자는 불쾌감을 느꼈으므로, 바로 그만두도록 요구했지만, 시술자는 상대하지 않고, 이번에는 천돌에 6cm 이상 평자(平刺: 횡자)하고, 10분 정도 치침(置鍼)했다. 그러나 환자는 "안돼! 안돼!"라고 호소해 발침했다. 환자는 극도의 호흡곤란에 빠지고, 안면이 창백해지고, 전신 경련, 각궁반장(角弓反張: 등이 가슴 쪽으로 휘어들어 반듯이 누울 때 머리와 발뒤축만 바닥에 닿고 등이 들리는 증상), 입술과 손톱이 청색증(靑色症: zyanose)이 되고, 수족이 차가워져서 식은땀을 흘리며, 대소변(大小便)을 실금(失禁)하고, 음낭(陰囊)이 종대하고, 비명을 지른 후 인사불성이 되었다. 집중 치료했지만 효과 없이 사망했다.

사체 해부: 사망자의 발육은 정상이었지만 야위었고, 후두(喉頭)에는 다량의 피가 섞인 담(痰)이 막혀 있고, 갑상연골(甲狀軟骨) 하연(下緣)에서 제3륜상연골(輪狀軟骨) 위에 호침(毫鍼) 구멍이 하나 있으며, 주위는 약간 붉게 부어 있다. 크기는 3×2.8cm이다. 흉부(胸部)에서 좌우의 유두(乳頭) 내측 3cm에도 하나씩 침 구멍이 있다. 이것은 혈위, 치침시간, 자입방법, 자입심도가 완전히 잘못되어 있기 때문에 목구멍 아래의 기관(氣管)과 신경을 자상(刺傷)하여 반사성(反射性) 경련을 일으키고, 출혈성(出血性) 담(痰)이 후두를 막아 질식하여 사망한 것이다.

― 주급(朱汲) 『강소중의 잡지(江蘇中醫 雜誌)』 1986; (2) :28

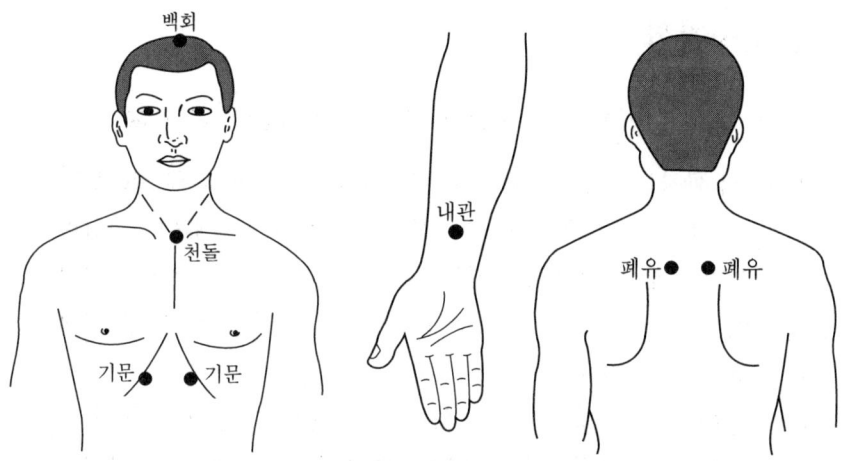

기문에 8cm 자침 후 극심한 괴로움, 천돌에 6cm 횡자하여 환자는 그만두라고 호소하며, 호흡곤란, 안면 창백, 전신 경련, 각궁반장, 입술과 손톱은 청색증이 되고, 비명을 지른 후 인사불성되었다.

환자는 천식이 2년 정도 계속되고 야위어 있는 것으로 보아 폐기능(肺機能)이 나쁘다는 것을 알 수 있다. 침구사는 천돌(天突)과 기문(期門) 등을 택하도록 지도하고 있는데, 이렇게 심자(深刺)해서는 안된다. 특히 천돌(天突)은 잘못되어 있으며, 이 혈위는 선기(璇璣) 위 1촌, 후두결절(喉頭結節) 아래 움푹한 곳인데, 이 예에서는 제3륜상연골(輪狀軟骨) 위를 택하고 있다. 자침도 잘못하여 일반적으로 천돌은 침끝을 기관(氣管)을 향해서 0.1~0.2촌 자입하고, 그 다음은 침병(鍼柄)을 수직으로 하여 아래로 자입한다. 자입심도가 6cm로 되어 있는데, 이것으로는 목구멍 하부의 기관과 신경을 손상하고 있으며, 반사성(反射性) 경련을 일으키고, 더욱이 담(痰)이 막았기 때문에 질식하여 사망했다.

## 2. 임상경험

### (1) 고혈압증(高血壓症) 203례를 침구치료한 임상 관찰

203례의 환자는 남성 123례, 여성 80례, 40세 이하 57례, 40세 이상 146례이다. 모두 곡지(曲池)·합곡(合谷)·내관(內關)·족삼리(足三里)·삼음교(三陰交)·행간(行間)을 주혈(主穴)로 한다. 그리고 동계(動悸: 두근거림)와 심통(心痛: 가슴통증)이 있으면 신문(神門)·심유(心兪)·간유(肝兪)·혈해(血海) 등을, 두훈(頭暈: 어지럼증)·두통(頭痛)·이명(耳鳴: 귀울림)·불면(不眠) 등에는 풍지(風池)·태양(太陽)·예풍(翳風)·열결(列缺) 등을, 단백뇨(蛋白尿)나 혈뇨(血尿)가 있으면 신유(腎兪)·관원(關元) 등을, 시력장애나 초조함, 사지(四肢)의 마비(痲痺)가 있으면 위중(委中)·풍지(風池)·정명(睛明) 등을 배혈한다. 전 증례 중 현저한 효과 52례, 유효 53례, 개선 52례, 무효 46례로 총 유효율은 77.3%였다.

고혈압증에 대한 침구치료는 간편하고 효과적인 치료법의 하나이며, 특히 고혈압증에 의해 일어난 각종 증상에 현저한 효과가 있다. 이와 유사한 보고(報告)는 많은데, 주혈(主穴)은 상술한 혈위(穴位)를 주로 하는 것이 대부분이다.

### (2) 뇌혈전(腦血栓) 형성에 의한 후유증의 전기침(電氣鍼) 치료 진료록

환자: 여성, 54세, 간부(幹部). 1996년 5월 17일 초진(初診).

이 환자는 1996년 3월 12일, 저녁 식사 후에 두훈(頭暈: 어지럼증), 두중(頭重: 머리가 무거움), 다리의 가벼움을 갑자기 느끼게 되어 안정(安定)하여 걸으면 우측의 상하지(上下肢)를 올리지 못하게 되었지만, 마비감은 없었다. 병원의 CT검사에 의해 뇌혈전(腦血栓)

이라는 것을 알았다. 1개월 정도 입원치료했지만, 낫지 않아 외래로 치료했다.

검사: 의식은 명석(明晳)하지만, 말하기가 어렵다. 우측의 상하지는 불수(不隨)로 근력(筋力)은 2급, 입이 비뚤어져 있고, 비순구(鼻脣溝)가 얕아져 있으며, 혀는 붉고, 백설태이고, 현활맥이다.

진단: 뇌혈전의 후유증.

취혈: 메뉴얼을 바탕으로 두부(頭部)·안면부(顔面部), 상지(上肢)의 견우(肩髃)·외관(外關)·합곡혈(合谷穴), 하지의 풍시(風市)·족삼리(足三里) 등을 자침해 G-6805형 침구치료 펄스기의 출력 코드를 각각 견우·외관·합곡 그리고 하지의 풍시·족삼리에 접속하고, 환자가 참을 수 있을 정도의 출력전류로 한다. 15회의 치료에 의해 환자는 침대를 잡고 걸을 수 있게 되고, 20회의 치료로 오른손을 약간 움직일 수 있게 되었으며, 40회의 치료로 오른손이 물건을 잡을 수 있게 되었고, 우측 하지의 근력이 5급까지 회복되어 스스로 주변의 일을 할 수 있게 되고, 가사를 할 수 있게 되었다. 6개월 후의 재조사에서는 병상(病狀)이 안정되어 있었다.

(3) 중풍(中風: 뇌졸중) 1례의 침술치료(鍼術治療)

환자: 남성, 35세.

평소에도 고혈압증이 있다. 1개월 전에 우반신(右半身)이 저려 물건을 잡지 못하게 되었는데, 최근 갑자기 우반신이 마비(痲痺)되고 구안와사가 되었다. 좌맥(左脈)은 울림이 강하고 힘이 있고, 우맥(右脈)은 침세(沈細)로 힘이 없다. 설태(舌苔)는 하얗게 두텁고 조금 건조하였다. 풍사(風邪)가 경락에 닿아 있어 경락을 유통시키는 치료를 한다. 곡지(曲池)·합곡(合谷)·환도(環跳)·양릉천(陽陵泉)·현종(懸鐘)·협거(頰車) 등에 자침한다. 1회의 침으로 호전되었고, 7회로

1~1.5킬로미터를 걸을 수 있게 되었으며, 손으로 물건을 잡을 수 있게 되었다.

중풍은 중경락(中經絡)과 중장부(中臟腑)로 구분된다. 중경락은 경증(輕症)의 중풍이지만, 일반적으로는 중장부의 전조(前兆)이다. 중경락의 초기에는 침구치료가 효과 있으며, 증상을 완화시켜 가볍게 할 뿐만 아니라, 질병이 진행하여 무거워지지 않도록 할 수 있다.

## 3. 정리

### (1) 강평

본절(本節)에서는 질병으로 쇠약해졌기 때문에 자침한 후 사망한 3건의 사례를 소개했다. 1례는 폐결핵(肺結核)을 오래 앓아 신체가 쇠약해져 자침한 후 급사(急死)하였고, 2례는 고혈압(高血壓)에 의한 뇌장애(腦障碍) 후유증으로 자침 후에 뇌일혈(腦溢血)을 일으켜 사망했다. 자침이 직접적인 원인이 된 사례는 많지 않으며, 병발증(併發症) 때문에 사망하고 있다. 그러나 아문(啞門)과 대추(大椎) 등, 생명중추(生命中樞)와 가까운 혈위에서는 자입이 너무 깊으면 급사(急死)하기 때문에 이러한 혈위를 숙지(熟知)하고 있지 않으면 상당히 위험하다. 신체에 대한 침구의 자극은 지속적(持續的)이지만, 그 자극에 의해 순간적으로 체내의 신경이나 혈관의 기능이 변화하여 내분비(內分泌)에도 영향을 준다. 따라서 신체가 약한 환자 및 자침에 민감한 사람에게는 병발증을 유발하는 요인(要因)이 되는 것은 틀림없다.

### (2) 구급(救急)치료의 방법

발침한 후 혼수상태가 된 환자에게는 바로 구급(救急)의 규정된 치료를 행하고, 가능한 한 신속하게 혼도(昏倒)된 원인을 해명하여 대증요법(對症療法)으로 집중 치료한다. 그 자리에서 치료하는 경우가 많지만, 이동시키는 경우는 의사의 지시에 따라 행하면 병을 악화시키지 않고 끝난다.

　　(3) 예방조치

　① 고령(高齡)이고 신체가 약(弱)해진 환자에 대해서는 신중하게 자침하거나 자침하지 않는다.
　② 자침한 후에는 누워서 잠시 쉬게 하고, 무사한 것을 확인하고 돌아가게 한다.
　③ 돌발성(突發性)의 질환이 생길 위험이 있는 환자에게는 자침하기 전에 예방을 위해 약을 먹게 한다. (劉海波)

# 제2절　생각지 않은 침술사고

## 1. 잘못된 침술의 사례

　　(1) 양릉천(陽陵泉)을 경자(輕刺)하여 피하출혈(皮下出血)한 사례

환자: 남아, 7세.

　1964년 발열(發熱)하여 하퇴(下腿)가 부어서 아프기 시작했다. 병원에서 급성골수염(急性骨髓炎)이라 진단했는데, 우측 경골 천자술(脛骨 穿刺術)과 X선 사진에서는 확인되지 않았다. 시술 후는 14일 정도 상처부위에서 피가 번지고, 우측 슬관절(膝關節)의 굴신(屈伸)에 심한 장애가 나타나 걸을 수 없게 되었다.
　환자는 4세 때에 피가 멈추지 않는 경향이 있다는 것을 알았다. 걸

을 때는 양 지팡이에 지탱하고, 우하퇴(右下腿)가 좌하퇴(左下腿)에 비해 분명하게 가늘고 야위어 있다. 우측 슬관절은 30도까지 굽힐 수 있고, 135도까지 뻗을 수 있다. 우측 족관절(足關節)의 뒤로 굽히는 데 힘이 없다.

우리 과(科)에서는 위벽(痿躄)이라고 진단했다. 통양활혈(通陽活血)로 논치(論治)하고, 피부침(皮膚鍼: 梅花鍼)으로 관련되는 경락(經絡)의 혈위(穴位)를 두드린다. 10회의 치료로 오른쪽 다리가 지면(地面)에 닿을 수 있게 되고, 지팡이 없이 몇 걸음 걸을 수 있게 되었다. 11회째는 호침(毫鍼)으로 환부측의 양릉천(陽陵泉)·족삼리(足三里)·위중(委中)의 3혈을 경자(輕刺)했다. 그날 밤 환아(患兒)는 오른쪽 다리의 고통을 꼭 호소하고 잠도 잘 수 없었다. 다음날 하퇴 상부가 부어 새파랗게 되고, 오후에는 심해졌다.

내진: 처음에는 양릉천(陽陵泉) 주위에서 분명하게 종창(腫脹)되어 있었는데, 서서히 아래로 퍼졌다. 48시간 후에 새파란 종창(腫脹)은 하퇴(下腿) 중심부(中心部)까지 번지고 약간 발열(發熱)했다. 체온은 38℃이다.

아픈 다리의 X선 사진에서 우측 경골(脛骨) 중심부의 골질(骨質)에는 경도(輕度)의 염증성(炎症性) 반응이 있다. 응결(凝結)시간은 3시간(4~12분이 정상)이고, 혈액응고(血液凝固: prothrombin) 시간은 16초(12~13초가 정상)이다. 혈소판(血小板) 3,000만/㎕로 12시간으로 완전하게 혈병수축(血餠收縮)한다. 혈액응고 시간은 명확하게 길고, 출혈경향이 있는 것에서 출혈성(出血性) 질환이 있다. 혈액응고 시간이 약간 긴 것에서 혈액응고 제3상(相)에는 장애가 없으며, 혈액응고 제2상에 경도(輕度) 장애가 있지만, 그것만으로는 본 사례의 출혈경향을 설명할 수 없다. 따라서 혈액응고 장애는 제1상에 있다. 즉, 혈우병(血友病) 등이다. 조건이 제한되어 있기 때문에 제1상 중 어느

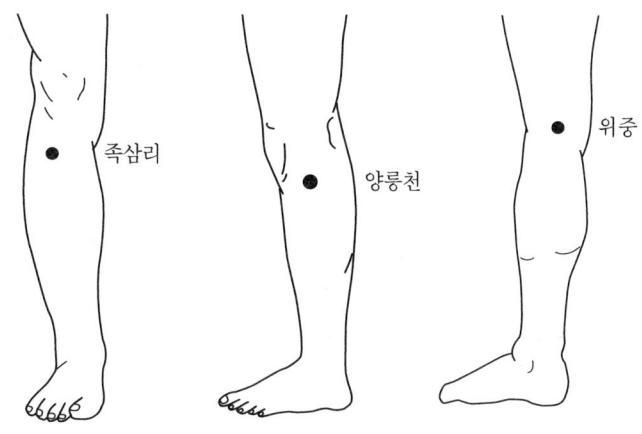

다리의 통증으로 위의 위치에 경자(輕刺)한 즉 새파랗게 부어 오르고 종창은 하퇴 중심부까지 확산되어 약간 발열하였다.

인자(因子)가 결여되어 있는 것인지 확정(確定)할 수 없었다. 혈액응고 제1상을 장애하는 항응혈물질(抗凝血物質)이 존재할 가능성도 배제할 수 없다.

— 이백령(李伯零)『성도중의학원학보(成都中醫學院學報)』1979; (2) :66

혈우병(血友病) 등의 출혈성(出血性) 질환은 일련의 유전성(遺傳性) 질환이다. 조직에 경미한 손상을 입으면 바로 출혈경향이 되어 간단히 멈추지 않는 것이 특징이다. 이러한 환자에게는 자침할 때 특히 신중하게 해야만 하며 가능한 한 자침하지 않아야 한다. 아무래도 자침할 필요가 있으면 되도록이면 적게 자침하고 경자(輕刺)하며, 치침(置鍼)과 염침(捻鍼)하지 않는다. 또한 1일 간격이나 2~3일 간격으로 두번째 치료를 하며, 자침을 할 것인지 어떻게 할 것인지를 결정한다. 자극이 너무 강하면 대면적(大面積)이 출혈하거나, 유혈(流血)이 멈추지 않게 된다.

이 사례에서는 먼저 매화침(梅花鍼) 치료에 의해 어느 정도의 효과가 있었으므로, 11회째는 양릉천(陽陵泉) 등에 호침(毫鍼)을 자입했다. 그 후 환아(患兒)는 고통을 호소하고 다음날에는 하퇴(下腿)가 새파랗게 부었다. X선으로 경골 중심부(脛骨 中心部)에 염증성(炎症性) 반응을 나타냈다. 이것은 혈우병(血友病) 등의 질환에 의한 특징이라고 생각한다.

### (2) 태양(太陽)혈에 전기침(電氣鍼)하여 대퇴골(大腿骨) 경부(頸部)를 골절(骨折)한 사례

환자: 남성, 40세.

만성통합실조증(慢性統合失調症) 때문에 태양혈(太陽穴)에 자침했다. 50mA의 전류(電流)로 3초간 통전(通電)했는데, 소란을 피워 3분 후에 다시 동일한 조작(操作)을 했다. 그러자 30초 후에 갑자기 전신이 경련(痙攣)하여 35초 계속되고 나서 의식(意識)이 서서히 회복되었다. 수술 후에는 보통으로 걷지 못하게 되고, 3일 후의 X선 사진으로 대퇴골 경부(大腿骨 頸部)의 골절(骨折)이 확인되었다.

골절된 원인: ① 조작자(操作者)는 경련(痙攣) 대발작(大發作)이 일어나는 데 대해 경계심(警戒心)을 갖지 않고, 지체(肢體)의 보호를 경

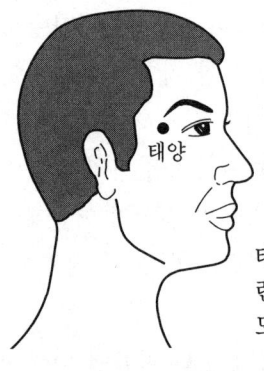

태양혈에 전자침 자극 후 전신 경련과 잘 걷지 못하고, 대퇴골 골절도 확인됐다.

시(輕視)하고 있었다.

② 환자는 10년 가까이나 집안에만 있었기 때문에 신체가 단련되지 않아, 골질(骨質)이 좋지 않은 곳에 전기침의 전류가 너무 강했다. 금후(今後)의 비슷한 치료를 할 때 경계(警戒)가 된다.

— 이옥명(李玉明)『신경정신병 잡지(神經精神病 雜誌)』1979; (2) :66

태양(太陽)은 경외기혈(經外奇穴)이다. 혈위(穴位)는 미고(眉尻)의 외측에서 움푹한 곳에 있다.『침구대성(鍼灸大成)』은 "미후(眉後)의 함중(陷中)에서 태양자맥(紫脈) 위에 이 혈(穴)이 있다"고 하였다.

국부(局部) 해부: 삼차신경의 제2·3지(枝)가 있으며, 안면신경(顔面神經)의 측두지(側頭枝), 천측두동맥(淺側頭動脈)의 분지(分枝)가 있다.

침법과 주치: 앉은 자세로 자입방향은 병위(病位)에 따라서 결정한다. 예를 들어 국부의 질환에는 직자(直刺)하고, 치통이나 삼차신경통에는 하방(下方)을 향해 사자(斜刺)한다. 눈질환에는 전방(前方)이나 상전방(上前方)을 향해 횡자(橫刺)한다. 편두통에는 귓불을 향해 횡자한다. 일반적으로 0.5~1촌 자입하고, 두통·현기증·목적종통(目赤腫痛)·치통·풍사(風邪)에 의한 두통을 주로 치료한다.

태양혈 하층(下層)의 삼차신경 분지는 민감하여 자침하면 바로 두통이 멈춘다. 그러나 강자극하면 환자의 심장이 두근거리거나, 호흡이 거칠어지거나, 안절부절하게 된다. 이 사례는 통합실조증(統合失調症)이므로 허성(虛性)의 흥분이 있다. 심자(深刺)하여 통전(通電)하면 자극이 신체의 허용능력을 초과했기 때문에 지체(肢體)가 강하게 경련하고 게다가 만성의 병이기 때문에 뼈가 약하고 근육이 말랑말랑해져, 연축(攣縮)한 근력에 의해 골절한 것이다. 이 사례에서 자침통전(刺鍼通電)에서는 자극의 강도는 서서히 올려야 하며, 갑자기 강하게 해서는 안 된다는 것을 알 수 있다.

### (3) 자침(刺鍼)의 전기자극(電氣刺戟)이 부적절했기 때문에 완관절(腕關節)이 불완전 탈구(不完全 脫臼)한 사례

환자: 여성, 65세.

우측 지체(肢體)의 편마비(片痲痺)로 2개월 입원하고 있다. 우측 증거로써 우측 반신불수(半身不隨)가 있고, 우측 어깨와 상완(上腕)에 은근하고 부석부석한 통증이 있으며, 연약해져 무력함, 구안와사(口眼喎斜)로 혀가 굳어 말하기가 어렵다. 설질(舌質)은 암홍색(暗紅色)으로 혀 주변에는 출혈반(出血斑)이 있고, 침섭맥(沈涉脈)이다. 뇌졸중(腦卒中)에 의한 편마비(片痲痺)라 진단하고, 익기(益氣)와 활혈통락(活血通絡)을 치료원칙으로 하여 자침을 병용(併用)하여 치료한다. 2개월 치료하고, 병상(病狀)이 분명하게 호전되었다. 그 후에도 침술치료했다. 1988년 12월 8일에도 침술치료를 했다. 우측의 견우(肩髃)·외관(外關)·합곡(合谷) 등을 운침(運鍼)한 후 G-6805형

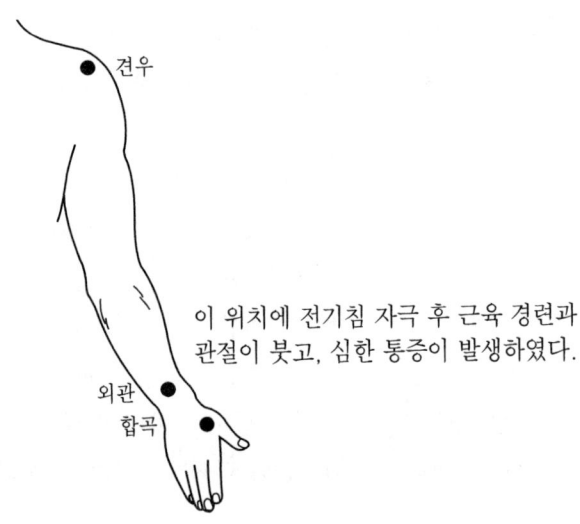

이 위치에 전기침 자극 후 근육 경련과 관절이 붓고, 심한 통증이 발생하였다.

(型) 침구치료의(鍼灸治療儀: pulse)에 연결하여 전기자극을 추가했다. 어느 실습생이 조작했는데, 출력조정 버튼을 0이 아니라 2.5V로 했다. 스위치를 넣는 순간, 환자의 전완(前腕) 근육이 갑자기 경련(痙攣)을 일으킴과 동시에, 우측 관절이 저리고 붓고, 심한 통증이 있었다. 바로 스위치를 끄고 침을 빼 환자의 우측 관절을 관찰했더니, 종창(腫脹)되어 아프고, 움직일 수 없었다. X선 사진으로 우측의 척골 요골(尺骨橈骨)의 원단(遠端)이 배측(背側)을 향하여 1.5cm 튀어나와, 오른쪽 손관절이 불완전 탈구(脫臼)의 징후를 나타내고 있다. 그 중 정복(整復), 고정(固定), 약물습포(藥物濕布) 등의 처치를 하여 1주일 후에 치유되었다.

— 이문봉(李文峰)『광서중의약(廣西中醫葯)』1994; (1) :45

전기침의 적응증은 전부 호침(毫鍼)치료에 효과가 있는 병증이므로 무엇이든 적용할 수 있다. 그러나 치료 전에 반드시 펄스기의 출력전류(出力電流)가 정상인지 아닌지, 출력조정 스위치가 0이 되어 있는지를 체크한 후 출력 코드를 각 침병(鍼柄)에 연결하고, 스위치를 넣어 필요한 파형(波形)과 펄스 간격을 선택하며, 출력을 서서히 필요로 하는 전류량까지 조정하고, 환자에게 참을 수 있을 만큼의 은근하고 부석부석한 느낌을 일으켜, 근육을 리드미컬(rhythmical)하게 수축시킨다.

보고(報告)에 의하면 이 실습생은 매뉴얼대로 조작하지 않고, 전기침의 자극량이 너무 강하고, 갑자기 강한 출력전류를 흘렸기 때문에 관절이 불완전 탈구(脫臼)했는데, 이러한 사례는 드물다.

(4) 내관(內關)을 자침해 갑자기 목소리가 나오지 않게 된 사례 I

환자: 여성, 46세.

우측의 흉통(胸痛)이 5년간 계속되고 있었기 때문에 내진(來診)하여 치료했으나, 검사에서는 어떠한 이상도 없었다.

인상(印象): 늑간신경통(肋間神經痛)이라 생각된다. 환자를 똑바로 누운 자세로 하고 우측 내관(內關)에 자침하여 비교적 강한 염전(捻轉) 자극을 5분간 계속하자, 환자는 갑자기 눈을 크게 뜨고 입을 열어 상당히 긴장한 얼굴이 되었으며, 말을 하지 못하게 되어 눈물을 흘리고, 몸부림쳐서 바로 발침(拔鍼)했다. 그 후부터 환자는 우측 상지(上肢)를 올리지 못하게 되었다. 그대로 조용히 자게 하고, 반 컵 정도의 물을 마시게 하자, 4시간 후에 말할 수 있게 되었지만, 큰 소리로는 말하지 못하였다. 다음날은 목소리가 나오게 되었지만, 쉰 목소리이다. 결국 3일 만에 나았다.

— 왕수번(王樹藩) 등 『신의학(新醫學)』 1980; (11) :587

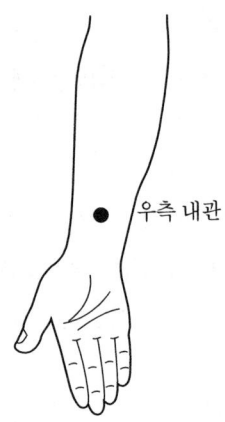

우측 내관에 자침 후 얼굴이 긴장되고, 말이 안 나오고,
눈물을 흘리고, 몸부림치고, 목소리가 잘 안 나왔다.

폭음(暴瘖)의 병은 사기(邪氣)가 폐(肺)를 침범하여 기도(氣道)가 차단되어 흉격(胸膈)이 막힌 것이다. 이 예는 심포경(心包經)의 낙맥을 자상(刺傷)하여 그것이 심궁(心宮)에 영향을 미친 것이다. 혀(舌)는 마음의 씨앗이다.『영추(靈樞)·우에무언(憂恚無言)』에 혀는 내관혈(內關穴)의 조작법이 부적절하고, 염전(捻轉)이 너무 강하기 때문에 목소리가 나오지 않게 되었다.

(5) 내관(內關)을 자침해 갑자기 목소리가 나오지 않게 된 사례 II

환자: 여성, 36세.

딸꾹질을 한 지 3일째다. 침술치료를 하여 족삼리(足三里) 등을 자침해 약간 호전되었다. 다음날은 족삼리와 중완(中脘)을 택했지만 반응이 없고, 우측의 내관(內關)에 자침했을 때 염전수법(捻轉手法)이 너무 강해 환자는 심하게 기침을 하여 멈추지 않게 되고, 목소리는 개가 짖는 듯이 쉬었으며, 빈호흡(頻呼吸)이 되어 가슴이 답답해져 바로 발침했다.

청진(聽診): 심장과 폐에 이상은 없었다. 인두부(咽頭部)에 가벼운 충혈(充血)이 있고 목소리가 나오지 않는다. 3일째 오전이 되어 정상적으로 목소리가 나오게 되었다.

― 왕수번(王樹藩) 등『신의학(新醫學)』1980; (11) :587

『내경(內經)·자금론(刺禁論)』에 "혀 밑을 찔러 맥에 심하게 닿으면 출혈이 멈추지 않고 말이 나오지 않게 된다. 족소음맥(足少陰脈)을 찔러 허(虛)를 거듭하여 출혈시키면 혀를 움직이기 어렵고 말하지 못하게 된다"고 한다. 이 2례(例)는 수궐음심포경(手厥陰心包經)의 낙혈(絡穴)을 택하고, 수법(手法)이 너무 강했기 때문에 갑자기 목소리가 나오지 않게 되었다.『영추(靈樞)·사객(邪客)』은 "심포락(心包絡)은 심장(心臟)을 주로 치료하는 맥(脈)이다. 또한 심장을 대신해 사(瀉)를 받는다"고 한다. 즉, 2례의 폭음사고에서는 이론적 근거가 있다.

### (6) 인중(人中)을 자침해 미친 듯이 웃게 된 사례

환자: 여성, 42세.

평소 몸이 완강(頑强)했지만, 일을 하다가 허리를 펴 무리하게 밭에서 걸어나왔다. 물건을 줍는 듯한 상태로 허리를 굽힌 채 직립(直立)할 수 없게 되고, 자세를 조금이라도 바꾸려 하면 참을 수 없게 허리가 아팠다. 바로 인중(人中)에 자침하여 0.2촌 정도 자입하고, 평보평사(平補平瀉)의 염전(捻轉)을 15분 계속하자, 환자는 똑바로 앉을 수 있게 되었지만 웃기 시작했다. 수법(手法)을 멈추고, 환자에게 허리를 움직이도록 말했지만, 움직이지 않고 계속 웃기만 했다. 다시 강한 염전수법(捻轉手法)을 약 15초간 계속하자, 점점 웃음이 커지게 되고, 눈물과 콧물을 흘리며, 전신을 떨고 가만히 앉아 있을 수 없게 되었다. 바로 발침(拔鍼)했지만 웃음은 변하지 않아 두 사람이 구호(救護)를 했지만, 안정시킬 수가 없어 말로 위로하여 그 괴로움을 물어도 고개를 흔들뿐 대답이 없었다. 크게 웃은 지 30분 후에 겨우 낮은 목소리의 미소로 바뀌었다. 서서히 안정하여 평정되었는데, 그로부터 1시

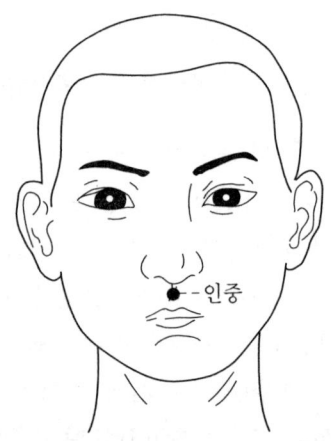

인중에 15분간 자침하자 미친 듯이 웃었다. 전신경련도 일어났다.

간 정도 걸렸다. 무엇이 이상했는지 물었더니, "단지 웃고 싶었을 뿐, 마음속으로 멈추지 않는다고 알고 있었다"고 대답했다. 그리고 30분 간 휴식하고, 백탕(白湯: 끓인 물)을 마시자, 허리가 자유롭게 움직이게 되어 스스로 침대에서 내려와 돌아갔다.

— 학습무(郝習武) 『북경중의학원학보(北京中醫學院學報)』 1986; (6) :29

 인중(人中)은 수구(水溝)와 귀궁(鬼宮)·귀시(鬼市)·귀객청(鬼客廳)이라고도 한다. 독맥(督脈)의 혈위(穴位)에서 수족(手足)의 양명(陽明)과 독맥(督脈)의 교회혈(交會穴)이다.

 혈위(穴位)는 코끝 아래로 인중구(人中溝)의 중앙, 콧구멍에 가까운 움푹한 곳에 있다.

 국부 해부: 비양골(鼻梁骨)의 아래로 인중구(人中溝)의 위 1/3이다. 구륜근(口輪筋) 가운데로 상순동맥(上脣動脈)이 있으며, 각각 삼차신경(三叉神經)의 제2지(枝) 및 안면신경(顔面神經)의 협골지(頰骨枝)가 분포한다.

 침법(鍼法)과 주치(主治): 앉거나 똑바로 누워 비중격(鼻中隔)의 바로 아래로 인중구의 상단 약 1/3에 있으며, 코부분 가까이를 취혈한다. 침을 0.2~0.3촌 자입한다. 전간 발작(癲癎 發作), 중풍 구금(中風 口噤: 뇌졸중으로 입을 열지 못함), 구안와사(口眼喎斜: 입이 비뚤어짐), 얼굴이 부어 벌레가 기어가듯이 입이 움직임, 당뇨병으로 목이 끝없이 마르는 것, 배골(背骨)이 굳어 허리가 아픈 것, 소아의 경기(驚氣)를 치료하며, 일체(一切)의 인사불성의 구급혈(救急穴)이다.

 인중혈(人中穴)에 자침하여 뇌졸중(腦卒中)으로 말을 못하게 되거나, 쇼크와 실신(失神), 뇌졸중에 의한 것, 갑자기 가사(假死)상태가 된 것 등 다양한 원인으로 갑자기 인사불성이 되는 질환을 치료한다. 임상(臨床)에서는 자침하여 제삽염전(提揷捻轉)의 수법(手法)을 사용한다. 자침만 하고 제삽도 하지 않았는데 깨어나는 사람도 있지만, 대부분은 제삽염전을 하고 있는 사이에 커다란 숨을 쉬면서 깨어난다. 이것은 상당히 뛰어난 회양 구급(回陽 救急)의 효과가 있다는 것을 나타내고 있다. 이 혈위는 상당히 민감하기 때문에 고무(高武)의 『침구취영(鍼灸聚英)』에서는 회양구침(回陽九鍼)의 하나로 추가되어 있다. 이세진(李世珍)의 『상용수혈임상발휘(常用腧穴臨床發揮)』에는 "이 혈을 택하여 자침하여…… 만약 콧물을 흘리거나, 눈썹을 떨거나, 울거나, 재채기하거나, 손으로 코를 문지르거나, 침을 빼려는 동작을 하면, 그것은 소생(蘇生)할 징조이다"라고 기재(記載)되어 있다. 필자는 임상에서 자주 인중혈을 사용하는데, 지금까지 과거에 발광하여 웃어대는 환자 등 희귀한 경우는 없었다. 학씨(郝氏)의 보고의 예는 특수한 반응이기는 하지만, 임상에 참고로 기재한다.

(7) 임신기(妊娠期)에 합곡(合谷) 등을 자침해 유산(流産)한 사례

환자: 여성, 23세. 농민.

인플루엔자 때문에 진료소에서 치료받았다. 합곡(合谷)·풍지(風池)·대추(大椎)에 자침하여 바로 증상이 가벼워졌지만, 당일 오후에 하복부가 무거운 느낌이 들고, 질(膣)에서 출혈함과 동시에 임신 2개월의 태아를 유산했다.

분석: 이 환자는 이전에 1남을 출산하였고, 유산력(流産歷)이나 조산력(早産歷)은 없었다. 자침하기 전에도 외상(外傷)과 심한 육체노동, 복약(服藥) 등의 유인(誘因)이 없어, 사고는 합곡혈에 유산을 촉진하는 작용이 있다는 것을 경시(輕視)했기 때문에 발생한 것이다.

— 장작현(蔣作賢)『협서중의학원학보(陝西中醫學院學報)』1988; (1) : 26

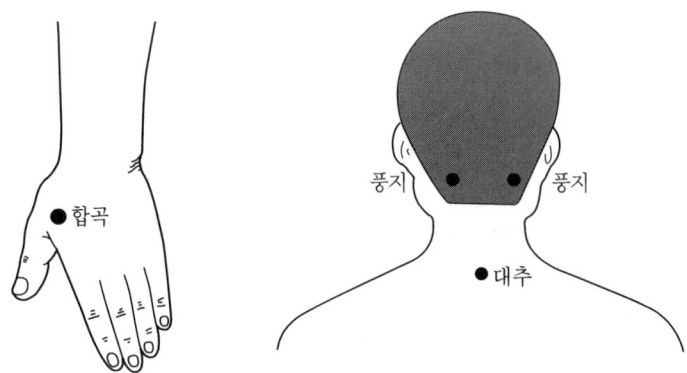

합곡·풍지·대추에 자침하여 질에서 출혈되어 임신 2개월의 태아를 유산했다.

임신부에게는 약물금기(藥物禁忌) 뿐만 아니라 자침금기(刺鍼禁忌)도 있다. 고금(古今)의 침구문헌에는 "임신 3개월 이내의 사람은 배꼽에서 아래가 금침(禁鍼)이다. 3개월 이상인 사람은 배꼽에서 위도 금침이다"라고 나와 있다. 특히 임신부는 석문(石門)·합곡(合谷)·삼음교(三陰交) 및 요부(腰部)의 공혈(孔穴)을 금자(禁刺)하고 있는데, 이들 혈위에는 유산을 유발하는 작용이 있기 때문이다.

(8) 신유(腎兪)·대장유(大腸兪)·삼음교를 자침해 과다 월경
　　(過多 月經)을 일으킨 3가지 사례

〔예 1〕 환자: 여성, 24세.

월경 4일째에 요통 때문에 내진(來診)했다. 이번의 월경은 지난번의 월경에서 20일밖에 지나지 않았다. 그래서 양쪽의 신유(腎兪: 0.6촌 자입)와 대장유(大腸兪: 0.8촌 자입)를 자침해 강자극 수법을 사용했는데, 그것은 억제작용에 의해 진정지통(鎭靜止痛)을 하기 위해서이다. 25분간 치침(置鍼)하고 10분의 온구(溫灸)를 추가했다. 환자는 기분 좋게 느끼고, 발침 후에도 아무런 특수한 반응이 없었다. 그리고

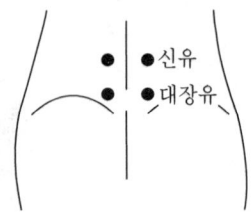

신유와 대장유에 자침하여 월경과다를 일으켰다.

환자가 돌아가는 버스에 타려고 했을 때(치료실에서 약 60m), 하복부에 통증을 느꼈지만 심하지 않았다. 나중에는 그것이 발작적인 경련통이 되고, 계속해서 격통(激痛)이 되어 걸을 수도 없었다. 무리하여 귀가했는데 그때는 움직일 수 없게 되었다. 하복부에는 팽만감(膨滿感)이 있고, 격심한 경련통(痙攣痛)이 있으며, 복부는 긴장하여 굳어지고 토할 것 같았다. 양발을 굽히거나 침대에 엎드리면 통증이 약간 사라졌지만, 그대로 통증이 밤까지 계속되었다. 이때에 월경량이 갑자기 늘고, 복통(腹痛)이 있으며, 흑자색(黑紫色)의 혈괴(血塊)가 나왔다. 피가 흐르자 복통이 약간 경감되고, 허리를 펼 수 있게 되었다.

〔예 2〕 환자: 여성, 기혼.

요슬통(腰膝痛)이 2년 이상 계속되고 있다. 월경 중에 요통이 심해서 내진(來診)했다. 2회째의 재진(再診) 때는 완전히 월경이 끝나 있

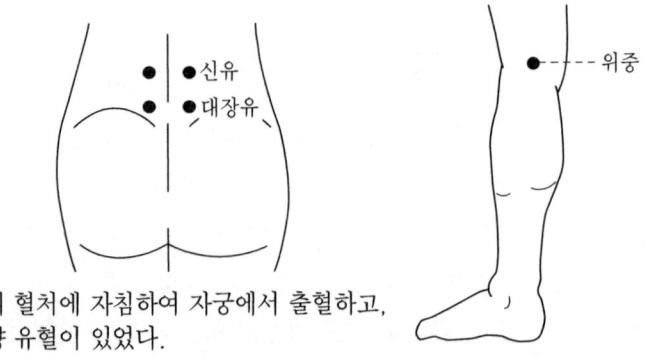

위의 혈처에 자침하여 자궁에서 출혈하고,
대량 유혈이 있었다.

었다. 위중(委中)·신유(腎兪)·대장유(大腸兪: 자극시에 반응이 크다)를 택했다. 귀가(歸家)한 후 다시 자궁에서 유혈(流血)하고 있는 것을 알았다. 색(色)은 선홍색(鮮紅色)으로 양이 지금까지 없었던 정도로 많았다. 2일째도 유혈이 겨우 멎었다.

〔예 3〕 환자: 여성, 28세, 기혼.

양발로 걷기가 힘들고(통증은 없다), 무겁고 힘이 없어진 지 2년이 된다.

침술치료: 1단계는 14일로 2주 정도 자침을 쉬었다. 2회째의 치료로 양쪽의 양릉천(陽陵泉)과 삼음교(三陰交)에 0.8촌씩 자침한다. 염침법(捻鍼法)으로 자입하고, 전부 마비되는 듯한 부종을 다리관절까지 가게 하였다(특히 삼음교의 감각은 크다). 약 15분 정도 지나자, 갑자기 환자의 하복부에 경련통을 느꼈는데, 특히 양쪽의 난관(卵管) 부근이 심하다. 치료를 계속할 수 없는 상태가 되어 발침했다. 발침 후에도 환자는 이상한 고통을 나타내며, 정신이 긴장되고, 이마에 식은땀을 흘리고, 손가락 끝은 차가워졌다. 신체를 전후로 굽히거나, 옆으로 누울 수 없고, 허리를 똑바로 펼 수 없었다. 침대에 엎드려 있으

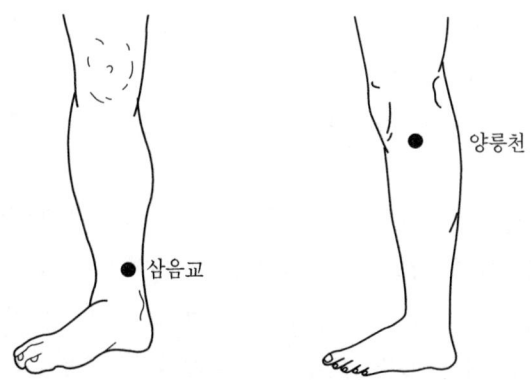

양릉천·삼음교에 0.8촌씩 자침하자, 하복부의 경련과 난관 부근에 통증이 심하다. 극심한 고통, 괴로움, 암적색의 다량의 혈액이 질에서 출혈했다.

면 통증이 약간 감소되고, 하지를 복부를 향해 굽히면 기분이 좋아졌다. 환자는 복부의 검사를 거절했는데, 하복부는 경직되어 불러 있고, 쥐어 짜는 듯한 경련통이 있다고 말했다. 화장실에 가면 암적색(暗赤色)으로 작은 혈괴(血塊)가 섞인 다량의 혈액이 질(膣)에서 유출했다. 그 후는 통증이 서서히 약해지고, 도움이 없이도 치료실에서 돌아올 수 있었다. 통증은 완화되고, 20분 후에는 걸을 수 있게 되었다. 허리도 정상으로 회복하고, 조금 쉬자 전혀 통증이 없었다.

— 양미량(楊楣良)『상해중의약 잡지(上海中醫藥 雜誌』 1958; (9) : 28

역대(歷代)의 침구문헌 및 각 임상가(臨床家)의 경험에서 보면 신유(腎兪)와 삼음교(三陰交)의 양혈(兩穴)은 비뇨(泌尿)·생식기계(生殖器系)에 대한 작용이 크다. 월경 중의 영향은 더욱 크기 때문에 생리통과 무월경증(無月經症)·생리불순(生理不順) 등에 양혈은 뛰어난 효과를 나타낸다. "삼음교에 자침하여 유산시킨 효과는 때리면 울리는 것과 같다"고 말하는 사람도 있다. 또『침구대성(鍼灸大成)』에는 송나라의 태자(太子)가 정원에 나가보니 임신부(妊娠婦)가 있었다. 그것을 진단하여 '여자(女子)'라고 말했다. 서문백(徐文伯)은 '1남 1녀(一男一女)'라고 말했다. 태자는 어떻게 임신했는지 바로 보고싶었다.

문백(文伯)이 삼음교(三陰交)를 사(瀉)하고, 합곡(合谷)을 보(補)하자 태아는 침에 반응하여 나왔다. 과연 문백의 진단대로였다고 쓰고 있다.

이 고사(故事)는 봉건시대의 통치자가 어떻게 인민에게 잔악한 행위를 했는지를 가리킬 뿐 아니라 삼음교혈(三陰交穴)이 생식기관에 강한 작용을 가지고 있는 것을 가리키고 있다. 양 씨(楊 氏)는 월경 중에 신유(腎兪) 또는 삼음교(三陰交) 등에 자침하고, 강렬한 복통과 대출혈(大出血)을 초래한 3례를 보고하고 있지만, 고인(古人)의 기재가 정확했는지의 검증도 되고 있다.

양씨의 보고의 3례는 신유·삼음교·양릉천(陽陵泉) 등의 혈위에는 경락(經絡)을 유통시키고, 기혈을 원활하게 흘려 보내거나, 충맥(衝脈)과 임맥(任脈)을 조절하는 등의 작용이 있는 것을 나타내고 있다. 만약 자침한 후에 환자의 통증이 심해지거나, 많은 땀을 흘리거나, 심장이 두근거리고 기침을 하거나, 심할 때는 일어서지 못하거나 하는데, 일반적으로 얼마 지나면 아무 일도 없었던 듯이 낫는다. 그것은 『상서(尙書)·설명상(說命上)』은 "만약 약(藥)으로 명현(瞑眩)이 없으면 질병은 낫지 않는다"라고 한다. 물론 임상에서 '명현'이 없으면 낫지 않는다고 말하지는 않지만, 자침에 의해서 일어난 '부반응(副反應)'을 '오치(誤治)'라고 판단할 수 없다. 만약 반응이 심하지 않으면 자연적으로 회복할 때까지 기다린다. 시술자는 임상에서 병상(病狀)을 확실하게 파악하고, 치료를 결정하지 않으면 안 된다. 가령 기체혈어(氣滯血瘀)인 환자에게 일반의 치료를 해도 효과가 분명하게 없을 때, 월경기에 신유나 삼음교에 시도해 보면 생각대로의 효과를 얻을 수 있다.

### (9) 삼음교(三陰交) 등을 자침해 생리불순(生理不順)을 일으킨 사례

환자: 여성, 44세.

주증상: 어지럽고, 쉽게 피로하고, 심장이 두근거리고, 전신의 관절에 은근한 통증을 동반하고 있다. 시술자는 백회(百會) 및 양측 신문(神門)과 삼음교(三陰交)를 자침해 염전(捻轉)하여 기(氣)가 얻어지면 10분 정도 치침(置鍼)했다. 재진(再診)도 전과 동일했지만, "자침(刺鍼)한 그날 밤, 하복부가 무거워지면서 부정출혈(不正出血)했다. 그것은 정상의 월경 때와 비슷하지만, 양(量)이 적고 색이 옅었다"고 말했다. 이전에도 월경이 끝나고 상당히 지났는데도 불구하고, 자침

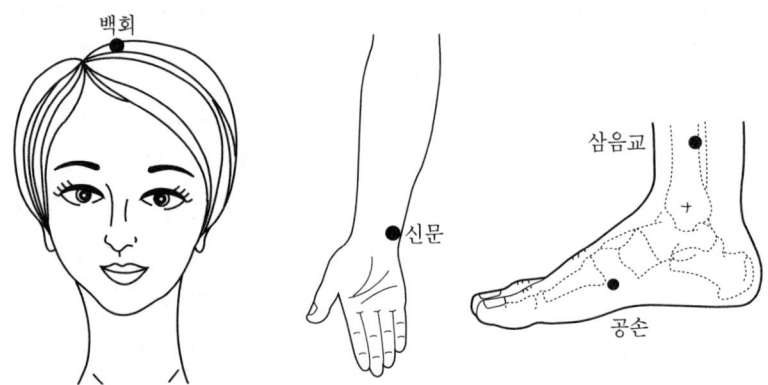

위의 혈처에 자침하여 생리불순, 자궁출혈이 일어났다.

한 그날 밤은 이러한 출혈이 반드시 있고, 자침을 멈추면 바로 나았으며, 월경 주기가 길어진다고 본인이 말했다.

다음에는 상술한 혈위(穴位) 처방에서 삼음교를 배제하고 공손(公孫)을 추가했다. 제삽법(提揷法)으로 기(氣)는 얻을 수 없었지만 10분간 치침했다. 그리고 자침한 후, 역시 동일한 증상이 나타났다.

— 채국홍(蔡國弘) 『북경중의학원학보(北京中醫學院學報)』 1985; (5) :31

이 사례(事例)에서는 어지럼증, 쉽게 피로함, 심장 두근거림, 월경량이 적고, 색이 옅은 등의 증상이 기재되어 있다. 아마도 신체가 허약하기 때문에 기혈부족(氣血不足)의 증상이 나타나고 있을 것이다. 삼음교 등을 택하고 보법(補法)을 하면 좋은데, 사법(瀉法)을 쓰면 필연적으로 생각대로 되지 않아 출혈하는 결과가 되어 버렸다.

## 2. 임상경험

### (1) 침구(鍼灸)와 한방약(漢方藥)을 병용(倂用)하여 15례의 척추공동증(脊椎空洞症)을 치료한 증례

족삼리(足三里)·양릉천(陽陵泉)·천추(天樞)·태계(太谿)·삼음교(三陰交) 그리고 배부 유혈(背部 兪穴) 및 아시혈(阿是穴)을 택하고, 변증(辨證)을 바탕으로 당귀보혈탕(當歸補血湯)·팔진탕(八珍湯)·보중익기탕(補中益氣湯)·신효황기탕(神效黃芪湯)·대황자충환(大黃蟅蟲丸) 등의 한방약을 복용시킨다. 그리고 병변(病變) 부분의 척추분절, 사지(四肢) 및 마비(痲痺)된 부분을 매화침으로 강하게 중자극한다. 호침(毫鍼)은 제삽(提揷), 보사(補瀉) 혹은 평보평사(平補平瀉)를 중심으로 처방혈을 매일 순번으로 택하여 치료한다.

15례를 치료했다. 2례는 피부감각이 완전하게 정상으로 회복하고, 10례는 현저, 3례는 호전됐다. 9례의 심부(深部) 감각이 감퇴한 환자는 치료 후에 4례가 거의 회복했다. 10례는 피부의 건조를 수반하고 있었지만, 치료에 의해 1례가 거의 회복하고, 5례가 경감했다. 15례는 통증을 수반하고 있었지만, 치료에 의해 3례가 소실, 8례가 경감했다. 11례는 탈력감을 수반하여 치료에 의해 6례가 호전했다. 그밖의 수반증상도 치료에 의해 어느 정도 해소됐다.

본 장(章)에서는 급성척수염(急性脊髓炎)을 치료하기 위해 양릉천혈(陽陵泉穴)에 자침하여 피하출혈(皮下出血)을 일으킨 사례가 있다. 그 사례를 본편의 보고를 참조하기 바란다. 척수공동증(脊髓空洞症)은 만성 진행성의 척수질환으로 주요 임상증상은 손상(損傷)된 척수분절(脊髓分節)의 해리성(解離性) 감각장애이며, 최초는 한쪽의 통각(痛覺)과 온각(溫覺)이 감퇴하거나 소실(消失)하고, 이어서 운동장애(運動障碍)와 영양장애(榮養障碍)에 의한 위축(萎縮) 등이 나타난다.

이 질병은 현재도 효과적인 치료법이 없으며, 난치병의 하나이다. 중의치료(中醫治療)로 개선하여 몇 가지 증상을 완해(緩解)할 수 있다. 상술한 15례의 환자 중 대부분의 환자가 어느 정도 경감됐지만, 더욱 관찰(觀察)치료가 필요하며, 특히 장기(長期) 효과를 확보하는 것이 과제이다.

(2) 통합실조증(統合失調症)의 전기침 치료(電氣鍼 治療)

통합실조증의 전기침은 임상에서 널리 행해지고 있다. 그것은 발작기이든, 완해기(緩解期)이든 분명한 효과가 있다. 이 방법을 사용하여 치료한 환자 1,937례의 통계에서는 62.8%~95.9%의 유효율(有效率)이 있었다. 원칙으로 근린취혈(近隣取穴)과 순경취혈(循經取穴)을 조합하여 처방한다. 일반적으로 상용(常用)되는 처방은 백회(百會)·정신(定神)·승령(承靈)·인당(印堂)·영향(迎香)·소료(素髎) 등을 주혈로 하여 내관(內關)·합곡(合谷)·소상(少商)·족삼리(足三里)·태충(太衝)·조해(照海)·용천(湧泉) 등을 배혈한다. 매회 1~2의 혈위를 자침해 120회/분의 펄스(pulse) 간격으로 자극의 강도는 상황에 따라 대(大)·중(中)·소(小)에서 선택한다. 치료할 때는 일반적으로 작은 전류에서 시작하여 서서히 크게 하거나, 갑자기 강한 전류로 자극한다. 치료 중에는 전류자극에 의해 두부(頭部)의 근육이 경련하거나, 숨이 막히거나, 얼굴이 새파래지거나, 전간(癲癇: 간질) 발작이 일어나는 등, 다양한 반응이 나타나므로 항상 관찰하면서 곧바로 처치한다. 매일 2~3회 치료하고, 6주간을 1단계로 하여 각 단계 사이에는 2주 정도 날짜를 두고 다음 단계를 시작한다.

본 질병은 중의(中醫)에서는 전광(癲狂)이 된다. 중의에서는 기혈이 실조(失調)하거나, 담화(痰火)가 두면부(頭面部)를 어지럽히는 것과 관계가 있다고 생각하고 있다. 본 병의 침구치료는 역대의 의학서에도 많이 기재되어 있다. 1950년대의 초 주련씨(朱璉氏)가 이 병을 침구로 치유시킨 증례를 게재하여 그것이 의료종사자에게 관심을 모아 연구되고, 이 병의 침구치료에 관하여 최근 30년간 대충 계산해도 약 200편 이상의 증례가 보고되고 있다. 60년대에는 전통적인 전기 쇼크요법의 대신으로 전기침구가 사용되기 시작해 그것이 이 병의 치료에 눈에 띠는 효과가 있었기 때문에, 현대의 정신병 치료에서는 규정요정법의 하나가 되었다.

### (3) 인중(人中) 등에 자침하여 1,000례의 삐끗한 허리를 치료한 증례

환자 1,000례 중 남성 913례, 여성 87례이다. 최연소 15세, 최고령 72세이다. 어느 환자도 요부(腰部)의 한쪽 또는 양쪽에 강직한 듯한 통증이 있으며, 허리를 전후로 굽히거나 돌리는 동작이 제한되고, 국부의 근육이 긴장하고, 분명한 압통이 있으며, 기침과 심호흡을 하면 격심하게 아프다. 심한 환자는 조금만 움직여도 비명을 지른다.

요척(腰脊) 정중(正中)의 염좌(捻挫)를 치료하기 위해서는 손가락으로 윗입술을 잡고 인중혈의 옆 1cm를 택해 2촌의 호침(毫鍼)으로 반대측으로 통과할 정도로 투자(透刺)하면 환자가 눈물이 날 정도로 5~10초 정도 강자극하면서 환자에게는 무엇인가에 잡혀서 일어서는 듯이 시키고, 시술자는 환자의 뒤에 서서 허리와 배를 안고, 빙글빙글 회전시키는 운동을 주로 하여 버티면서 요부(腰部)를 움직이게 한다.

요부(腰部)의 연조직(軟組織)을 손상한 환자의 치료는 그것이 좌측이면 좌정명혈(左睛明穴), 우측이면 우정명혈, 양측이면 양측의 정명혈을 택한다. 손가락으로 안구(眼球)를 압박하여 0.5~1촌 자입한다. 발침했으면 침공(鍼孔)을 눌러 출혈하지 않도록 하는데, 전과 동일하게 요부를 운동시킨다.

통증의 상태에 따라서는 다시 대장유(大腸兪)·위중(委中), 요부의 아시혈(阿是穴) 등도 추가한다. 이 치료법에 의한 치유율은 77.2%, 저효율(著效率)은 19.9%, 무효율 2.9%로, 총 유효율(有效率)은 97.1%였다.

이 치료법은 간단하고 속효성(速效性)이 있으며, 대부분의 환자는 1회로 치유된다. 이 방법은 필자도 상용(常用)하며, 상하로 움직이는 동작을 20회 이상 시키면 더욱 효과가 있다. 요추의 추간판(椎間板)이 비틀어져 있으면, 먼저 수기(手技)로 똑바르게 하고, 그 다음에 이 치료법을 시행하면 만족할 수 있는 효과가 있다.

### (4) 합곡(合谷)·풍지(風池)·대추(大椎)에 자침, 임상치료시험

〔예 1〕 고열(高熱)

환자: 남성, 28세.

발열(發熱)한 지 하루째다. 두통·오한(惡寒)이 나지만 땀이 나지 않고, 전신의 관절에 나른한 통증, 코막힘, 목구멍의 통증 등을 수반한다. 심장과 폐는 정상이고, 체온은 39도로 편도선이 붉게 붓고, 설태(舌苔)는 누렇고, 설질(舌質)은 붉고, 부삭맥(浮數脈)이다. 합곡(合谷)·풍지(風池)·대추(大椎)·태양(太陽)·곡지(曲池)에 자침한다. 대추에는 치침(置鍼)하지 않지만, 그밖에는 1시간 정도 치침하고, 15분마다 염전(捻轉)한다. 발침하자 체온은 37.8도가 되었다. 다음날도 자침하자 모든 증상이 사라지고, 체온도 36.8도로 정상이 되었다.

〔예 2〕 인플루엔자 124례의 치료

124례의 환자 중 남성 70례, 여성 54례이고, 연령은 최연소 15세, 최고령 61세이다. 발병 1~3일이 99례, 3일 이상이 25례이다.

주혈(主穴): 합곡(合谷)·풍지(風池)·대추(大椎).

배혈(配穴): 두통에는 태양(太陽)과 인당(印堂), 코막힘과 콧물에는 영향(迎香), 해수(咳嗽)에는 천돌(天突)·열결(列缺)·풍륭(豊

隆), 발열(發熱)에는 곡지(曲池)를 추가한다. 전부 중자극(中刺戟)의 사법으로 매회 2~3혈을 택해 1~3분간 자극을 계속하고 치침하지 않는다. 매일 1~2회 치료한다. 그 결과는 치유 98례, 저효(著效) 11례, 호전 13례, 무효 2례로 총 유효율은 98.4%였다.

이 3혈에서 흐르는 느낌이 나고, 발열(發熱) 373례를 치료한 보고에서는 자침하고 24시간 후에 열이 내려간 것이 198례로 53.1%, 48시간 후에 열이 내려간 것이 108례로 29%, 72시간 후에 열이 내려간 것이 16례로 4.3%, 체온을 재지 않은 것이 51례로 13.6%를 차지했다. 24시간 후에 재조사했더니, 전부 자각증상이 사라지고, 보통으로 직장에 복귀하고 있었다.

이 3혈을 조합(組合)하면 인플루엔자와 발열의 주혈(主穴)이 되며, 확실한 치료효과가 있기 때문에 감염(感染) 및 원인불명(原因不明)의 발열에 사용된다.

### (5) 생리통(生理痛) 2례의 침구치료(鍼灸治療)

〔예 1〕 38세, 기혼.

언제나 월경기(月經期)나 월경 2일 전이 되면 하복부에 발작성(發作性)의 당기는 듯한 통증이 시작되고, 전신의 피로감, 두통, 어지럼증, 요통 등을 수반한다. 그리고 월경이 끝나면 정상으로 돌아오는 상태가 7년 이상 계속되고 있다. 다양한 치료를 했지만 효과가 없었으므로 자침(刺鍼)치료로 바꾸었다.

취혈: 신유(腎兪)·삼음교(三陰交)·관원(關元)·합곡(合谷)에 자침한 후 바로 통증이 멈추고, 그 후도 2회 정도 치료했다. 1년의 추적(追跡)조사에서 재발은 없었다.

〔예 2〕 25세, 기혼.

월경기(月經期)는 하복부에 심하게 부석부석한 통증이 있으며, 다리 · 허리가 나른하게 아프고, 머리가 어지럽고, 전신에 불쾌감이 있지만, 생리가 끝나면 정상으로 돌아오는 상태가 1년 이상 계속되고 있다. 부인과에서 검사해도 이상이 없으며, 언제나 월경기에 진통제와 진정제를 먹고 있는데, 그다지 효과가 없다. 그래서 침구치료로 변경했다.

선혈(選穴): 신유(腎兪) · 삼음교(三陰交) · 족삼리(足三里) · 기해(氣海) · 관원(關元)에 자침하자 통증이 멈췄다. 그 후 2회 자침하고, 2개월 후에 임신했다. 아직 재발은 없다.

생리통에는 기체(氣滯) · 혈어(血瘀) · 허한(虛寒) · 허열(虛熱)의 4종류가 있으며, 정신적 요인(要因) 및 추위를 만났거나 한기(寒氣) 등이 관계있다. 실제 통증은 기혈(氣血)의 응체(凝滯)에 의한 것이 많고, 허통(虛痛)은 기혈부족(氣血不足)이 많다. 생리통의 대부분은 부인과에서 검사해도 기질성(器質性) 질환이 없는 것이 많으며, 진경(鎭痙)이나 진통(鎭痛)의 약물을 사용해도 충분한 효과가 없으며, 대부분이 재발하여 마지막에는 한방약(漢方藥)이라도 의존하는 경우가 많다. 이 병에 대한 침구치료는 속효성(速效性)이 있어 효과적인 것이 옛날부터 실증(實證)되어 있다. 기질적(器質的) 질환에 의해 생리통이 있어도 효과가 있는 경우가 있으며, 표본겸치(標本兼治)의 뛰어난 방법이다.

(6) 강박행위(强迫行爲) 6례의 침구치료

6례의 환자 중 남성 5명, 여성 1명이었는데, 증상은 모두 다르다. 1례는 자물쇠를 잠그고 조금 걸어가다가, 다시 되돌아와 문을 확인해 보는 일이 매일이다. 1례는 매일 밤 자기 전에 화로 안의 재를 봉(棒)으로 1회 휘젓지 않으면 안 된다. 1례는 매일 몇 번이고 경부(頸部)를 주무른다. 1례는 매일 돌발적으로 심호흡을 1회 하면서 손발에 힘을 넣어 굽힌다. 1례는 매일 몇 번이고 얼굴을 씻는다. 1례는 매일 자기 전에 구두의 위치를 바꾸지 않으면 안 된다. 조금이라도 비뚤어져 있으면 일어나서 다시 놓는다. 6례의 환자는 모두 뇌파검사(腦波檢査)가 정상으로, 강박신경증(强迫神經症)이라 진단되었다.

침구치료: 백회(百會)·신문(神門)·삼음교(三陰交)·합곡(合谷)·신정(神庭)·곡지(曲池)에서 매회 3~4혈을 택해 기(氣)가 얻어지면 보법(補法)을 행하여 발침하고, 치침(置鍼)하지 않는다. 격일에 1회 치료하고, 10회를 1단계로 한다. 3~5단계를 치료하고, 그 중 2례는 거의 증상이 없어졌으며, 1례는 저효(著效), 1례는 호전(好轉), 2례는 무효(無效)였다. 1년의 추적조사에서 안정(安定)된 상태였다.

강박행위(强迫行爲)는 신경기능이 흐트러져서 일어나는 정신행동의 이상(異常)이며, 일반적으로는 실질성(實質性) 질환은 아니다. 현대의학에서는 신경영양제(神經榮養劑)·진정제(鎭靜劑)·프라세보(placebo)약 등으로 치료할 수밖에 없으며, 그다지 효과를 기대할 수 없었다. 이 6례는 침구치료하여 점점 효과가 있었다. 또한 이침(耳鍼)과 한방약을 병용하면 더욱 효과가 있다.

## 3. 정리

### (1) 강평(講評)

자침이 생각지 않은 병변(病變)을 일으키는 것은 임상에서 항상 따르는 것이다. 자침에 의한 피하출혈(皮下出血) 등, 자침과 직접 관계 있는 사례도 있지만, 골절되거나, 갑자기 목소리가 나오지 않거나, 미친 듯이 웃어대거나, 유산(流産), 월경이상 등 관계가 그다지 없는 듯이 생각되는 사례도 있으며, 그 자침부위도 근처 혈위(穴位)가 아닌 경우가 많다. 그 원인은 발병한 장기의 경맥(經脈)과 경락(經絡)을 상처입힘으로써 그 연락을 위해 간접적으로 영향을 준다고 생각한다. 여기서 소개한 사례의 대부분은 나중에 소개되는 상황과 동일하다.

### (2) 구급치료(救急治療)의 방법

대증요법. 임상에서 생각지 않은 병변(病變)은 때때로 상상하지도 못한 기관을 상해(傷害)한다. 그 때문에 임상에서는 그것에 맞추어 기민(機敏)한 처치를 한다.

### (3) 예방조치(豫防措置)

치료 전에 병상(病狀)과 체질 등을 종합적으로 분석하고, 생각지 않은 상황의 발생을 가능한 한 고려한다. 예를 들어 어느 임신부(妊娠婦)의 합곡혈(合谷穴)에 자침했기 때문에 유산(流産)한 사례가 있는데, 이러한 침구치료가 맞지 않는 환자에게는 자침하지 말고, 사용해서는 안 되는 혈위를 사용하지 않는다. (劉海波, 王麗)

## 제3절 침술 후의 지각장애(知覺障碍)

### 1. 잘못된 침술의 사례

(1) 자침(刺鍼)에 의해 좌하반측(左下半側)의 지체(肢體)가 통각상실(痛覺喪失)한 사례

환자: 남성, 32세.

10년 가까이 두피(頭皮)가 굳고, 양쪽 눈(眼)에서 열나고, 기억력이 감퇴하며, 불면(不眠)과 다몽(多夢) 상태가 계속되고 있다. 6개월 전에 4~5회 정도 침구(鍼灸) 치료하고 나서 좌반측(左半側)의 두부(頭部)는 증상이 사라졌다. 그러나 왼손의 중지와 약지·소지가 피로하고, 좌측 하지(下肢)의 무릎관절 아래가 피로하고 힘이 없어지며, 최근에는 우반측(右半側)에 두통이 있다. 초진(初診)에서는 신경계에

분명한 이상이 발견되지 않았다.

　인상(印象): 신경쇠약, 신경성 두통.

　우측 두부(頭部)의 민감점(敏感點)을 선택 자침하여 0.6~0.7촌 정도 자입(刺入)했다. 자입했을 때 갑자기 침감(鍼感)이 좌대퇴부(左大腿部)에 나타나고, 그것이 발끝까지 전해져 저리고, 떨리며, 좌측 두부(頭部)에 땀이 났다. 30분 정도 운침(運鍼)하여 자침한 후 두부의 통증이 사라지고, 머리와 눈이 맑아졌다. 하지만 2일 후가 되어도 좌대퇴부의 저림이 사라지지 않았다. 원래의 민감점에 자침했지만 동일한 반응이 일어나고, 약 6개월이 지나도 좌하지(左下肢)에 저린 불쾌감이 있었다. 좌측 제8늑간(肋間)의 아래에서 족지(足趾)까지, 지체(肢體)의 통각(痛覺)이 결락(缺落)되고, 촉각(觸覺)은 있어 자유롭게 움직인다. 통각상실(痛覺喪失) 부분의 경계(境界)는 상당히 분명해졌으며, 전후(前後)의 정중선(正中線)에 의해 나뉘어져 음경(陰莖)의 통각도 2개로 나뉘어져 있다. 통각이 없어진 부분은 자침에 의한 출혈이 있더라도 전혀 통증을 느끼지 않는다. 신경계의 검사에서도 이상이 없다. 좌측 하지와 받은 통각이 사라지고, 온각(溫覺)이 감퇴하고, 촉각은 있고, 자기감각(自己感覺)도 있지만, 배뇨가 조금 곤란하다. 1개월 후에 좌반신의 통각소실과 저린 부분이 서서히 축소되고, 대퇴(大腿)도 산뜻했다. 그 과정은 최초에 통각소실한 변연부(邊緣部)가 가렵고, 그 후에 통각이 나타났다. 복부 및 하지 전면의 통각은 회복이 늦고, 2개월 후에도 재검사했다. 그때는 통각이 회복되었지만, 반대측보다 떨어지고, 환측(患側) 하지(下肢)에 작열감(灼熱感)이 있음과 동시에 냉열감(冷熱感)에 이상(異常)이 있지만, 정상으로 걸을 수 있어 근위축(筋萎縮)은 없다. 본인은 히요스를 먹으면 감각이 감퇴(減退)한다고 한다. 1년 후의 재검사에서는 좌측 하지의 통각은 회복됐지만, 족배면(足背面)의 감각은 아직 저하(低下)되어 있다. 1년 8

개월 후의 재검사에서는 환부측의 통각은 정상으로 회복하여 건측과 동일하게 되었지만, 아직 냉열감만이 저하되고 있다.

— 사락(沙洛)『산서의약 잡지(山西醫藥 雜誌)』1978; (6) :31~32

이 사례의 메카니즘은 더욱 많은 연구가 기다려진다.

### (2) 내관(內關)의 혈위주사(穴位注射)에 의해 양손의 수대마비(手袋痲痺)가 일어난 사례

환자: 남성, 22세.

발작성의 마른 기침 때문에 양측의 내관(內關)과 천돌(天突)에 0.25% 노보카인(novokain)을 1.5ml씩 주입(注入)하였다. 그러자 갑자기 혈위(穴位)에서 말단(末端)이 저리고, 피로한 통증이 있었다. 30분 후에 그것이 타는 듯한 지속성(持續性)의 통증이 되고, 피부는 얼음같이 차갑고, 손가락을 뻗을 수 없게 되었다. 야간에는 통증이 심해져 잠을 잘 수 없었다. 다음날의 재진(再診)에서는 양손의 피부색은 정상이고, 변형(變形)도 부종(浮腫)도 없었다. 왼팔 내측에서 손관절 횡문 위 8.5cm, 요측 수근굴근(橈側 手根屈筋)과 장장근(長掌根) 사이에 침흔(鍼痕)이 있고, 오른팔 내측에서 손관절 횡문 위 8cm, 요측 수근굴근측에도 침흔이 있다. 병변부(病變部)에 발생한 이상(異常)은 침흔에서 손가락 끝을 향해 수대상(手袋狀)이 분포하고, 수대마비(手袋痲痺)된 부분은 온도가 낮고, 온각(溫覺)·촉각(觸覺)·통각(痛覺)이 소실돼 있고, 양측의 요골동맥(橈骨動脈)의 박동(搏動)이 약하다. 손목과 손가락의 자동(自動)운동을 할 수 없지만, 타동(他動)운동은 할 수 있다. 손목은 굽히지도 뻗지도 못하는 중간위(中間位)로 각 손가락 관절은 굴곡위(屈曲位), 엄지는 내전(內轉)하지 않는다. 상완이두근(上腕二頭筋)·상완삼두근(上腕三頭筋)·완요골근 반사(腕橈骨筋 反射)는 있다.

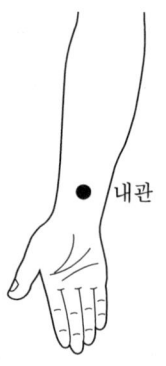
내관

내관에 강자극으로 정중신경을 손상하면 손가락을 굴신 불능, 원숭이 손처럼 되거나 지각이 둔해지거나 마비되는 등, 손의 기능장애가 발생할 수 있다.

임상검사: 백혈구 12,100/㎜³, 호중구(好中球) 76%, 임파구(淋巴球) 18%, 호산구(好酸球) 6%.

치료: 내관(內關) 부근의 수혈(腧穴)에 3회 정도 침구(鍼灸)치료하자, 환부의 온도가 조금 올라가고, 통각(痛覺)이 오른팔 내측에서 아래로 향하여 3cm, 왼팔 내측이 아래를 향해 2cm 이동했다. 13회의 전기침(電氣鍼) 치료를 행하자, 전류(電流)의 증가(增加)에 동반하여 손가락이 움직이게 되었지만, 언제나 침치료의 30분 후에는 원래대로 기능이 없어졌다. 이번에는 저주파(低周波)를 사용하고, 노보카인(novokain)의 정맥(靜脈) 블록 주사하여, 암시(暗示)요법 등의 치료를 하여 23일 후에 오른손의 기능은 회복하였다. 왼손에는 분명한 변화가 없었지만, 이러한 치료를 28회 계속하자, 왼손의 기능도 거의 회복했다. 3개월의 추적조사에서는 이상(異常)이 없었다.

— 관준혜(管遵惠)『강소중의(江蘇中醫)』 1966; (1) :20

내관혈(內關穴)은 자입방향의 잘못, 그리고 너무 강한 수법(手法) 등으로 정중신경(正中神經)을 손상하면 다섯 손가락을 굴신(屈伸)할 수 없게 되거나, 원숭이 손처럼 되거나, 지각(知覺)이 둔해지거나 마비되는 등, 손의 기능장애가 발생한다. 이러한 증상에 대해서는 그 부근의 혈위를 자침해 지각의 회복을 촉진한다.

### (3) 내관혈(內關穴)에 혈위주사(穴位注射)하여 오른손이 마비되어 부은 사례

환자: 여성, 68세.

노인성 백내장(白內障)과 만성기관지염(慢性氣管支炎)이다. 양측의 내관(內關)과 천돌(天突)에 매회 0.1g, 격일(隔日)로 1회, 스트렙토마이신을 혈위주사했다. 5회째 주사할 때 침을 우측 내관에 자침했더니, 강렬한 전기 충격감이 중지와 약지에 전달되고, 약물주사 시에는 부석부석한 통증이 있으며, 그것이 서서히 강해져 중지와 약지를 만질 수 없게 되었다. 야간에는 심하게 쑤셔 진통제도 효과가 없었다. 이학요법과(理學療法科)의 입회하(立會下)에 진찰하고 침구치료를 했다.

검사: 오른손의 피부색은 정상(正常)이고 부종(浮腫)은 없었다. 오른손의 중지와 약지는 반굴곡위(半屈曲位), 만지거나 펴면 자통(刺痛)이 있고, 그것이 팔 내측까지 미친다. 양측의 내관혈(內關穴)에는 침흔(鍼痕)이 밀집해 있다. 중수지절관절(中手指節關節)은 수의운동(隨意運動)을 할 수 있으며, 오른손의 중지와 약지는 다른 손가락보다 부은 감각이 있다.

임상검사: 백혈구 10,700/㎜³, 호중구(好中球) 58%, 임파구 39%, 호중구 3%.

9회 치료하자 환자는 자유롭게 움직일 수 있게 되고, 만져도 아프지 않게 되었지만, 때때로 저림과 불쾌감이 있다. 3개월 후의 추적조사에서도 오른손 약지의 저린 느낌은 남아 있었다.

― 관준혜(管遵惠)『강소중의(江蘇中醫)』1966; (11) :20

내관혈(內關穴)은 손바닥 뒤에서 손목 위 2촌의 근간(筋間)에 있다. 해부에서 알 수 있듯이 요골(橈骨)과 척골(尺骨) 사이이다. 장장근건(長掌筋腱)과 요측 수근굴근건(手根屈筋腱) 사이에 있으며, 심부(深部)에는 정중신경(正中神經)이 있고, 전완(前腕) 장측(掌側)의 골간동맥(骨間動脈) 등이 있다. 일반적으로 0.5촌 자입한다. 이 사례는 노인성 백내장과 만성기관지염 때문에 내관혈 등에 스트렙토마이신을 주사하고 있는데, 약물과 질환은 적합(適合)해져 있는 것일까? 침을 우측 내관(內關)에 자입했을 때 환자에게 강한 전기 충격감(衝擊感)이 있었으므로, 침끝이 신경에 닿고 있다. 따라서 시술자는 바로 침을 후퇴(後退)시키지 않으면 정중신경을 상처입혀, 손의 기능장애(機能障碍)가 일어나는 것은 눈에 보인다. "만약 불량반응이 나타나면 그 부근의 혈위에 자침하여 15~30분 정도 제삽염전(提揷捻轉)하고, 바로 발침하면 불쾌감이 사라진다"고 관씨(管氏)는 서술하고 있으나, 이 예에서는 몇 번이고 치료하지 않으면 효과가 나타나지 않았으므로, 일률적으로 말할 수 없다는 것을 알 수 있다.

(4) 배부(背部)의 혈위를 자침해 흉통(胸痛)을 일으킨 2사례

〔예 1〕 환자: 남성, 29세.

오랫동안 견갑부(肩甲部)가 아파, 병원에서 우측 배부 견갑골 내연에 자침을 받아 염전(捻轉)하고 있을 때 전격적(電擊的) 자통(刺痛)이 있었다. 바로 발침했지만, 10분 후에 통증이 우측 기관(氣管)에서 우측 흉부(胸部)로 퍼져 호흡곤란과 빈번한 기침이 시작되어 가슴을 펴고 빨리 걸을 수 없게 되었다. 3일 후에도 증상이 좋아지지 않았다.

검사: 배부(背部)에 염증(炎症)도 압통(壓痛)도 없다. 환자가 지적한 자침부위는 배부 1행선(一行線)의 폐유(肺兪)와 격유(膈兪) 사이이다. 자침이 너무 깊었기 때문에 일어난 흉통이라 진단했다. 족삼리(足三里)와 내관(內關)에 2회 자침하자 증상이 거의 사라졌다.

〔예 2〕 환자: 남성, 51세.

증상은 양측의 견갑부와 배부의 통증이다. 3일 전에 모 장소에서 침술치료를 받았다. 그곳에서 우측 배부에 자입했을 때, 심한 자통(刺痛)이 있었다. 발침한 후에도 우측의 흉통이 남아 기침이 나고 호흡이 거칠어지고, 심호흡을 할 수 없게 되었다. 걸을 때는 흉통이 심해지고, 왼손으로 가슴을 누르면 조금 통증이 가라앉는다. 밤에도 똑바로 누워 잘 수 없는 상태가 3일이나 계속되고 있다.

검사: 우측 배부(背部)의 독유혈(督兪穴: 제6·7흉추 사이 외측 1.5촌)에 침흔이 남아 있지만, 국부에 염증과 압통은 없고, 달리 이상도 없었다. 독유(督兪)에 너무 깊게 자입하여 일어난 흉협통(胸脇痛)이라 진단했다. 족삼리와 내관에 자침하여 중자극(中刺戟)의 수법(手法)을 사용하고 20분 치침(置鍼)했다. 2회의 치료 후 흉통(胸痛)이 사라졌다.

— 맹보성(孟寶成)『상해중의약 잡지(上海中醫藥 雜誌)』1959: 55

이 2례는 배부(背部)의 방광경혈(膀胱經穴), 즉 배유혈(背兪穴)이지만, 전부 자입이 너무 깊어 참기 어려운 흉통(胸痛)을 일으키고 있다. 신경근(神經根)을 자극했기 때문일 것일까? 증상은 기흉(氣胸)과 일치하고 있다.

(5) 천추(天樞) 등을 자침해 복부의 선통(仙痛)을 일으킨 3사례

〔예 1〕 환자: 남성, 43세.

복부의 팽만감과 위통(胃痛) 때문에 천추(天樞)·중완(中脘)·족삼리(足三里)에 자침하고, 모두 강자극했다. 그 4시간 후에 복부의 격통(激痛)이 시작되고, 안면창백(顔面蒼白)이 되고, 입술이 새파랗고 전율(戰慄)과 신음(呻吟)을 하였다.

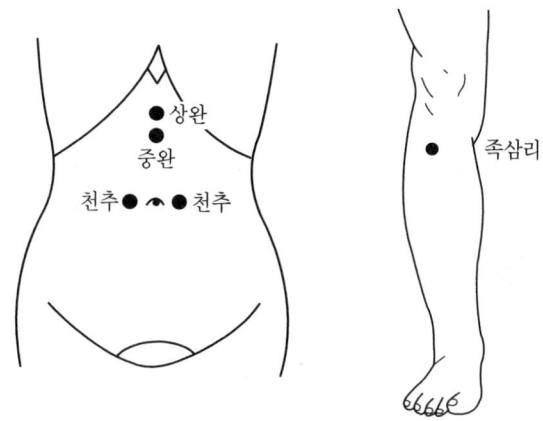

위의 혈에 자침하여 복통, 안면창백, 전율, 신음, 입술창백이 나타났다.

검사: 복부(腹部) 전체에 압통(壓痛)이 있다. 다양한 치료에 의해 전율은 멈추었지만, 복부는 심하게 아프므로 모르핀(morphine)을 주사했다. 3시간 관찰했지만, 증상은 호전되지 않았다. 체온은 37.9도, 기타의 검사와 임상검사는 거의 정상이었다. 자입(刺入)이 너무 깊고 수법(手法)이 너무 강해 아우엘바하 신경총(대장벽의 안과 밖 양쪽 근육층 사이에 있는 신경망)과 복부 신경절(腹部 神經節)을 심하게 흥분시켰기 때문에 경련(痙攣)한 것으로 생각한다. 아트로핀 2ml를 근육주사하자, 15분 후에 복통이 서서히 경감되고, 3일 후에는 정상으로 회복했다.

〔예 2〕 환자: 남성, 33세.

만성위염(慢性胃炎)으로 복부의 팽만감(膨滿感)과 복통이 있다. 천추(天樞)·상완(上脘)·중완(中脘)·족삼리(足三里)에 자침하여 중자극(中刺戟)했다. 발침 후에도 환자에게 특별한 반응은 없었지만, 약 3시간 정도 지나 복통이 심해지고, 얼굴이 창백해지고 식은땀을 흘리고, 호흡이 낮아지고, 입술이 새파래지며, 복부에는 압통이 있다. 진정제와 진경제를 사용하여 통증이 없어졌다.

〔예 3〕 환자: 남성, 58세.

위통(胃痛)이 장시간 계속되고, 복부 안에 응어리가 있으며, 영양불량이 있다. 중완·통리(通里)·천추·족삼리에 자침하자, 약 2시간 후에 복통이 심해지고, 사지(四肢)가 늘어져 위독상태가 되었다. 진정진경(鎭靜鎭痙)의 약물을 주사하여 좋아졌다.

— 정소은(程紹恩)『천진의약 잡지(天津醫藥 雜誌)』1965; (4) :323

이상의 3례는 전부 장기간(長期間)에 걸쳐 위병(胃病)을 앓고, 전원(全員)이 천추(天樞) 등의 혈위(穴位)를 자침해 복부의 선통(仙痛)을 일으키고 있다. 중국의학에는 통즉불통(痛卽不通: 아프면 통하지 않음)과 통즉불통(通卽不痛: 통하면 아프지 않음)의 교훈(教訓)이 있다. 이 3례의 복부 선통에서는 시술자의 보사수법(補瀉手法)이 적절했는지를 생각할 필요가 있다. 예를 들어 허증(虛證)에 사법(瀉法)을 하면 거듭 허(虛)하게 되고, 실증(實證)에 보법(補法)을 하면 실(實)을 실하게 한다. 이렇게 반대의 치료를 하면 본래라면 통증이 멈추는 것이고, 반대로 격통(激痛)을 일으킨다. 3례가 모두 아트로핀 등의 진경약물(鎭痙藥物)로 완해(緩解)된 것을 보면, 이것은 위장의 평활근(平滑筋)이 경련하여 일어난 통증이라 생각된다.

(6) 합곡(合谷)을 자극하여 대면적(大面積)의 통각마비(痛覺麻痺)를 일으킨 사례

환자: 여성, 45세.

2년 전에 정신병이 되어 치료하여 치유했다. 최근에는 매일 펄스(pulse)로 합곡(合谷)을 자극하여 감전(感傳)을 발생시켜서 그 조건반사(條件反射)를 관찰하고 있다. 매회 15초씩 3분마다 8~10회 자극하자 감전은 두부(頭部)까지 도달한다. 4일째에도 이러한 항목(項

目)을 관찰했는데, 7일째에 자극을 강하게 했을 때, 감전기록장치(感傳記錄裝置)로 감전이 기록되지 않았다. 검사하자, 상지 외측(上肢 外側), 두부(頭部)·상흉부(上胸部)·배부(背部) 및 하지(下肢)의 전외측(前外側)에 통각(痛覺)·촉각(觸覺)·냉각(冷覺)·온각(溫覺)이 완전히 소실(消失)하고, 몇 군데의 자침에 의한 피하출혈도 통증을 느끼지 않았다. 그리고 원래 있었던 십이경맥(十二經脈)의 감전도 감각이 없어져 있었다. 두혼(頭昏: 어지럼증), 경면(輕眠), 시력이 흐림, 구건(口乾: 입이 마르는 것), 피로감(疲勞感)이 있다. 사십여 시간 후가 되어 서서히 회복되기 시작했는데, 그 모양은 주변에서 감전의 중심을 향해 순차 회복하고, 그와 동시에 전술한 증상도 사라졌다. 5개월 후의 재검사(再檢査)에서도 이제까지와 동일한 자극조건이었다. 2회째의 자극에서는 감전선상(感傳線上)의 통각역치(痛覺閾値)가 2배로 되고, 5회째의 상지(上肢) 감전선상에 있어서의 통각소실(痛覺消失) 부분〔帶狀〕은 폭 7~11cm에 달하고 있었다. 전부 11회 자극했지만, 그 결과는 5개월 전의 관찰과 대체로 일치하는 범위가 통각소실하고 있

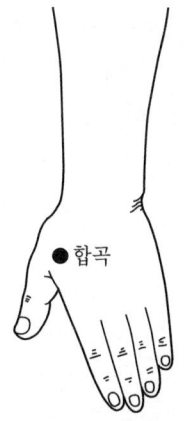

합곡에 전기침 자극을 7일째 강자극하여 전신의 모든 통각·촉각·냉각·온각 소실, 기타 어지럼증, 시력흐림, 구건, 피로감 등이 발생했다.

었다. 통각은 22~30시간 후가 되어 서서히 정상으로 회복했다. 그 이후에도 9개월과 15개월 후에 각각 2회씩 관찰하여 이전과 동일한 효과가 나타났다. 대면적(大面積)에서 통각이 소실했을 때의 뇌파(腦波)를 조사했더니, 원래는 β파(波)가 차지하고 있었지만, α파가 주(主)가 되고, 진폭(振幅)도 높아지고, 극파(棘波)가 많이 나타나 있다.
— 강서중의학원 경락감전연구조『중의 잡지(中醫 雜誌)』1980; (4) :54

자침이 지체(肢體)의 대면적의 통각(痛覺)을 소실시켰다고 하는 사례는 그다지 보고가 없다. 특히 이 예와 같이 여러 번 반복자극하여 항상 동일한 반응이 나타난 환자는 더욱 드물다. 그 재현성(再現性), 지속(持續)시간의 길이, 통각소실(痛覺消失)의 진행과 뇌파(腦波)의 명확한 변화를 동반하는 통각소실 부분에 명확한 경계(境界)가 있어 좌우 대칭성(對稱性), 족양명위경(足陽明胃經)과의 관련성, 통각소실 부위가 지각신경의 지배분절과 일치하고 있지 않는 등이 인정된다. 이러한 현상을 발생시키는 메카니즘은 무엇일까? 더욱 연구가 기대된다. 이 사례의 보고에서 환자에게 자침한 후 분명한 이상반응 — 통(痛)·촉(觸)·냉(冷)·열(熱) 등 지각변화(知覺變化), 나른함, 저림, 부석부석함, 통증 등의 강렬한 반응 등에 특수한 법칙성(法則性)과 재현성(再現性)이 있는지 없는지, 그 반응과 경락 및 신경전달과 관계가 있는지 없는지 등에 시술자는 임상에서 주의하지 않으면 안 된다. 그것이 경락(經絡)현상의 연구 등에서 일정한 참고가치가 있다.

## 2. 임상경험

### (1) 두침(頭鍼)을 사용한 뇌졸중(腦卒中) 및 후유증(後遺症)을 치료한 증례

『중풍(中風) 및 후유증의 두침(頭鍼)요법』에 관한 10편 이상의 보고(報告)를 집계한 결과, 전부 1,218례가 있다. 그 중 뇌혈전 형성(腦血栓 形成)과 그 후유증은 935례, 거의 치유된 것 280례로 29.9%, 호전(好轉) 595례로 63.6%, 무효(無效) 60례로 6.5%를 차지하고, 총 유효율(有效率)은 93.5%이다. 뇌일혈(腦溢血)의 후유증은 248례, 거의 치유된 것 44례로 17.7%, 호전 180례로 72.6%, 무효 24례 9.7%를 차지하고, 총 유효율은 90.3%이다. 뇌색전(腦塞栓)과 그 후유증은 35례, 거의 치료된 것 5례, 호전 26례, 무효 4례로 총 유효율은 88.6%이다.

선혈(選穴)은 운동구역(運動區域)·감각구역(感覺區域)·족운감구역(足運感區域)·언어구역(言語區域)·운용구역(運用區域)이 주로 5~6cm의 호침(毫鍼)을 연피자(沿皮刺)로 4~5cm 평자(平刺)하고, 3~5분 정도 염전(捻轉)하면서 치침(置鍼)한다. 매일 1회 치료하고 10회를 1단계로 하며, 각 단계 사이는 10일 여유를 둔다. 일반적으로 평균 3~4단계 정도 치료한다.

중풍 및 중풍 후유증은 가장 많은 노인성 질환이며, 편마비(片痲痺)나 실어(失語) 등의 증상이 있다. 두침(頭鍼)은 대뇌피질(大腦皮質)의 감응구역(感應區域)을 자극하여 손상한 뇌세포를 활성화시키고, 증상을 회복시키거나 경감시킨다. 1960년대에 시작된 두침요법의 연구가 일세(一世)를 풍미(風靡)하여, 현재는 뇌혈관 장애(腦血管 障碍)에 대한 가장 유효한 치료법의 하나로서 거의 인정되고 있다. 그리고 임상(臨床)에서는 체침과 전기침, 재활과 한방약(漢方藥)을 병용하여 더욱 치료효과가 올라가고 있다.

(2) 내관혈(內關穴)에 침구(鍼灸)와 혈위주사(穴位注射)하여
   딸꾹질과 구토(嘔吐) · 동빈맥(洞頻脈)을 치료한 진료록

〔예 1〕 딸꾹질

환자: 남성, 65세.

딸꾹질이 멈추지 않고, 식사를 해도 바로 토하는 상태가 된 지 5일째로 신체에는 이상(異常)이 없다. 침구치료로 내관(內關)과 중완(中脘)의 2혈을 선택해 강자극한 후 15분 치침(置鍼)했다. 발침하자 딸꾹질이 멎었고, 재발(再發)하는 일은 없었다.

〔예 2〕 구토

환자: 여성, 25세.

위통(胃痛)이 있어 구토하고, 구토물은 소화되지 않았으며, 오심(惡心)이 없는 상태가 6개월 이상이나 계속되고 있다. 바륨(barium)검사를 해 보았는데, 위(胃)에는 기질적(氣質的)인 병변(病變)이 없고, 신경성 구토(神經性 嘔吐)라 진단되어 여러 가지로 치료를 했지만 낫지 않는다. 그래서 침구치료를 했다. 내관(內關) · 중완(中脘) · 족삼리(足三里) 등의 혈을 가감하여 투천량(透天涼)의 수법(手法)을 이용한 후 15분간 치침하였다. 8회의 치료에 의해 치유되어 재발하지 않았다.

50례의 환자는 전부 5% 포도당 주사액 4ml에 지아제팜 주사액 2mg을 추가하여 각각 양측의 내관(內關)에 매일 1회 주입한다. 5회를 1단계로 한다. 증상이 사라지고 나서 6개월 후에도 재발하지 않은 것 33례로 66%, 발작 횟수가 대폭 줄고, 발작시간이 짧아지거나 증상이 거의 소실됐지만 6개월 후에 재발한 것 6례로 12%, 조금이지만 개선한 것 7례로 14%, 무효 4례로 8%였다.

내관(內關)은 임상의 상용혈(常用穴)로 수궐음심포경(手厥陰心包經)이다. 영심안신(寧心安神), 진정진통(鎭靜鎭痛), 이기화위(理氣和

胃)의 작용이 있다. 임상에서는 다양한 질환을 주치(主治)하는데, 특히 여러 가지 원인에 의해 일어난 딸꾹질이나 구토에서는 반드시 사용되는 혈위(穴位)이다. 최근에는 심근경색(心筋梗塞)의 구급치료, 협심증(狹心症) 발작의 완화, 부정맥(不整脈)의 개선(改善) 등에 대해 뛰어난 치료효과가 있다고 보고되어 있다.

(3) 천돌혈(天突穴)에 자침하여 매핵기(梅核氣)를 치료한 사례

환자: 남성, 37세, 간부(幹部). 1992년 5월 18일 초진(初診).

주증상: 우울한 기분이 계속되고, 점점 목구멍 안에 이물(異物)이 있는 느낌이 들었다. 그것을 삼킬 수도 뱉을 수도 없는 상태가 6개월 이상 계속되고 있다. 이전에 다른 병원에서 약물과 한방약으로 치료했지만 효과가 없었다.

검사: 환자는 얼굴이 창백하고, 신체는 살이 쪘지만 물렁물렁하다. 백니태(白膩苔), 심세맥(沈細脈)이다.

진단은 매핵기(梅核氣)이다. 그래서 천돌(天突)을 1.5촌의 호침(毫鍼)으로 0.2~0.3촌 정도 직자(直刺)하고, 그것을 흉골병(胸骨柄) 후연(後緣)을 따라 천천히 아래로 0.5촌 자입(刺入)한다. 20분 치침하고, 5분마다 평보평사(平補平瀉)로 운침(運鍼)한다. 3회의 치료로 치유하고, 1년 후의 재조사(再調査)에서도 재발은 없었다.

천돌혈(天突穴)은 흉곽(胸廓)의 위에 위치한다. 신체의 상부(上部)는 '천(天)'이며, 혈위(穴位)의 심부(深部)에 기관(氣管)과 호흡하는 기도(氣道)가 있다. 사람의 호흡은 천(天)에 통해 있고, 위에서 아래로 내려간다. 그러나 담(痰)이 있으면 갑자기 움직인다. 돌연히 천(天)이 움직이기 때문에 '천돌(天突)'이다. 이 혈위에서는 호흡기도(呼吸氣道)를 통하게 하고, 폐기(肺氣)를 신체의 깊숙한 곳으로 내려가게 하고, 기침을 멎게 하고, 천식을 가라앉히는 등의 작용이 있다.

또한 이 혈은 임맥(任脈)과 음유맥(陰維脈)의 교회혈(交會穴)이기도 하며, 폐기(肺氣)가 맑지 않아 발생한 해수천식(咳嗽喘息), 흉중(胸中)의 기역(氣逆), 기도 불리(氣道 不利)에 의한 인후(咽喉)의 종통(腫痛), 매핵기(梅核氣) 등을 치료할 수 있다.

(4) 천돌혈(天突穴)에 자침하여 임신구토(妊娠嘔吐)를 치료한 사례

환자: 여성, 24세, 노동자. 1996년 6월 6일 초진(初診).

환자는 처음 임신이다. 월경이 멎은 지 40일 이상 지났을 때, 오심(惡心)·구토가 시작되어 먹으면 바로 토하고, 황색의 위액(胃液)을 구토하는데, 때로는 생사(生絲) 같은 것이 섞여 나왔다. 병원에서 윤액(輪液)하거나 한방약 등으로 치료했지만, 역시 구토가 멈추지 않으므로 우리 병원에 외래(外來)로 왔다. 환자는 정신적으로 피로하고, 많이 야윈 얼굴로 안색은 누렇게 떠 있다. 설질(舌質)은 옅은 핑크로 박백태(薄白苔)이고, 세맥(細脈)이다.

진단: 임신구토. 그래서 천돌혈(天突穴)을 1.5촌의 호침으로 0.2~0.3촌 정도 직자(直刺)하고, 그 후 아래로 향하여 0.5촌 자입(刺入)한다. 족삼리(足三里)는 메뉴얼대로 조작(操作)한다. 전부 30분간 치침(置鍼)한다. 1회의 침치료로 환자의 구토는 상당히 경감되고, 3회의 치료로 구토가 멈추어 조금이지만 식사를 할 수 있게 되었다. 치료 효과를 강화(强化)하기 위해 다시 2회 정도 치료하여 치유했다.

천돌혈(天突穴)에 자침할 때는 먼저 직자(直刺)로 천자(淺刺)한다. 그것이 깊으면 기관(氣管)을 자상(刺傷)하고, 또한 직자 시의 침감(鍼感)은 혈위 주변(周邊)밖에는 없다. 필자는 이 혈위에 자침할 때, 먼저 0.2~0.3촌 정도 직자하고, 그 후 아래를 향하여 천천히 염전(捻轉)하면서 사자(斜刺)로 자입한다. 그러면 국부에 나른하고 부석부석

한 감각이 발생한다. 이러한 침감이 있으면 임상효과를 얻을 수 있다. 천돌혈에는 위로 올라간 기(氣)를 아래로 끌어내리는 효능이 있으며, 역기상행(逆氣上行)하는 증상에 대해 뛰어난 효과를 발휘하는 경우가 많다.

### (5) 천추(天樞) 등의 혈위(穴位)에 자침하여 192사례의 급성 세균성 적리(赤痢)를 치료한 증례

192례의 환자 중 몇 명의 탈수증(脫水症) 환자에게는 1~2회의 지지요법(支持療法)을 행했지만, 그밖의 환자에게는 침구(鍼灸)만을 사용했다. 천추(天樞)·중완(中脘)·족삼리(足三里)를 자침하였고, 고열(高熱)에는 곡지(曲池)와 합곡(合谷)을 추가한다. 침감(鍼感)이 있으면 강자극하고, 30~60분간 치침(置鍼)한다. 매일 1회 치료하고, 열(熱)이 내려가지 않는 사람에게는 곡지와 합곡에 1회 자침한다. 그리고 소화(消化)하기 좋은 것과 반 유동식(流動食)을 주로 한 식사로 한다. 이러한 환자의 변(便)이 정상으로 회복하기까지 평균 3.3일, 순농혈변(純膿血便)은 평균 3.2일로 회복, 점액 농혈변(粘液 膿血便)이 평균 2.8일로 회복, 세균배양(細菌培養)이 음성(陰性)으로 되기까지 평균 2.7일, 평균 입원일수(入院日數)가 8일이었다. 100례의 환자를 추적조사했는데 재발(再發)은 없었다.

세균성 적리(細菌性 赤痢)는 적리균에 감염되어 일어나는 급성장관전염병(急性腸管傳染病)이다. 일반적으로 경도(輕度)·중등도(中等度)·중도(重度)·중독형(中毒型)의 네 가지로 구분된다. 중도와 중독형은 진행이 빠르고, 전신(全身)의 중독증이 심하며, 호흡부전(呼吸不全)이나 순환부전(循環不全)을 일으켜 사망하는 환자도 있다. 그 때문에 자침요법(刺鍼療法)에서는 항상 병상(病狀)의 진행상황을 관찰하고, 필요하면 다른 치료법도 병용하지 않으면 안 된다. 본 군(群)의 증례는 전원이 입원치료하고 있기 때문에 계통적인 관찰을 할 수 있었다. 그 중 182례는 세균배양을 하여 양성(陽性)이 65례였지만, 본문 중에서는 양성률(陽性率)의 낮음을 변(便)의 표본과 관계가 있다고 생각하고 있다. 하지만 종합해 보면, 역시 침구치료의 효과는 상당히 만족할 수 있다. 특히 무의촌(無醫村) 지역의 산속에 적합하다고 생각된다.

## 3. 정리

### (1) 강평(講評)

자침한 후의 지각이상에는 본 절(節)의 잘못된 자침 사례와 같이 통각소실(痛覺消失), 지각소실(知覺消失), 저림과 부기(浮氣), 흉부의 동통(疼痛) 등 다양한 것이 있다. 그 대부분은 신경을 손상시킨 것이다. 신경이 손상되면 수복능력(修復能力)이 나쁘기 때문에 회복하기까지 시간이 걸린다. 따라서 침구사(鍼灸師)가 되기 위해서는 절대로 전신(全身)의 신경분포(神經分布) 상태를 이해하고 있지 않으면 안 되며, 자침할 때도 가능한 한 신경을 피하지 않으면 안 된다.

### (2) 구급치료(救急治療)의 방법

① 심한 저림이나 통증이 계속되면, 바로 발침(拔鍼)하여 얼마간 관찰한 후 신경반사(神經反射)의 검사를 행한다.
② 비타민$B_1$과 비타민$B_{12}$ 등 신경영양제(神經榮養劑)를 사용한다.
③ 서근활락(舒筋活絡)과 보양기혈(補養氣血)을 주로 하는 한방약을 사용한다.
④ 침구를 병용(倂用)하여 회복시키지만 신중하게 자침한다.

(3) 예방조치(豫防措置)

① 되도록 신경에 닿지 않도록 한다. 특히 신경간(神經幹)과 신경절(神經節)은 피한다.

② 가볍고 부드러운 수법(手法)을 사용하도록 한다. 항상 환자의 표정을 관찰한다. 격통(激痛)과 전기 충격감이 있거나, 갑자기 감각이 없어졌을 때에는 큰 신경을 상처입히고 있다.

③ 환자를 되도록 편한 자세로 하고, 환자가 자세를 바꿀 때에 침이 신경을 손상하지 않도록 한다. (鄧培德)

# 제4절 절침(折鍼)

## 1. 잘못된 침술의 사례

(1) 견우(肩髃)를 자침해 불의(不意)에 상지(上肢)를 움직였기 때문에 일어난 절침례(折鍼例)

견우(肩髃)를 직접 관절강내(關節腔內)에 자입하면, 상지(上肢)를 움직였을 때 만침(彎鍼)하기 쉽고, 절침(折鍼)하는 경우도 있으므로 환자에게 주의를 준다. 선인(先人)은 "벌써 침이 들어가 있는데, 흔들리면 침을 손상할 위험이 있다"고 주의하고 있는데, 그것은 만침과 절침을 일으키지 않기 위해서이다.

이전(以前)에 저자(著者)의 조부(祖父)가 어깨관절의 류머티스 환자에게 침술치료를 했다. 스틸 와이어(still wire)로 25호의 호침(毫鍼)을 자작(自作)하여 팔꿈치를 책상 위에 올려놓고 팔을 올리게 하여, 견우(肩髃)에 2촌의 깊이에 직자(直刺)했다. 침감이 너무 강한 것과 더불어, 환자가 침을 무서워했기 때문에 상지(上肢)를 불의(不意)에 크게 움직여 침을 절단했다(절단된 침은 체내에 1촌 남아 있다).

— 이세진(李世珍)『상용수혈임상발휘(常用腧穴臨床發揮)』1985: 113

절침(折鍼)의 원인은 상당히 많은데, 다음의 몇 가지로 정리할 수 있다.

① 침의 품질이 나쁘고 강도(强度)가 결여(缺如)된 경우이다.

특히 와이어를 사용한 자가제(自家製)의 침, 혹은 봉침(縫鍼)을 사용하여 침구침으로 사용하는 것은 부러지기 쉽다.

② 침체(鍼體)에 흠집이 있거나, 여러 번 반복해서 사용하거나, 침체가 휜 것을 여러 번 수복(修復)하면 흠집 부분이 쉽게 부러진다.

③ 침의 선택 오류이다.

예를 들어 두부(頭部)라면 0.5~1촌의 침이 좋지만, 환도(環跳)에서는 2촌 이상의 침이 필요하다. 침의 선택을 잘못하면 침근부(鍼根部)는 절단되기 쉽기 때문에 침체 전부가 체내에 들어가거나, 환자가 체위(體位)를 바꾸거나, 강렬한 염전(捻轉) 등으로 절침(折鍼)한다.

④ 시술자의 설명이 충분하지 않을 때이다.

예를 들어 침술치료를 해도 환자에게 "신체를 움직여서는 안 된다. 자신이 침을 만지거나, 빼거나, 침을 움직이거나 하면 사고로 이어진다"고 전(傳)하지 않았을 때 등이다.

⑤ 자극이 너무 강하다.

근육이 두터운 혈위(穴位)에서는 심하게 제삽(提揷)과 염전(捻轉)하여 근육이 강하게 수축하거나, 전기침(電氣鍼)으로 전류(電流)가 너무 강해 근육이 강직하면 절침(折鍼)한다.

⑥ 관절 부근에서의 자침이다.

예를 들어 『영추(靈樞)·본륜(本輪)』에 "상관(上關)을 자침할 때는 입을 벌린 자세에서 택하고, 닫은 자세에서는 택하지 않는다. 하관(下關)을 자침할 때는 입을 닫은 상태에서 택하고, 열린 상태에서 택하지 않는다. 독비(犢鼻)를 자침할 때는 무릎을 굽힌 상태에서 택하고, 뻗지 않는다. 양관(陽關)과 슬관(膝關)을 자침할 때는 무릎을 뻗은 상태에서 택하고, 굽히지 않는다"고 한다. 관절부분의 절침(折鍼)은 주로 환자가 몸을 바꾸었기 때문에 발생한다.

이우치(李宇治)가 보고(報告)한 사례는 견우(肩髃)를 자침해 강하게 염전(捻轉)했기 때문에 환자가 불의(不意)에 상지(上肢)를 움직여서 절침하고 있다. 만약 자침하기 전에 이 부위에서는 천천히 자입하고, 부드럽게 자극한다고 설명했으면 사고가 일어나지 않았을 것이다. 절침한 후에도 패닉(panic: 恐怖)이 되지 않고, 부러진 부분이 체외(體外)에 나와 있으면 집게로 빼낼 수 있다. 살에 들어가 막혔으면 외과(外科) 수술을 하지 않으면 안 된다. 절침을 피하기 위해서는 침의 질(質)과 침체(鍼體)의 흠집을 검사하고, 혈위(穴位)에 맞추어 침을 선택하며, 책임 있는 태도로 미리 준비를 하면 절침을 완전하게 막을 수 있다.

### (2) 견우(肩髃)를 선택해 훈침(暈鍼)하고 절침(折鍼)한 사례

저자(著者)의 모친(母親)의 숙부(叔父)가 견통(肩痛) 환자에게 침술치료를 했다. 자작(自作)한 24호의 스틸침(steel鍼)을 환자에게 팔

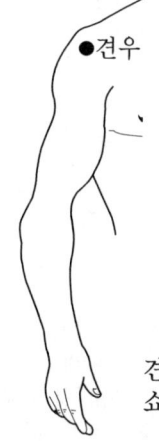

견우에 자침한 다음 견관절을 움직여 쇼크가 발생되고 침이 부러졌다.

을 들게 하고, 견우(肩髃)에 2촌의 깊이로 직접 자입(刺入)했다. 그러자 환자는 훈침(暈鍼)하고 쓰러지고, 침이 부러져 체내에 1.2촌 정도 남았다. 절침(折鍼)한 후 어떠한 처치도 하지 않았으나, 어깨를 움직일 수 없게 되고, 어깨에만 통증과 나른함이 있었다. 손으로 누르거나 상지(上肢)를 움직이면 국부(局部)에 자통(刺痛)이 있고, 외전(外轉)하거나 내전(內轉) 등, 격심하게 움직였을 때 어깨관절이 갑자기 나른하게 아프거나 격통(激痛)이 생겼지만, 바로 사라졌다. 그 밖에는 이상이 없었다.

— 이세진(李世珍)『상용수혈임상발휘(常用腧穴臨床發揮)』1985: 113

훈침(暈鍼)에 의해 절침(折鍼)했다고 하는 것은 참으로 의외(意外)이다. 그 직접적인 원인은 역시 상지(上肢)를 불의(不意)에 움직인 것이므로 앞의 사례와 비슷하다.

### (3) 환도(環跳)를 자침해 절침(折鍼)한 사례

저자의 할아버지의 한 제자는 24호의 스틸침을 자작(自作)하여 그것으로 요둔부(腰臀部)가 아픈 환자를 침치료했다. 환도혈(環跳穴)에

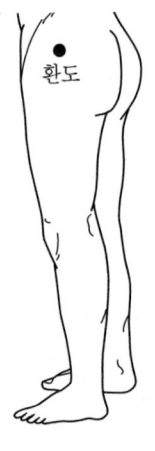

환도혈에 자침하고 움직여서 절침됐고(침이 부러졌고), 허벅지를 움직일 수 없게 되었다.

3촌 정도 자입하자, 침감(鍼感)이 너무 강한 것과 환자가 침을 무서워 했기 때문에 옆으로 누운 자세에서 엎드린 자세가 되어 갑자기 하지(下肢)를 고쳐 뻗어 침이 부러졌다(부러진 끝은 약 1촌 정도). 절침(折鍼)한 후 아무 처치도 하지 않았는데, 허벅지를 움직일 수 없게 되고, 그 후 국부(局部)가 붓고 쑤시며 나른하게 아팠다. 그리고 압박하면 국부에 자통(刺痛)이 있고, 허벅지를 올려서 걸으면 국부의 자통과 부석부석한 통증이 심했다. 6개월 후에는 언제나 비오는 날에 국부가 약간 아프고, 심하게 움직였을 때 국부에 갑자기 은근한 통증이나 격통(激痛)이 일어나지만 바로 없어졌다. 그밖에는 이상이 없었다.

— 이세진(李世珍)『상용수혈임상발휘(常用腧穴臨床發揮)』1985: 677

비추(髀樞: 大轉子)는 근육이 풍만하여 깊게 자입하지 않으면 안 되는데, 하지(下肢)를 움직이면 만침(彎鍼)하기 쉽고, 절침(折鍼)하는 경우조차 있으므로 환자에게 주의를 주지 않으면 안 된다.

선인(先人)은 "자침했으면 움직이지 말며, 침을 상하게 할지 모른다"고 말하고 있지만, 그것은 만침(彎鍼)이나 절침(折鍼)을 일으키지 않기 위함이다.

이 사례도 역시 지체(肢體)를 움직였기 때문에 일어난 절침이다. 따라서 자침하고 있을 때나 치침(置鍼) 중에는 환자에게 움직여서는 안 된다는 것을 경고(警告)하지 않으면 안 된다.

### (4) 환도(環跳) 등을 자침해 절침(折鍼)한 사례

환자: 남성, 48세.

4~5년의 요퇴통(腰腿痛)이 있고, 최근 6개월 사이에 심해졌기 때문에 우리 병원에서 진찰했다. 좌퇴(左腿)가 아프고, 통증이 요퇴부(腰腿部)의 대퇴 외측(大腿 外側)에서 아래로 향하여 방산(放散)하고, 통증이 심해서 운동제한(運動制限)이 있다. 척추의 측만(側彎)은 없고, 좌 라세그 시험 30도(양성), 좌골신경 자극반응(양성), 좌 아킬레스건(achilles腱) 반사(反射)가 약하다. 좌 좌골신경통(坐骨神經痛)이라고 진단했다. 환도(環跳)·양릉천(陽陵泉)·절골(絶骨)을 취혈한다. 최초는 환도, 나중에 양릉천에 자침하는 처방이었지만 시술자는 최초에 양릉천, 나중에 환도에 자침했다. 환도에 자침했을 때 침감(鍼感)이 강했기 때문에 하지(下肢)가 갑자기 움직였고, 근육이 강하게 수축하여 양릉천혈의 침이 근부(根部)의 부식(腐食)한 부분에서 절단(切斷)되고, 그 끝이 체내로 들어가 막혔다. 바로 외과 수술을 의뢰했지만 빼내지 못했다. X선으로 투시했더니, 남은 침이 하퇴(下腿)의 경골(脛骨)과 비골(腓骨) 사이를 유주(遊走)한다. 입원시켜서 관찰 치료(觀察 治療)하고, 입원한 후 환자는 걸어도 뚜렷한 통증을 느끼지 못했다. 15일 후에 걷고 있던 도중에 침끝이 피부 바깥으로 노출되어 빼내고 치유하였다.

― 왕수영(王秀英)『산동중의 잡지(山東中醫 雜誌)』1983; (6) :20

이 사례에서는 지체(肢體)를 심하게 움직였을 뿐만 아니라, 침체(鍼體)도 녹슬어 있었다. 앞으로도 시술자는 시술하기 전에 침을 검사하지 않으면 안 된다는 것을 알 수 있다.

### (5) 내슬안(內膝眼)을 자침해 절침(折鍼)한 사례

1927년 저자(著者)의 할아버지의 한 제자가 무릎관절의 비증(痺證) 환자에게 침술치료했을 때, 환자를 둥근 팔걸이 의자(椅子)에 앉히고, 자작(自作)한 24호의 호침(毫鍼)을 내슬안(內膝眼)에 1.8촌의 깊이로 자입했다. 그때 환자는 훈침(暈鍼)하고 혼도(昏倒)하여 바닥에 쓰러져 엎어졌기 때문에 침이 부러졌다(부러진 끝은 1촌 남짓). 그 때는 무릎관절이 아파 움직일 수 없어서 자석을 사용했지만 빼내지 못했다. 1개월 후에는 국부가 나른하게 아프고, 부석부석한 통증이 있으며, 이따금 자통(刺痛)이 있었지만, 굽힐 수 있게 되어 가까운 거리(距離)는 걸을 수 있지만, 무릎을 뻗으면 격통(激痛)이 있다. 6개월 후에도 무릎의 부석부석한 통증과 나른한 통증이 있었으나, 걸어도 약간의 통증과 불쾌감이 있을 뿐이었다. 1년 후에는 거의 정상으로 걷고, 때로는 무릎을 강하게 뻗으면 격통(激痛)이 일어났지만, 바로 나았다. 그 밖에는 이상이 없었다.

— 이세진(李世珍) 『상용수혈임상발휘(常用腧穴臨床發揮)』 1985: 963

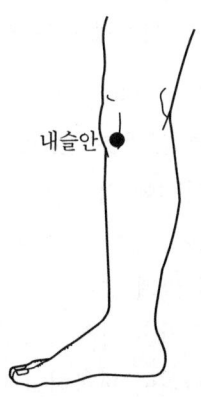

내슬안에 1.8촌 자침한 후 쇼크와 혼도하여 절침됐다.
무릎을 맘대로 움직일 수 없었다.

침이 체내(體內)에서 절침(折鍼)하면 위험하지만, 사지(四肢)라면 문제는 어느 정도 적다. 그러나 사고에는 틀림없다. 만약 짧은 침이 혈관에 들어가면 부근의 근육수축(筋肉收縮)에 의해 이동하고, 혈관을 자상(刺傷)하여 출혈하거나, 신경간(神經幹)을 자상하여 국부(局部)의 기능장애를 일으킬지도 모른다. 특히 체간부(體幹部)의 절침에서는 예를 들어 흉부(胸部)나 배부(背部)·견부(肩部)의 절침에서는 폐(肺)를 자상할 가능성이 있으며, 복강내(腹腔內)의 절침에서는 비장(脾臟)과 간장(肝臟) 등을 자상할 가능성이 있다는 것을 고려하지 않으면 안 된다.

중요한 부위의 절침(折鍼)이 아니라면 우연히 나오는 경우가 있으며, 극히 특수한 절침에서는 자침부위에 멈추어 움직이지 않고, 국부(局部)의 기능에 영향을 주지 않는 경우도 있다. 그러나 그러한 것은 소수에 지나지 않는다. 절침이 새로운 위해(危害)를 가져오지 않게 하기 위해서는 투시(透視)하여 수술하지 않으면 안 되며, 얼마간 이상이 없다고 해서 방치해서는 좋지 않다.

(6) 내외슬안(內外膝眼)을 자침해 만침(彎鍼)한 사례

1947년 어느 무릎관절염 환자를 저자(著者)가 치료했다. 등받이가 없는 높은 둥근 의자에 환자를 앉히고, 26호 스테인리스의 호침(毫鍼)을 좌측의 내외슬안(內外膝眼)에 각 2촌의 깊이로 자입했다. 환자는 고령으로 체력도 약해 있으며, 높은 둥근 의자에 앉혔기 때문에 숨이 찼다. 그리고 훈침(暈鍼)에 의해 높은 둥근 의자에서 굴러 떨어져 바닥에 엎어졌기 때문에 2개의 침은 직각으로 굽었다. 이 예에서는 먼저 훈침을 처치하고, 환자의 의식이 회복하고 나서 원래의 자세로 돌아오게 해 천천히 발침했다.

— 이세진(李世珍)『상용수혈임상발휘(常用腧穴臨床發揮)』1985: 963

의자에 앉히고 침술치료를 해도 좋다. 그러나 훈침(暈鍼) 및 장시간 앉아 있었기 때문에 피로하고, 앉아서 잠이 드는 등에 의해 떨어져 상처를 입거나 절침하지 않도록 등받이가 있는 의자를 사용하여 방지하는 편이 좋다. 이 예에서는 훈침에 의해 떨어졌지만, 다행히도 침이 부러지지 않았으므로 절침사고(折鍼事故)를 면했다.

### (7) 족삼리(足三里)를 자침해 절침(折鍼)한 사례

환자: 남성, 학생.

환자는 2년간의 다발성 관절염(多發性 關節炎)으로 침술치료를 받았다. 날씨가 추워 의복(衣服) 위에서 족삼리(足三里)를 취혈 자침하고, 사법(瀉法)을 했는데 염전(捻轉)이 너무 강하여 나른하고 부석부석한 침감이 너무 심했기 때문에 환자가 긴장하여 근육을 수축시켜 침병(鍼柄)과 침체(鍼體)의 경계부분이 절단되고, 부러진 침체는 근육의 수축에 의해 체내에 빨려들어갔다. 바로 옷을 벗겼지만 발견되지 않고, 환자는 걸어서 집으로 돌아갔다. 다음날 재진(再診)에서 X선 사진으로 우측 하퇴(下腿) 위 1/3의 연조직(軟組織)에 3cm의 침이 있는 것을 알았으며, 침끝부분은 경골(脛骨)에 도달해 있고, 절단

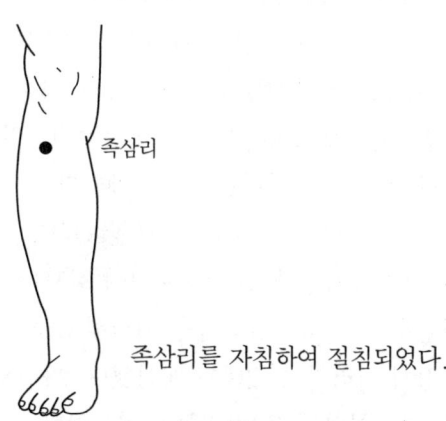

족삼리를 자침하여 절침되었다.

면(切斷面)은 피부에서 약 1.5cm의 거리에 있다. 원래의 침공(鍼孔)보다 2cm 위이다. 그래서 요추 마취(腰椎 痲醉)와 X선 촬영하에 3개의 침을 자침해 위치를 정하고 수술했다. 침을 빼내자 경과는 순조로웠고, 창상(創傷)은 제1기에 유합(癒合)됐다. 1주일간 입원 후 퇴원했다.

— 성지방(成志芳) 등 『강소중의(江蘇中醫)』 1963; (10) : 24

이 사례에서는 절침(折鍼)한 원인이 두 가지이다. 하나는 환자가 심하게 긴장해 있어 근육이 심하게 수축(收縮)한 것, 또 하나는 침의 질(質)이 나빴던 것이다. 시술자가 사전에 잘 설명하여 환자의 불안(不安)을 제거했더라면 긴장하는 일은 없으며, 자침하기 전에 침을 제대로 살펴보았으면 이러한 사고는 일어나지 않았다.

## 2. 임상경험

### (1) 견우(肩髃)에서 극천(極泉)을 투자(透刺)하여 견관절주위염(肩關節周圍炎) 40사례를 치료한 증례

견우혈(肩髃穴)은 수직으로 0.6~1촌의 깊이로 자입한다. 먼저 경자극(輕刺戟)하고 침감(鍼感)이 있으면 잠시 멈추고, 다시 중자극(重刺戟)으로 극천(極泉) 방향으로 3~4촌 자입하며, '소산화(燒山火)' 수법(手法)으로 끊임없이 염전(捻轉)하면서 침감을 손가락 끝에 전달한다. 환자에 따라서는 상지(上肢)가 발열(發熱)하고, 땀이 나는 느낌이 있다. 1회에 1~2분 운침(運鍼)하고, 치침(置鍼)하지 않아도 좋지만, 발침(拔鍼)한 후 자침부위에 화관(火罐: 吸玉)하여 10분 후에 제거한다. 몇 개의 압통점을 배혈해도 좋다. 이 사용법에 의해 38례의 증상이 사라지고, 2례가 개선했다. 자침횟수(刺鍼回數)는 최소(最少)가 1회, 최다(最多)가 8회로 치유했다.

견관절주위염(肩關節周圍炎)은 견관절의 폐쇄성 염증(閉鎖性 炎症)이다. 이것은 일종의 퇴행성(退行性)·증식성(增殖性)의 견내조직(肩內組織)의 변성(變性)이며, 대부분은 50세 이상의 노인에게 일어나기 때문에 중의(中醫)에서는 오십견(五十肩)이라고도 한다. 침구치료는 견관절주위염에 대한 가장 효과적인 방법의 하나로 널리 임상에서도 응용되며, 이에 관한 보고(報告)도 많다. 그러나 대부분의 보고는 취혈면(取穴面)에서도 공통되고 있으며, 주혈(主穴)은 일반적으로 견우(肩髃)·곡지(曲池)·양로(養老)·견정(肩貞)·조구(條口)에서 승산(承山)에의 투자(透刺)이며, 견료(肩髎)·비노(臂臑)·합곡(合谷)·후계(後谿)·열결(列缺)·외관(外關)·척택(尺澤)·압통점(壓痛點) 등을 배혈(配穴)하고, 그 밖에는 관절강(關節腔)에의 블록 주사 등도 상용(常用)되고 있다. 본편의 보고(報告)에서는 1혈(穴)만 택해 극천(極泉)에 투자(透刺)하고, 수법(手法)에도 연구(研究)를 해 치료효과도 충분히 만족할 수 있는 것이었으므로 참고로 수록했다.

(2) 환도(環跳)에 자침을 주로 하여 위증(痿證)을 치료한 사례

환자: 여아, 7세.

6개월 전에 발열(發熱)하고, 그 후부터 우측 하지(下肢)가 마비되었다. 걷기 어렵고 서서히 근육이 위축되고 있었다. 소아마비(小兒痲痺)라 진단되었다. 침구치료에서는 1회째는 건측(健側)의 환도(環跳)·풍시(風市)·양릉천(陽陵泉)·절골(折骨)·구허(丘墟)에 자침하고 10~15분 치침(置鍼)했다. 그 이후는 환부측에 매일 1회 자침했다. 5회의 치료로 움직이게 되고, 23회로 치유(治癒)되었다. 1년의 추적조사로 전부 정상(正常)이었다.

소아마비는 폴리오백신(polio vaccine)이 보급되었기 때문에 거의 현재는 볼 수 없게 되었다. 그러나 자료에 따르면 소아마비의 치료는

결코 만족할 수 있는 것은 아니다. 여기에서는 23회의 치료로 치유되었는데, 이러한 예는 적다. 이 예에서는 소아마비의 아동이 어리고, 나병기간(羅病期間)이 짧았던 것이 다행이었다. 시술자는 건측(健側)에서 자침하고, 나중에 환측(患側)에 자침하고 있는데, 그것은 우측 병(病)을 좌측에서 택하는 의미뿐만 아니라, 환자에게 침감(鍼感)을 주어 그 대뇌에 침감을 의식(意識)시켜 매 회의 환부측 자침시에 침감을 이미지 시키는 것으로 보다 자극의 효과를 발휘하고 있다.

### (3) 슬안(膝眼)과 족삼리(足三里)에 자침하여 1례의 비증(痺證)을 치유한 사례

환자: 남성, 40세.

양쪽 무릎관절이 부어 은근하게 아프고, 그것이 악화(惡化)가 계속되어 1개월이 되었다. 현재는 움직임이 제한되고, 보행도 곤란하며, 밤에도 잠을 자지 못하고, 심할 때는 일어서지도 못한다. 요즘 며칠간은 허리관절과 팔관절도 시근시근 아프다. 이것은 비증(痺證)이며, 침구치료를 했다. 내외슬안(內外膝眼)과 족삼리(足三里)를 주혈(主穴)로 하여 양구(梁丘)·양릉천(陽陵泉)·양지(陽池)·합곡(合谷)·신유(腎兪)·기해유(氣海兪) 등을 배혈(配穴)하고, 평보평사(平補平瀉)한 후 시구(施灸)한다. 1회의 치료로 통증은 경감되고, 2회째에는 현저한 효과가 있어 이미 걸을 수 있게 되었다. 전부 20회 자침하자, 모든 증상이 사라져 자유롭게 움직일 수 있게 되었다.

이 환자는 전형적(典型的)인 무릎관절염의 활동기(活動期)이며, 그것이 침구치료만으로 이러한 속효성(速效性)이 있었다는 예는 적다. 침구치료하는 비증(痺證)의 대부분은 경증(輕症)이거나, 오랫동안 치료해도 효과가 없었던 환자이다. 급성 활동기를 이미 제어(制御)할 수 없으면, 심장과 신장 등 다른 장기(臟器)를 손상한다. 따라서 현대의학으로는 스테로이드계(steroid系)와 비(非)스테로이드계의 항염증약(抗炎症 藥)과 호르몬제를 사용하여 곧바로 진행을 억제한다. 이 증례는 침구치료만으로 치유되고 있어 연구의 가치가 있다.

## 3. 정리

### (1) 강평

본 절(節)에서 수록한 7례의 절침(折鍼) 사례는 견우(肩髃)가 2례, 환도(環跳)가 2례, 슬안(膝眼)이 2례, 족삼리(足三里)가 1례로 대부분이 관절 부근에 자입하고 있다. 그래서 관절은 활동부위이고, 결합조직(結合組織)이 풍부하기 때문에 자입한 침체(鍼體)의 신축성(伸縮性)과 가동성(可動性)이 억제되고, 관절에 끼어서 움직이지 않게 되는 경우도 있으므로, 관절이 적어도 움직이면 절침이 일어나기 쉽다. 또한 침의 품질도 크게 영향을 미치고 있다. 좋은 침은 일반적으로 탄력성이 좋고, 가령 예각(銳角)으로 굽어지더라도 부러지는 일은 없다.

### (2) 구급치료의 방법

① 환자의 체위(體位)를 고정하고, 절침(折鍼)한 부위를 움직이지 않도록 한다. 만약 부러진 끝이 피부에 나와 있으면, 집게로 발침(拔鍼)한다.
② 만약 부러진 끝이 피부에 나와 있지 않더라도 오른손으로 피부를 잡아당기고, 왼손으로 주위의 피부를 누르면 나오는 경우가 많다.
③ 필요하면 외과(外科)에 의뢰하여 빼도록 한다.

(3) 예방조치

① 자침하기 전에 침체(鍼體)를 검사하고, 흠집이나 녹이 있으면 사용하지 않는다. 특히 침체의 근부(根部)는 신경써서 살펴본다.

② 관절부위에 자침할 때는 관절면(關節面)과 인대(靭帶) 내에 자입하지 않도록 한다. 그리고 만약 저항감(抵抗感)과 자입곤란 등, 단단한 조직에 닿으면 자입방향을 바꾼다.

③ 자침한 후는 환자가 움직이지 않도록 한다. 특히 관절부분은 절대로 굽히거나 뻗게 해서는 안 된다. (劉海波)

◆ **부기(附記)**: 절침(折鍼)한 침을 빼는 방법

(1) 복부(腹部)에서 절침(折鍼)한 침을 항문(肛門)으로 뺀 증례

환자: 여성, 30세.

생리불순과 대하(帶下)가 8년째 계속되고 있다. 이전에 침구치료를 받고 있었지만, 그 이후는 환자 자신이 자침하게 된 지 1년이 된다. 언젠가 스스로 우측 상복부(上腹部)에 자침했을 때 부주의로 침이 부러져 빼내지 못했다. 다음날 우측 하복부(下腹部)가 아파 병원에 구급(救急)으로 갔다. 복부를 X선 검사했더니, 우측 골반에 길이 5~6cm의 금속 이물질이 발견되었다. 검사결과 배꼽 우측에 종렬(縱列)로 네 개의 침공(鍼孔)이 있고, 각 침흔(鍼痕)이 약 1cm의 범위에서 파랗게 되어 있었다. 복부에는 압통과 반도압통(反跳壓痛)이 없고, 장명(腸鳴)이 있으며, 이동탁음계(移動濁音界)도 없었다. 입원하고 나서 2회의 X선 사진에서는 전부 좌측 골반(骨盤)에 이물(異物)이 발견되고, 3회째의 X선 사진에서도 이물의 위치에 변화가 없었다. 요추 마취하(腰椎 痲醉下)에서 진사개복(診査開腹)했지만, 수술 중에 부러진 침이 발견되지 않았고, 복강내 장기(臟器)에도 이상이 없었다. 좌측 하

부(下部)의 장관(腸管)을 전부 열어 수술실에서 복부 X선 사진을 촬영해도 역시 이물은 좌측 골반에 있었다. 결국에는 손가락을 항문에 넣어 6cm의 침체를 빼냈다. 수술 후의 경과는 좋았다.

— 천진시 하북구 금강교의원 외과 『천진의약(天津醫藥)』 1977; (11) :556

이 증례는 환자 스스로가 자신의 복부에 자침하는 위험성을 환기하고 있을 뿐만 아니라, 부러진 침은 체내를 떠돌아 다니고, 방향이 정해져 있지 않다는 것을 가르쳐 주고 있다.

### (2) 추안법(推按法)으로 절침(折鍼)한 침을 빼낸 2사례

〔예 1〕 34세.

6개월 전에 안면근육(顔面筋肉)이 경련하여 그곳에 자침했는데, 절침(折鍼)하여 빼낼 수 없었다. X선 사진에서는 우측 안와 하공(眼窩下孔) 아래에 하나, 길이 3cm에서 약간 옆으로 직선이 있다. 측면의 사진에서는 이 영상이 1cm에 미치지 않고 상악골(上顎骨) 앞에 있다. 환자가 수술에 동의(同意)하지 않았기 때문에 매일 그곳을 좌측 비익(鼻翼)의 옆을 따라 밖을 향해 2도, 수십 회씩 손가락으로 마사지하라고 말했다. 그리고 5일째 아침, 뺨 외측의 피부에 침끝이 돌출되어 있는 것을 발견하여 집게로 뺐다.

〔예 2〕 여성, 29세.

치주염(齒周炎) 때문에 오른손등의 아통점(牙痛點)에 자침했다. 30초 정도 강하게 염침(捻鍼)하자 통증이 멎었으므로, 침을 오른손등의 피부 밖으로 약 1cm로 절단하고, 침체(鍼體)의 피부에서 2cm의 부분을 모스키트 지혈겸자(止血鉗子)로 끼워 직각으로 구부린 후 반창고로 고정하여 매장요법(埋藏療法)했다. 다음날 아침에 반창고가 벗겨져 떨어져 있는 것을 발견했지만, 침은 나와 있지 않았다. X선 사진에서는 제3·4중수골 사이에 직각으로 굽은 침의 영상이 보였다. 특별하게 처치하지 않고, 환자의 왼손 엄지끝으로 오른손등의 자침부를 항상 손바닥면을 향해 누르라고 지시했다. 2일 후에 환자는 부러진 침이 손바닥면에 있는 2개의 횡문(橫紋) 사이에서 노출되어 있는 것을 발견했다. 내진(來診)하여 손바닥을 소독하고, 왼손 검지 끝으로 손등의 자입부위를 힘을 주어 지압(指壓)함과 동시에 모스키트 지혈겸자(止血鉗子)의 끝을 열어 손바닥면에서 손등을 향해 지압하여 침끝이 1mm 나타났을 때 손바닥면을 향해 끼워 순조롭게 뺐다.
― 고조겸(辜祖謙)『상해침구 잡지(上海鍼灸 雜誌)』1982; (2) :30

침술치료는 안면근육의 경련과 치통에 효과적이다. 그러나 침체의 녹과 부식(腐食)을 검사하고, 강하게 염전(捻轉)하거나 근육이 경련하는 것에 의한 절단을 방지하지 않으면 안 된다.

안압(按壓)에 의해 빼낸 2례는 성공했다. 그러나 부러진 침체의 아래에 큰 혈관이나 신경, 혹은 중요한 장기(臟器)가 있는지 없는지를 고려한다. 남은 침을 지압하여 앞으로 밀어내든 뒤로 밀어내든 안전이 제일이다. 매침(埋鍼)의 문제에 대해서도 침병(鍼柄)과 함께 굽어져 있으면 근육의 수축에 의한 피부 내(內)의 매몰(埋沒)을 피할 수 있었을 것이라고 고 씨(辜 氏)는 지적하고 있다.

◆ **부기(付記)**: 고전(古典)에서의 발췌(拔萃)
『소문(素問)·자금론(刺禁論)』에 "술 취한 사람에게 자침하면 기(氣)를 어지럽혀 안 되며, 노(怒)한 사람에게 자침하면 기역(氣逆)하여 실신(失神)시켜 안 되며, 피로한 사람, 만복(滿腹)인 사람과 공복(空腹)인 사람, 목이 마른 사람과 놀란 사람에게도 자침하면 안 된다"고 하였다.

『영추(靈樞)·종시(終始)』에도 "자침해서는 안 되는 금기(禁忌)는 섹스를 금방 끝낸 사람에게는 자침(刺鍼)하지 말고, 자침을 금방 끝냈으면 섹스를 하지 말라. 술 취한 사람에게는 자침하지 말며, 자침했으면 삼키지 말라. 노(怒)한 사람에게도 자침하지 말며, 자침한 사람은 노하지 말라. 일을 끝낸 직후에는 자침하지 말며, 자침한 사람은 일을 하지 말라. 만복(滿腹)인 사람에게 자침하지 말며, 자침했으면 만복이 되지 않게 하라. 공복(空腹)인 사람에게 자침하지 말며, 자침한 후에 공복이 되지 않게 하라. 목이 말라 있는 사람에게 자침하지 말며, 자침했으면 목마르게 하지 말라. 두려워하고 있는 사람은 반드시 기분이 침착해지고 나서 자침하라. 차(車)를 타고 온 사람은 30분 가량 옆으로 뉘었다가 자침하라. 걸어서 온 사람은 1시간 반 가량 앉았다가 자침하라"고 비슷한 내용이 기록되어 있다. 이렇게 해서 기분이 가라앉고 혈기(血氣)가 일정(一定)해진 후에 자침하면 사고(事故)가 일어나지 않는다.

『영추·구침십이원(九鍼十二原)』에 "실(實)을 실로 하거나, 허(虛)를 허로 할 수가 없다. 부족(不足)한 것을 훼손하고, 넉넉하여 도움이 되면 그것은 질병(疾病)을 더 심(甚)하게 하는 행위(行爲)이며 질병을 심하게 한다"고 밝히고 있다. 소모(消耗)하고 있는 것을 사(瀉)하고, 너무 많은 것을 보(補)하면 필연적으로 병상(病狀)이 무거워진다.

『영추·순역(順逆)』에 "격심(激甚)한 고열(高熱)에는 자침(刺鍼)하지 말며, 땀이 줄줄 흐를 때는 침을 찌르지 말고, 맥이 팔딱팔딱 뛸 때는 침을 찌르지 않는다. 증상(症狀)과 맥(脈)이 일치(一致)하지 않은 환자에게는 자침하지 말라"고 하였다. 만일 고열이 나고, 환자가 바르작거리며 침착(沈着)하지 않으면 병상(病狀)이 안정(安定)되고 나서 자침한다. 땀을 줄줄 흘려서 허탈(虛脫)한 사람에게는 그것이 완해(緩解)되고 나서 자침한다. 맥(脈)이 혼란(混亂)해져서 '어상(魚翔)'

이나 '하유(蝦遊)·작탁(雀啄)·옥루(屋漏)'의 맥이 나타나 있으면 그것은 위험한 환자이므로 자침해서는 안 된다.

# 부　록(附錄)

## 1. 본서(本書)에서 침술사고(鍼術事故)를 일으킨 혈위(穴位)의 요지(要旨)

　본서에서는 150편(編), 257례(例)의 침술사고를 수록했다. 그 중 자침에 의한 손상이 심하고, 자상(刺傷)에 의해 장애가 남거나 사망한 사람은 148례(총 증례수의 57.6%), 손상이 가벼운 사람은 109례(42.4%)였다. 대부분의 사례는 치료에 의해 위험을 벗어나고 건강해졌지만, 고통스러운 후유증을 남긴 사례도 있고, 35례의 환자는 구급치료를 했지만 사망했거나, 아무것도 하지 못하고 사망했다. 침술사고를 일으킨 시술자는 의사·간호사·순회의사·기도사(祈禱師)와 무당·도사(道士) 등인데, 그들의 대다수는 의료기술이 나빴거나 의술을 알지 못하기 때문에 경락수혈(經絡腧穴)과 관계 없이 침술사고를 일으켰다. 여기서 예로 든 61혈(穴)을 정리한 것은 다음과 같다.

　5~11회 사용된 9혈: 11회/예(例)에서 풍지(風池: 사망 2례). 10회/예에서 폐유(肺兪: 사망 3례), 8회/예에서 아문(啞門: 사망 2례)·견정(肩井)·합곡(合谷), 6회/예에서 풍부(風府: 사망 2례)·천추(天樞), 5회/예에서 내관(內關)·족삼리(足三里).

4회/예는 풍문(風門) 1혈.

3회/예에서 구미(鳩尾: 사망 2례)·고황유(膏肓兪: 사망 2례)·천돌(天突: 사망 1례)·안면(安眠: 사망 1례)·정명(睛明)·환도(環跳).

2회는 15혈(穴)이다. 상완(上脘: 사망 2례)·대추(大椎: 사망 1례)·정천(定喘: 사망 1례)·기호(氣戶: 사망 1례)·신장(神藏)·심유(心兪)·격유(膈兪)·견우(肩髃)·견정(肩貞)·승읍(承泣)·구후(球後)·중완(中脘)·기문(期門)·일월(日月)·삼음교(三陰交).

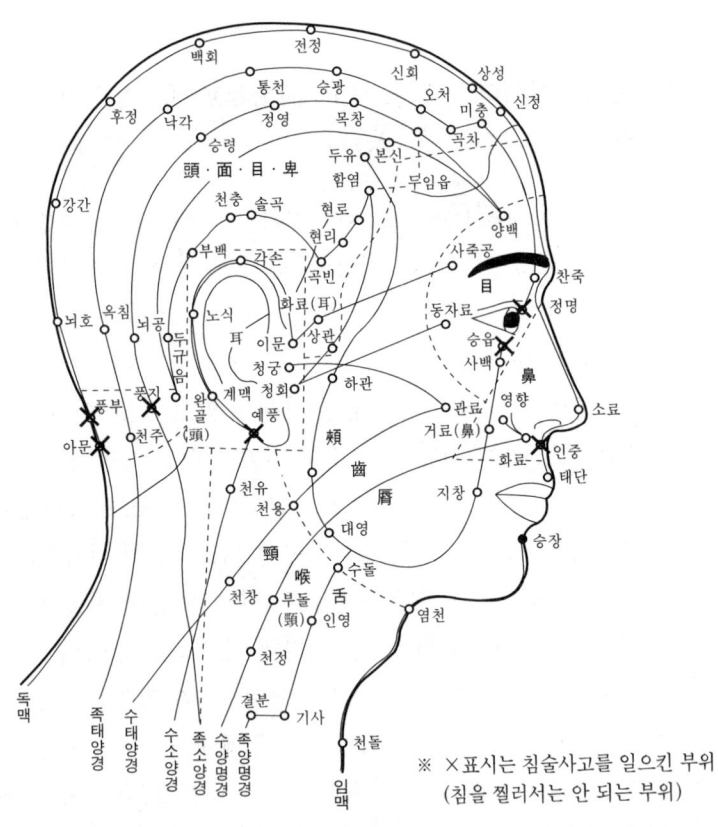

▲ 두경부 경락도

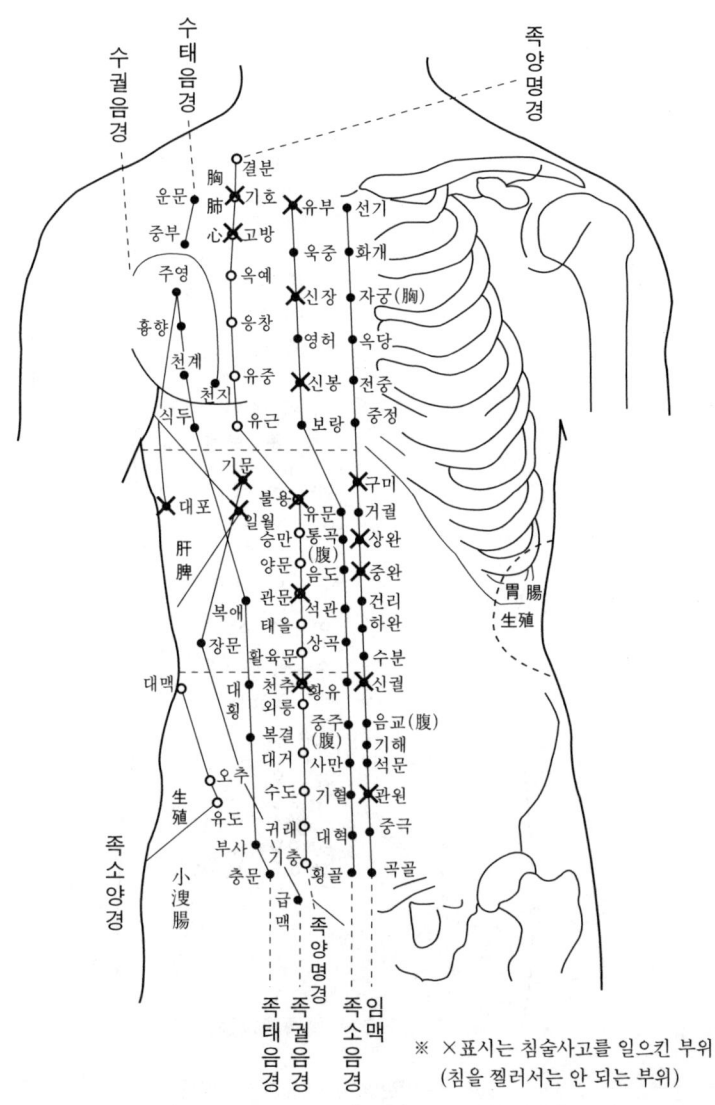

▲ 흉복부 경락도

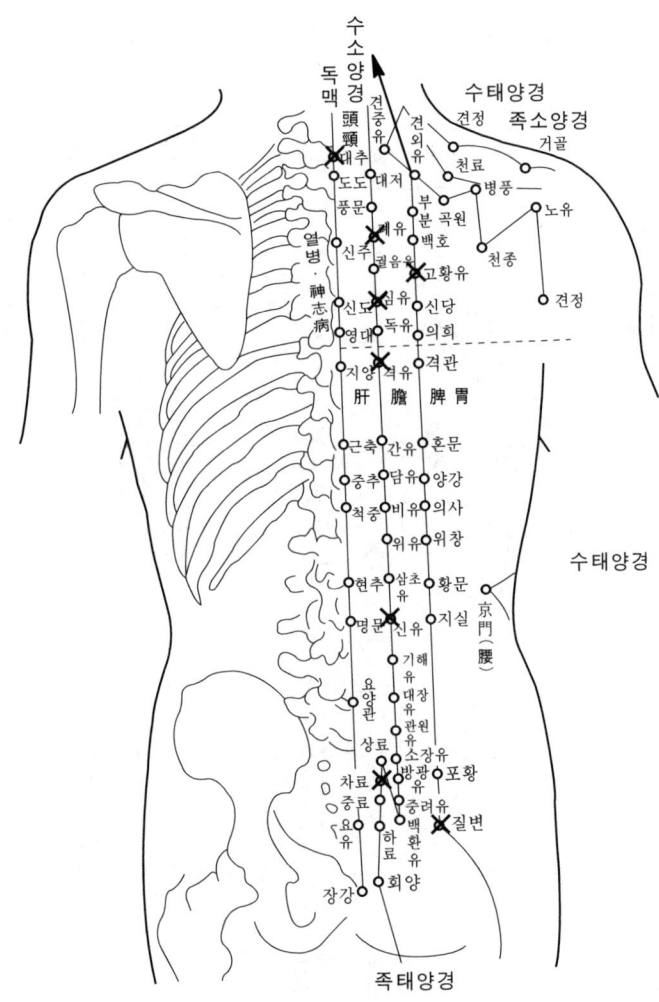

▲ 배요부 경락도

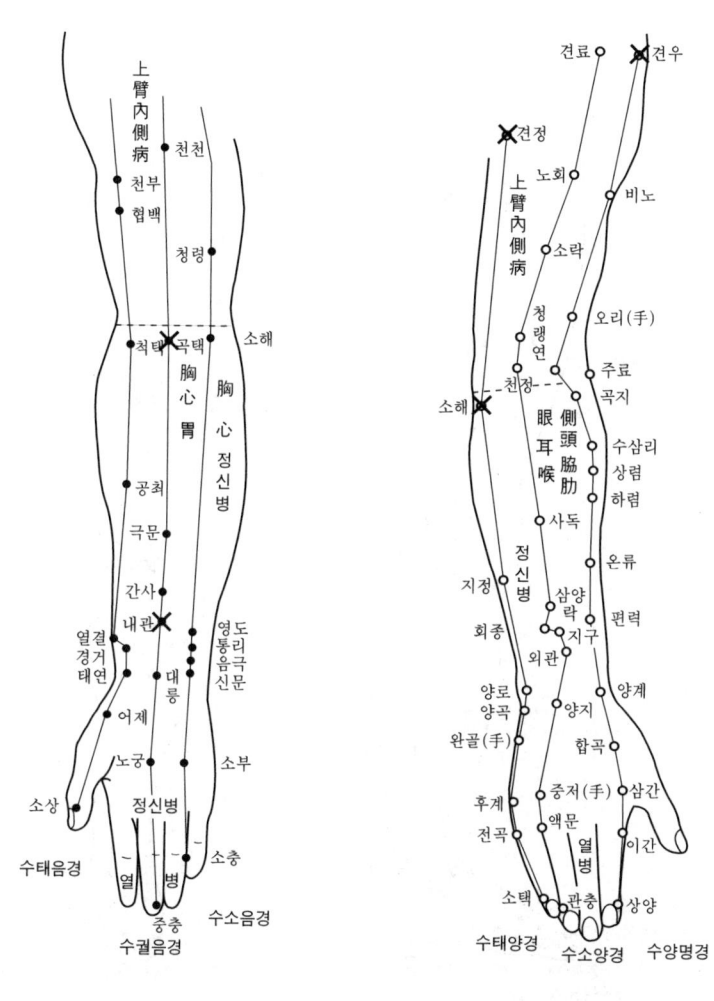

▲ 상지부 경락도(전면)　　▲ 상지부 경락도(후면)

※ ×표시는 침술사고를 일으킨 부위
　(침을 찔러서는 안 되는 부위)

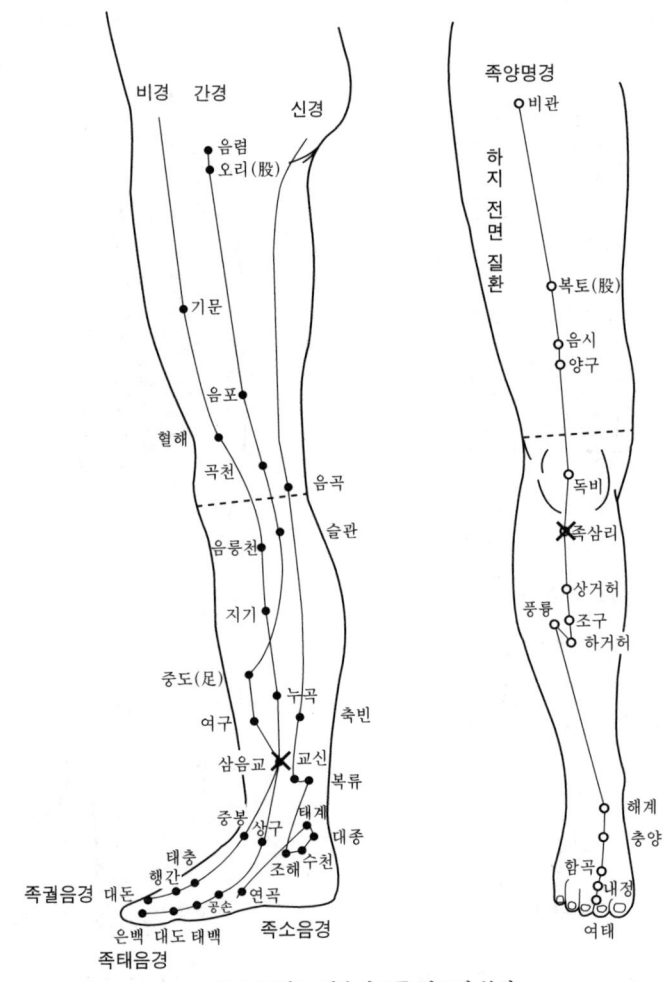

※ ×표시는 침술사고를 일으킨 부위
(침을 찔러서는 안 되는 부위)

▲ 하지부 경락도(전면)

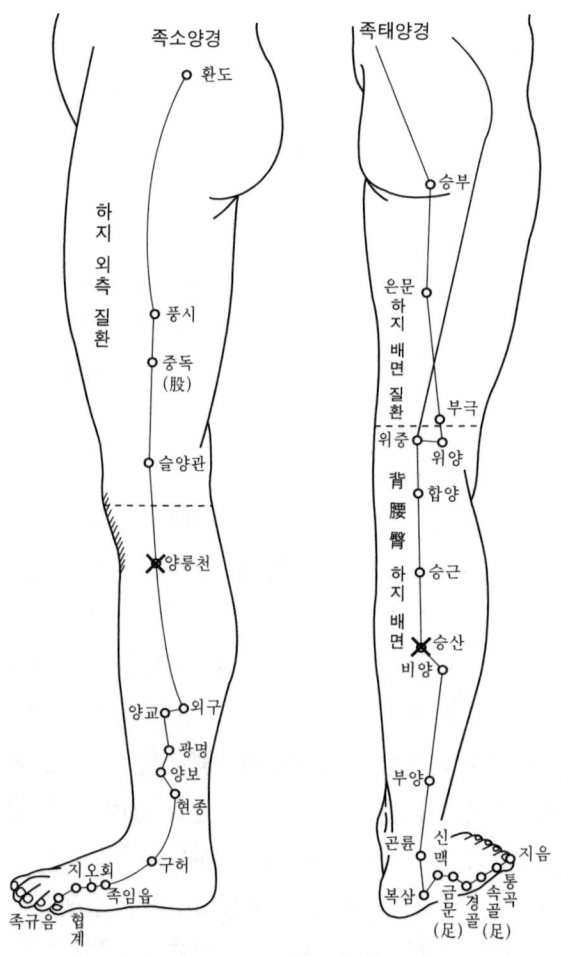

※ ×표시는 침술사고를 일으킨 부위
   (침을 찔러서는 안 되는 부위)

▲ 하지부 경락도(후면)

1회는 30혈이다. 풍암(風岩: 사망)·견봉(肩峰: 사망)·양문(梁門: 사망)·고방(庫房: 사망)·예명(翳明)·신봉(神封)·유부(兪府)·첩근(輒筋)·대포(大包)·협척(夾脊)·관충(關衝)·인중(人中)·태양(太陽)·신유(腎兪)·소해(小海)·사봉(四縫)·차료(次髎)·장문(章門)·신문(神門)·곡택(曲澤)·질변(秩辺)·신궐(神闕)·관원(關元)·불용(不容)·열결(列缺)·승산(承山)·신부돌(新扶突)·양릉천(陽陵泉)·내슬안(內膝眼)·외슬안(外膝眼).

이상의 혈위를 통계(統計)하여 분석한 결과, 침술사고의 정도는 자침한 혈위와 일정한 관계가 있다. 가령 신경계(神經系)의 중추(中樞) 부분에는 풍부·아문·대추·풍지·풍암·안면·예명 등이 있으며, 전부 위험도가 높고, 28례 중 20례가 반신불수(半身不隨)가 되고, 8례가 사망하고 있다. 순환기계(循環器系)에 대하여 위험도가 높은 것은 심장(心臟)부분과 비장(脾臟)부분으로 구미(鳩尾)와 양문(梁門) 등이며, 8례 중 3례가 수술하고, 5례가 사망하였다. 호흡계(呼吸系)에서 위험도가 높은 것은 폐부(肺部)로 흉부의 신장(神藏)·유부(兪府)·첩근(輒筋)·대포(大包)·고방(庫房) 등이 있으며, 10례 중 10례가 기흉(氣胸)을 일으키고, 그 중 1례는 사망하였다. 배부(背部)는 폐유(肺兪)·풍문(風門)·협척(夾脊)·심유(心兪)·정천(定喘)·고황유(膏肓兪)·격유(膈兪)·격간(膈間) 등이 있으며, 26례 중 26례가 기흉(氣胸)을 일으키고(그 중 2례는 혈흉, 1례는 수기흉), 8례가 사망, 경견부(頸肩部)는 천돌(天突)·견정(肩井)·견정(肩貞)·견봉(肩峰)·기호(氣戶)·신부돌(新扶突) 등 45례 중 45례가 기흉(氣胸)을 일으키고(그 중 3례는 혈흉, 1례는 수기흉), 4례가 사망하였다. 소화기계(消化器系)에서 위험도가 높은 것은 간장(肝臟) 부분과 비장 부분으로 간장을 손상하는 혈위로는 구미·상완(上脘)·우양문(右梁門) 등이 있으며, 4례 중 1례는 수술하여 치유됐지만 3례는 사망했다. 담낭 부분의 혈위에는 기문(期門)·일월(日月)·우양문(右梁門) 등이 있으며, 4례 모두 수술하여 치유되었다. 위장을 상처입히는 혈위로는 중완(中脘) 등이 있으며, 3례는 전원 수술하여 치유되었다. 장(腸) 부분에는 하완(下脘)·신궐(神闕)·천추(天樞)·관원(關元) 등이 있으며, 15례의 전원이 수술하여 치유되었다. 비뇨(泌尿)와 생식기계(生殖器系)의 위험지구(危險地區)는 신장과 자궁·난소 부분이며, 요배부(腰背部)의 3례는 신장을 손상하고, 2례는 보존요법을 하고 1례는 수술했다. 자궁과 난소의 2례는 1례가 수술하여 치유되고 1례는 사망했다.

이상으로 중추신경(中樞神經)·심장(心臟)·비장(脾臟)·간장(肝臟)·담낭(膽囊)·위(胃)·장(腸)·폐(肺)·신장(腎臟)·자궁(子宮)·난소(卵巢)를 포함한 위험구역(危險區域)은 148례, 35혈이며, 이들은 모두 중요한 부분을 손상했다.

a. 지주막하출혈에 의한 반신불수(半身不隨) 20례.

b. 수술 28례.

c. 기흉 68례.

d. 보존요법으로 치유 2례.

e. 사망 30례.

또한 혈관, 피부, 시청각기관, 이상한 사고도 109례가 있으며, 시청각기관의 15례의 사고는 정명(睛明)·구후(球後)·승읍(承泣)·이개(耳介) 등 국부의 혈(穴)에 한정되어 있지만, 다른 94례의 사고는 인중(人中)·첩근(輒筋)·대포(大包)·장문(章門)·격관(膈關)·불용(不容)·차료(次髎)·소해(小海)·사봉(四縫)·열결(列缺)·곡택(曲澤)·승산(承山)·양릉천(陽陵泉)·족삼리(足三里)·내슬안(內膝眼)·외슬안(外膝眼) 등 26혈로 분산되며, 대부분 전신의 구석구석에 있다. 이 109례의 사고에서 5례의 사망례가 포함되어 있다 하더라도 그 사망원인을 분석해 보면 특수하다. 그 중에서 2례는 혈영(血癭: 동맥류)을 찔러 다량 출혈로 사망하였다. 2례는 자침에 의해 뇌일혈(腦溢血)을 유발시켜 치료의 효과도 없이 사망했으며, 다른 1례는 만성 질환으로 극도로 쇠약해 있기 때문에 사망했다. 109례의 사고에서는 위험구역에서 취혈한 것이라고 생각된다. 이러한 교훈(敎訓)은 침술치료의 시술자에게 해부(解剖)와 생리(生理)·병리(病理)의 지식이 요구되며, 장부경락학설과 침의 사용법, 시술, 소독 등의 방법에 정통(精通)하라고 가르치고 있다. 또한 자침요법은 일반적으로 안전하고 효과적이라고 생각되지만, 신체에는 자침에 대한 위험구역이 존재하기 때문에 신중하게 자입하고 너무 깊지 않도록 하며, 부드러운 수법(手法)을 사용하여 되도록 사고를 일으키지 않도록 한다.

## 2. 훈침(暈鍼)·체침(滯鍼)·절침(折鍼)

자침요법에서는 그 밖에도 생각지 않은 불량반응(不良反應)과 잘못이 있다. 대부분은 신체에 큰 손상이 아니라 사고(事故)라고 부를 수 없는 듯한 훈침(暈鍼)·체침(滯鍼)·절침(折鍼) 등인데, 그다지 신체에 장애(障礙)되지 않는다고 해서 적당히 하거나, 아무런 처치도 안 해서는 안 된다. 모든 일에는 항상 변화가 있으며, 이면성(二面性)으로 전화(轉化)하여 바뀌어가는 가능성이 있다. 훈침·체침·절침은 침의 불량반응(不良反應)이지만, 처치가 나쁘거나 해서 사고(事故)로 이어지는 경우도 있다. 그 때문에 시술자는 임상에서 항상 책임있는 일을 하지 않으면 안 된다.

### (1) 훈침(暈鍼)

훈침은 자침요법에 수반(隨伴)하는 의외(意外)의 문제이지만, 고서(古書)에서는 모두 위험한 사고에는 이어지지 않는다고 기재(記載)되어 있다. 예를 들어『영추(靈樞)·경맥(經脈)』에 "한열(寒熱)에 자침할 때는 혈락(血絡)을 자침하는 경우가 많다. 반드시 격일로 1회 자침한다. 피가 전부 나와 멈추면 그곳에서 허실을 살펴본다. 어제(魚際)의 낙맥(絡脈)이 짧고 작으면 기허(氣虛)이다. 그것이 심한 사람을 사법(瀉法)하면 어지럽고, 심하면 실신(失神)하고 말을 하지 못한다. 어지러우면 바로 앉게 한다"고 나와 있다. 여기에서는 심한 허(虛)이면 사법은 사용하지 않는다. 사법을 쓰면 허를 심하게 하여 어지럼증이 일어나 쓰러지고 인사불성(人事不省)이 된다. 만약 훈침(暈鍼)이 일어나면 환자를 앉혀서 관찰하고 있으면 얼마 후 서서히 의식이 되돌아온다. 이것은 고전에 나와 있는 훈침례(暈鍼例)이다.『침구대성(鍼灸大成)』의 금침혈가(禁鍼穴歌)에는 "밖에 있는 운문(雲門)과 구미(鳩尾)·결분(缺盆)·주객(主客)에 심자(深刺)하면 움직인다"고 한다. 이것은 운문·구미·결분·객주인(客主人) 등에 심자하면 훈침되기 쉽다는 것을 서술하고 있다.

훈침 반응은 임상에서도 다양한 보고가 있으며, 성별과 연령에 의한 구별은 어렵지만, 다음과 같은 요인이 관련 있다.

① 환자의 체질(體質)

자침에 대해 특히 민감한 사람이 있으며, 침을 보기만 해도 아찔해 한다. 이전에 보았던 어느 환자는 국부(局部)를 소독(消毒)만 해도 실신하고 창백해지며 땀을 흘렸다. 또한 자신이 오랫동안 앓았지만 자침을 견딜 수 없다고 생각하고, 공포감을 안고 있는 환자에게는 훈침(暈鍼)을 방지하도록 주의하지 않으면 안 된다. 자율신경실조(自律神

經失調) 환자나 피로한 환자에게는 훈침이 일어나기 쉽다. 공복(空腹)일 때는 식사할 때까지 얼마간 자침하지 않는 편이 좋다.

② 자세(姿勢)의 요인(要因)

훈침이 일어나기 쉬운 환자는 눕거나 앉을 수 있도록 신체를 지지(支持)할 수 있는 장소가 있는 편이 좋다. 서 있는 자세나 신체를 지지할 수 있는 것이 없으면, 이러한 환자는 불안해지고 훈침을 두려워하는 심리(心理)에 의해 더욱 훈침이 일어나기 쉽다. 그러나 오랫동안 누워 있던 자세에서는 가벼운 수법(手法)과 자침 개수(個數)를 적게 한다. 오래 누워 있던 자세로 무겁게 자입하면 발침하고 일어섰을 때, 자주 빈혈(貧血)을 일으키고 오심(惡心)·구토한다. 이것은 자세를 바꾸었기 때문에 뇌빈혈(腦貧血)이 일어났기 때문이다.

③ 시술자의 조작(操作)이 난폭한 경우

시술자는 자침하기 전에 자침의 방법, 그것을 하는 의미, 주의사항 등을 설명하지 않으면 안 된다. 환자에 대해서 엄한 태도를 취하거나, 함부로 말을 하지 않는다. 그래서는 환자가 공포심을 가지게 되고, 더욱이 자침이 난폭하거나 하면, 첫째로 환자가 통증을 두려워하고, 둘째로 취혈이 침술사고가 아닐까 하고 생각해 어린이라면 울어대고, 어른은 피하려고 하여 환자와의 협력관계가 성립되지 않고 훈침하는 경우가 많다.

④ 시술자의 수법(手法)이 너무 강하다

자침하고 훈침(暈鍼)도 하지 않았는데, 운침(運鍼) 중이나 발침(拔鍼) 후에 환자가 실신(失神)하는 경우가 있다. 그 대부분은 운침의 수법(手法)이 너무 강하거나, 침공(鍼孔)에서 출혈하여 환자가 자침에 잘못이 있었던 것은 아닐까 하고 생각하기 때문이다. 또한 자침했을 때는 아무 일도 없지만, 전기침(電氣鍼)을 통전(通電)하면 동시에 환자가 창백해지고 땀을 흘리는 경우도 있다. 따라서 수법의 강도(强度)는 사람에 따라 통증에 따라 임기응변(臨機應變)한다.

(2) 체침(滯鍼: 澁鍼)

체침(滯鍼)도 자침요법에서는 드물지 않다.『영추(靈樞)·사기장부병형(邪氣臟腑病形)』에는 "자침에서는 반드시 기혈(氣穴)에 닿게 하고, 근육마디에 닿게 하지 말고…… 근육에 닿으면 근육이 이완되고, 사기(邪氣)가 빠지지 않으며, 사기는 진기(眞氣)와 싸워 진기를 흐트러뜨려 사라지지 않고 오히려 체내에 정착한다"고 하였다. 즉 정사(正邪)가 체내에서 서로 공격하면 침이 멈추어 빼기 어렵다는 것을 말하고 있다. 체침이란 침을 근육 내에 자입한 후 근육들이 침을 누르고 있기 때문에 염전(捻轉)하려고 해도 움직이지 않고, 누르려 해도 들어가지 않고, 빼려고 해도 빠지지 않으므로 체침(滯鍼)이라고 한다. 그 원인으로는 다음과 같은 것들이 있다.

① 환자의 정신적 긴장(緊張)

환자에게 자율신경 실조증(自律神經 失調症)이 있으면 자침을 두려워해 근육이 긴장하여 침이 끼어 움직이지 않게 된다. 이러한 체침(滯鍼)이라면 당황할 필요가 없으며, 그 이유를 설명하고, 어떠한 수단을 강구하여 환자의 기(氣)를 풀게 하고, 잠시 기다리고 있으면 자연히 근육이 풀려 발침할 수 있다. 또는 체침한 부근에 자침하여 근육을 이완하면 발침할 수 있다.

② 자세(姿勢)의 문제

자침요법에서는 자침하기 전 앉은 자세로 할지, 누운 자세로 할지, 선 자세로 할지를 결정한다. 그리고 자침한 후에는 움직이지 않도록 한다. 앉은 자세나 선 자세로 자침하여 도중에 누운 자세로 바꾸거나 하면 근육이 늘어나거나 수축하여 체침(滯鍼)하므로, 한 번 뽑았다가 다시 자입한다. 만약 체위(體位)를 바꾸어 체침했으면 먼저의 체위로 천천히 바꾸어 염전(捻轉)해서 발침한다.

③ 관절에 자입

관절(關節) 주위의 혈위(穴位)도 있다. 만약 취혈(取穴)이 나빠 침이 관절 사이에 들어가 그대로 체위(體位)를 움직이면 침체(鍼體)가 휘어져 염전(捻轉)이나 제삽(提揷)하려고 해도 움직이지 않게 된다. 체위가 바뀌어 있으면 원래의 체위로 되돌리는데, 침이 깊이 박혀 움직이지 않으면 체침(滯鍼)한 부근에 다시 하나를 자입하거나, 상하(上下)로 움직여 주면 발침(拔鍼)할 수 있다.

『의잉(醫謄)』에도 '동제야어(東齊野語)'로 기재되어 있다. 그것은 다음과 같다.

장(張) 매니저는 침술이 뛰어나고, 제자까지 있었다. 제자가 공부를 하지 않는데도 대단히 자신을 가지고 있었다. 어느 날 조신(趙信)의 첩(妾)이 병이 들어 장 매니저의 뛰어난 제자에게 치료를 부탁했다. 진단한 후 "이미 위험한 상태이지만, 단 하나의 혈만을 구할 수 있는 혈이 있다"고 말했다. 그리고 손 외측의 경상돌기(莖狀突起) 위 2촌에 자침했다.

잠시 후에 병이 호전되어 발침할려고 했는데, 침이 골육(骨肉) 사이에 떠다니고 있었다. 다급하여 "혈에 맞혔지만 침이 나오지 않았다. 이것은 나의 선생이 아니면 발침할 수 없다"고 말했다.

이때 장 매니저를 불렀다. 장(張)은 "혈은 좋지만, 아직 나의 발침 방법을 외우고 있지 않다"라고 생각했다.

그때 다른 손목에 교차 자침했다. 이 침이 들어가자 손 외측 경상돌기의 침이 서서히 빠지려고 했다. 빠지지 않고 떠다니는 침을 치료한 사례가 있다. 이것은 대신하는 침을 놓아 발침하는 방법의 하나이다.

### (3) 절침(折鍼)

자침방법에 있어서의 절침(折鍼)은 많지 않지만, 그 결과는 훈침(暈鍼)과 체침(滯鍼)에 비교하여 중대하다. 부러진 침이 근육 내에 있으면 일반적으로는 큰 문제가 되지 않으나, 환자의 기분으로는 참기 어려워 재판에 호소하거나, 문제가 일어나지 않는다는 것을 보증하는 증서(證書)를 쓰게 하거나, 심한 사람은 절침한 시술자를 밤낮으로 괴롭히거나, 사람들에게 의료사고는 심하게 영향이 있다고 생각하게 한다.

『의잉(醫縢)』도「신안(新安)·문헌지(文獻誌)」의 당시 마순중(馬荀仲)이라는 사람이 있었는데, 조금 침구(鍼灸)를 알고 있었지만, 당시 침술에 정통한 정약(程約: 아호는 맹박)과 같이 유명했다고 대충 말하고 자화자찬(自畵自讚)하고 있었다.

어느 날 대수(大守) 명문가의 주인이 병이 들어 마 씨(馬 氏)에게 치료를 의뢰했다. 마 씨는 진단한 후 침을 찌르면 바로 낫는다고 말했다. 그때 환자의 왼쪽 겨드랑이 아래에 침술치료 했지만, 자입하고 있는 도중에 갑자기 침이 부러졌다. 마 씨는 당황하여 등을 움츠렸지만, 부러진 침을 빼내지는 못했다. 이러한 상황에 빠지게 되면 사실을 말할 수 밖에 없다. 스스로 기술이 낮다고 인정하고 어쩔 수 없다고 말했다.

"이 침을 빼낼려면 정맹박(程孟博)이 아니면 안 된다"라고 말했다. 정맹박은 왼쪽 겨드랑이에 침이 있는 것을 보면 오른쪽 겨드랑이 밑에 침 하나를 자침했다.

잠시 뒤에 왼쪽 겨드랑이부터 부러진 침이 압박되어 자연적으로 나왔다. 사람들은 칭찬을 하였고, 그 이후 마(馬) 씨는 자신이 침의 명수(名手)라고 말하지 않게 되었다고 고사(故事)를 인정하고 있다.

본서(本書)에서도 몇 가지의 절침례(折鍼例)를 인용하였으나, 전부 다양한 방법으로 부러진 침을 빼내고 있다. 또한 부러진 침이 체내에

6개월에서 1년 이상이나 남아 있어도 특별한 반응은 일어나지 않았다. 혹은 비가 오는 날에 부러진 장소가 아픈 환자도 있다. 그렇게 보면 부러진 침은 빼내는 것 이상으로 좋은 것은 없지만, 빼낼 수 없더라도 오랜 기간 체내에서 서서히 적응하는 사람도 있으며, 부러진 침이 신체에 흡수되어 X선에도 보이지 않게 되기도 한다.

### 3. 고대(古代)에 있어서의 침술사고례(鍼術事故例)

본서의 자료를 모으는 과정에서 찾아낸 침술사고의 사례는 완전히 다이아몬드를 찾듯이 적었다. 즉, 옛날 사람들은 임상에 있어서의 성공경험만 기록하고, 실패(失敗)의 교훈(校訓)으로는 구체적인 예(例)를 채용하지 않았다는 것을 나타내고 있다. 의자(醫者)에게는 한방약을 사용할 때의 '십팔반(十八反)'과 '십구외(十九畏)'가 있듯이, 자침요법에도 '금침혈가(禁鍼穴歌)'가 있다. 그 때문에 우연히 발견한 몇 가지의 침술사고 사례밖에 들 수 없다.

(1) 독우서의(督郵徐毅)가 병이 들었다. 화타(華佗)가 찾아가자, 서의는 화타에게 "어제 의자(醫者)에게 위관(胃管)에 침을 놓게 했다. 그러자 기침이 나고 조용히 잘 수가 없었다"고 말했다. 화타는 "자침한 곳은 위관이 아니라 간(肝)으로 들어간 것이다. 식사를 하면 약해지고 5일이 지나면 구할 수 없게 된다"고 말했다. 화타가 말한대로였다.
— 송(宋)·장고(張杲)『의설(醫說)』

여기서 말하는 위관(胃管)이란 위상구(胃上口)의 분문(噴門)이나 하구(下口)의 유문(幽門)이다. 화타가 "자침한 곳은 위관이 아니라 간(肝)으로 들어간 것이다"라고 말하고 있는 것에서 상완(上脘)에 자침하여 침끝이 오른쪽으로 일탈해 간장(肝臟)을 자상(刺傷)한 것이라고 생각한다.『소문(素問)·해론(咳論)』에 "간해(肝咳)의 증상은 기침하면 양쪽 겨드랑이가 아프고, 심하면 신체를 비틀 수가 없다"고 한다. 장지총(張志聰)은 "간맥(肝脈)은 요협(腰脇)에 분포하고, 상단은 폐(肺)로 흐른다. 따라서 기침할 때 겨드랑이 아래가 아프다"고 해설하고, "5일이 지나면 구(救)할 수 없게 된다"의 5일은 약수(約數)로 수일 안에 반드시 죽는다는 의미이다. 그 근거는 『소문·자금론(刺禁論)』에 "간(肝)에 자침하며 5일 만에 죽는다"라고 있기 때문이다.

(2) 두풍(頭風: 만성두통)으로 머리가 어지럽고 구토(嘔吐)하고, 며칠간은 식사도 할 수 없었다. 내가 풍부혈(風府穴)에 자침하고, 왼쪽 귀를 향해 3촌 자입했다. 침감(鍼感)을 느끼고 13번 호흡을 막으니, 환자는 머리가 마비되고 열나는 느낌이 있었으므로, 흡기(吸氣)에 따라 발침하고, 부자반하탕(附子半夏湯)을 복용시키자 재발하지 않았다. 화타(華佗)가 조조(曹操)의 두풍에 자침했을 때도, 역시 이 혈을 택하자 바로 나았다. 그러나 이 혈에 자침하면, 바로 혼도(昏倒)한다. 올바른 방법은 왼쪽 귀를 옆으로 향하여 자침하면 대체로 상처입히지 않으므로 실신(失神)하지 않는다. "이 방법은 기묘하다. 숙련된 침술가와 협의하지 않으면 효과가 없다"고 주석(註釋)하고 있다.

— 송(宋)·보재(寶材) 『편작심서(扁鵲心書)』

이것은 풍부혈(風府穴)을 택할 때 어떻게 자입하면 환자가 혼도(昏倒)하지 않는가에 주의하고 있다. 서술하고 있는 것은 침술사고가 아니다. 그는 "이 혈에 자침하면 사람은 바로 혼도한다"고 단정하고 있는데, 그것은 그 자신의 직접 또는 간접적인 경험에서 나온 교훈이라는 것은 틀림없다. 『석홍부(席弘賦)』에는 "옛날부터 풍부(風府)는 가장 자침이 어려우므로 잘 연구하여 얕게 자침하는 것을 알아야 한다"고 말하고, 『성제총록(聖濟總錄)』도 "풍부의 침은 1촌 이내에 자입을 한다. 너무 깊게 하면 사람이 벙어리가 된다"고 하였다. 보재(寶材)는 "이 혈에 자침하자 사람이 바로 혼도(昏倒)하게 되었다"와 『석홍부』

와 『성제총록』보다도 침술사고의 실제와 일치한다.

(3) 원대(元代)의 세조 때 원7년(1270년) 익도부(益都府: 현재의 산동성수광현경내)의 아들 원사의 부인에게 의관 유집중(醫官 劉執中)이 위장을 자침해 사망했다. 본인이 범한 것이므로, 107대의 곤장의 형(刑)에 한 냥의 은(銀)을 추징(追徵)하여 매장(埋葬)의 비용으로 사용했다.

— 『원전장(元典章)·예부(禮部)』

자침하여 위장(胃腸)을 손상시켜 장(腸)과 위(胃)를 천공(穿孔)하여 복막염이 일어나면 바로 치료하지 않으면 사망한다. 당시의 의료기술이나 구급치료의 한계 때문에 잘못된 자침에 의해 병상(病狀)을 악화시키면 잘못에 잘못을 거듭하게 되어 사망할 수 밖에 없었을 것이다. 의자(醫者)에 대한 처벌에서 보아 기술상의 사고인 듯하다.

(4) 청(淸)나라 가경(嘉慶) 17년(1812), 안휘(安徽)에서 침술사고로 사망한 사례(事例)이다. …질병을 치료하려고 공(功)을 들여 환자의 손발에 자침하고, 또 안각(眼角)에 돌팔이 의사가 생강즙을 넣어 살상하였다. 법률에 의하여 교수형(絞首刑)에 처해 죄를 물었다.

— 청(淸) 『정전류찬(政典類纂)·형률(刑律)』

이 예(例)는 환자의 손발에 자침하고 생강즙을 안각(眼角)에 넣어 환자가 사망한 것을 '용의살상인률(庸醫殺傷人律)'로 처리하고 있는데, 이상하다. 의자(醫者)의 취혈이 부적절하고, 자침이 너무 깊고, 수법(手法)도 너무 강해 병상(病狀)이 진행되어 악화된 것은 기술의 부족 때문이지만, 빨리 치료하려고 생각한대로 되지 않았을 뿐이며, 침술사고를 일으킨 의사가 사람을 죽인 것은 아니다.

당연히 시술자는 임상에서 충분히 주의하지 않으면 안 되며, 어떠한 의료실수에 의한 사고도 피하지 않으면 안 된다.

(5) 들은 바에 의하면, 진한제(陳漢題)의 자부(子婦)가 병이 들어 치료를 받았다. 자침하자 피가 흘러 멈추지 않아, 얼마 후 병사(病死)했다. 익견중성(益見仲聖)의 말은 거짓말이 아니다.
— 청(淸)·위지수(魏之琇)『속명의류안(續名醫類案)』웅안(雄案)

자침하여 큰 혈관(血管)을 손상하고, 그것이 큰 동맥(動脈)이면 피가 흘러 멈추지 않고, 환자를 죽음에 이르게 한다는 교훈은 지금도 옛날도 기재(記載)되어 있다.

예를 들면 『소문(素問)·자금론(刺禁論)』에 "팔뚝의 태음맥(太陰脈)을 자침하여 출혈이 많으면 즉시 죽는다"고 하였고, 『소문·사시자역종론(四時刺逆從論)』에는 발등을 찔러 대맥(大脈)에 닿고, 피가 멈추지 않으며 죽는다"고 하였다. 즉, 2천년 전 이상의 의학자는 큰 동맥혈관을 자상(刺傷)하여 유혈(流血)이 멈추지 않으면 사망사고(死亡事故)가 일어난다고 경고하고 있다.

## 4. 『침구대성(鍼灸大成)』의 금침혈가(禁鍼穴歌)

뇌호(腦戶)·신회(顖會)·신정(神庭)·옥침(玉枕)·낙각(絡却)과 승령(承靈)이다.

노식(盧息)·각손(角孫)·승읍혈(承泣穴)·신도(神道)·영대(靈臺)·전중(膻中)은 분명하고, 수분(水分)·신궐(神闕)·회음(會陰) 위, 횡골(橫骨)·기충(氣衝)에는 침이 가서는 안 된다.

기문(箕門)·승근(承筋)·수오리(手五里)이고, 삼양낙혈(三陽絡穴)에 도달하는 것이 청령(靑靈)이다.

임신부(妊娠婦)에게 합곡(合谷)의 침은 나쁘고, 삼음교(三陰交)도 같은 이유이다. 석문(石門)은 침구(鍼灸)를 피하지 않으면 여자가 일생 임신하지 못하게 된다.

기타 운문(雲門)과 구미(鳩尾)·결분(缺盆)과 객주인(客主人)에 심자(深刺)하여 훈침(暈鍼)한다. 견정(肩井)에 심자해도 혼도(昏倒)하여, 바로 족삼리(足三里)를 보강하여 소생(蘇生)시킨다.

　오장(五臟)과 담(膽)을 찌르게 되면 죽고, 충양(衝陽)에 피가 흐르면 명토행(冥土行)하게 된다.

　해천(海泉)·관료(顴髎)·유중(乳中)이 척추 사이에 닿으면 꼽추가 된다. 어제(魚際)와 대퇴 내측(大腿 內側), 슬개골(膝蓋骨)과 양릉천(陽陵泉) 및 신경(腎經)이고, 겨드랑이와 허벅지의 각 아래 3촌(寸), 안와(眼窩), 관절 모두 동일 평가한다.

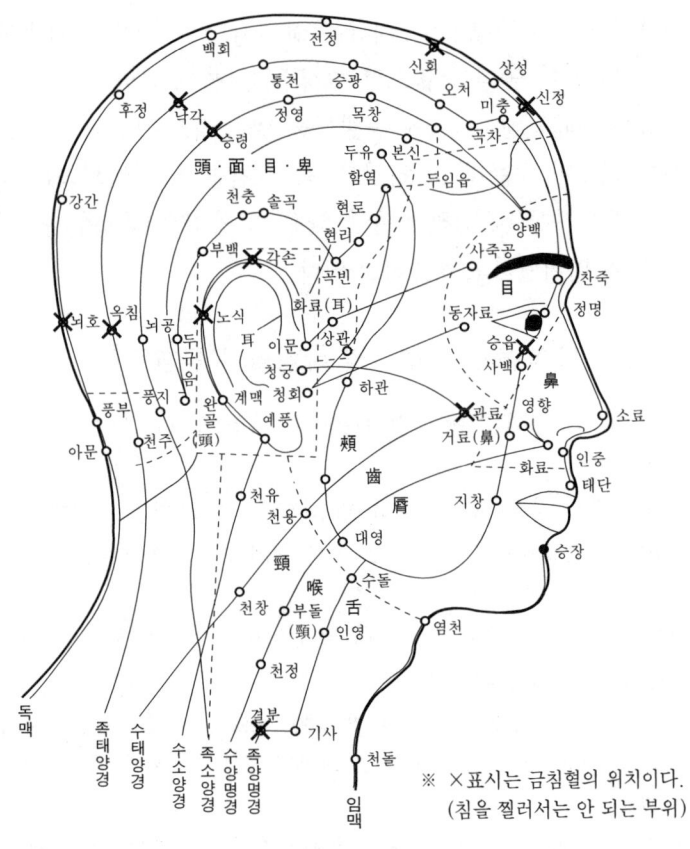

▲ 두경부 경락도

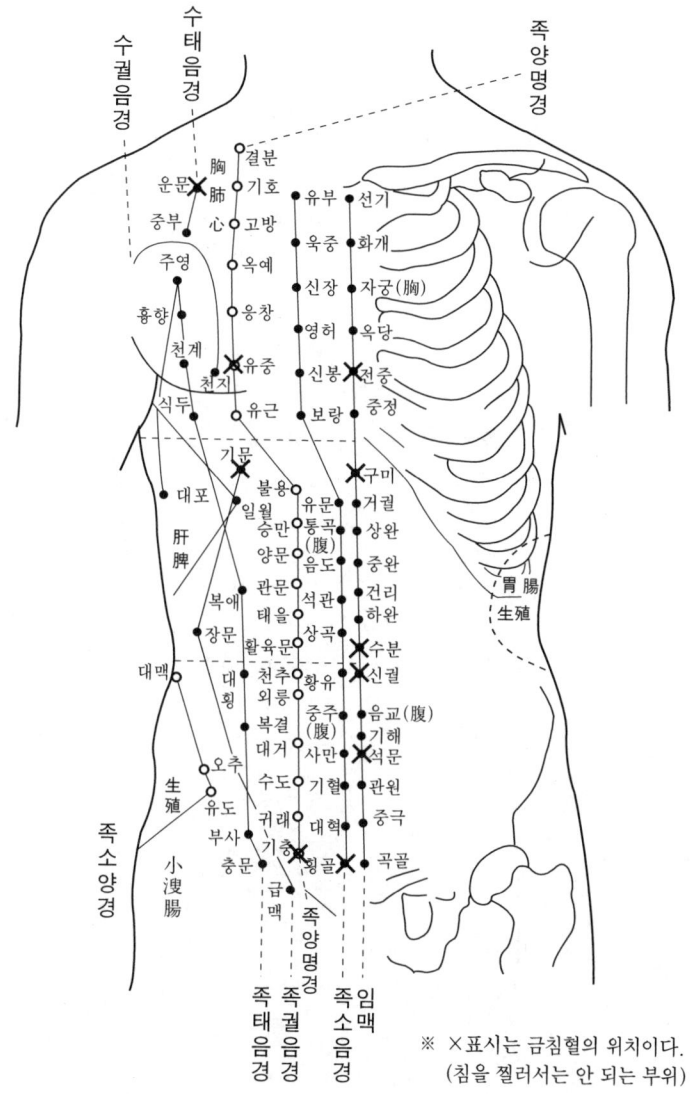

▲ 흉복부 경락도

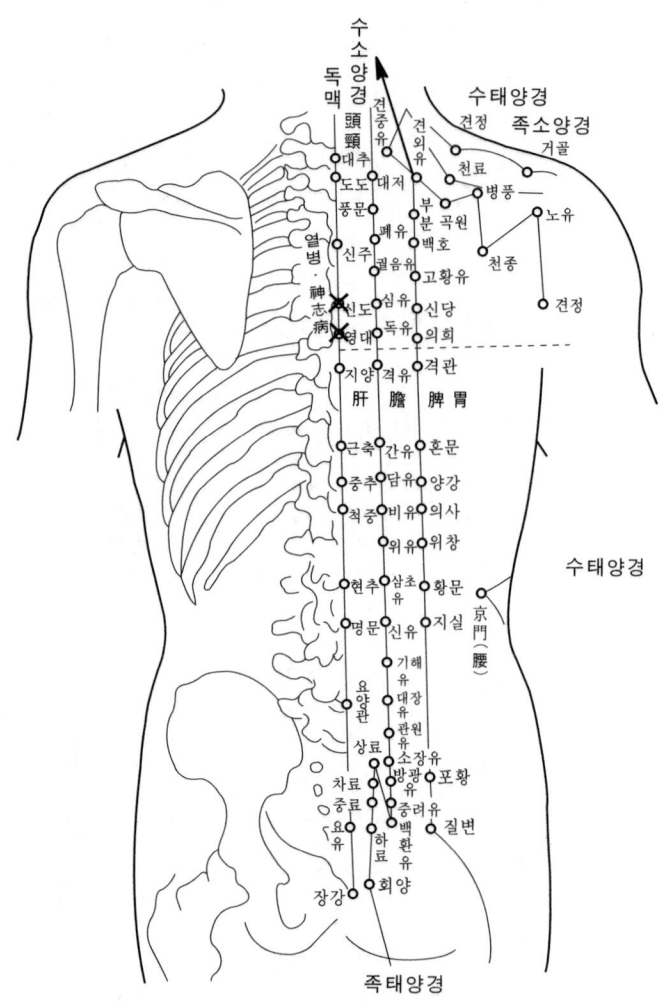

※ ×표시는 금침혈의 위치이다.
(침을 찔러서는 안 되는 부위)

▲ 배요부 경락도

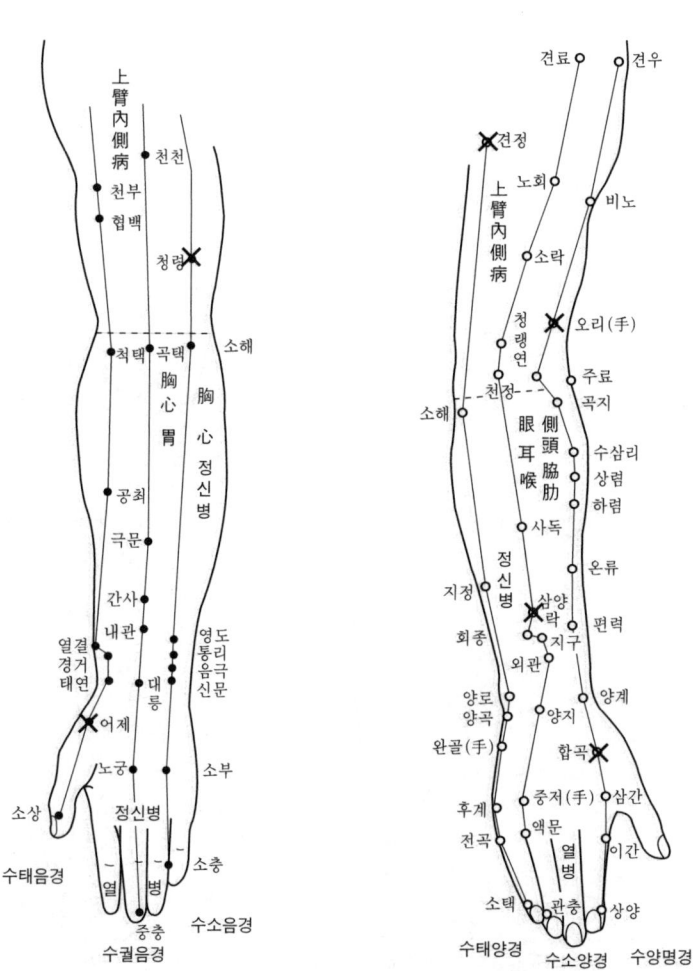

※ ×표시는 금침혈의 위치이다.
　(침을 찔러서는 안 되는 부위)

▲ 상지부 경락도(전면)　　　▲ 상지부 경락도(후면)

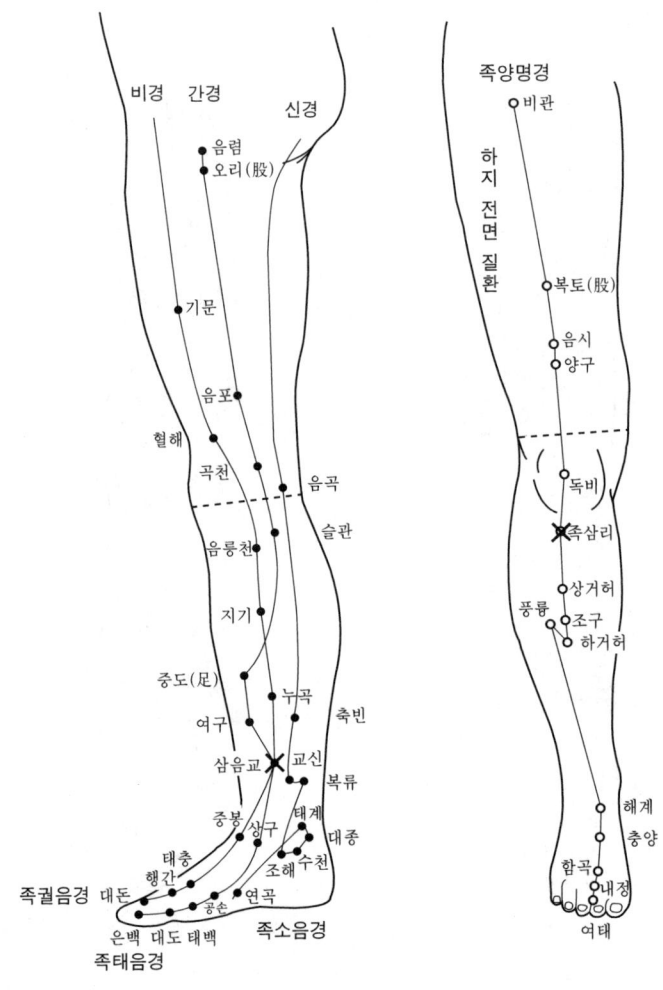

※ ×표시는 금침혈의 위치이다.
　(침을 찔러서는 안 되는 부위)

▲ 하지부 경락도(전면)

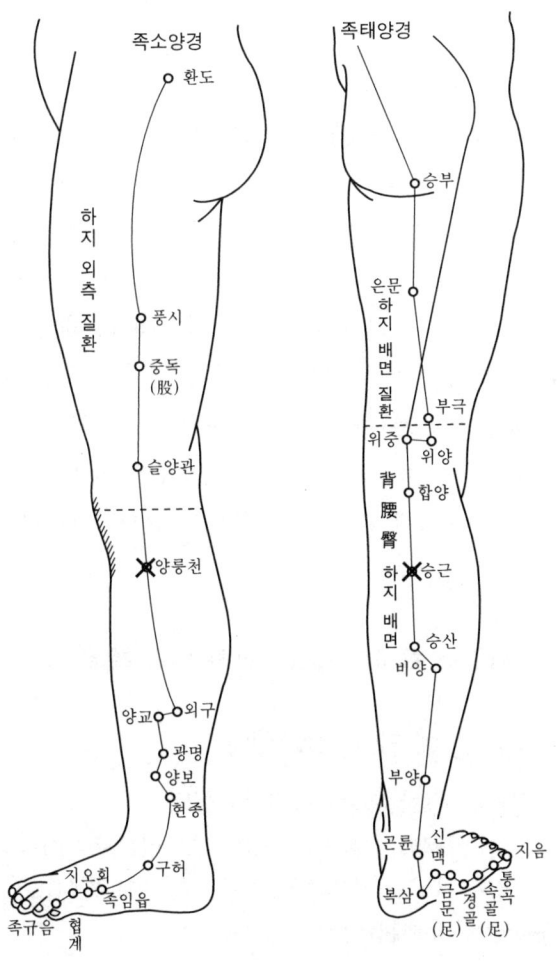

※ ×표시는 금침혈의 위치이다.
(침을 찔러서는 안 되는 부위)

▲ 하지부 경락도(후면)

이상(以上)의 금침제혈(禁鍼諸穴)은 장기간에 걸쳐 임상경험에서 얻은 선인(先人)들의 교훈이며, 몇 번이고 검증된 정리이다. 현재의 시각으로 보면 견정(肩井)과 합곡(合谷) 등은 임상의 상용혈(常用穴)이며, 결코 금침혈(禁鍼穴)은 아니다. 견정에 대해서 말하면 자침한 후 혼도(昏倒)하는 이유로서 두 가지를 생각할 수 있다. 하나는 훈침(暈鍼), 또 하나는 침을 폐(肺)에 심자(深刺)하여 기흉(氣胸)을 일으킨 것이므로, 자침할 때는 주의하지 않으면 안 된다. 임부(妊婦)의 합곡(合谷)에 자침을 해도, 반드시 유산한다고는 한정할 수 없다. 고서(古書)에는 풍부(風府)나 아문(瘂門)이 금침혈이며, 자침을 삼가거나 금침으로 여겨왔지만, 최근에는 풍부에 심자(深刺)하여 통합실조증(統合失調症)을 치료하고, 특수한 효과를 얻을 수 있다는 보고(報告)가 있다. 즉, 자입의 가부(可否)는 시술자의 임상경험과 관계가 있으며, 자침법(刺鍼法)을 마스터하고 있는 사람만이 자침할 수 있다. 다른 사람이 하고 있으니까 자신도 하겠다고 해서는 사고가 일어날 수 있다.

### 5. 『내경(內經)』의 자상(刺傷)에 관한 논술(論述)의 적요(摘要)

#### (1) 원칙(原則)에 위반(違反)했다

① 잘못 자침하여 병상(病狀)이 위험해졌다

黃帝 曰: 夫子之言鍼甚駿, 以配天地, 上數天文, 下度地紀, 內別五臟, 外次六腑, 經脈二十八會, 盡有周紀. 能殺生人, 不能起死者, 子能反之乎?

岐伯 曰: 能殺生人, 不能起死者也.

黃帝 曰: 余聞之卽爲不仁, 然願聞其道, 弗行於人.

岐伯 曰: 是明道也. 其必然也. 其如刀劍之可以殺人, 如飮酒使人醉也. 雖勿診, 猶可知矣.

黃帝 曰: 願卒聞之.
岐伯 曰: 人之所受氣者, 穀也. 穀之所注者, 胃也. 胃者, 水穀氣血之海也. 海之所行雲氣者, 天下也. 胃之所出氣血者, 經隧也. 經隧者, 五臟六腑之大絡也. 迎而奪之, 而已矣.
黃帝 曰: 上下有數乎?
岐伯 曰: 迎之五里, 中道而止, 五至而已, 五往而臟之氣盡矣. 故五五二十五而竭 其輸矣. 此所, 謂奪其天氣者也. 非能絶其命, 而傾其壽者也.
黃帝 曰: 願卒聞之.
岐伯 曰: 闚門而刺之者, 死於家中. 入門而刺之者, 死於堂上.
黃帝 曰: 善乎方. 明哉道. 請著之玉版, 以爲重寶, 傳之後世, 以爲刺禁, 令民勿敢犯也.
『영추(靈樞) · 옥판(玉版)』

황제: "선생은 침의 작용이 대단하고, 천지(天地)를 아울러, 위는 천문(天文), 아래는 지(地)의 법칙에 따르고, 안〔內〕은 5장(五臟)으로 나누고, 바깥〔外〕은 6부(六腑)로 이어져 28맥(脈)이 규칙적으로 순환하고 있다고 말하고 있습니다. 그러나 침은 사람을 죽일 수 있지만, 죽은 사람을 되살릴 수는 없습니다. 선생은 어떻게 생각하십니까?"

기백: "죽일 수는 있지만, 죽은 자(者)를 되살릴 수는 없습니다."

황제: "나는 그것을 듣고 인(仁)은 아니라고 생각합니다. 그렇다면 그 도리(道理)를 듣고, 그것을 행하지 않도록 합니다."

기백: "그것은 간단한 이유(理由)이며, 그것은 필연(必然)입니다. 그것은 도검(刀劍)으로 사람을 죽이는 것과 같으며, 음주가 사람을 취하게 하는 것과 같습니다. 진단하지 않아도 알 수 있습니다."

황제: "더 가르쳐 주십시오."

기백: "사람이 받아들이는 정기(精氣)는 곡물의 기(氣)입니다. 곡물이 들어가는 곳은 위(胃)입니다. 위는 수곡기혈(水穀氣血)의 바다〔海〕입니다. 바다가 있으면 구름이 생기는데, 그것과 마찬가지로 물과 곡물의 바다에서 기혈이 전화(轉化)합니다. 위(胃)에서 기혈이 나오는 곳이 경수(經隧)이며, 경수란 오장육부의 혈관입니다. 그것을 맞이하여 차지하면 끝납니다."

황제: "그 경맥(經脈)은 상반신(上半身)과 하반신(下半身)에서 법칙성(法則性)이 있는 것입니까?"
기백: "오리혈(五里穴)을 맞이하면 중도에서 오장의 기(氣)가 멈추고, 그것이 5회(回)로 끝나며, 5편(遍)에서 장(臟)의 기가 다합니다. 따라서 5×5=25회로 그 수송(輸送)은 다합니다. 이 곳은 그 천기(天氣)를 빼앗는 것이라고 합니다. 목숨이 없어지지 않더라도, 수명은 줍니다."
황제: "더 가르쳐 주십시오."
기백: "오리혈(五里穴)을 자침(刺鍼)하면 집에 가서 죽습니다. 오리혈에 자침하면 치료소에서 죽습니다."
황제: "방법은 좋고, 도리(道理)도 확실합니다. 그것을 옥판(玉板)에 써 주십시오. 보물로 후세(後世)에 전하여 자침의 금지(禁止)로 그것을 백성에게 범하지 않도록 하겠습니다."

故曰: 病有在毫毛腠理者, 有在皮膚者, 有在肌肉者, 有在脈者, 有在筋者, 有在骨者, 有在髓者, 是故刺毫毛腠理, 無傷皮, 皮傷, 則內動肺, 肺動, 則秋病溫瘧, 泝泝然寒栗. 刺皮, 無傷肉, 肉傷, 則內動脾, 脾動, 則七十二日, 四季之月, 病腹脹, 煩不嗜食. 刺肉, 無傷脈, 脈傷, 則內動心, 心動, 則夏, 病心痛. 刺脈, 無傷筋, 筋傷, 則內動肝, 肝動, 則春, 病熱而筋弛. 刺筋, 無傷骨, 骨傷, 則內動腎, 腎動, 則冬, 病脹腰痛. 刺骨, 無傷髓, 髓傷, 則銷鑠, 胻酸, 體解, 㑊然, 不去矣.

『소문(素問)·자요론(刺要論)』

따라서 병이 솜털에 있는 환자, 병이 피부에 있는 환자, 병이 피하지방(皮下脂肪)에 있는 환자, 병이 동맥(動脈)에 있는 환자, 병이 근육에 있는 환자, 병이 뼈[骨]에 있는 환자, 병이 골수(骨髓)에 있는 환자가 있다. 그래서 솜털을 자침하는 사람은 피부를 상처입히지 않는다. 피부가 상처입으면 체내에서 폐(肺)가 움직이고, 폐가 움직이면 가을에 온학(溫瘧: 말라리아 질환)에 걸려 부들부들 떨린다. 피부를 자침하는 사람은 지방층(脂肪層)을 상처입히지 않는다. 지방층이 상처입으면 체내에서 비장(脾臟)이 움직이고, 비장이 움직이면 사계절(四季節) 중 72일간은 복부에 팽만감(膨滿感)이 있고, 불쾌하여 식욕이 없어진다. 지방층을 자침하는 사람은 동맥을 상처입히지 않는다. 동맥이 상처입으면 체내에서 심(心)이 움직이고, 심이 움직이면 여름에 심장통(心臟痛)이 된다. 동맥을 자침하는 사람은 근육을 상처입히지 않는다. 근육이 상처입으면 체내에서 간(肝)이 움직이고, 간이 움직이면 봄에 발열하고 이완성 마비(弛緩性 痲痺)가 된다. 근육을 자침하는 사람은 뼈를 상처입히지 않는다. 뼈가 상처입으면 체내에서 신(腎)이 움직이고, 신이 움직이면 겨울에 허리가 부석부석하게 아프다. 골수를 자침하는 사람은 척수(脊髓)를 상처입히지 않는다. 척수가 상처입으면 야위고, 정강이가 나른해지고 몸이 나른해져 걸을 수 없게 된다.

疾淺鍼深, 內傷良肉, 皮膚爲癰. 病深鍼淺, 病氣不泄, 支爲大膿. 病小鍼大, 氣泄大甚, 疾必爲害. 病大鍼小, 氣不泄瀉, 亦復爲敗.

『영추(靈樞)·관침(官鍼)』

병소(病巢)가 천층(淺層)에 있는데 심부(深部)에 자입하면 내부의 좋은 근육을 손상하여 피부가 봉소염(蜂巢炎)이 된다. 병소가 심층(深層)에 있는데 천부(淺部)에 자입하면 병사(病邪)가 배출되지 않고, 체한 증상[痞]이 되어 짓무르게[膿] 된다. 가벼운 병인데 큰 침을 사용하면 기(氣)가 너무 배출되어 병이 심해진다. 중(重)한 병에 작은 침으로는 사기(邪氣)가 사(瀉)해지지 않고 다시 부활(復活)하여 패(敗)한다.

鍼大深, 則邪氣反沈」者, 言淺浮之病. 不欲深刺也. 深則邪氣從之入, 故曰反沈」也. 皮肉筋脈, 各有處者 言經絡各有所主也.

『영추·소침해(小鍼解)』

'침이 너무 깊어 사기(邪氣)가 반대로 안으로 들어간다'는 것은 천부(淺部)에 있는 병을 말한다. 깊게 자침해서는 안 된다. 깊으면 사기는 침과 함께 심부(深部)로 들어가므로 '역(逆)으로 깊숙히 들어간다'고 한다. '피육(皮肉)과 근맥(筋脈)은 각각에 있다'는 것은 경락이 주치(主治)한다는 것을 말한다.

奪陰者死, 奪陽者狂, 鍼害畢矣.　　　『영추·구침이십원(九鍼十二原)』

음장(陰臟)의 기(氣)를 빼앗으면 죽는다. 양부(陽腑)의 기를 빼앗으면 미친다. 이것들은 모두 침의 해(害)이다.

고대(古代)의 의자(醫者)는 "사람은 하늘과 상응(相應)한다"고 생각하고 있었다. 이러한 관점이기 때문에 침술치료도 자연의 법칙에 합당하지 않으면 안 된다. 임상에서는 먼저 장부와의 관계, 경락순행(經絡循行), 기혈(氣血)의 승강출입(昇降出入)의 메카니즘을 분명히 하고, 수혈(腧穴)의 정확한 위치를 숙지(熟知)하며, 어떻게 자침심도(刺鍼深度)와 영수(迎隨)의 수법(手法)을 파악하는가, 병의 깊이와 수법과 강도(强度) 등을 살피지 않으면 안 된다. 시술자의 기술이 낮으면 학리(學理)를 모르고, 맹목적으로 자침하므로『내경(內經)』에 "병은 얕은 데 깊게 자침하면 내부의 좋은 근육을 손상하여 피부에 악성 종기가 생기고, 병은 깊은데 얕게 자침하면 병기가 배출되지 않아 농(膿)을 일으킨다"고 하였다. 즉, 병소(病巢)가 표면에 있으면 이면(裏面)을 치료해서는 안 되며, 병이 위에 있는데 아래를 치료해서는 안 되며, 허(虛)한 병에 사법(瀉法)을 해서는 안 되며, 실(實)한 병에 보법(補法)을 해서는 안 된다. 미숙한 기술로 자침의 법칙을 파악하고 있지 않으면, 임상에서 이론과 법칙에 반(反)하는 것을 행하며, 기분대로 치료하여 병상(病狀)과 이론에 역행하여 가벼운 병을 중하게 하고, 중병으로 죽음에 이르게 한다. 그리고『내경』에는 "능히 산 사람을 죽이며, 죽은 사람을 살리지 못한다"고 하였다. 그것에서 자침의 이론(理論)에 적합해야 하는 중요성을 알 수 있다. 시술자로서의 본분(本分)은 병을 고쳐 사람을 구하는 것이다. 만약 환자를 생각하여 신중하고 책임있는 태도가 없으면 침술사고를 일으킨 의사가 되어 사람을 죽이는 것은 필연(必然)이다.

이상에서 서술한 경문(經文)의 경고(警告)를 자세하게 살펴보고, 자침의 이론과 방법을 지켜 제멋대로 경솔한 일을 해서는 안 된다.

② 금(禁)·탈(奪)·과(過)·역(逆)의 잘못된 자침

黃帝問於岐伯 曰: 余聞刺有五禁. 何謂五禁?

岐伯 曰: 禁其不可刺也.

黃帝 曰: 余聞刺有五奪.

岐伯 曰: 無泄, 其不可奪者也.

黃帝 曰: 余聞刺有五過.

岐伯 曰: 補泄無過其度.

黃帝 曰: 余聞刺有五逆

岐伯 曰: 病與脈, 相逆, 命曰五逆. ……

黃帝 曰: 何謂五逆?

岐伯 曰: 熱病脈靜, 汗已出, 脈盛躁, 是一逆也. 病泄, 脈洪大, 是二逆也. 著痺不移, 䐃肉破, 身熱, 脈偏絶, 是三逆也. 淫而奪形, 身熱, 色夭然白, 及下後血衃. 血衃篤重, 是四逆也. 寒熱奪形, 脈堅搏, 是五逆也.

黃帝 曰: 何謂五禁? 願聞, 其不可刺之時.

岐伯 曰: 甲乙日, 自乘, 無刺頭, 無發蒙於耳內. 丙丁日, 自乘, 無振埃於肩喉廉泉. 戊己日, 自乘四季, 無刺腹, 去爪瀉水. 庚辛日, 自乘, 無關節於股膝. 壬癸日, 自乘, 無刺足脛. 是謂五禁.

黃帝 曰: 何謂五奪?

岐伯 曰: 形肉已奪, 是一奪也. 大奪血之後, 是二奪也. 大汗出之後, 是三奪也. 大泄之後, 是四奪也. 新産及大血之後, 是五奪也. 此皆不可泄.

『영추(靈樞)·오금(五禁)』

황제: "자침에는 5금(五禁)이 있다고 들었습니다. 5금이란 무엇인가요?"

기백: "5금이란 자침해서는 안 되는 것입니다."

황제: "자침에는 5탈(五奪)이 있다고 들었습니다."

기백: "내놓는 것이 없으면, 빼앗아서는 안 된다는 것입니다."

황제: "자극에는 5과(五過)가 있다고 들었습니다."

기백: "보사(補瀉)입니다. 도(度)가 지나친 보사(補瀉)를 하지 않는다는 것입니다."

황제: "자침에는 5역(五逆)이 있다고 들었습니다."

기백: "병상(病狀)과 맥(脈)이 일치하지 않는 것을 5역이라 합니다."

황제: "어떠한 것이 5역입니까?"

기백: "열병(熱病)인데 맥(脈)이 조용하고, 땀이 나오고 있는데 맥이 성(盛)하고 안절부절하면 역증(逆症)의 하나입니다. 설사하는데 맥이 홍대(洪大)하면 역증의 두번째입니다. 신체가 아파서 근육이 없어지고, 몸에 열이 나고, 맥이 끊어질 듯하면 역증상의 세번째입니다. 사(邪)가 침범(侵犯)하여 신체가 야위고, 발열(發熱)하고, 색(色)이 하얗고, 하혈(下血)이 심하면 역증의 네번째입니다. 한열로 야위고 쇠약하여 맥이 굳게 뛰고 있으면 역증상의 다섯번째입니다."

황제: "5금(五禁)이란 무엇입니까? 자침해서는 안 되는 때를 가르쳐 주십시오."

기백: "갑을일(甲乙日)에는 그것이 상승하므로 머리를 자침하지 않습니다. 혼미(混迷)하여 귀 안을 자침해서는 안 됩니다. 병정일(丙丁日)에는 그것이 상승하므로 어깨와 목구멍의 염천(廉泉)에서 떨려서는 안 됩니다. 무기일(戊己日)에 그것이 사계(四季)의 비장에 상승하므로 복부를 자침하지 말고, 손톱 옆에서 수(水)를 사(瀉)해서는 안 됩니다. 경신일(庚辛日)에는 그것이 상승하므로 관절과 무릎을 자침하지 않습니다. 임계일(壬癸日)은 그것이 상승하므로 다리와 정강이를 자침해서는 안 됩니다. 이것이 5금입니다."

황제: "5탈(五奪)이란 무엇입니까?"

기백: "신체가 극도로 야위어 있으면 1탈입니다. 대출혈(大出血) 후가 2탈입니다. 많은 땀을 흘린 후가 3탈입니다. 심한 설사 후가 4탈입니다. 출산 직후나 대량 출혈 후가 5탈입니다. 이런 것에는 사법을 해서는 안 됩니다."

임상에서는 먼저 환자의 체질과 병상(病狀)의 허실(虛實), 맥상(脈象)의 순역(順逆)을 분간하여 증후(證候)를 판단하고, 침술치료를 할 것인지 아닌지를 결정한다. 5금(五禁)·5탈(五奪)·5과(五過)·5역(五逆)은 두통이면 머리에 자침하고, 다리가 아프면 다리에 자침하는 것과 같은 증상에만 의존한 자침이어서는 안 되며, 실증(實證)에 보법(補法)할 수 없으며, 허증(虛證)에 사법(瀉法)하지 않는다는 것을 말하고 있다. 이것들은 모두 자침에서 가장 피하지 않으면 안 되는 원칙을 범하고 있다. 중의임상(中醫臨床)에서는 "지역을 바탕으로, 계절을 바탕으로, 환자를 바탕으로 한 변증논치(辨證論治)를 하라"고 하고 있는데, 이것은 임기응변(臨機應變)에 대응하여 융통(融通)을 살리지 못하고 사각사면(四角四面)에 끼워 맞추려 해서는 안 된다는 것을 강조하고 있다.

③ 시기(時期)에 적합(適合)하지 않은 잘못된 침술의 사례

春夏秋冬, 各有所刺, 法有所在. 春刺夏分, 脈亂氣微, 入淫骨髓, 病不能愈, 令人不嗜食, 又且少氣. 春刺秋分, 筋攣, 逆氣環爲咳嗽, 病不愈, 令人時驚, 又且哭. 春刺冬分, 邪氣著藏, 令人脹, 病不愈, 又且欲言語. 夏刺春分, 病不愈, 令人解墮. 夏刺秋分, 病不愈, 令人心中欲無言, 惕惕如人將捕之. 夏刺冬分, 病不愈, 令人少氣, 時欲怒. 秋刺春分, 病不已, 令人惕然, 欲有所爲, 起而忘之. 秋刺夏分, 病不已, 令人益嗜臥, 又且善夢. 秋刺冬分, 病不已, 令人洒洒時寒. 冬刺春分, 病不已, 令人欲臥不能眠, 眠而有見. 冬刺夏分, 病不愈, 氣上, 發爲諸痺. 冬刺秋分, 病不已, 令人欲渴.

『소문(素問)·진요경종론(診要經終論)』

춘하추동(春夏秋冬), 각 계절의 자침법이 있다. 봄에 여름의 부위를 자침하면 맥이 흐트러져 기(氣)가 적어지고, 사기(邪氣)가 골수(骨髓)에 침투하여 병이 낫기는커녕 식욕도 없어져 소기(少氣)가 된다. 봄에 가을의 부위를 자침하면 근육이 경련하고, 역기(逆氣)하여 해수가 되며, 병이 낫기는커녕 놀라거나 울거나 하게 된다. 봄에 겨울의 부위를 자침하면 사기가 장부(臟

腑)에 부착하여 복부가 팽창하고, 병이 낫기는 커녕 말이 많아지게 된다. 여름에 봄의 부위를 자침하면 병이 낫기는 커녕 나른해진다. 여름에 가을의 부위를 자침하면 병이 낫기는 커녕 말이 없어지고, 누군가가 잡으러오는 것처럼 깜짝깜짝 놀란다. 여름에 겨울의 부위를 자침하면 병이 낫기는 커녕 소기가 되어 항상 화를 내게 된다. 가을에 봄의 부위를 자침하면 걱정하여 무엇을 하려고 했는지 잊어버린다. 가을에 여름의 부위를 자침하면 병이 낫기는 커녕 점점 눕고 싶어지고, 자주 꿈을 꾸게 된다. 가을에 겨울의 부위에 자침하면 병이 낫기는 커녕 부들부들 한기(寒氣)가 든다. 겨울에 봄의 부위를 자침하면 병이 낫기는 커녕 눕고 싶지만 잠을 자지 못하고, 잠들면 이상한 것을 보게 된다. 겨울에 여름의 부위에 자침하면 병이 낫기는 커녕 기(氣)가 올라가 여러 가지 통증이 된다. 겨울에 가을의 부위에 자침하면 병이 낫기는 커녕 목이 마르게 된다.

자침의 이론과 방법에 근거하면 춘하추동(春夏秋冬)에 각각 자침해야만 하는 병증(病證)과 자침해서는 안 되는 병증이 있다. 이것은 고대(古代)의 의술자가 음양오행설(陰陽五行說)과 장부경락(臟腑經絡)의 대응관계(對應關係)를 바탕으로 결론 지은 경험담이다. 본문 중에 있는 '춘자추분(春刺秋分)'과 '하자춘분(夏刺春分)'의 진정한 의미는 계절과 오행(五行)의 장부(臟腑)와 대응시켜 병이 간(肝)에 있는데 간경(肝經)이 아니라 폐경(肺經)을 자침하거나, 병이 심(心)에 있는데 심이 아니라 간(肝)을 치료하게 되는 것인데, 그것은 당연히 '각유소자(各有所刺), 법유소재(法有所在)'의 치료원칙에 반(反)하는 것이 된다. 그렇게 하면 필연적으로 '신발 위에서 가려운 곳을 긁는다'는 것이 되며, 병이 꼬리를 잡아당겨 가벼운 것이 무거운 것이 되거나, 반대로 병을 도와 진행을 악화시켜 의료사고를 일으키게 된다.

(2) 요해(要害: 생명과 직접적인 연관을 맺고 있는 몸의 중요한 부분)를 자침(刺鍼)하다

① 내장기관(內臟器官)을 잘못해서 손상(損傷)한다

**黃帝問 曰:** 願聞禁數.

**岐伯對 曰:** 臟有要害, 不可不察……從之有福, 逆之有咎. 刺中心, 一日死, 其動爲噫. 刺中肝, 五日死, 其動爲語. 刺中腎, 六日死, 其動爲嚏. 刺中肺, 三日死, 其動爲咳. 刺中脾, 十日死, 其動爲呑. 刺中膽, 一日半死, 其動爲嘔. 刺跗上中大脈, 血出不止死. 刺頭中腦戶, 入腦立死.　　　　　『소문(素問)·자금론(刺禁論)』

황제: "자침을 금하는 곳을 가르쳐 주십시오."

기백: "장부(臟腑)에는 급소(急所)가 있으므로, 그것을 모르면 안 됩니다… 그것을 따르면 복(福)이 되고, 범하면 재앙을 가져옵니다. 심장(心臟)을 찌르면 하루 만에 죽고, 그 증상은 딸꾹질이 납니다. 간장(肝臟)을 찌르면 5일 만에 죽고, 그 증상은 말이 많아집니다. 신장을 찌르면 6일 만에 죽고, 그 증상은 재채기가 납니다. 폐(肺)를 찌르면 3일 만에 죽고, 그 증상은 기침이 납니다. 비장(脾臟)을 찌르면 10일 만에 죽고, 그 증상은 침을 흘립니다. 담낭을 찌르면 하루 반 만에 죽고, 그 증상은 구토가 납니다. 발등을 찔러 대맥(大脈)에 닿아 피가 멈추지 않으면 죽습니다. 머리를 찔러 뇌호(腦戶)에 닿아 뇌에 들어가면 바로 죽습니다."

凡刺胸腹者, 必避五臟. 中心者環死. 中脾者五日死. 中腎者七日死. 中肺者五日死. 中鬲者, 皆爲傷中, 其病雖愈, 不過一歲必死. 刺避五臟者, 知逆從也. 所謂從者, 鬲與脾腎之處, 不知者反之. 『소문(素問)·진요경종론(診要經終論)』

가슴과 배를 자침할 때는 반드시 오장(五臟)을 피한다. 심장(心臟)에 닿으면 하루 만에 죽는다. 비장(脾臟)에 닿으면 5일 만에 죽는다. 신장(腎臟)에 닿으면 7일 만에 죽는다. 폐(肺)에 닿으면 5일 만에 죽는다. 횡격막에 닿으면 닿은 곳을 손상하므로, 병이 나아도 1년 이내에 반드시 죽는다. 오장을 피해서 자침하는 것은 거스르는 것[逆]과 따르는 것[從]을 아는 것이다. 따르

605

는 것은 횡격막과 비장, 신장(내장 전부)의 부위이다. 그것을 알지 못하면 금(禁)을 범한다.

刺五臟, 中心, 一日死, 其動爲噫. 中肝, 五日死, 其動爲語. 中肺, 三日死, 其動爲咳. 中腎, 六日死, 其動爲嚔欠. 中脾, 十日死, 其動爲呑. 刺傷五臟, 必死. 其動, 則依其臟之所, 變候知其死也.

『소문·사시자역종론(四時刺逆從論)』

오장을 자침해 심장을 찌르면 하루 만에 죽고, 그 증상은 딸꾹질이 난다. 간장을 찌르면 5일 만에 죽고, 그 증상은 말이 많아진다. 폐를 찌르면 3일 만에 죽고, 그 증상은 기침이 난다. 신장을 찌르면 6일 만에 죽고, 그 증상은 재채기와 하품이 난다. 비장을 찌르면 10일 만에 죽고, 그 증상은 침을 흘린다. 오장을 자상(刺傷)하면 반드시 죽는다. 그 증상은 그 장부(臟腑)에 따라 다르며, 증상에 따라서 죽음을 알 수 있다.

刺缺盆中, 內陷, 氣泄, 令人喘, 咳逆. ……刺膺中, 陷中肺, 爲咳逆, 仰息. ……刺陰股下三寸, 內陷, 令人遺弱. 刺腋下肋間, 內陷, 令人咳. 刺少腹, 中膀胱, 溺出, 令人少腹滿. 『소문(素問)·자금론(刺禁論)』

결분(缺盆)을 자침하여 심자(深刺)하면 폐기(肺氣)가 흘러나오고, 사람에게 숨이 차거나 기침이 나게 한다. ……전흉부(前胸部)를 찔러 폐에 닿으면 기침이 나오고, 위를 바라보고 숨을 쉰다. ……대퇴(大腿) 내측에서 아래 3촌을 자침해 심자하면 사람을 유뇨(遺尿)하게 한다. 겨드랑이 아래의 늑간(肋間)을 자침하여 심자하면 사람에게 기침을 하게 한다. 하복부(下腹部)를 자침하여 방광에 닿으면 오줌이 복강(腹腔)에서 나오고, 사람의 하복부를 팽창하게 한다.

諸病, 以次相傳, 如是者, 皆有死期, 不可刺.
間一藏止, 及至三四臟者, 乃可刺也. 『소문·표본병전론(標本病傳論)』

모든 병은 이렇게 전변(傳變)한다. 만약 그대로 진행하면 언젠가는 죽으므로 자침해서는 안 된다. 사이에 한 개의 장부(臟腑)가 있어 진행(進行)이 멈추거나, 3~5개 장부에 도달해 있으면 자침할 수 있다.

五臟之氣, 已絶於內, 而用鍼者, 反實其外, 是謂重竭, 重竭必死, 其死也靜. 治之者, 輒反其氣, 取腋與膺. 五臟之氣, 已絶於外, 而用外者, 反實其內, 是謂逆厥, 逆厥則必死, 其死也躁. 治之者, 反取四末. 刺之, 害中而不去, 則精泄. 害中而去, 則致氣. 精泄, 則病益甚, 而恇. 致氣, 則生爲癰瘍.

『영추(靈樞)·구침십이원(九鍼十二原)』

오장(五臟)의 기(氣)가 체내에서 끊어져 있는데 침으로 밖을 실(實)하게 한다. 그래서 더욱 마르게 했으므로 '중갈(重竭)'이라 부른다. 중갈은 이중(二重)으로 허(虛)한 것이며, 반드시 죽지만 그 죽음은 조용하다. 그것을 고치는 사람은 그 기(氣)와 반대로 겨드랑이와 전흉부(前胸部)를 택한다. 오장의 기(氣)가 밖으로 끊어져 있는데 침으로 안을 실하게 한다. 그래서 사지(四肢)가 차가워지는데, 그것을 '역궐(逆厥)'이라 한다. 역궐도 반드시 죽으며, 그 죽음은 요란스럽다. 이것을 고치는 사람은 그것과는 반대로 사지(四肢)를 택한다. 자침하여 급소(急所)에 닿아 빠지지지 않으면 정액(精液)이 샌다. 급소에 닿아 빠지면 사기(邪氣)가 들어온다. 정액이 새면 병이 심해지고 쇠약해진다. 사기가 들어오면 응어리가 된다.

내장은 신체의 급소이기 때문에 자침하여 손상하면 어느 부위라도 심한 결과가 된다. 그래서 '심장(心臟)에 자침하면 하루 만에 죽는다'라든가, '간장(肝臟)에 자침하면 5일 만에 죽는다'고 하였다. 결분(缺盆)에 자침하면…… 사람이 숨이 차거나 기침이 나오고, 하복부에 자침하면 오줌이 복강에서 나오고 하복부를 팽만하게 한다. 그러나 장기(臟器)에 자침해도 모두 죽는 것은 아니다. 체강내(體腔內)로 들어가는 수혈(腧穴)을 자침해 내장기관을 찔러도, 일반적으로 천자(淺刺)하고 가벼운 제삽(提挿)과 염전(捻轉)이라면 손상이 가볍고 큰 해도 없지만, 심자(深刺)하면 위험하므로 임상에 있어서는 신중하지 않을 수 없다.

② 피부(皮膚)·혈관(血管)·건(腱: 힘줄)·관절(關節)을 잘못하여
   상처를 입힌다

凡刺之害, 中而不去, 則精泄. 不中而去, 則致氣. 精泄, 則病甚, 而怯. 致氣,
則生爲癰疽也.　　　　　　　　　　　　　『영추(靈樞)·한열병(寒熱病)』

자침의 해(害)는 자침하여 급소에 닿아 빼지 않으면 정액(精液)이 새게 된
다. 급소에 닿지 않고 빼면 사기(邪氣)가 들어온다. 정액이 새면 병이 심해져
쇠약해진다. 사기가 들어오면 응어리가 된다.

夫氣之在脈也. 邪氣在上, 濁氣在中, 淸氣在下. 故鍼陷脈, 則邪氣出, 鍼中
脈, 則濁氣出, 鍼太深, 則邪氣反沈, 病益.
故曰: 皮肉筋脈, 各有所處, 病各有所宜, 各不同形, 各以任其所宜.
　　　　　　　　　　　　　　　　　『영추·구침십이원(九鍼十二原)』

사기(邪氣)가 맥(脈)에 있을 때로 사기는 상층(上層)에 있고, 탁기(濁氣)
는 중층(中層)에 있으며, 청기(淸氣)는 하층(下層)에 있다. 따라서 침이 맥
에 닿으면 사기가 나오고, 침이 맥에 들어오면 탁기가 나오지만, 침이 너무
깊으면 사기가 역(逆)으로 가라앉아 병이 심하게 된다. 그 때문에 피육근맥
(皮肉筋脈) 등 각각 부위에 차이가 있으며, 병에 따라 적합한 침이 있고, 각
각의 침 형태가 다르므로, 적절한 침을 선택한다.

黃帝 曰: 刺之有道乎?
岐伯答 曰: 刺此者, 必中氣穴, 無中肉節, 中氣穴, 則鍼染於巷, 中肉節, 卽
　　　　　皮膚痛. 補泄反, 則病益篤. 中筋, 則筋緩, 邪氣不出, 與其眞相
　　　　　搏, 亂而不去, 反還內著. 用鍼不審, 以順爲逆也.
　　　　　　　　　　　『영추(靈樞)·사기장부병형(邪氣臟腑病形)』

황제:"자침에는 법칙이 있습니까?"
기백:"자침할 때는 기혈(氣穴)에 맞추어 살과 관절에 맞추는 것은 아닙니
　　　다. 기혈에 맞추면 침이 공터에서 노는 듯하지만, 근육과 관절에 맞
　　　추어도 피부가 아플 뿐입니다. 보사(補瀉)를 잘못하면 병이 심해집

니다. 근육에 맞추어도 근육이 이완(弛緩)될 뿐 사기(邪氣)를 내보내지 못하며, 사기가 진기(眞氣)와 싸우고, 신체가 흐트러져 사라지지 않으며, 역으로 체내에 사기를 밀어넣습니다. 침을 잘못 사용하는 것은 나을 병을 더 악화시킵니다."

黃帝 曰: 鍼入而肉著者, 何也?
岐伯 曰: 熱氣因於鍼, 則鍼熱, 熱則肉著於鍼, 故堅焉.

『영추 · 혈락론(血絡論)』

황제: "자침하면 살이 침에 달라붙는데, 이것은 어째서 그런 것입니까?"
기백: "침이 열기(熱氣)와 만나면 침이 발열하고, 뜨거워지면 살이 침에 달라붙어 단단해집니다."

陰尺動脈在五里, 五臟之禁也.    『영추(靈樞) · 본수(本輸)』

상지 내측(上肢 內側)의 척동맥(尺動脈)은 오리(五里)에 있다. 그곳은 오수(五腧)의 금(禁)이다.

刺足下布絡, 中脈, 血不出, 爲腫. 刺郄, 中爲大脈, 令人仆脫色. 刺氣街, 中脈, 血不出, 爲腫, 鼠仆. 刺脊間, 中髓, 爲傴. 刺乳上, 中乳房, 爲腫, 根蝕. …… 刺手魚腹, 內陷, 爲腫.    『소문(素問) · 자금론(刺禁論)』

발 아래에 분포하는 맥(脈)을 자침하여 피가 나오지 않으면 붓는다. 위중(委中)을 자침해 대맥(大脈)에 닿으면 안면(顔面)이 창백해진다. 기충(氣衝)을 자침하여 맥에 닿아 피가 나오지 않으면 부어 쥐가 엎드린 것처럼 된다. 척추간(脊椎間)을 자침하여 척수(脊髓)에 닿으면 앞으로 굽는다. 유방(乳房)에 자침하여 닿으면 부어 봉소염(蜂巢炎)이 된다. 손의 어제혈(魚際穴)을 자침하여 깊게 자입하면 붓는다.

刺陰股, 中大脈, 血出, 不止死. …… 刺膝髕出液, 爲跛. 刺臂太陰脈, 出血多, 立死. …… 刺肘中, 內陷, 氣歸之, 爲不屈伸. …… 刺腨腸, 內陷, 爲腫. …… 刺關節中, 液出, 不得屈伸.    『소문 · 자금론』

대퇴 내측(大腿 內側)을 자침하여 대맥(大脈)에 닿아 피가 나와 멈추지 않으면 죽는다. ······슬개골(膝蓋骨) 아래를 자침하여 액(液)이 나오면 파행(跛行)한다. 손의 태음맥(太陰脈)을 자침하여 출혈이 많으면 바로 죽는다. ······팔꿈치를 자침하여 깊게 자입하고, 그곳에 기(氣)가 모이면 굴신(屈伸)을 못하게 된다. ······장딴지를 자침하여 깊게 자입하면 내출혈(內出血)한다. ······관절을 자침하여 안에서 액이 나오면 굴신을 못한다.

치료에서는 심도(深度)를 장악하여 병소(病巢)에 닿으면 멈춘다. 그래서 경문(經文)에는 "선과 악을 구분하여 나쁘지 않은 부분에 침을 놓지 않도록 한다"고 나와 있다. 특히 상지(上肢)와 대퇴(大腿)의 대맥(大脈)은 "출혈이 멈추지 않으면 죽거나, 출혈이 많으면 바로 죽는다"고 나와 있다. 이것을 본문의 사고례 분석과 대조하면 경문의 내용은 분명히 고인(古人)의 경험을 정리한 것이라는 것을 알 수 있다. 시술자는 임상에 있어서 선구자의 충고를 듣고, 전철을 밟지 않도록 한다.

③ 오관(五官)의 청규(淸竅)를 잘못 자침한다

刺面, 中溜脈, 不幸爲盲. ······刺舌下, 中脈太過, 血出不止, 爲瘖. ······刺客主人, 內陷, 中脈, 爲內漏爲聾. ······刺足少陰脈, 重虛出血, 爲舌難以言. ······刺匡上, 陷骨, 中脈, 爲漏爲盲.　　　　『소문(素問)·자금론(刺禁論)』

얼굴을 자침해 유맥(溜脈)에 닿으면 실명(失明)한다. ······혀 밑을 자침해 맥(脈)에 닿고, 수법(手法)이 너무 강해 출혈이 멈추지 않으면 말하지 못하게 된다. ······객주인(客主人)을 자침하고 깊이 자입하여 맥에 닿아 안에서 새면 귀가 들리지 않게 된다. ······족소음맥(足少陰脈)을 자침해 출혈시켜 허증(虛證)을 허(虛)하게 하면 혀가 돌아가지 않게 된다. ······안와(眼窩)의 뼈 움푹한 곳을 자침하여 맥에 닿으면 그것이 새게 되어 실명(失明)한다.

오관(五官)의 청규(淸竅)란 귀·눈·입·코 등 두면부(頭面部)의 기관(器官)이다. 이들 기관은 눈으로 보고, 귀로 듣고, 코로 냄새맡고, 입으로 말할 수 있을 뿐만 아니라, 모두 상당히 예민하므로 청규라 부르고 있다. 이들 기관이 정상이면 건강인이며, 장애가 가벼우면 후유증, 무거우면 일생에 신체장애가 된다. 그래서 오관의 청규를 잘못 자침하는 것이 얼마나 중대한 결과를 불러오는지를 알 수 있다.

### (3) 오진(誤診)에 의한 해(害)

① 잘못하여 금기증(禁忌症)에 자침(刺鍼)한다

頭痛不可取於腧者, 有所擊墮, 惡血在於內. 若肉傷, 痛未已, 可則刺. 不可遠取也. 頭痛不可刺者, 大痺爲惡, 日作者, 可令少愈, 不可已.

『영추(靈樞)·궐병(厥病)』

두통으로 원격 취혈(遠隔 取穴)해서 안 되는 것은 부딪혔거나 떨어져서 내출혈(內出血)인 경우이다. 살이 손상되어 있을 뿐으로 통증이 있으면 자침(刺鍼)할 수 있다. 원격 취혈로는 안 된다. 두통으로 자침해서 안 되는 것은 중증(重症)의 두통으로 매일 아픈 것이다. 조금은 좋아지지만 근치(根治)는 할 수 없다.

心痛不可刺者, 中有盛聚, 不可取於腧. 　　『영추(靈樞)·궐병(厥病)』

심통(心痛)으로 자침해서 안 되는 것은 내부(內部)에 실한 실사(實邪)가 성(盛)한 것이다. 그것에는 수혈(腧穴)을 할 수 없다.

有病腎風者, 面胕庬然壅, 害於言…… 虛不當刺, 不當刺而刺, 後五日, 其氣必至. 　　『소문(素問)·평열병론(評熱病論)』

신풍병(腎風病)으로 안면의 부종(浮腫)이 되어 눈 아래가 부풀어올라 말을 하지 못한다……허증(虛證)이라면 자침해서는 안 된다. 자침해서 안 되는 것에 자침하면 5일 후에 반드시 병이 된다.

凡刺寒熱者, 皆多血絡, 必間日, 而一取之, 血盡而止, 乃調其虛實. 其小而短者, 少氣. 甚者, 瀉之則悶, 悶甚則仆, 不得言, 悶則急坐之也.

『영추·경맥(經脈)』

한열(寒熱)에 자침할 때는 대부분 혈락(血絡)을 택한다. 그리고 격일로 1회 취혈하고, 피가 전부 나오면 멈추고, 허실(虛實)을 살펴본다. 그것이 작고 짧으면 기허(氣虛)이고, 기허가 심한데 사법(瀉法)을 하면 민절(悶絶)하고, 민절이 심하면 쓰러지고 입도 열지 못하게 된다. 민절하면 서둘러 앉힌다.

熱病七八日, 脈不躁, 躁不散數, 後三日中有汗. 三日不汗, 四日死. 未曾汗者, 勿腠刺之. 『영추·열병(熱病)』

열병(熱病)이 된 지 7~8일째다. 맥이 격심(激甚)하지 않은지, 격심해도 산맥(散脈)이나 삭맥(數脈)은 아니다. 그러한 상태이면 그 후 3일 안에 땀을 흘린다. 3일이 지나도 땀을 흘리지 않으면 4일째에 죽는다. 따라서 땀을 흘리지 않는 사람에게 자침해서는 안 된다.

熱病不可刺者, 有九. 一日, 汗不出, 大顴發赤, 噦者死. 二日, 泄而腹滿, 甚者死. 三日, 目不明, 熱不已者死. 四日, 老人嬰兒, 熱而腹滿者死. 五日, 汗不出, 嘔下血者死. 六日, 舌本爛, 熱不已者死. 七日, 咳而衄, 汗不出, 出不至足者死. 八日, 髓熱者死. 九日, 熱而痙者死. 腰折, 瘛瘲, 齒噤齘也. 凡此九者, 不可刺也. 『영추(靈樞)·열병(熱病)』

열병으로 자침해서는 안 되는 상황으로 9가지가 있다.
㉠ 땀이 나지 않고, 뺨이 붉고 딸꾹질이 나면 죽는다.
㉡ 설사하며 배가 팽만하고, 그것이 심하면 죽는다.
㉢ 눈이 보이지 않게 되고, 열이 내려가지 않으면 죽는다.
㉣ 노인과 유아가 발열(發熱)하여 배가 팽창되면 죽는다.
㉤ 땀이 나지 않고, 구토와 하혈하는 사람은 죽는다.
㉥ 혀가 늘어져 열이 내려가지 않으면 죽는다.
㉦ 기침하여 피가 나오고, 땀이 나오지 않거나, 나오더라도 다리까지 땀이 미치지 않으면 죽는다.
㉧ 골수(骨髓)까지 열나면 죽는다.
㉨ 열병(熱病)으로 경련하면 죽는다. 허리가 굽어지고, 경련하고, 이를 악물고 덜덜 떨게 한다
이 9가지 상황에는 자침해서는 안 된다.

어떠한 치료법이든 적응증(適應症)과 금기증(禁忌症)이 있다. 침술 치료도 예외(例外)는 아니며, 그 금기증은 상당히 많다. 또한 적응증이라도 특수한 상황하에서는 절대로 자침할 수 없는 경우도 있다. 고인(古人)은 "외상(外傷)에 의해 두부(頭部)의 나쁜 피가 내공(內攻)하고 있으면 자침해서는 안 되며, 심통(心痛)이라도 자침해서는 안 되는 것이 있다. 신병(腎病)으로 얼굴이 붓고, 몸도 허해 있으면 자침할 수 없다. 갑자기 한기(寒氣)가 나거나, 덥거나, 혹은 며칠이고 발열(發熱)이 계속되어 몸부림치고, 발열만 나고 땀을 흘리지 않으면 자침해서는 안 된다"고 생각하고 있다. 발열하는 병의 대부분은 원인이 복잡하고, 발열에 따라서는 자침해도 효과가 없거나 한다. 그래서 경문(經文)은 "열병으로 자침해서는 안 되는 상황으로 아홉 가지가 있다"고 하였는데, 이것은 알아두어야 할 상식이다. 자침해서는 안 되는 환자에게 무리하게 자침하면 병이 무거워지거나 죽음을 재촉한다.

② 허증(虛症)을 허(虛)하게 하고, 실증(實症)을 실하게 하는 잘못된 자침

『刺法』曰: 無損不足, 益有余, 以成其疹. 所謂無損不足者, 身羸瘦, 無用鑱石也. 無益其有余者, 腹中有形, 而泄之, 泄之則精出, 而病獨擅中, 故曰疹成也.

『소문(素問)·기병론(奇病論)』

'자침법(刺鍼法)'은 부족한 것을 잃고, 남는 것을 넘치게 하면 두창(痘瘡: 천연두)이 되므로 하지 말라고 한다. 부족을 잃게 하지 말라고 하는 것은 허약한 사람에게 침을 사용하지 말라는 것이다. 그리고 남는 것에 넘치게 하지 말라는 것은 뱃속에 태아가 있는데 사법(瀉法)하면 사법에 의해 정액이 나오게 되어 병이 점거(占據)해버리므로 두창이 된다고 말하고 있다.

無實實無虛虛, 損不足, 而益有余, 是謂甚病, 病益甚. 取五脈者死, 取三脈者怳, 奪陰者死, 奪陽者狂, 鍼害畢矣. 『영추(靈樞)·구침십이원(九鍼十二原)』

실(實)을 실(實)하게 하지 말고, 허(虛)를 허(虛)하게 손상하지 않는다. 부

613

족(不足)을 손상하고, 넉넉함이 넘치면 병이 점점 무거워진다. 이것을 오장
(五臟)의 맥에서 행하면 죽으며, 3맥(三脈)에서 행하면 쇠약해진다. 음장(陰
臟)을 빼앗으면 죽음에 이르고, 양기(陽氣)를 빼앗으면 미친다. 이것이 침의
피해(被害)이다.

故曰: 刺不知逆順, 眞邪相搏. 滿而補之, 則陰陽四溢, 腸胃充郭, 肝肺內䐜,
陰陽相錯. 虛而瀉之, 則經脈空虛, 血氣竭枯, 腸胃僻辟, 皮膚薄著, 毛腠夭
膲, 予之死期.
『영추·근결(根結)』

따라서 순역(順逆)을 알지 못하고 자침하면 진(眞)과 사(邪)가 뭉쳐 굳는
다고 한다. 넘치고 있는데 보(補)를 하면 음양기혈(陰陽氣血)이 넘쳐 흘러
위장(胃腸)이 넓어져 간장(肝臟)과 폐(肺)가 체내에서 팽창하여 음양이 착란
(錯亂)한다. 허(虛)한데 사(瀉)하면 경맥(經脈)이 공허하게 되고, 혈기(血
氣)는 말라 전부 위장에서는 소화하지 못하고 설사하며, 피부가 얇게 신체에
부착하고, 털과 피부에 윤기(潤氣)가 없어져 사기(死期)가 예상(豫想)된다.

取五脈者死, 言病在中, 氣不足, 但用鍼盡大泄其諸陰之脈也.
『영추(靈樞)·소침해(小鍼解)』

5맥(五脈)을 택하면 죽는다는 것은 병이 체내에 있어 기(氣)가 부족한데,
침으로 모든 음(陰)의 맥을 전부 사(瀉)해서 없애버리는 것이다.

取三陽之脈者, 唯言盡瀉三陽之氣, 令病人恇然不復也. 奪陰者死, 言取尺之
五里五往者也. 奪陽者狂, 正言也.
『영추·소침해』

삼양(三陽)의 맥을 택하면 쇠약해진다는 것은 삼양의 기(氣)를 전부 사
(瀉)해, 환자를 쇠약하게 하여 회복할 수 없게 하는 것이다. 음(陰)을 빼앗으
면 죽는다는 것은 손의 척부(尺部)의 오리(五里)를 5회나 사법(瀉法)하는 것
이다. 양(陽)을 빼앗으면 미친다는 것은 정기(正氣)를 말하고 있다.

전통의학(傳統醫學)은 "허(虛)하면 보(補)하고, 실(實)하면 사(瀉)
한다"고 말하고 있는데, 그것은 임상에서 지켜야 하는 철칙(鐵則)이

며, 경문(經文)은 "부족(不足)은 보(補)하고, 넉넉함은 사(瀉)한다"라고 말하고 있다. 환자가 아주 약하게 야위어 기혈(氣血)이 쇠약해 있는 허증(虛證)에서는 부족(不足)한 사법을 해서는 안 된다. 또한 환자의 근육이 단단하고, 실(實)을 감수한 발병 초기인데, 보법(補法)을 사용하여 넘치게 해서는 안 된다고 지적하고 있다. 또 경문에서는 "허(虛)를 허하게 하지 말고 실(實)을 실하게 하지 않는다. 부족(不足)을 손상하면 넉넉함이 넘친다"고 하였다. 그리고 넘치고 있는데 보(補)하거나 허(虛)한데 사(瀉)하면 나쁜 결과를 가져올 수 있다고 지적하고 있다.

③ 감정의 흐트러짐을 범(犯)한다
**黃帝** 曰: 候之奈何?
**伯高** 曰: 『兵法』曰, 無迎逢逢之氣, 無擊堂堂之陣. 『刺法』曰, 無刺熇熇之熱, 無刺漉漉之汗, 無刺渾渾之脈, 無刺病與脈相逆者.

『영추(靈樞)·역순(逆順)』

황제: "자침해서 나쁜 경우는 어떻게 진찰합니까?"
백고: "병법(兵法)에는 적(敵)의 사기(士氣)가 높을 때 공격해서는 안 되며, 당당한 적진(敵陣)을 공격해서도 안 된다고 합니다. 자침법(刺鍼法)에도 열(熱)의 기세(氣勢)가 높을 때 자침해서는 안 되며, 얼굴을 씻는 듯이 땀이 나올 때도 자침해서는 안 되며, 혼란한 맥일 때도 자침해서는 안 되며, 병(病)과 맥(脈)이 부합(符合)하지 않는 것에도 자침해서는 안 됩니다."

凡刺之禁, 新內勿刺, 新刺勿內. 已醉勿刺, 已刺勿醉. 新怒勿刺, 已刺勿怒. 新勞勿刺, 已刺勿勞. 已飽勿刺, 已刺勿飽. 已飢勿刺, 已刺勿飢. 已渴勿刺, 已刺勿渴. 大驚大恐, 必定其氣, 乃刺之. 乘車來者, 臥而休之, 如食頃乃刺之. 出行來者, 坐而休之, 如行十里頃乃刺之. 『영추·종시(終始)』

자침의 금지는 섹스한 후에 자침하지 말며, 자침한 후 섹스하지 말라. 술취했으면 자침하지 말며, 자침했으면 마시지 말라. 화나 있으면 자침하지 말며, 자침했으면 화내지 말라. 노동한 직후에 자침하지 말며, 자침한 후에 노동하지 말라. 만복(滿腹)에 자침하지 말며, 자침했으면 만복하지 말라. 공복(空腹)에는 자침하지 말며, 자침한 후에 공복하지 말라. 목이 말랐을 때 자침하지 말며, 자침했으면 목이 마르게 하지 말라. 놀랐거나 두려워할 때는 기분이 안정되고 나서 자침하라. 자동차로 온 사람은 누워서 쉬게 하고, 30분 정도 지나서 자침하라. 걸어서 온 사람은 앉아서 쉬게 하고 2시간 반 정도 지나서 자침하라.

凡此十二禁者, 其脈亂氣散, 逆其營衛, 經氣不次, 因而刺之, 則陽病入於陰, 陰病出爲陽, 則邪氣復生. 粗工不察, 是謂伐身, 形體淫樂, 乃消腦髓, 津液不化, 脫其五味, 是謂失氣也.　　　　　　『영추(靈樞)·종시(終始)』

이 12가지의 금(禁)함을 범하면 그 맥이 혼란해져 기(氣)는 흩어지고, 영위(營衛)가 역(逆)으로 혼란스러워져 경기(經氣)가 순서대로 되지 않는다. 자침하여 양(陽)의 병은 음(陰)으로 들어가고, 음(陰)의 병은 양(陽)으로 나와 사기(邪氣)가 부활한다. 이러한 것을 모르는 시술자는 생각하지도 않은 채, 이것은 신체를 해치게 한다고 말한다. 신체가 나른하게 아프고, 뇌수(腦髓)는 소모되고, 진액(津液)은 대사(代謝)되지 않고, 5미(五味)에서 살아난 신기(神氣)는 잃게 된다. 이것을 실기(失氣)라 한다.

無刺大醉, 令人氣亂, 無刺大怒, 令人氣逆, 無刺大勞人, 無刺新飽人, 無刺大飢人, 無刺大渴人, 無刺大驚人.　　　　『소문(素問)·자금론(刺禁論)』

술취한 사람에게 자침하면 사람의 기(氣)를 어지럽힌다. 화난 사람에게 자침하면 사람의 기를 역류시킨다. 피로한 사람에게 자침해서는 안 되고, 만복인 사람에게도 자침해서는 안 되며, 공복인 사람에게도 자침해서는 안 되고, 목이 마른 사람에게도 자침해서는 안 되며, 놀라 있는 사람에게도 자침해서는 안 된다.

고인(古人)은 "약(藥)은 병(病)과 같이 사용하라"고 말한다. 이 원칙이 침술치료에 적합할 때도 있다. 환자의 병상(病狀)이 격심할 때는 자침해도 효과가 없을 뿐만 아니라, 그 병상을 악화시킨다. 이는 병가(兵家)가 사기(士氣) 왕성한 적을 대항하지 않고, 진용(陣容)이 정비된 적을 공격하지 않으며, 상대가 틈이 생겼을 때 전투를 한다는 이유와 동일하다. 계절, 지역, 신체의 상태, 초발(初發)인지 만성인지를 자세하게 알아보고, 또한 공복과 만복, 피로와 노여움, 놀람과 기쁨과 슬픔과 괴로움 등의 상황을 포함하여 자침해도 좋은지를 결정한다. 그것을 하지 않으면 잘못 자침하고, 본래의 감정이 흐트러지고, 기혈(氣血)이 산만해져 쇠약하여 정기(正氣)가 지탱하지 못해 실패한다.

## 6. 역사상 침술치료의 흥망과 침술사고와의 관계

중국침구의학의 역사는 결코 평탄한 길이 아니었다. 그것은 중국의 역사와 같이 천지(天地)를 놀라게 하고 귀신을 울린 비장(悲壯)한 역사였다. 침구치료가 번성하면 반드시 쇠퇴하게 된다.

그 원인은 놀라운 침술치료의 효과에 있고, 그것에 경탄하여 매혹된 수많은 우(優)·양(良)·용(庸)·열(劣)의 의자(醫者)가 시술하게 되었다.

그 결과, 침술사고가 빈번하게 발생하게 되었고, 비판과 규탄의 폭풍 속에서 쇠퇴해갔다. 그러나 자침요법에는 긴 역사가 있고, 수많은 사람들이 믿고 있고, 그 효과는 비할 바가 없고, 다른 치료법으로 바꾸기가 어렵다. 따라서 즉시 밑바닥으로부터 다시 빛을 발하게 된다.

이와 같은 것이 침술치료에서는 반복되고 있고, 몇 번이나 융성하거나 쇠퇴하면서 중국의학의 역사에 있어서 융성과 쇠퇴를 반복하고 있다.

이 역사를 회고하면 침을 업(業)으로 하는 모든 사람들은 자침이 위험하다는 것을 재인식(再認識)하고, 사고를 일으키지 않도록 시간을 아껴 해부(解剖)를 연구하고, 안전한 자입방향과 자입방법을 숙달하여 사람들에게 침치료는 안전하고 효과적인 치료법이라는 것을 재인식시켜서 침구치료를 발전시키기 위한 것이다. 사람들에게 '침은 죽음과 후유증을 남기는 위험한 치료'라는 생각을 하게 하여 쇠퇴하지 않기를 바란다.

### (1) 침술사고에 대한 인식

사람들은 질병을 알게 되면서부터 의약활동을 시작했는데, 반드시 필연적으로 의료사고가 동반하게 된다. 고대인들은 동굴에서 살고, 엄동설한(嚴冬雪寒)과 혹독한 더위에 시달릴뿐만 아니라 맹수나 독뱀의 습격을 받아서 질병이나 상처를 입는 것이 빈번했다.

통증의 고통에 몇 번이나 몸을 뒤척이거나, 통증을 참아가다가 우연히 예리한 돌이나 뾰족한 가시에 찔려서 피부가 찢어져 출혈하거나 화농(化膿)하여 생긴 종기를 찔러 농(膿)이 흐르게 하여 생각지도 않았던 병이 돌연히 호전됐다. 이것을 '의료'의 가능성으로 받아들였으나 그렇지 않은 경우, 즉 병으로 고생하고 있을 당시에 똑같이 피부나 종기에 상처를 입어 그 결과 통증이 증가하거나 생명까지 위험하게 되기 때문에 치료법들이 구전되었다.

이와 같이 실패, 성공, 재실패, 재성공을 반복하여 장기간에 걸쳐 반복검증되어서 유효한 침구의학이 탄생했다.

고대인들은 후세에 심원(深遠)한 자침이론과 풍부한 임상경험을 후세에 남겼지만, 어떻게 된 것인지 구체적인 실패사례는 엄청나게 적다. 실패와 교훈을 무시하여 온 것은 혼동될 염려가 있는 중국의학의 커다란 결함이다.

헤아릴 수 없을 정도의 많은 자료가 있고, 엄청난 장서(藏書)를 구비해 있어도 실패한 교훈이 쓰여진 예는 극히 적지만, 원인에 맞지 않는 진단치료, 조작의 실패, 틀린 취혈(取穴), 지나치게 깊은 자입, 지나치게 강한 수법(手法) 등으로 신체를 손상하거나 장기(臟器)를 찔러서 신체장애를 남기거나 죽게 된 내용도 드물지 않다. 역사문헌의 기재와 고고학자(考古學者)의 발견에 기초하여 보면 구석기시대의 우리 선조들은 석도(石刀)·석궁(石弓)·석착(石鑿)·석침(石鍼) 등의 공구를 사용했다. 당시의 석침은 폄(砭)으로 불려졌고, 『설문해자(說文解字)』에 "폄(砭)이란 돌로 병을 치료하는 것이다"라고 기록되어 있고, 『사기(史記)·편작창공열전(扁鵲倉公列傳)』에는 중서자(中庶子)에 대하여 편작(扁鵲)이, "신하가 듣기로는 고대에는 유부(兪跗)라는 의자(醫者)가 있었는데, 치료에는 탕약·약주(藥酒)·참석(鑱石)…이 있다"고 말했다고 기재되어 있다.

그 참석(鑱石)이 폄(砭)이다. 여기서 창공(倉公) — 순우의(淳于意)가 진료기록부에 질병에 틀린 침구법을 사용한 것을 "법(法)이 참구(鑱灸)에서는 부당했다"고 말하고 있다. 특히 『내경(內經)』, 『난경(難經)』, 『갑을경(甲乙經)』, 『천금방(千金方)』 등의 서적에서는 전용편(專用編)을 만들어서 자침금기(刺鍼禁忌) 문제를 검토하고 있다.

『영추(靈樞)·오금(五禁)』에서는 "금(禁), 불가자야(不可刺也)"라고 한다. 결국, 고대인들은 신체에 자침할 수 없는 곳을 알고 있었고, 잘못 자침한 것을 "범금(犯禁)"이라고 부르면서 의료사고라고 하였다. 『소문(素問)·자금론(刺禁論)』에는 "장부에는 급소(急所)가 있으므로 그것을 모르면 안 된다. 심장을 찌르면 하루 만에 죽고, 머리를 찔러 뇌호(腦戶)에 닿아 뇌에 들어가면 바로 죽는다" 등의 내용이 있다. 이러한 기록은 침술사고를 일으키지 않으려는 참고적인 가치가 있다.

## (2) 침술치료에는 몇 번이나 성쇠(盛衰)의 역사가 있다

침술치료는 역사 속에서 몇 번이나 융성과 쇠퇴가 있었다. 침구가 쇠퇴하는 원인은 몇 가지가 있는데, 그 중에서 가장 중요한 것이 침술사고의 발생과 관계하고 있다.

예를 들면 고대의 의료행위 중에서 폄석요법(砭石僚法)이 우위를 차지하고 있다. 전설의 신농(神農)이 백초(百草, 한약을 의미함)를 알게 되자, 잠시동안 침약 병용(鍼藥 倂用)의 시대가 계속되어 유부(兪跗)·화완(和緩)·편작(扁鵲)·창공(倉公) 등도 약물로 사용하면서 자침도 했다.

『내경(內經)』에는 "독약(毒藥)으로 속을 치료하고, 침(鍼)으로 바깥을 치료한다"는 원칙을 반복해서 강조하고 있다. 그러나 진한(秦漢)시대 이후부터는 다시 약이 침보다도 중시되는 경향이 되었고,『상한론(傷寒論)』과 금궤요략(金匱要略)에는 전부 370여 종(種)의 처방이 있고, 200가지 맛 이상의 약물이 사용되고 있지만 침은 수십 조(條)에 지나지 않고, 예를 들면 상한…게다가 땀이 나고 더욱 달군 침을 가하자 많은 땀을 흘리면서 망양(亡陽)이 되었다. 소양병(少陽病), 이에 토하고, 설사하고 땀이 나고, 온침(溫鍼)하고, 섬언(譫言: 헛소리)이 있으니까 자호(雌胡)의 증거가 아니고 괴병(壞病)이었다.

양명병(陽明病)……온침을 하면 열이 심신을 교란시킨다 등, 역으로 온침의 오용(誤用)에 의한 해를 강조하고 있다. 위진(魏晉)시대가 되면 수혈(腧穴)의 수가 증가하고, 수혈의 위치와 자입심도가 불명료하고, 통일성도 없어지고, 의료사고를 피하기 어려운 것으로 되었다.

예를 들면『소문(素問)』의 기부(氣府)와 기혈(氣穴)의 양편에 1혈 1명(一穴 一名)으로 합계가 313혈(일부 쌍혈을 포함하여 365혈)이 있지만, 서적의 기록에는 단순하고 애매하여 판단하기 어렵다. 이 폐해를 진·황보밀(晉·皇甫謐)은 생각하였고, 『소문(素問)』과 『침경(鍼經)』, 그리고 『명당공혈침구치요(明堂孔穴鍼灸治要)』의 세 서적을 귀납·정리·고증하여 『침구갑을경(鍼灸甲乙經)』을 저술했다.

그는 수혈을 649혈(단혈 49, 쌍혈 300)로 확정했다. 혈위 분포는 머리, 얼굴, 가슴, 등〔背〕의 혈위(穴位)가 선으로 나누어져 줄세워져 있고, 사지의 혈위는 삼음삼양(三陰三陽)의 12경락(十二經絡)의 순행에 기초하여 세워져 있다. 당대(唐代)의 손사막(孫思邈)이 저술한 『천금요방(千金要方)』과 『천금익방(千金翼方)』의 두 서적에서 수혈수는 거의 『침구갑을경(鍼灸甲乙經)』과 거의 같다.

시대가 조금 지난 뒤에 왕도(王燾)는 『외태비요(外台秘要)』에서 이미 수혈 분포를 수족(手足)의 삼음삼양의 십이경(十二經)의 순행에 따라서 가지런히 배열하고, 수혈의 수도 『침구갑을경』에서 8혈로 증가하고 있다.

이상의 의학가(醫學家) 혈위를 정리하고, 종합하고, 잘못을 정정하고, 결함을 보충하고, 수혈(腧穴)의 수와 위치, 배열순서, 자입심도를 명확히 규정하였는데, 그것을 시술자가 잘 지키기만 해도 침술사고를 줄일 수 있다. 그러나 사실은 그렇게 간단한 문제가 아니었다.

왜냐하면 그 당시는 이미 목간(木簡)이나 백견(白絹)에 저작물을 썼는데, 정부당국 또는 부자나 대상인(大商人)의 도움이 없이는 의자(醫者) 개인이 책을 저술하는 것은 불가능했다. 이러한 이유로 일반적으로 의자는 특히 먼 곳에 있는 의자는 옛날의 기술을 기억하는 것이 중요하고, 새로운 기술을 알 수도 없고, 자기만의 방법으로 치료할 수밖에 없었다. 사장(師匠: 선생)으로부터 배운 지식 전부는 입과 귀로 외울 수 밖에 없었기 때문에 기술수준이 향상될 여지가 없었다. 게다가 진당(晉唐)시대에는 아시혈(阿是穴)이 유행하였고, 점점 침술이 혼란하였다.

아시혈법(阿是穴法)은 경락과 경혈과는 관계가 없고, 시술자가 환자의 신체를 접촉하여 통증부분을 자침하는 것이다. 손사막(孫思邈)은 "아시법이 있다. 사람에게 통증이 있으면 그 곳을 비벼주고 자침한다. 혈위와는 관계가 없다. 간단하고 빠르다"고 서술하고 있다. 서투른 시술자는 '아시(阿是)'에만 치료한다. 왜냐하면 아시법은 선생[師匠]이 필요없고 경락이나 수혈을 기억할 필요도 없고, 임상에서 접촉반응이 있으면 그곳을 찌르기만 하면 된다. 인체해부의 지식도 가지고 있지 않고, 이유도 없이 자침하면 사고가 일어나는 것은 당연하다.

이러한 이유로 진당(晉唐)시대의 침법은 혼란스러웠다. 점점 사고가 일어나서 약으로 병을 치료하는 것이 안전하고 효과적이라고 생각하여 침구치료를 경시하는 의자(醫者)까지 나타나게 되었다. 손사막은 이러한 잘못을 바로잡기 위해서 "침만 시술하고 뜸[灸] 시술을 하지 않고, 뜸 시술만 하고 자침하지 않는 나쁜 의자였다. 침구 시술만 하고 투약은 하지 않거나, 투약만 하고 침구 시술을 하지 않으면 가장 나쁜 의자(醫者)였다. 그러나 안타깝게도 세상에는 침을 알고 있는 사람이 적었고, 또 『내경(內經)』에는 탕액(湯液)이 속을 치료하고, 침구(鍼灸)가 바깥을 공격하므로 병기(病氣)가 도망가지 않을 수 없다. 침구(鍼灸)의 효과는 탕액에 필적할 만하다고 판단하였다고 쓰여 있다"고 서술하고, 침약(鍼藥)은 어느 것이든지 중요하다고 호소하기 시작했다.

또 손 씨(孫 氏)는 침구의 효과를 긍정할 뿐만 아니라, 피맥근육골(皮脈筋肉骨)을 잘못하여 상처를 입히면 '이것은 5란(五亂)이고, 침의 원인으로 생겼다. 게다가 잘못하면 죽을 가능성도 있다. 따라서 침은 살아있는 사람을 죽이지만, 죽은 사람을 살리지는 못한다고 한다. 또 어리석은 자가 태만하게 침을 놓으면 반드시 죽는 사람이 나오고, 살아있는 사람을 일으킬 수 없다' 등과 같이 침술을 잘못 시술하면 사람의 생명을 뺏는다고 말하고 있다. 그가 말하는 '어리석은 자가 태만하게 침을 시술하면 반드시 죽는 사람이 나온다' 라는 것은 거칠고 덤벙거리는 사람을 말하고, 적당하게 자침하여 사망사고를 일으킨 예도 당시에 계속 있었다.

이러한 이유로 침술치료는 위험하다는 생각이 의자(醫者)에게도 있었고, 그들은 뜸은 시술해도 침은 시술하지 말 것을 주장했다.

진(晉)시대에 갈홍(葛洪)『비급주후방(備急肘後方)』에 기재된 침구처방 109조(條)를 통계 조사하였던 사람이 있는데, 그 중에서 뜸 치료가 99조나 있었다고 했다. 또 왕도(王燾)는 그의 저서『외태비요(外台秘要)』에서 "침은 살아 있는 사람을 죽이지만, 죽은 사람은 살릴 수 없다"는 문장의 한 절을 인용하고, "침(鍼)·탕(湯)·산(散)이라고 해도 불뜸〔火灸〕에는 미치지 못한다"고 침 치료를 비난했다.

이 책에서는 뜸치료만이 기록되어 있고, 침술의 기록은 없다. 왕 씨(王氏)는 약과 뜸을 중요시하여 침을 배척한 대표자였다. 그러나 권위자가 어떠한 비난, 배척을 해도 침술치료가 없어지지는 않고, 많은 환자가 믿고 있고, 적지 않은 의자(醫者)에 의해서 행하여졌다.

그러나 그 사이에 침술사고도 시술자와 환자 쌍방에게 불행을 가져왔다. 또 나쁜 무리들이 침술치료라는 명의로 비밀리에 사람을 죽이거나 나쁜 짓을 하고, 치료인지 살인인지 구분할 수 없게 고소를 면하려고 했다. 피해자가 호소를 해도 살인자는 부정하였고, 민간의 조정(調停)도 결말이 나지 않고, 대관소(代官所-법원)에 호소를 하여도 증거가 없고, 침술사고인지 의료실수인지 오랫동안 논쟁을 하여도 결론이 나지 않았다.

이러한 문제에는 법률로 대처할 수 밖에 없다. 당송(唐宋)시대에『의사정령(醫事政令)』에 "의자가 사람을 약 또는 침구를 시술하여 잘못하여 본래의 처방에 미치지 못하고 살인하게 되면 징역 2년 반이고,

처방이 미치지 못하고 살인하였기 때문에 살상론(殺傷論)에 의한다"고 한다. 이것이 중국에서 침술사고 처리의 조문(條文)이 만들어진 기록이다. 이것은 당시에는 침술사고가 많았고, 징벌(懲罰)만으로 체포되지 않았기 때문에 규칙으로서 만들어진 것을 말해주고 있다.

후에 당오대(唐五代)부터 송조(宋朝) 초기까지 전쟁이 계속되어 일반인의 재난은 가중되어 갈 곳도 없고, 빈곤에 병까지 겹쳤다. 의학(醫學)도 구석에 몰렸기 때문에 간편하고, 경제적인 침구치료가 퍼지게 되었다. 그러나 당시의 침구문헌에 묘사된 경락이나 수혈의 그림은 정확하지 않고, 이름도 특수하고, 한 혈(穴)에 복수의 명칭이 있거나, 다른 혈인데도 같은 이름이거나, 몇 가지의 해석이 생기고, 해설도 가지각색이고, 진위(眞僞)를 알기가 어렵고, 근거가 없어져버렸다.

때마침 송대(宋代)의 천성(天聖) 초년, 태의국한림의관(太醫局翰林醫官), 전중성상약봉어(殿中省尙藥奉御)에 임명된 왕유일(王惟一)은 『동인수혈침구도경(銅人腧穴鍼灸圖經)』의 서문에 "성인(聖人)이 죽은 지 오랜 시간이 지나 그 학문을 판단하기 어렵다. 책에서 정하고 있는 그림이 묘사하고 있어도 혼돈하기 쉽고, 돼지와 멧돼지의 많은 것이 가짜다. 환(丸)으로 만든 쑥은 간(肝)을 파괴하고, 침으로 위기(胃氣)를 잃는다. 서민은 피해를 입어도 배상이 없고, 침술사고를 일으킨 의자(醫者)는 잘못을 계속해도 아무 생각없다"고 기록하고 있다.

그는 여러 가지 감개(感慨) 속에서 정부의 명령을 받아서 침구서를 편찬했다. 1026년에 편찬된 『동인수혈침구도경(銅人腧穴鍼灸圖經)』을 의관원(醫官院)이 간행하고, 그것을 사면(四面)의 비석에 새겨서 각 지방에 배포했다. 그 후 3년 뒤(1929년)에 다시 그는 2개의 침구동인모형상(鍼灸銅人模型像)을 주조했다.

브론즈상의 동인(銅人)은 현재의 인체모형과 같이 장부(臟腑)를 꺼낼 수 있었고, 체표(體表)에는 침구혈위가 새겨졌고, 금색의 문자로 혈명(穴名)이 기록되었다. 이것을 침구강의(鍼灸講義) 교재로서 또 의자(醫者) 시험 도구로 했다. 이때부터 침구학술에는 통일되어 지켜야 할 기준이 생겼고, 그것에 의해서 침구학술의 발전이 촉진되어 침술사고가 감소하거나 발생하지 않게 되었고, 큰 효과가 있었다.

금원(金元)시대에 의학계는 백가쟁명(百家爭鳴)의 상태로 되어 일부의 의가(醫家)는 점점 자신의 학술 견해를 펼쳤다. 송대(宋代)의 이학(理學)의 영향으로 오운육기(五運六氣)에 의한 계절과 발병을 추측하는 학설이 중의학술에 나타났다. 침구요법에도 자오유주(子午流注)와 영구팔법(靈龜八法) 등의 시간 취혈(時間 取穴)의 내용이 생겼다.

학술이 발달하고, 학파가 분리되고, 의학의 문제도 많게 되었다. 그 중에서 눈에 띄는 것은 원대의학십삼과(元大醫學十三科) 중에서 축유(祝由), 주금(呪禁), 그리고 침구학설의 피기태을(避忌太乙)과 인신소재(人神所在) 등의 이단이 끓어 오르고, 학술상의 혼란을 초래했다.

취혈(取穴)에는 『구고황수혈법(灸膏肓腧穴法)』에 양동신촌법(量同身寸法), 정좌신비법(正坐神臂法), 췌추골정혈고하법(揣椎骨定穴高下法), 구고접혈취평법(勾股接穴取平法), 참험구혈법(參驗求穴法), 석용지취혈별법(石用之取穴別法) 등의 기록이 있다.

이와 같이 많은 의견이 있지만 학술이 상세하지 않고 경험이 풍부한 사람이 아니면 임상에서 알 수가 없게 되어 범용한 기술에서 적당하게 배우려는 사람은 침술사고를 피할 수 없다. 『원전장(元典章)』에는 의자(醫者) 유집중(劉執中)이 환자에게 침을 놓아 사망한 사례가 기록되어 있다.

명대(明代)의학의 십삼과(十三科)에도 축유과(祝由科)가 있고, 침구학술이 발달했지만, 송원(宋元)시대에 존재한 풍설(風說)도 줄어들기는 커녕 늘어났다. 비혈(秘穴)에는 만병에는 고황(膏肓)에 침 한 대 등 다종다양한 설(說)이 유행했다. 그때 융경년간(隆慶年間)에 성제

전태의(聖濟殿太醫)였던 양계주(楊繼洲)는 당시의 침구학술의 타락을 눈 앞에서 목격하고 침구문헌을 정리해서 수록했다. 전래의『침구현기비요(鍼灸玄機秘要)』를 기초로 하여 20여 종의 침구저작물을 모아서 개인적인 임상경험과 사례를 모아서 이론과 임상경험을 정리하여 대단히 학술적 가치가 높은『침구대성(鍼灸大成)』을 완성했다. 그 저서에는 수혈(腧穴)의 가치를 고증하였고, 자침의 보사법(補瀉法)도 명확하고, 주로 치료하는 질병도 검증하여 명대(明代)의 중요한 침구서가 되었고, 침구사업의 진흥과 침술사고의 방지에 큰 공헌을 했지만, 그래도 명대(明代)의 침술사고가 감소하지 않고, 침술사고를 일으킨 의사가 사람을 죽이거나, 의자(醫者)의 손을 빌린 살인 등이 항상 발생했다.

『대명률집 해부례(大明律集 解附例)』에는 "평범한 보통인 의자(醫者)가 사람을 치료한다. 약(藥)과 자침의 실수를 한다. 본래대로라면 그 때문에 사람을 죽였다면 관청은 책임을 가지고 다른 의자에게 원인을 구명(究明)시켜…… 혈도(穴道)를 찌르고, 그것이 착오에 의한 것이고, 고의로 사람을 해할 의도가 없었다면 과실살인론(過失殺人論)에 의거하여 투구살율(鬪毆殺律)에 준하여 죄를 묻는다. ……침약(鍼藥)이 상세하고, 본방(本方)이 있는 것을 알고 있는데도 불구하고 위반하고, 치료를 빙자하여 재물을 취한 자(者), 교묘하게 부정한 재물을 얻은 자, 절도론(竊盜論)에 준하여 사형은 면한다. 만약 그것에 의해서 살인을 하고, 환자에 원한이 있을 경우 그 때문에 반증(反症)의 침과 약으로 살인한 자는 살인의 의도가 있는 것이 분명하다. 따라서 앉혀서 참수(斬首)한다"고 하였다. 이것은 법률의 수단에 의한 의료사고를 처리한 조치의 하나였다.

청대(淸代)의 침구학술은 점점 혼미하게 되었다. 청(淸) 초기에는 11과가 있었고, 아직 침구는 1문(門)으로서 남아 있었지만, 후에 합병되어 9과(科)로 되었다.

『대청회전사례(大淸會典事例)』의 기록에는 침구과(鍼灸科)는 오랫동안 폐쇄되어 있었다. 특히 도광(道光) 2년(1822년)이 되면 "침자(鍼刺)와 화구(火灸: 불뜸)는 당신을 위하는 것이 아니다"라고 하여, "태의생(太醫生)의 침구 1과는 영원히 정지한다"라는 명령이 내렸다. 광서년간(光緖年間)의 의학교육은 대방맥과(大方脈科)·소방맥과(小方脈科)·외과(外科)·안과(眼科)·구치과(口齒科)의 5과(五科)뿐이었다.

1908년 양강총독(兩江總督)이 발표한 의자(醫者) 시험에는 침구의 문제가 포함되지 않았다. 이것에 의해서 당시 중앙에서부터 지방에 이르기까지 의학과목에서 침구요법이 사라졌다.

20세기 서양의학이 중국에 전파되어 발달하자, 중의계(中醫界)의 넓은 관심을 모았다. 그러나 외국물이 든 사람들은 침구치료를 무시하고, 또 봉건사상에 치중한 사람들은 침구조작(鍼灸操作) 시에 벌거숭이가 되므로 '체면(體面)'을 잃는다고 생각하여 유교의 흐름은 시대에 맞지 않고, 약물치료를 중시하여 침구를 가볍게 여겼고, 역시 침구학술은 무시되었고, 배척되었다.

특히 국민당(國民黨) 시대(1927~1949: 중국 본토의 대부분을 통치했던 정당)에는 중의(中醫)를 없애려는 정책이 추진되어 그 중에서 침구치료는 소멸시켜야 한다는 중점 대상이 되었다.

1949년에 새로운 중국이 탄생되기까지 오지에서 몇 명의 침사(鍼師)가 남은 것에 불과했고, 그들 대부분은 문자를 몰랐고, 의학지식이 없는 사람이 대부분이었다. 게다가 그들 중에 많은 사람들이 '집안의 비험(秘驗)'이라든지 '신수(神授)의 절기(絶技)—신으로부터 받은 기술' 등 대충 듣고 입으로만 적당하게 침을 놓았기 때문에 당시에는 침술사고가 많이 발생하였다.

# 한국어 번역판 후기(後記)

인류문명이 눈부시게 발전하는 과정에서 수많은 혁신적인 변화가 있었다. 과거 왕조시대의 농경사회에서 산업사회로 바뀌면서 대단한 사회변혁과 발전이 있었다. 금세기에 들어 산업사회에서 정보화 사회로 변화하면서 전세계는 비약적인 발전과 변화를 가져왔고, 앞으로는 우주시대를 맞이하는 과정 중에 있다.

이와 같이 인류의 변천과정에서 큰 변화가 있었음에도 불구하고, 오직 동양의학만은 과거 2,000년 전의 학문을 고수하고 그 학문을 답습하여 오고 있다. 정보화 사회, 과학문명 사회에서 2,000년 전의 동양의학을 분석해볼 때 동양의학은 이제 무용지식의 의학, 더 나아가 인체에 유해한 의학이 아닌가 하는 의구심을 갖게 된다.

인간은 태어나면서부터 면역력이 형성되어 있다. 면역력은 자기 스스로를 보호하려는 생리적인 근본작용을 말한다. 나아가 자기(自己)와 비자기(非自己)를 구별하고 비자기에 대해서는 철저한 방어체계와 제거기능을 갖고 있다.

원시시대부터 인간은 자신의 건강에 도움이 되는 방법을 찾은 것이 의학의 기원으로 보고 있다. 동양에서 자연적인 의료방법이 문헌상 최초로 정리된 것이『황제내경(黃帝內經)』이다. 황제내경은 전설상으로 약 2,000년 전의 학문이라고 한다. 황제내경에서 자연적인 요법이라 할 수 있는 폄석(砭石), 뜸(灸), 침(鍼), 약(藥), 안마(按摩)의 방법이 나타나 있다.

● 전통침술은 2,000년의 기본내용을 변경 없이 이용하고 있다

그러나 황제내경에서는 주로 침술과 운기학과 생리·병리, 처방에 대해서만 주로 설명되어 있다. 황제내경 이후에 수많은 침술가들이 많은 경험과 임상을 통해서 여러 권의 침구서들이 저술되었지만 한결같이 황제내경의 이론을 토대로 저술하였다. 황제내경의 가설적인 경락 이론들을 2,000년 이상 그대로 답습하여 온 것이다.

의술은 과학이고 지식이므로 수많은 검증과 연구가 있어야 했으나, 동양의학은 2,000년간 이렇다 할 과학적 연구가 거의 전무했던 것이다. 대학에서 교수들이 연구한다고 하나, 2,000년 전이나 1,000년 전의 침술에서 더 발전된 것이 없고, 고전의 원문을 알기 쉽게 해석하거나 고전의 기구들을 약간 개선하는 데 불과하고, 근본적인 이론을 과학적으로 연구된 것은 찾아보기 어렵다.

● 체침술은 근본적으로 위험하다

침술의 기본이론은 경락혈에 자극을 주는 것이다. 체침은 전신을 대상으로 자침하므로 위험한 대상이고, 굵고 긴 침으로 자침하기 때문에 위험하다. 또한 강자극을 주기 때문에 위험하고, 과학적인 연구가 없는 경락에 자침이므로 그 효과 또한 정확도가 크게 떨어지며, 인체의 건강상태에 따라서 부작용 정도가 크게 달라지므로 위험한 것이다.

이처럼 침술은 이론·기구·자극·과학적인 측면과 환자의 건강상태에 따라 모두가 위험성이 상존하고 있으므로 침술의 사고는 항상 존재하게 되는 것이다.

2006년 6월 한국소비자보호원에서 한방의학의 부작용 사례 발표내용을 보면 다음과 같다.

6년 8개월간 3,375건의 부작용 사례를 접수하고, 부작용 피해보상 115건 중에서 55%가 한약 부작용이고, 약 22(21.7)% 정도가 침술사고였다. 이것은 우리나라에서도 침술사고가 빈번히 나타나고 있다는 증거이다. 여기에 나타난 것 외에도 부작용을 환자 탓이라고 하여 참고, 신고하지 않은 것도 매우 많을 것이다.

본서의 부작용 256사례를 연구하면서 몇 가지의 문제점을 언급하고자 한다.

1. 중국 청나라 때 쓰여진 『대청회전사례(大淸會典事例)』의 기록에는 침구과는 오랫동안 금지(폐쇄)되어 있었다 — 약 100년간 금지됐었다

특히 도광(道光) 2년(1822년)에는 "태의생(太醫生)의 침구1과는 영원히 금지(중지)한다"는 명령이 내려졌다.

1908년 양강총독(兩江總督)이 발표한 의자(醫者)시험에는 침구에 대한 시

험문제가 없었고, 중앙에서부터 지방에 이르기까지 침구요법이 사라졌다. 중국의 국민당 시대(1908~1940년)에도 침구치료는 금지대상이었다(본문 참조).

침술이 이처럼 금지(폐쇄)의 의술이 되었다는 것은 위험한 침술로 생명을 경시하여 사망 사고가 빈번했기 때문일 것이다. 중국에서 약 100년간 침술이 금지된 것은 오늘날에도 연구의 대상이 되어야 한다. 위험하고, 과학적 근거가 미약한 침술을 계속해서 연구해야 할 것인가와 일부의 통증을 진통시키기 위해서 꼭 위험한 침술을 이용해야 할 것인가를 심각하게 고민해야 할 것이다.

2. 과거 동양 3국에서 침술을 이용한 것은 다른 대안의 의술이 없었기 때문이다

본서에는 가장 필요한 침술이라고 표현을 하고 있으나, 과거에 치료수단으로는 한약·침·뜸뿐이 없었기 때문이다.

3. 침술 사고를 일으킨 '침의(鍼醫)'를 모두 엉터리 의자(醫者)로 매도한 점은 지나친 감이 있다

본서에서는 침술사고를 일으킨 침의들을 모두 엉터리 의자(醫者)로 매도한 것은 큰 잘못이다. 앞에서 언급한 바와 같이 침술은 전신의 시술, 위험한 침기구, 환자의 건강상태에 관계없이 깊은 자침과 강자극, 비과학성 등의 위험이 항상 존재하므로 언제 부작용·위험이 발생할지 최고의 의자라도 예측할 수가 없다.

일본에서도 "기흉을 일으켜 보지 않은 침사(鍼士)는 명의가 아니다"라는 말을 할 정도로 부작용은 상존하고 있다. 환자의 입장에서 기흉을 느껴보면 그 고통은 심각하고 위험한 것이다.

필자도 오래 전에 ○의사가 자신의 ○○의원에서 만나자고 하여 ○○의원을 방문한 적이 있다. 대기실에서 기다리는데 진료실에서 환자와 ○의사간에 옥신각신하는 언성이 들렸다. 가만히 들어본 즉, 팔 내측의 내관(內關: 내측 손목 완관절에서 약 2촌 지점의 양 힘줄 사이에 위치) 부위에 침을 맞은 후, 환자는 팔 내측이 계속 땅기고 아파 손을 굽히고 펼 수도 없다는 것이다.

환자는 내관 부위에 침을 잘못 찌른 것이라며 시비를 따지는 것이고, ○의사는 침술사고가 아니고 환자가 팔을 무리하게 써서 나타나는 증상이라고 변

명하면서 다투고 있는 것이었다.

　얼마 후에 환자는 화가 잔뜩 나서 "두고 보자"고 나가고, ○의사는 의사대로 "자기가 팔을 무리하게 쓰고서 나타난 증상을 침을 잘못 맞아 그렇다고 우긴다"고 화를 내고 있었다.

　원래 내관이란 위치는 항상 부작용이 나타날 수 있는 위험한 부위이다. 본서에서도 내관의 부작용에 대한 여러 사례가 있다. ○의사는 ○○의대의 교수였다. ○○의대 교수라면 분명히 훌륭한 의사임에 틀림이 없는데도 부작용이 나타난 것이다. 이러한 부작용은 유명하고 훌륭한 의사라도 예측할 수가 없는 것이다.

　그러므로 침술치료에서 부작용을 일으킨 ○의사를 모두 엉터리 의사로 매도하는 것이 잘못되었다고 보는 것이다.

　4. 부작용, 침술사고는 1만분의 1정도만 나타난다고 하였으나 실제는 그렇지 않다

　침술의 부작용은 아마도 약 30~40% 이상 나타난다고 볼 수 있다. 필자도 과거에 침구학을 연구하고 침구학원 등에서 침구학을 강의하면서 침구 실습을 많이 한 적이 있다. 그리고 필자 자신에게도 합곡·곡지·족삼리를 충분히 비벼주고 정확한 자세를 취하고 가는 호침으로 찔러보았지만 찌를 때마다 당김, 저림, 통증, 무력함, 마비감, 어지러움 등의 증상이 수시로 나타났다. 실습하는 사람들도 당김, 저림, 통증, 무력감, 마비, 현기증 등의 여러 가지 증상과 심지어 호흡곤란, 쇼크 증상이 더욱 악화되는 등의 부작용이 나타난 것이다.

　환자의 건강상태는 매우 허약하고 예민하다. 예민하고 허약한 환자에게 나타나는 자침의 부작용은 대단히 많으나, 우리나라 사람들은 그 부작용 증상에 대해 너무 무감각하고 관대하다. 우리나라의 환자들은 침치료 시에 나타나는 부작용이 경미하더라도 부작용을 시술자에게 자세하게 말하지 않는 경우가 많다. 여기에 중국식의 굵고 긴 침을 찌를 때의 부작용과 사고는 더욱 많을 것이다.

　그러므로 침술사고가 극히 적다는 것은 이해가 안 된다.

5. 침술치료의 임상사례의 90~98% 이상이라는 통계가 신빙성이 문제다

　본서에서는 침술사고를 해설하면서 여러 가지의 임상사례를 제시하고 있다. 체침으로 내장의 질병 치료 효과는 근거가 극히 미약하다고 판단한다. 음양맥진법으로 경락·경혈을 실험해 보면 음양맥상이 조절되지 않는 곳이 80% 이상이 되기 때문이다(목, 주·완관절 사이, 삼음교 부위의 일부만 경락 작용이 된다). 복부나 등줄기를 자침한다고 하여 그 작용이 내장에까지 직접 미치지는 못하고 있다.

　몇 가지의 사례를 보면서 판단해 보기 바란다.

　① 장문과 기문을 자침하여 담낭염·담석증을 치료한 진료록

　담낭염·담석증 45례를 자침치료하여 치유 33례, 저효 1례, 호전 4례, 불명 1례이다.

　취혈: 장문·기문·일월·간유·담유를 주혈로 하여 피내침법을 사용……〈중략〉… 1주일 정도에서 치료된다. …〈후략〉…라고 했다.

　침술가들도 담석증·담낭염 환자를 치료해 보라. 1주일 만에 약 95% 이상의 치료와 저효가 있는지?

　② 위하수를 약 3개월간 침치료하여 92.4%의 유효율이 있다는 것 등이다.

　위와 같은 식의 임상사례가 많이 소개되어 있다.

　황종국 판사가 쓴 『의사가 못 고치는 환자는 어떻게 하나?』라는 책에서도 한의사가 질병치료하는 것은 10% 정도라고 하였다. 이것은 한의사가 말한 것이라고 한다.

　과연 침술로 92~95%라는 치료 효과가 있었는지…. 좀 과장된 면이 있다고 판단한다.

6. 침술사고 환자와 시술자 모두 고통이 심각하고 불안한 시술이다
　　불안한 침시술 꼭 해야 하나

　침술치료를 했을 때 효과가 있으면 시술자·환자가 모두 기분이 좋으나, 사고가 나면 환자의 불안과 고통은 대단히 큰 것이며, 시술자도 큰 충격과 놀라움에 당황하게 된다.

본서에서는 침술사고로 사망한 사람은 얼마 안 되고, 일부는 곧바로 양의사의 처치나 수술로 생명은 건졌다고 하나, 한의원이나 침 시술소에서 자침사고가 났을 때 환자와 시술자는 크나큰 당혹감에 싸이게 된다.

침 시술자들은 이러한 불안함, 당혹감을 예견하면서 시술해야 한다. 이처럼 위험한 침술로 시술할 필요가 있을까? 침술이 아니면 치료할 수 없을 때 위험을 감수하고 시술해야 한다고 하나, 침술로 진통시킬 수 있는 각종 통증들은 다른 방법으로도 얼마든지 안전하게 진통시킬 수 있다.

### 7. 고전에서의 침술사고는 돌무덤에서 다이아몬드 찾기보다 더 힘들다?
금침·금구혈의 부위·증상, 주의사항이 자침사고의 근거다

고전 침구학에서 자침사고의 사례를 찾는 것은 돌무덤에서 다이아몬드 찾기보다 더 힘들다고 하였는데, 고전 침구학이라야 얼마되지도 않는다. 그리고 침술을 보급하려는 책자에서 위험한 침술사고의 사례를 기록할 수는 없다.

그러나 침구(鍼灸)의 혈처(穴處)에서 금침(禁鍼)·금구(禁灸)·침술(鍼術) 치료를 해서는 안 되는 부위와 증상들이 열거되어 있다. 침을 찔러서는 안 되는 부위, 증상·건강상태에 대해서 기록한 것은 부작용이 많다는 표시이다. 이것은 침술의 발전과정에서 많은 부작용이 있었음을 의미하는 것이기도 하다.

### 8. 침술의 근본이론인 경락설은 과학이 아니다

침술의 근본이론은 경락설이다. 경락설 중에서 기(氣)와 혈(血)이 모인 위치, 치료점을 경혈이라고 한다.

경락설은 경맥(經脈)·경근(經筋)·경별(經別)·낙맥(絡脈)·지맥(支脈) 등을 그리면 전신을 거미줄이나 신경줄기처럼 그려진다. 이러한 경락설들은 현대의학의 해부학에서는 아무것도 발견할 수가 없다. 경혈도 기혈이 모이는 곳, 기혈을 받아들이고 내보내는 의미를 갖고 있으나 어떤 특이한 근거가 없다. 이런 학설을 믿고서 치료하는 것이 소위 침술, 뜸술, 지압이라는 것이다.

얼마 전에 미국 얼바인 대학의 조장희 박사는 경락에 자극을 주면 대뇌와 특정부위의 활동이 확인된다는 논문을 발표해서 동양의학계에 큰 가능성을 심어 주어 크게 환영한 바가 있었다.

그러나 2006년 11월에 자신의 경락연구 논문을 철회했다. 그 이유는 경락이나 경락이 아닌 곳에 찔러도 뇌의 활동에 차이가 없다는 것이다. 침치료는 반사점에 침자극의 조작에 따라서 효과의 차이가 있다고 발표하자, 침구계·한의계에서는 무책임한 발표라고 반박하고 있다.

이처럼 세계적인 의학자들이 연구해도 아직 경락의 존재는 확인이 안 되고 있다.

### 9. 새로운 과학적인 의학을 연구하고 받아들여야 한다

전통적 침술에서는 새로운 이론이 탄생할 수 없다. 전통적 침술은 전통만을 고수하기 때문이다. 새로운 이론은 사이비나 비정통으로 몰아가고 중상 모략, 방해를 하고 있는 것이 현재의 실정이다. 그러므로 침술이나 동양의학은 발전할 수 없다는 것이다.

이제 침술은 위험한 시술행위이며, 위험한 자극방법으로 일부 효과를 볼 뿐이다. 이 시점에서 과학적이고 부작용과 위험성이 전혀 없는 의술이 연구되어야 한다. 2,000년 전의 이론이라 해도 현대과학에서 입증이 안 되는 것은 학문이라고 보기 어렵다. 학문이 아닌 이론을 가지고 시술을 한다면 효과성은 적고 위험이 많아져서 결국은 국민들로부터 외면당하고 자연히 도태될 것이다.

### 10. 보완대체요법의 결론은 침술 — 위험한 침술은 주의해야 한다.

현대의학의 부족한 부분을 다른 의술로 대체하려는 연구가 다양하게 진행되고 있다. 대체요법(의학)이 약 500~600종이나 된다는 숫자만으로도 엄청나다. 처음에는 호기심과 관심을 끌었으나 과학적인 검증의 방법이나 상식적으로 판단했을 때 거의 모든 대체요법은 미미한 효과나 심리적 영향일 뿐, 부작용·문제점이 너무 많고 결국은 침술로 귀결되는 양상이다. 그래서 대체요법(의학)의 결론은 침술연구에 있다.

대체의학의 최고 의술이라는 침술도 본서에서 보는 것과 같이 위험성과 문제점 투성이다.

### 11. 고통 · 위험 · 부작용 있는 침치료는 국민들이 외면하고 있다

침술자극은 진통에 분명한 효과는 있다. 그러나 고통과 위험 · 부작용이 문제이다.

앞으로 21세기에는 위험 · 부작용 · 고통이 있는 의술은 기피의 대상이 되고 외면당하게 될 것이다. 서양에서 한때 침술에 대한 인기가 있었으나, 현재는 고통과 위험성 때문에 많이 기피하고 있다. 또한 학문적으로도 침술은 효과가 없다는 논문, 연구, 조사 보고가 발표되고 있으며, 부작용 · 위험성에 대한 것도 보고되고 있다.

### 12. 침술의 부작용 발생은 누구도 장담하지 못한다

본서에서 침술은 정확한 깊이로 정확히 자침해야 효과가 우수하고, 정확한 깊이에 미치지 못하면 효과가 없고 정확한 깊이를 지나치거나 옆으로 자침하면 사고가 일어난다고 말하고 있다.

가는 침이나 굵은 침으로 깊이, 위치를 정확하게 자침하는 것은 거의 불가능하다. 환자의 비만, 건강상태, 과민상태, 질병상태에 따라 병에 큰 차이가 나타나기 때문이다.

그러므로 어느 때 어느 위치에서 위험한 부작용이 나타날지 예측할 수 없고 장담할 수 없어 환자들은 위험한 침치료를 받으면서 불안하고 놀라운 상태에서 침시술을 받고 있는 것이다.

『침술사고』를 연구해 보고 신중한 침치료를 하기 바란다.

# ● 발간서적 안내 ●

## 瑞金療法講座 第1·2·3卷
고통과 위험·부작용·후유증이 없는 서금요법은 효과가 매우 우수합니다. 서금요법을 연구해서 자신과 가족, 그리고 자원봉사에 널리 이용하십시오. 고통 없고 부작용 없으면서 효과가 우수한 시술법이 서금요법입니다.
〈柳泰佑 原著/4X6배판/고급양장제본/정가 각권 55,000원〉

## 高麗手指鍼講座 (第11版 第133刊)
고려수지침과 서금요법은 유태우 박사가 한국에서 유일하게 개발한 새로운 의술로서 전세계적인 호평을 받으며 연구되고 있습니다. 본서에는 고려수지침 이론과 응급처방, 난치성 처방 및 각종 증상에 따른 처방과 수지침·신수지침·T침·사혈침에 대한 설명이 되어 있습니다.
〈柳泰佑 原著/4X6배판 400면/고급양장제본/정가 55,000원〉

## 增解 高麗手指療法硏究
『高麗手指鍼治療學』을 대폭 증보하여 고려수지침요법의 기본이론·처방법 등을 총망라, 새로운 내용을 많이 보충하고, 알기 쉽게 한글판으로 해설한 고려수지침요법연구의 제2단계 과정의 기본교재입니다.
〈柳泰佑 著/4X6배판 658면/정가 80,000원〉

## 肥滿管理學
저자가 집중적으로 연구한 『수지침요법의 비만관리학』은 체계적이고 과학적이면서 후유증·부작용 없이 체중감량에 성공할 수 있습니다. 『수지침의 비만관리학』을 연구하여 정상체중을 회복, 유지하기 바랍니다.
〈柳泰佑 編著/신국판 374면/고급양장제본/정가 35,000원〉

## 웰빙 수지침
자세한 기구해설과 방법, 웰빙시대의 각종 질병처방들을 소개하였습니다. 특히 생활습관성 질병인 고혈압, 당뇨, 고지혈증, 동맥경화, 심장병, 퇴행성 질병, 암의 처방법과 회복법들을 요점적으로 해설·소개하고, "이침법"이 왜 위험한가를 분석하고, 각종 대체요법들의 문제점까지 소개하였습니다.
〈柳泰佑 著/4X6배판 379면/고급양장제본/정가 50,000원〉

## 腦血管疾患의 手指鍼處方
고령사회에서 가장 많은 질환이 중풍으로, 양방·한방·침구 등에서 모두 난치성으로 회복이 어려우나, 고려수지침요법이 대뇌혈류를 조절시킬 수 있어서 뇌혈관 질환의 예방·관리·치료·회복에 우수하며, 본서에서는 뇌혈관질환의 원인·분류·예방·치료법·처방 등을 자세하게 해설하였습니다.
〈柳泰佑 著/4×6배판 228면/고급인쇄/정가 35,000원〉

## 陰陽脈診法과 補瀉
병의 상태를 진단하는 脈法 가운데 특히 음양맥진법은 동양의학의 四診法인 望診, 聞診, 問診, 切診 등을 자세히 해설하였고, 五行診法과 새로운 학설을 해설한 것입니다.
〈柳泰佑 著/4X6배판 598면/정가 80,000원〉

## 手指鍼 入門
수지침의 기초와 원리, 그리고 처방을 해설한 수지요법의 입문서로서 수지침을 연구하시려는 분은 반드시 이 책을 필독하십시오. 〈柳泰佑 原著/신국판 310면/정가 13,000원〉

## 念派療法
인체에 고통을 주지 않으면서 시·공간을 초월, 광범하게 활용할 수 있는 수지침요법의 '염파요법'에 대해 연구·집대성한 책으로, '수지 염파요법'의 위력을 확인해 보시기 바랍니다.
〈柳泰佑 編著/신국판 386면/고급인쇄/정가 15,000원〉

## 100세 이상 살 수 있는 手指鍼健康法
수지침요법으로 건강하고 아름답게 장수하는 비결을 자세하게 해설하고 있습니다. 각종 노인성 질환을 예방·관리·치료하는 데 많은 도움을 줍니다.
〈柳泰佑 著/신국판 고급양장본 441면/정가 30,000원〉

## 高麗手指鍼療法의 應急處方集
수지침을 처음 연구하는 초심자와 오랫동안 연구한 분들을 위하여 각종 응급질환의 수지침 처치법을 자세히 해설하였습니다. 갑자기 응급질환이 발생하였을 때 당황하지 말고 본서를 참고하면 도움이 될 것입니다.
〈柳泰佑 原著/국판 406면/정가 15,000원〉

## 虹彩學과 手指鍼處方
홍채는 눈의 조리개로서 사물을 볼 때 가장 예민하게 움직이는 말초부위로, 인체 어느 부위에든지 질병이 있으면 홍채부위에서는 무늬·색깔·요철(凹凸)·함몰(陷沒) 등의 형상으로 나타난 모양들을 관찰하여 질병의 부위를 진단하는 것으로, 질병을 진단할 때 진단된 결과에 따라서 해부학적 설명과 수지침 처방을 제시하였습니다.
〈柳泰佑 編著/4×6배판 298면/고급컬러인쇄 양장제본/정가 80,000원〉

## 肥滿管理經營
본서는 비만관리지도사가 비만관련용품 판매점이나 비만관리지도실을 개설할 때, 그 운영에 관한 필요한 내용들을 자세하게 소개하였습니다.
〈柳泰佑 著/4×6배판 고급인쇄 150면/정가 25,000원〉

## 糖尿病과 手指鍼處方
본서는 당뇨병의 각종 증상·질환·원인별로 수지침처방을 제시·소개하였습니다. 당뇨병과 수지침처방을 잘 연구한다면 당뇨병을 완전하게 회복시키는 데 자신감을 갖게 될 것입니다.
〈柳泰佑 編著/4×6배판 244면/양장제본/정가 50,000원〉

## 구안와사의 수지침요법

본서는 구안와사의 원인·증상과 진단법 및 여러 가지 치료법들을 해설하고, 수많은 임상사례를 제시, 구안와사 치료에 큰 도움이 되도록 구성되어 있습니다. 특히 구안와사의 병인(病因)을 동양의학·서양의학·수지의학별로 설명하여 이해하기 쉽고, 처방에 간편하게 활용할 수 있습니다.
〈柳泰佑 編著/신국판 200면/정가 12,000원〉

## 上古文化 檀奇古史

고구려가 망한 후에 후고구려의 발해왕은 동생 대야발을 시켜 만주, 중족 중동에까지 기록된 모든 문서와 금석문(金石文)을 살펴서 단제, 기자조선의 역대임금의 치적(治蹟)을 엮은 책으로서, 우리의 고대사를 살펴볼 수 있게 되었습니다.
〈申采浩 原著/柳泰佑·鄭佰佰 共譯/국판 299면/ 정가 20,000원〉

## 手指飮食療法

건강법·건강식은 많으나 정확한 지식과 직접 실험 확인할 수 있는 건강식법은 없었습니다. 본서에서는 최고의 건강을 위한 각종 식품지식과 한방음식해설, 정확한 음식을 먹기 위한 진단법과 실험확인법, 그리고 새로운 처방에 의한 '수지음식요법'을 소개하였습니다.
〈柳泰佑 編著/신국판 372면/ 고급인쇄/정가 35,000원〉

## 질병을 이기자 (제1·2·3·4·5권)

각종 질병의 원인과 증상을 분류하고, 그 예방법과 치료법을 양·한의학적, 수지의학적 측면에서 다루고 있습니다. 1권 관절염~빈혈편, 2권 우울증~치매편, 3권 생리통~주부습진, 4권 언청이~통풍편, 5권에는 탈모증~잇몸질환편으로 분류하였습니다.
〈보건신문사 編著/신국판 각권 160면 내외/정가 각권 10,000원〉

## 고려수지침요법의 수지봉요법

침을 찔러서 치료하는 것이 아니라 간단하게 '압봉'을 붙임으로써 큰 효과반응을 볼 수 있는 압봉요법의 해설서입니다. 인체의 각 부위별 상응요법과 오장육부의 虛實을 따라서 五治方을 처방·해설한 중요 처방집입니다.
〈柳泰佑 原著/국판 276면/정가 15,000원〉

## 許程 敎授의 世界傳統醫學 紀行

구소련의 카자흐스탄, 우즈벡공화국으로부터 외몽고, 내몽고, 신강자치구, 청해성, 티벳은 물론, 베트남과 라오스, 그리고 관주성 및 운남성의 여러 소수민족들이 아직도 활용하고 있는 전통의학을 분석하여 저자 특유의 활기 넘치는 문체로서 서술하고 있습니다.
〈許程 著/신국판 398면/ 고급인쇄/정가 30,000원〉

## 手指뜸療法

'서암뜸요법'은 가장 효과반응이 있는 부위인 '수지침혈(手指鍼穴)'에 뜸을 떠서 통증을 해소하는 가장 우수한 뜸입니다. 본서에서는 서암뜸을 뜨는 방법을 자세하게 해설하였습니다.
〈柳泰佑 原著/국판 240면/정가 15,000원〉

## 오링테스트와 高麗手指療法

고려수지요법을 다년간 연구한 히다 박사가 오링테스트의 창시자 오무라 박사의 특별지도하에 수지요법의 장점과 신비한 효과반응을 오링테스트로써 확인한 문제의 저작입니다.
〈樋田和彦 著/吳昌學 譯/신국판 220면/고급인쇄/정가 18,000원〉

## 手指鍼 隨症處方集

수지침을 처음 연구하는 초심자와 오랫동안 연구한 분들을 위하여 각종 응급질환의 수지침 처치법을 자세히 해설하였습니다. 갑자기 응급질환을 당하였을 때 당황하지 마시고 이 책을 펼쳐 보시기 바랍니다.
〈柳泰佑 原著/국판 262면/고급양장제본/정가 20,000원〉

## 高麗手指鍼·瑞金療法 臨床圖譜

수지침·서금요법에서 가장 기본적인 기맥·요혈·오치 처방과 적응증 등이 수록되어 있습니다.
〈柳泰佑 原著/국판변형판 86면/고급인쇄/정가 12,000원〉

## 糖尿病의 手指鍼療法과 管理

당뇨병은 완치하기 어려운 병으로 효과적인 예방과 관리가 필요합니다. 본서에서는 종래의 각종 식이·약물·주사요법 등에서 한 차원 높여 수지침요법의 예방·관리·회복법을 밝혀 놓았습니다.
〈柳泰佑 著/4×6배판 564면/정가 80,000원〉

## 運氣體質解說集

조견집에서 좌우의 허실을 구별할 수 있었다면 본서에서는 맥상과 허실, 체질, 증상, 수지침 방법 등을 자세하게 제시하였습니다.
〈柳泰佑 著/4×6배판 150면/정가 30,000원〉

## 간질환을 극복하는 사람들

수지침요법에서는 꾸준한 자극요법으로 병원에서 포기한 간질환을 해소한 사례가 많이 있습니다. 직접 간질환을 앓았거나 앓고 있는 이들의 생생한 체험담이 간질환 투병자들에게 많은 도움이 될 것입니다.
〈보건신문사 編著/신국판 224면/정가 10,000원〉

## 1901~2043年 增補 運氣體質早見集

환자의 생년월일만 알면 좌우의 허실을 명확히 알 수 있습니다. 본서는 유태우식의 좌우병과 명백한 허실을 중심으로 풀이된 조견집입니다.
〈柳泰佑 編著/4×6배판 460면/정가 70,000원〉

## 東洋醫學의 遺傳因子論
### 運氣體質總論
동양의학의 가장 큰 특징인 운기체질을 구체화시켜 완성한 것으로 운기체질 계산법, 처방법, 공식을 간단·명료하게 재정리하여 한약 사용법을 밝히는 의학의 신서입니다.
〈柳泰佑 編著/4×6배판 618면/정가 60,000원〉

### 感氣의 手指鍼療法
감기바이러스의 종류 및 상기도(上氣道)에만 감기바이러스가 많이 감염되는 원인에 대한 체질적·환경적 요인을 살펴보고, 감기바이러스에 감염된 후의 증상과 치료법을 소개하고 있습니다. 특히 수지침요법적인 병리학 이론체계를 세우고 진단과 처방법 등을 상세하게 해설하였습니다.
〈柳泰佑 編著/4×6배판 682면/정가 80,000원〉

### 高麗手指療法 臨床指針叢書 ①
### 코疾患의 高麗手指鍼療法
코의 해부생리에 대한 소개와 아울러 질병별 치료법을 소개하고, 『임상경험집』에서 발췌한 임상사례를 추가하여 코疾患 치료에 도움이 되도록 하였습니다.
〈柳泰佑 編著/4×6배판 190면/정가 8,000원〉

### 高麗手指療法 臨床指針叢書 ②
### 입병의 高麗手指鍼療法
구순(口脣)·구내(口內)·혀·치아는 남녀노소를 막론하고 질환이 많은데, 이들 질환에 대한 해부생리학적·수지의학적인 견해와 진단, 병리학적 소견과 고려수지요법의 임상사례를 발췌하여 구치질환을 해소하는 데 큰 도움이 되도록 하였습니다.
〈柳泰佑 編著/신국판 192면/정가 8,000원〉

### 腰痛의 手指鍼療法研究
본서에서는 요통을 일으키는 해부학적인 소견, 골격·신경과의 관계 및 치료법을 소개하고, 특히 수지침을 통한 해소법과 체계적인 처방을 제시함으로써 요통극복의 새로운 전기가 되도록 하였습니다.
〈柳泰佑 編著/4×6배판 366면/정가 40,000원〉

### 야쓰敎授의 야쓰식(谷津式)
### 健心健康法
어떤 질병이나 장애 없이 '죽을 때까지 사는' 인생을 영위하자는 목적으로, 다방면에서 일상생활법을 다루고 있습니다. 식생활, 호흡의 중요성, 손과 발의 운동, 목욕법, 전파의 해로부터 대처하는 방법 등을 다루고 있습니다.
〈谷津三雄 著/국판 388면/정가 15,000원〉

## 中國鍼灸學
『중국침구학』은 영어·일어·독어·프랑스어·스페인어 등으로 번역되어 침구학 교재로 널리 이용되고 있습니다. 이제 한국어로 번역되어 정통의 중국침구학에 대하여 연구할 수 있게 되었습니다. 본서는 현재 미국의 각 침구대학에서 교재로 쓰이고 있으며, 미국의 침구사 시험문제 본서에서 출제되고 있는 최신 침구학 연구서입니다.
〈主編者 程莘農/4×6배판 758면/정가 80,000원〉

### 增補 瀉血療法과 附缸療法
본서는 수지침요법에 입각한 사혈법의 원리와 처방에 대해 자세하게 해설하고 있습니다. 각종 인사불성·경련·졸도 및 갑작스런 타박·어혈·급성통증시의 응급처치로서 사혈법을 익혀 두면 많은 도움이 됩니다.
〈柳泰佑 著者/신국판 202면/정가 15,000원〉

### 肝臟病의 手指鍼治療
본서는 간장병에 대한 고려수지침술의 과학적 점검작업의 소산으로서, 제1편은 간장병의 예방과 치료, 제2편은 고려수지침술의 간장병 치료, 제3편은 수지침치료의 임상례로 분류되어 있습니다.
〈柳泰佑 編著/신국판 358면/정가 18,000원〉

### 中風의 手指鍼治療
중풍의 원인을 현대의학적으로 자세히 분석하고, 예방법과 회복·처치법을 쉽게 설명했으며, 또 동양의학의 중풍론과 수지의학에서의 이론 및 자세한 예방·치료·응급처치법과 『임상경험집』에 발표된 중풍 극복사례를 모아 소개했습니다.
〈柳泰佑 編著/신국판 380면/정가 20,000원〉

### 傳統 鍼灸經絡
경락의 유주(流注)와 병증을 설명하고, 경혈 하나하나를 그림으로 정확히 표시하고, 기경팔맥(奇經八脈)과 치료법을 전체적으로 해설하였습니다.
〈柳泰佑 編著/4×6배판 580면/정가 70,000원〉

### E.P. TEST와
### 手指鍼의 感知療法
이제는 손의 감각을 이용하여 건강관리와 기능을 조절하는 시대입니다. 수지침을 개발한 유태우 박사의 또 하나의 신개발 학설인 '감지요법'은 건강을 지키는 데 필수적입니다.
〈柳泰佑 原著/국판 268면/정가 15,000원〉

### 頭痛의 手指鍼治療
오늘날 현대인들이 많이 시달리고 있는 두통을 수지침요법으로 극복하기를 바라는 마음으로 간행되었습니다.
〈柳泰佑 編著/신국판 164면/정가 9,000원〉

## 高血壓의 手指鍼療法

고혈압에 대한 조절방법들이 많으나, 좀더 체계적이고 구체적으로 관리하고 조절할 수 있도록 수지침요법에 입각하여 각종 원인분석과 조절·예방·관리방법을 해설하고, 아울러 사례를 소개하였습니다.

〈柳泰佑 編著/4×6 배판/신국판 350면/정가 40,000원〉

## 舍岩五行鍼解說

정격(正格)·승격(勝格)·한격(寒格)·열격(熱格)과 각종 비방들은 신의 경지에 들어간 사암도인의 결정체를 편주(編註) 해설하여 그 진가를 알 수 있게 되었습니다.

〈舍岩道人 原著/柳泰佑 編解說/4×6배판 402면/고급인쇄/정가 60,000원〉

## 消化器病의 手指鍼療法

40여 종의 모든 소화기 계통의 질환들에 대하여 각 증상 및 처방을 자세히 해설하였고, 약 120건의 각종 소화기병의 임상경험례를 총정리하여 집대성한 역서입니다.

〈柳泰佑 編著/4×6배판/395면/고급인쇄제본/정가 50,000원〉

## 眼病의 手指鍼治療

눈의 구조와 기능 그리고 발달과정에서의 병리와 여러가지 눈병의 종류와 증상 및 진단·치료법이 총괄적으로 알기 쉽게 해설되어 있습니다. 특히 동양의학분야의 고전적 학술이론과 수지침 처방법을 제시함으로써 눈병 치료의 필수적인 안내서가 되도록 하였습니다.

〈柳泰佑 編著/4×6배판 287면/정가 30,000원〉

## 鍼灸大成解釋(上卷)

『내경(內經)』이후 명나라 때까지 1,500년간에 수많은 중국의 역대 침구학자가 저술한 훌륭한 침구학을 총정리하여 집대성한 역서입니다.

〈楊繼洲 原著/柳泰佑 編譯/4×6배판 고급인쇄/304면/정가 60,000원〉

## 解剖生理學의 要點

수지침을 통해 제대로 성과를 보기 위해서는 각 부위의 해부학적 소견과 생리적 기능을 알아야 합니다. 본서는 어려운 해부생리학에 쉽게 접근할 수 있도록 편찬하였습니다. 해부·생리학의 영역을 구분하지 않고 한데 통합하여 요점을 알기 쉽게 전반적으로 간추려 놓았습니다.

〈李明馥 編著/국판 380면/정가 15,000원〉

## 慈山子午流注鍼法 解說

어떤 병이든지 신기(神氣)의 유주(流注)에 따라 개혈(開穴)되면 침을 놓고, 신기가 지나가면 개혈되어 찌를 수 없는 것입니다. 그 방법을 자세히 해설한 책입니다.

〈柳泰佑 編著/국판 180면/정가 12,000원〉

## 肥滿疾患의 手指鍼處方 研究

비만이 질병의 원인이 되어 나타나는 많은 질환을 알아보고, 그 질환들에 대한 수지침 처방을 소개하였습니다.

〈柳泰佑 著/4×6배판 251면/고급인쇄제본/정가 65,000원〉

## 增補 明堂入門

『증보 명당입문』은 1986년에 발간된 초판을 대폭 개선하여 초심자들이 이해하기 쉽도록 재구성하였습니다. 음택편(陰宅篇)과 양택편(陽宅篇)으로 구분, 일일이 실례를 들어가며 명당에 대한 자세한 해설을 하였습니다.

〈柳泰佑 著/신국판 426면/정가 30,000원〉

## 肩痛의 手指鍼療法研究

견주변 기구(肩周邊 機構)의 기능해부학과 질병이 많이 발생되고 있는 부위를 상세히 설명하였고, 특히 내장질환이 어깨에 미치는 반사점 관계를 살펴 수지침요법으로 해소하는 원리를 자세히 밝혀 놓았습니다.

〈柳泰佑 編著/신국판 300면/정가 10,000원〉

## 地氣水脈療法

수맥은 건강에 최고로 좋은 지점입니다. 수맥이 좋은 이유와 찾는 방법, 양택이론·온기요법과 수맥대체요법의 수지침도요법, 수맥지점을 실험하는 방법들을 자세히 수록하였습니다.

〈柳泰佑 著/신국판 376면/정가 15,000원〉

## 第1〜18回 韓日高麗手指鍼學術大會 學術發表論文集〈總18卷〉

국내에서 수천 명씩 참석을 하고 훌륭한 연구논문 및 임상사례 연구논문 등이 출간되었습니다.

〈本學會 編著/4×6배판/정가 各卷 15,000〜60,000원〉

## 高麗手指鍼療法 臨床經驗集〈總106卷〉

수지침을 연구하고 실제 임상에서 경험한 생생한 기록이며, 대단히 중요한 자료입니다.

〈本學會 編著/4×6배판/정가 各卷 6,000〜13,000원〉

## 心臟疾患의 手指鍼療法

심장질환을 수지침요법으로 치료하고 예방하는 방법을 설명·제시하고 있으며, 처방을 자세하게 수록하였습니다.

〈柳泰佑 著/신국판 305면/정가 20,000원〉

## 陳太極拳 入門

본서에서는 진태극권의 본질이 최대한 이해되도록 진태극권의 사상과 이론, 준비자세와 수련원칙, 간단한 투로(套路)인 19식(式)을 자세히 설명하였습니다.

〈蘇秉權 編著/4×6배판 137면/정가 20,000원〉

## 수지침다이어트

각종 다이어트의 이론과 수지침요법으로 부작용·위험·후유증 없이 성공할 수 있는 방법들을 자세하게 설명하였습니다.

〈柳泰佑 編著/4×6배판/고급인쇄제본/정가 65,000원〉

# 한방약 부작용의 실상

**2천년간 진실하지 못한 한방약의 검증**

한방약 부작용 원인 물질의 추적과 한약의 테스트 방법 소개!
일본 - 한약 먹고 신부전증 발생, 3억3천만원 배상 판결문 소개!

### 한약은 신장 · 간장 · 위장장애 등을 일으키는 성분이 대부분입니다

- ▶ 모든 식물 · 한약재 초근목피에 함유된 자연독성 물질의 정체를 밝혔습니다.
- ▶ 벨기에에서 "살빼는 한약" 먹고서 70여 명이 급성신부전증 · 신장암 발생 - 전세계 학자들과 국내의 기관 · 학자들이 밝힌 부작용 내용들
- ▶ 조선왕조 선조, 효종, 소현세자 등 - 한약 먹고 사망한 사건들
- ▶ 본 학회 자체 설문조사 결과 - 부작용 87.1%~91%, 순수한 효과는 7~12% 정도, 한약효과 있다면 그것은 위약효과
- ▶ 인터넷상에서 떠도는 한약 부작용의 원성들
- ▶ 동물실험 수준에 그친 한의약 석 · 박사 학위논문들
- ▶ 감초에서부터 한방약! 얼마나 위험한가를 밝혔습니다.
- ▶ 한약 실험방법인 수지력테스트 · 음양맥진법을 자세히 소개했습니다.

"이제 친생명의학시대입니다.
가장 안전한 방법으로 치료할 때입니다."

유태우 편저
신국판 / 총 484페이지 / 정가 20,000원

---

**번역본 출간**

### 놀라운 검증결과
## 한방약은 위험하다
약효 · 부작용 · 안전성의 진실없는 말을 물어본다

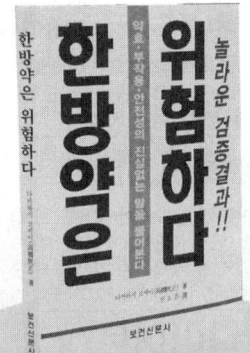

알지 못했던 한방약 상식의 허구
한방약 효과 없는 놀랄만한 실증, 부작용은 이렇게 위험하다

다카하시 코세이 저, 권오주 역 / 보건신문사
신국판 / 총 262쪽 / 정가 10,000원

### 이것만은 놓칠 수 없는 부작용
## 한방약은 효과없다
중국 2천년의 진실없는 말을 검증한다

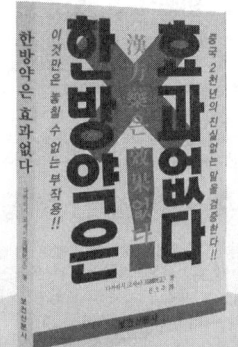

인정 못 받는 유효성, 심한 부작용—이것이 진실
묵인해서는 안 될 부작용, 효과없다는 근거 등

다카하시 코세이 저, 권오주 역 / 보건신문사
신국판 / 총 246쪽 / 정가 10,000원

---

구입문의: 보건신문사 (02) 718-7321~6 한국출판협동조합, 교보문고, 영풍문고, 북센에서도 판매합니다.

## 침술사고(鍼術事故)  정가 35,000원

서기  2007년   8월   6일 인 쇄
서기  2006년   8월  10일 발 행

저　　　자 : 리우위슈(劉玉書)
역　　　자 : 본사 편집부
발 행 인 : 유 태 우
발 행 처 : (주)고려수지침
주　　　소 : 서울특별시 종로구 숭인동 1433번지 (BYC빌딩 2·3층)
　　　　　　TEL : 2231-3000(대표), 2231-8012
　　　　　　FAX : 2234-5444, http://soojichim.com
　　　　　　ISBN  978 - 89 - 91894 - 40 - 2  03510
등록년월일 : 1977년   8월   4일(제1-310호)
서신연락처 : 서울 동대문우체국 사서함 제26호

※ 불법복사 신고전화 : 출협 733-8401, 본사 2253-1250
※ 파본은 즉시 교환하여 드립니다.